H. Delbrück
Krebsnachbetreuung

Springer-Verlag Berlin Heidelberg GmbH

Hermann Delbrück

Krebsnachbetreuung

Nachsorge, Rehabilitation und Palliation

Mit 27 Abbildungen und 49 Tabellen

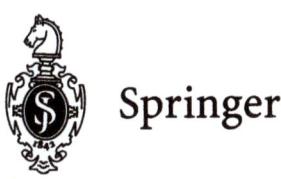

Springer

Professor Dr. HERMANN DELBRÜCK
Klinik Bergisch-Land
Tumornachsorge/Krebsrehabilitation
Im Saalscheid 5

42369 Wuppertal
Deutschland

ISBN 978-3-540-43635-5

Die Deutsche Bibliothek – CIP-Einheitsaufnahme
Delbrück, Hermann: Krebsnachbetreuung : Nachsorge, Rehabilitation und Palliation / H. Delbrück. – Berlin ; Heidelberg ; New York ; Hongkong ; London ; Mailand ; Paris ; Tokio : Springer, 2003
ISBN 978-3-540-43635-5   ISBN 978-3-642-55801-6 (eBook)
DOI 10.1007/978-3-642-55801-6

Dieses Werk ist urheberrechtlich geschützt. Die dadurch begründeten Rechte, insbesondere die der Übersetzung, des Nachdrucks, des Vortrags, der Entnahme von Abbildungen und Tabellen, der Funksendung, der Mikroverfilmung oder der Vervielfältigung auf anderen Wegen und der Speicherung in Datenverarbeitungsanlagen, bleiben, auch bei nur auszugsweiser Verwertung, vorbehalten. Eine Vervielfältigung dieses Werkes oder von Teilen dieses Werkes ist auch im Einzelfall nur in den Grenzen der gesetzlichen Bestimmungen des Urheberrechtsgesetzes der Bundesrepublik Deutschland vom 9. September 1965 in der jeweils geltenden Fassung zulässig. Sie ist grundsätzlich vergütungspflichtig. Zuwiderhandlungen unterliegen den Strafbestimmungen des Urheberrechtsgesetzes.

Die Wiedergabe von Gebrauchsnamen, Handelsnamen, Warenbezeichnungen usw. in diesem Werk berechtigt auch ohne besondere Kennzeichnung nicht zu der Annahme, dass solche Namen im Sinne der Warenzeichen- und Markenschutz-Gesetzgebung als frei zu betrachten wären und daher von jedermann benutzt werden dürften.

Produkthaftung: Für Angaben über Dosierungsanweisungen und Applikationsformen kann vom Verlag keine Gewähr übernommen werden. Derartige Angaben müssen vom jeweiligen Anwender im Einzelfall anhand anderer Literaturstellen auf ihre Richtigkeit überprüft werden.

Lektorat: Ulrike Conrad-Willmann
Redaktion: Lindrun Weber
Herstellung: PRO EDIT GmbH, 69126 Heidelberg
Umschlaggestaltung: design & production, 69121 Heidelberg
Satzherstellung: K. Detzner, Speyer

SPIN: 10865737   22/3130 hs   5 4 3 2 1 0

http://www.springer.de/medizin

© Springer-Verlag Berlin Heidelberg 2003
Ursprünglich erschienen bei Springer-Verlag Berlin Heidelberg New York 2003

Vorwort

Die ehemals in die schematische und engmaschige **Krebsnachsorge** gesetzten Hoffnungen haben enttäuscht. Die Erfahrungen zeigen, dass sich nur bei wenigen Tumorerkrankungen aus der Früherkennung von Rezidiven noch potentiell kurative Therapiekonsequenzen ergeben. Nicht wenige der empfohlenen adjuvanten Therapiekonzepte sind wegen Erfolglosigkeit, zu starker Nebenwirkungen oder nicht zu vertretender Verschlechterung der Lebensqualität aufgegeben worden. Es hat sich grundsätzlich gezeigt, dass die Möglichkeiten kurativer Rezidivtherapien wesentlich geringer als erhofft sind. Allgemein wird daher ein Umdenken, ja ein neues Paradiagma der Krebsnachsorge gefordert. Der Autor dieses Buches vertritt allerdings nicht die Auffassung, dass man eine ausschließlich abwartende Haltung in der Krebsnachbetreuung einnehmen soll, da man durch gezielte Maßnahmen häufig doch die Überlebenszeit, zumindest jedoch die Lebensqualität der Betroffenen verbessern kann.

Tatsächlich herrscht in der täglichen Praxis große Unsicherheit darüber, welche der zahlreichen Nachsorgeempfehlungen für den Verlauf der Erkrankung von Bedeutung und welche Schritte bei der Rezidiverkennung zu unternehmen sind.

Der Autor stellt in dem Buch sein Konzept für eine relevanzorientierte Nachsorgediagnostik vor; nur die anerkannten rezidivprophylaktischen adjuvanten Therapien sowie potenziell kurativen Maßnahmen bei Auftreten eines Rezidivs werden erläutert. Der Schwerpunkt des Buches liegt eindeutig auf Maßnahmen zum Erhalt und zur Verbesserung der Lebensqualität und der Palliation.

Der Vorwurf einer ungerechtfertigten Überbetonung tumororientierter Maßnahmen in der derzeitigen Nachbetreuung Krebskranker trifft besonders auf die **Palliativsituation** zu, obwohl zunehmend anerkannt wird, dass bei diesen Patienten supportive Hilfen und die lokoregionäre Palliation Priorität haben müssen. Deshalb weist der Autor im vorliegenden Buch auf die zahlreichen palliativen Hilfsmöglichkeiten hin, die die Überlebenszeit der nicht mehr heilbaren Krebspatienten lebenswerter machen können.

Der Vorwurf einer Missachtung notwendiger lebensqualitätserhaltender Maßnahmen in der Nachbetreuung ist besonders schwerwiegend. Nach wie vor verbindet man in Deutschland die **Rehabilitation** fälschlicherweise mit Kur, obwohl die Rehabilitation ganz andere Ziele verfolgt und wesentlich mehr Hilfen für den Krebspatienten beinhaltet. Zahlreiche somatische, psychische, soziale und berufliche rehabilitative Rehabilitationshilfen und -verpflichtungen werden im vorliegenden Buch aufgezeigt.

Der Autor hat das Anliegen, neben einer inhaltlichen Verbesserung der Krebsnachbetreuung auch einen positiven Beitrag zu leisten in der Diskussion notwendiger struktureller Reformen im Gesundheitswesen, speziell im onkologischen Bereich. Nicht durch eine Umschichtung finanzieller Belastungen auf die verschiedenen Kostenträger der Krebsnachbetreuung (z. B. Krankenkassen, Pflegekassen, Rentenversicherungen, Patienteneigenleistungen), sondern durch eine Konzentration auf die wirklich notwendigen (Nachsorge-)Maßnahmen und durch Nutzung der präventiven Möglichkeiten (z. B. Reha vor Rente, Reha vor Pflege) lässt sich langfristig eine qualitativ hochwertige, gleichzeitig menschliche und ökonomisch sinnvolle Nachbetreuung ermöglichen. Die zeitliche, örtliche und inhaltliche Trennung von medizinischer Nachsorge, Rehabilitation und Palliation ist nicht nur unökonomisch, sondern auch medizinisch und menschlich nicht zu vertreten.

Für die kritische Durchsicht und Korrektur einzelner Kapitel dieses Buches bin ich vielen ärztlichen und nichtärztlichen Freunden dankbar. Besonderen Dank schulde ich Herrn Prof. Dr. Roth (Prostatakarzinom), Herrn Dr. Kruck (Rektumkarzinom), Herrn OA Dr. Bauer und Prof. Dr. Schulz (Bronchialkarzinom), Frau OÄ Priv.-Doz. Dr. Pape (Mammakarzinom), Herrn H. Mestrom (Magenkarzinom), Prof. Dr. Schröck (Ovarialkarzinom).

Prof. Dr. Hermann Delbrück
Klinik Bergisch Land
Wuppertal-Ronsdorf
(im Herbst 2002)

Inhaltsverzeichnis

I	**ALLGEMEINER TEIL**	
1	**Psychische Unterstützung und Selbsthilfegruppen**	*3*
1.1	Psychischer Unterstützungsbedarf	*3*
1.1.1	Angst	*3*
1.1.2	Depressionen	*4*
1.1.3	Psychosoziale Betreuung	*4*
1.1.4	Sexualberatung	*6*
1.1.5	Beeinflussung des Tumorleidens durch Psychotherapie	*7*
1.1.6	Fatigue	*8*
1.1.7	Aufklärung	*8*
1.1.8	Aufgaben der Rehabilitationsklinik und des Rehateams	*9*
1.1.9	Aufgaben der Seelsorge	*9*
1.1.10	Angehörige und Angehörigenbetreuung	*10*
1.1.11	Vorsorgevollmacht – Patientenverfügung	*11*
1.1.12	Gesundheitstraining	*11*
1.1.13	Assessment, Verlaufsbeurteilung und Evaluation	*12*
1.2	Selbsthilfegruppen	*13*
	Literatur	*14*
	Internet	*15*
2	**Soziale Hilfen**	*17*
2.1	Hilfen von Beratungs- und Betreuungsinstitutionen	*17*
2.2	Hilfen und Beratungsangebote durch die gesetzlichen Krankenkassen	*18*
2.3	Anspruch auf Leistungen der Pflegeversicherungen	*19*
2.4	Beratungsstellen für Krebsbetroffene	*20*
2.5	Nachteilsausgleiche, Vergünstigungen für Schwerbehinderte	*21*
2.6	Eigenleistungen des Patienten, Zuzahlungen	*24*
2.7	Härtefallbestimmungen, Sonderfallregelungen, unzumutbare finanzielle Belastungen bzw. Wegfall von Zuzahlungen	*25*
2.8	Lebensversicherung	*26*
2.9	Voraussetzungen zur Durchführung von Rehamaßnahmen	*26*
2.10	Koordination und zeitlicher Ablauf der Rehabilitationsmaßnahmen	*29*
2.11	Stationäre Rehabilitationsmaßnahmen, Anschlussheilbehandlungen und Kuren	*30*
2.12	Teilstationäre Rehabilitationsmaßnahmen/ambulante Rehabilitationsmaßnahmen	*34*
2.13	Zugangswege zur Rehabilitation	*35*
2.14	Stationäre und ambulante Hospiz- und Palliativdienste	*36*
2.15	Assessment	*37*
2.16	Qualitätssicherung	*41*
2.17	Wichtige Adressen	*43*
	Literatur	*44*
3	**Berufliche Hilfen**	*47*
3.1	Arbeit und Rehabilitation	*47*
3.2	Karzinogene Substanzen am Arbeitsplatz	*47*

3.3	Beurteilung der beruflichen Leistungsfähigkeit – Die sozialmedizinische Begutachtung	50	4.3	Palliative Maßnahmen 90
3.4	Berufliche Reintegrationshilfen ..	53	4.3.1	Lokale/lokoregionäre Probleme .. 91
3.5	Mindestvoraussetzungen für eine Rente	54	4.3.2	Systemische palliative Therapien . 95
3.6	Altersteilzeit	55	4.4	Maßnahmen zur Qualitätssicherung (Strukturqualität, Prozessqualität und Evaluation) palliativer und rehabilitativer Maßnahmen . 99
3.7	Rente auf Zeit	56		
3.8	Rentenberatung	56	4.4.1	Strukturqualität 99
3.9	Assessment und Evaluation	56	4.4.2	Prozessqualität 99
3.10	Wichtige Adressen	57	4.4.3	Evaluation palliativer und rehabilitativer Maßnahmen .. 100
	Literatur	58	4.5	Wichtige Adressen 100
			4.5.1	Brustkrebsinitiativen – Hilfsorganisationen für Brustkrebs 100
II	**SPEZIELLER TEIL**		4.5.2	Adressen von Selbsthilfegruppen . 101
			4.5.3	Verschiedene hilfreiche Adressen . 101
4	**Mammakarzinom**	*61*	4.5.4	Internetadressen 101
				Literatur 102
4.1	Nachsorge	62		
4.1.1	Rezidivprophylaxe (adjuvante Hormon-, Chemo-, Strahlen- und Immuntherapien)	64	**5**	**Ovarialkarzinom** *105*
			5.1	Nachsorge 107
4.1.2	Diagnostische Routinenachsorgeuntersuchungen mit dem Ziel einer Rezidivfrüherkennung ...	69	5.1.1	Rezidivprophylaxe (adjuvante Radio-, Chemo- und Immuntherapien) 107
			5.1.2	Nachsorgeuntersuchungen 108
4.1.3	Aufklärung der Patientin bei Feststellung einer Krankheitsprogression ...	71	5.1.3	Aufklärung der Patientin bei Feststellung einer Krankheitsprogression ... 110
4.1.4	Rezidivtherapien	71	5.1.4	Rezidivtherapien 110
4.2	**Rehabilitative Maßnahmen**	72	5.2	**Rehabilitative Maßnahmen im Rahmen der Nachbetreuung** . 111
4.2.1	Rehabilitationsmaßnahmen zur Verminderung der körperlichen Probleme („Reha vor Invalidität")	73	5.2.1	Rehabilitationsmaßnahmen zur Verminderung der körperlichen Probleme („Reha vor Invalidität") 111
4.2.2	Rehabilitationsmaßnahmen zur Verminderung psychischer Probleme („Reha vor Resignation und Depression")	85	5.2.2	Rehabilitationsmaßnahmen zur Verminderung der psychischen Probleme („Reha vor Resignation und Depression") 116
4.2.3	Rehabilitationsmaßnahmen zur Verminderung sozialer Probleme („Reha vor Pflege")	87	5.2.3	Rehabilitationsmaßnahmen zur Verminderung sozialer Probleme („Reha vor Pflege") 118
4.2.4	Rehabilitationsmaßnahmen zur Verminderung beruflicher Probleme („Reha vor Rente") ...	89		

5.2.4	Rehabilitationsmaßnahmen zur Verminderung der beruflichen Probleme („Reha vor Rente")	119	6.3	Palliative Maßnahmen	152
			6.3.1	Lokoregionäre Probleme	152
			6.3.2	Systemische palliative Therapien .	155
5.3	Palliative Maßnahmen im Rahmen der Nachbetreuung	120	6.4	Maßnahmen zur Qualitätssicherung der Rehabilitation	158
5.3.1	Lokoregionäre Probleme	120	6.4.1	Strukturqualität	158
5.3.2	Systemische palliative Therapien .	123	6.4.2	Prozessqualität	159
			6.4.3	Ergebnisqualität	159
5.4	Maßnahmen zur Qualitätssicherung rehabilitativer Maßnahmen (Strukturqualität, Prozessqualität und Evaluation)	125	6.4.4	Voraussetzungen zur Durchführung von Rehamaßnahmen	159
			6.5	Wichtige Adressen im Internet . .	160
				Literatur	160
5.5	Wichtige Adressen	126			
	Literatur	127	**7**	**Magenkarzinom**	*163*
6	**Bronchialkarzinom**	*129*	7.1	Nachsorge	165
			7.1.1	Adjuvante Therapien zur Rezidivprophylaxe	165
6.1	Nachsorge	131	7.1.2	Diagnostische Routinenachsorgeuntersuchungen mit dem Ziel der Rezidivfrüherkennung	166
6.1.1	Rezidivprophylaxe (adjuvante Radio-, Chemo- und Immuntherapien)	131			
6.1.2	Diagnostische Routinenachsorgeuntersuchungen mit dem Ziel der Rezidivfrüherkennung	134	7.1.3	Aufklärung des Patienten nach Feststellung einer Krankheitsprogression . . .	167
6.1.3	Aufklärung des Patienten nach Feststellung einer Krankheitsprogression . . .	137	7.1.4	Rezidivtherapien	167
			7.2	Rehabilitative Maßnahmen	167
6.1.4	Rezidivtherapien	138	7.2.1	Rehabilitationsmaßnahmen zur Verminderung körperlicher Probleme („Reha vor Invalidität")	168
6.2	Rehabilitative Maßnahmen	139			
6.2.1	Rehabilitationsmaßnahmen zur Verminderung körperlicher Probleme („Reha vor Invalidität")	139	7.2.2	Rehabilitationsmaßnahmen zur Verminderung psychischer Probleme („Reha vor Resignation und Depression")	178
6.2.2	Rehabilitationsmaßnahmen zur Verminderung psychischer Probleme („Reha vor Resignation und Depression")	147	7.2.3	Rehabilitationsmaßnahmen zur Verminderung sozialer Probleme („Reha vor Pflege") . .	179
6.2.3	Rehabilitationsmaßnahmen zur Verminderung sozialer Probleme („Reha vor Pflege")	148	7.2.4	Rehabilitationsmaßnahmen zur Verminderung beruflicher Probleme („Reha vor Rente") . . .	180
6.2.4	Rehabilitationsmaßnahmen zur Verminderung beruflicher Probleme („Reha vor Rente") . . .	149	7.3	Palliative Maßnahmen	181
			7.3.1	Lokoregionäre Probleme und Therapien	182
			7.3.2	Systemische palliative Therapien .	182
			7.4	**Maßnahmen zur Qualitätssicherung**	*183*

7.4.1	Strukturqualität	183	9	**Kolonkarzinom**	*223*
7.4.2	Prozessqualität	183			
7.4.3	Ergebnisqualität	183	9.1	**Nachsorge**	224
7.5	Wichtige Adressen	184	9.1.1	Rezidivprophylaxe (adjuvante Chemo-, Radio- und Immuntherapien)	224
	Literatur	185			
			9.1.2	Diagnostische Routinenachsorgemaßnahmen mit dem Ziel der Rezidivfrüherkennung	226
8	**Pankreaskarzinom**	*187*			
8.1	**Nachsorge**	189	9.1.3	Aufklärung des Patienten nach Feststellung eines Tumorrezidivs	228
8.1.1	Rezidivprophylaxe (adjuvante Radio-, Chemo- und Immuntherapien)	189	9.1.4	Rezidivtherapien	229
			9.2	**Rehabilitative Maßnahmen**	229
8.1.2	Diagnostische Routinenachsorgeuntersuchungen mit dem Ziel der Rezidivfrüherkennung	190	9.2.1	Rehabilitationsmaßnahmen zur Verminderung körperlicher Probleme („Reha vor Invalidität")	230
8.1.3	Aufklärung des Patienten nach Feststellung einer Krankheitsprogression	192	9.2.2	Rehabilitationsmaßnahmen zur Verminderung psychischer Probleme („Reha vor Resignation und Depression")	233
8.1.4	Rezidivtherapien	193			
8.2	**Rehabilitative Maßnahmen im Rahmen der Nachbetreuung**	193	9.2.3	Rehabilitationsmaßnahmen zur Verminderung sozialer Probleme („Reha vor Pflege")	233
8.2.1	Rehabilitationsmaßnahmen zur Verminderung der körperlichen Probleme („Reha vor Invalidität")	194	9.2.4	Rehamaßnahmen zur Verminderung beruflicher Probleme („Reha vor Rente")	234
8.2.2	Rehabilitationsmaßnahmen zur Verminderung psychischer Probleme („Reha vor Resignation und Depression")	202	9.3	**Palliative Maßnahmen**	235
			9.3.1	Lokale und lokoregionäre Probleme	235
			9.3.2	Systemische palliative Therapien	236
8.2.3	Rehabilitationsmaßnahmen zur Verminderung sozialer Probleme („Reha vor Pflege")	204	9.4	**Maßnahmen zur Qualitätssicherung rehabilitativer Maßnahmen**	237
			9.4.1	Strukturqualität	237
8.2.4	Rehabilitationsmaßnahmen zur Verminderung der beruflichen Probleme („Reha vor Rente")	207	9.4.2	Prozessqualität	238
			9.4.3	Ergebnisqualität	238
			9.5	Wichtige Adressen	238
8.3	**Palliative Maßnahmen im Rahmen der Nachbetreuung**	207		Literatur	239
8.3.1	Lokale/lokoregionäre Probleme	208	10	**Rektumkarzinom**	*241*
8.3.2	Systemische palliative Therapien	209			
8.4	**Maßnahmen zur Qualitätssicherung rehabilitativer Maßnahmen (Strukturqualität, Prozessqualität und Evaluation)**	217	10.1	**Nachsorge**	243
			10.1.1	Adjuvante Radio-, Chemo- und Immuntherapie	243
8.5	Adressen	218	10.1.2	Diagnostische Routinenachsorgeuntersuchungen mit dem Ziel der Rezidivfrüherkennung	244
	Literatur	220			

10.1.3	Aufklärung des Patienten bei Feststellung einer Krankheitsprogression	... 246	11.2.1	Rehabilitationsmaßnahmen zur Verminderung der körperlichen Probleme („Reha vor Invalidität") 275
10.1.4	Rezidivtherapien	246	11.2.2	Rehabilitationsmaßnahmen zur Verminderung psychischer Probleme („Reha vor Resignation und Depression") 281
10.2	**Rehabilitative Maßnahmen**	.... *247*		
10.2.1	Rehabilitationsmaßnahmen zur Verminderung körperlicher Probleme („Reha vor Invalidität")	247	11.2.3	Rehabilitationsmaßnahmen zur Verminderung der sozialen Hilfsbedürftigkeit („Reha vor Pflege") 282
10.2.2	Rehabilitationsmaßnahmen zur Verminderung psychischer Probleme („Reha vor Resignation und Depression")	257	11.2.4	Rehabilitationsmaßnahmen zur Verminderung der beruflichen Probleme („Reha vor Rente") 284
10.2.3	Rehabilitationsmaßnahmen zur Verminderung sozialer Probleme („Reha vor Pflege")	.. 258	**11.3**	**Palliative Maßnahmen im Rahmen der Nachbetreuung** . 285
10.2.4	Rehabilitationsmaßnahmen zur Verminderung beruflicher Probleme („Reha vor Rente")	... 259	11.3.1	Lokale und lokoregionäre Probleme 286
			11.3.2	Systemische palliative Therapien . 287
10.3	**Palliative Maßnahmen**	...... *261*		
10.3.1	Lokoregionäre Metastasen	 262	**11.4**	**Maßnahmen zur Qualitätssicherung rehabilitativer Maßnahmen** *290*
10.3.2	Systemische palliative Therapien .	264	11.4.1	Strukturqualität 290
10.4	**Maßnahmen zur Qualitätssicherung rehabilitativer Maßnahmen**	*265*	11.4.2	Prozessqualität 290
10.4.1	Strukturqualität	265	11.4.3	Evaluation palliativer und rehabilitativer Maßnahmen . 290
10.4.2	Prozessqualität	265		
10.4.3	Ergebnisqualität	265	**11.5**	**Adressen** *291*
10.5	**Wichtige Adressen**	*266*		Literatur 292
	Literatur	267		

11	**Prostatakarzinom**	*269*

ANHANG

11.1	**Nachsorge**	*271*
11.1.1	Rezidivprophylaxe (adjuvante Radio-, Hormon-, Chemo- und Immuntherapien) ..	271
11.1.2	Diagnostische Maßnahmen mit dem Ziel der Rezidivfrüherkennung	273
11.1.3	Aufklärung des Patienten bei Feststellung einer Krankheitsprogression ...	274
11.1.4	Rezidivtherapien	274
11.2	**Rehabilitative Maßnahmen im Rahmen der Nachbetreuung**	. *275*

A	**Internetadressen**	*297*
A.1	Suchmaschinen und Linklisten ..	297
A.2	Informationen für Ärzte	298
A.3	Medizinische Lexika	299
A.4	Patienteninformationen	299
A.5	Patientenforen	300
A.6	Studien	301
A.7	Krebsregister	301
A.8	Organisationen/ Adressen	301
A.9	Datenbanken	302

Sachverzeichnis 303

TEIL I

I Allgemeiner Teil

1 Psychische Unterstützung und Selbsthilfegruppen

1.1	Psychischer Unterstützungsbedarf	3
1.1.1	Angst	3
1.1.2	Depressionen	4
1.1.3	Psychosoziale Betreuung und Hilfen	4
1.1.4	Sexualberatung	6
1.1.5	Beeinflussung des Tumorleidens durch Psychotherapie	7
1.1.6	Fatigue	8
1.1.7	Aufklärung	8
1.1.8	Aufgaben der Rehabilitationsklinik und des Rehateams	9
1.1.9	Aufgaben der Seelsorge	9
1.1.10	Angehörige und Angehörigenarbeit	10
1.1.11	Vorsorgevollmacht – Patientenverfügung	11
1.1.12	Gesundheitstraining	11
1.1.13	Assessment, Verlaufsbeurteilung und Evaluation	12
1.2	Selbsthilfegruppen	13
	Literatur	14
	Internet	15

1.1 Psychischer Unterstützungsbedarf

Der Bedarf an psychischen Hilfen und Beratung ist in der onkologischen Nachbetreuung besonders groß, da die Bewältigung der Krebserkrankung eine enorme psychische Belastung darstellt. Hinzu kommen die Auswirkungen der Therapie, die manchmal schwerer als die Erkrankung selbst wiegen. Ängste und Depressionen sind häufig, außerdem können Gefühle der Trauer, der Hilflosigkeit und auch Aggressionen auftreten. Die Ursachen hierfür sind komplex (Weis et al. 1996).

1.1.1 Angst

Allein die Diagnose Krebs führt – völlig unabhängig von der Schwere der Erkrankung und des therapeutischen Eingriffs – zu Angst; der Angst vor einem Fortschreiten der Erkrankung, der Angst, dem Schicksal ausgeliefert zu sein, der Todesangst, der Angst vor Schmerzen und einem qualvollen Sterben ebenso wie der Angst vor einer Verschlechterung der Partnerbeziehung, der Angst, nicht mehr arbeiten oder für die Familie da zu sein zu können, sozial isoliert zu sein, pflegebedürftig zu werden und anderen zur Last zu fallen (Abb. 1.1). Unter den Angststörungen sind es insbesondere die Panikstörungen mit und ohne Agoraphobie, die klinisch bedeutsam sein können.

Mit besonderer Zuwendung, mit Gesprächen, „Schulterklopfen" oder sozialen Aktivitäten allein ist es selten getan. Vielmehr gilt es, diese Ängste, wenn notwendig, auch mit professioneller Hilfe anzugehen. Die Mitbetreuung durch einen Psychoonkologen kann dabei sehr hilfreich sein (Härter et al. 2000). Unter Umständen kann auch eine medikamentöse Unterstützung in Betracht kommen (s. Kapitel „Pankreaskarzinom").

Wie ein Patient mit der Diagnose „Krebs" emotional zurecht kommt, hängt u. a. einerseits von seinen Ressourcen und andererseits von den Belastungen (Risikofaktoren) ab. Der behandelnde Arzt kann den Prozess der Krankheitsbewältigung unterstützen, indem er versucht, die Belastungen zu mindern und die Ressourcen zu stärken.

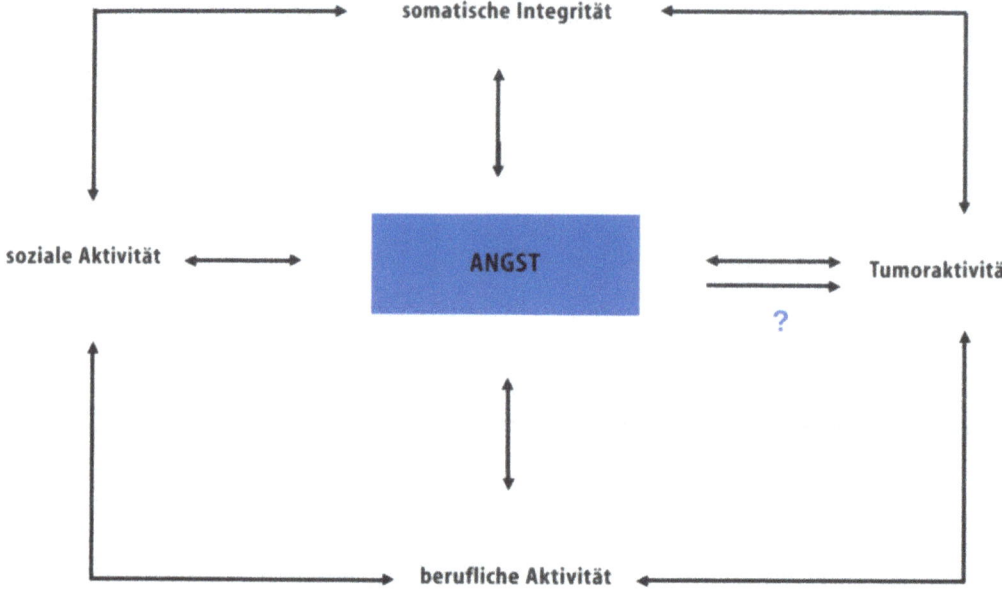

Abb. 1.1. Interaktionen der Angst bei Tumorpatienten

Erscheint die Verordnung von Psychopharmaka notwendig, sollte diese durch den onkologisch behandelnden Arzt erfolgen, da eine Überweisung an einen Facharzt für Psychiatrie häufig an der fehlenden Akzeptanz vonseiten des Patienten scheitert. Die Betroffenen wünschen sich mehrheitlich eine möglichst ganzheitliche Behandlung durch ihren Arzt, der deshalb eine entsprechende Fachkompetenz, auch in der Pharmakologie, vorweisen sollte.

1.1.2
Depressionen

Nicht alle Tumorpatienten leiden unter einer Depression (Abb. 1.2; Härter et al. 2000). Für den Behandler ist wichtig, dass er differentialdiagnostisch zwischen Gefühlen der Trauer und Niedergeschlagenheit und dem vollen Krankheitsbild der Depression zu unterscheiden weiß.

Therapeutisch steht die menschliche und psychosoziale Betreuung im Mittelpunkt. Die Angst vor einem Tumorprogress, vor Tod, Trennung und Isolation sollte nicht durch Antidepressiva, sondern vielmehr durch unterstützende und klärende Gespräche bekämpft werden. Durch gezielte psychoonkologische Maßnahmen kann sich bei vielen Krebspatienten der Einsatz von Psychopharmaka erübrigen.

Besteht jedoch die Notwendigkeit einer medikamentösen Therapie, dann sind trizyklische Antidepressiva die Medikamente der ersten Wahl (s. auch Kapitel „Bronchialkarzinom"). Im Spätstadium der Tumorerkrankung ist ihr Nutzen allerdings begrenzt, da die Nebenwirkungen, u. a. die Sedierung und die Mundtrockenheit, dann möglicherweise dominant werden und den Nutzen einschränken.

1.1.3
Psychosoziale Betreuung

Im Rahmen einer ganzheitlichen Nachbetreuung kommt der psychosozialen Begleitung eine besondere Bedeutung zu. Deswegen ist in jeder Krebsnachsorge- und Rehabilitationsklinik die Mitarbeit von mindestens einem Psychoonkologen bzw. einem ärztlichen Psychotherapeuten notwendig (Schmid et al. 2000). Unter Psycho-

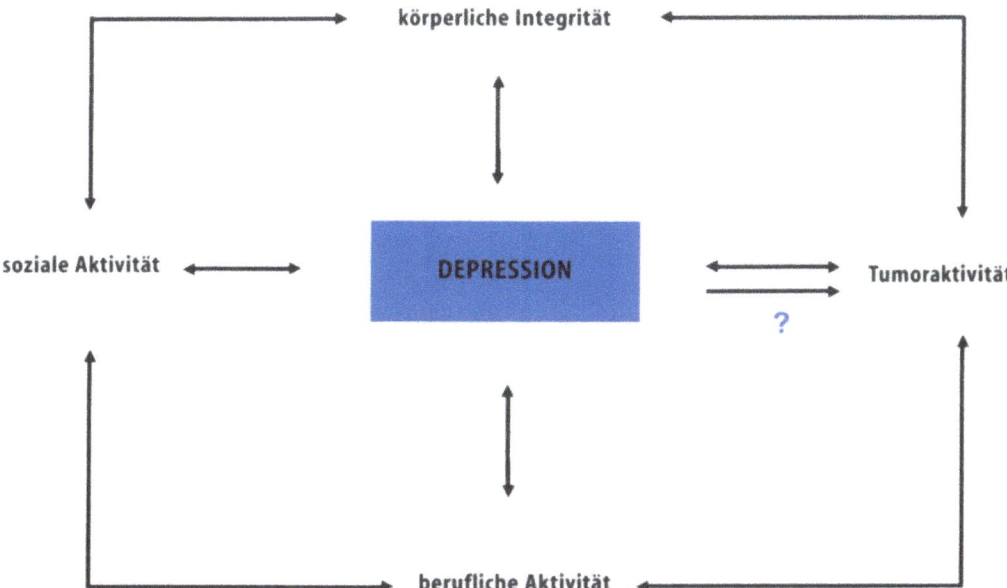

Abb. 1.2. Interaktionen der Depression bei Tumorpatienten

onkologen versteht man klinische Psychologen mit einer zusätzlichen psychoonkologischen Fort- und Weiterbildung, die über den psychosomatischen und psychotherapeutischen Bereich hinausgeht.

Eine psychosoziale Gruppentherapie ist auch unter ambulanten Bedingungen möglich; in Deutschland wird sie leider – anders als im Ausland – lediglich in einigen Ballungsgebieten angeboten. Wenn auch neuere Untersuchungen frühere Behauptungen einer verlängerten Überlebenszeit bei psychosozial betreuten Patienten nicht bestätigen, so zeigt sich in diesen Studien jedoch eine eindeutige Verbesserung des Stimmungspotentials (Depressionen/Niedergeschlagenheit, Spannung/Angst, Wut/Feindseligkeit und Verwirrung/Bestürzung) sowie eine verminderte Schmerzwahrnehmung bei den Betroffenen (Goodwin et al. 2001).

Spezifische psychologische Interventionen auf der Basis von kognitiv-verhaltenstherapeutischen, gesprächspsychotherapeutischen und hypnotherapeutischen Behandlungskonzepten können eine große Hilfe sein. Hierbei umfasst der psychosoziale Betreuungsansatz nicht nur die Betreuung der betroffenen Patienten und evtl. ihrer Angehörigen, sondern in den Kliniken auch die Supervision des medizinischen Personals.

Zu psychosozialen Hilfen zählen neben psychologischen Einzelgesprächen themenzentrierte Gesprächsgruppen (z. B. über Lebensziele, Sexualität, Partnerschaft), die Vermittlung unterschiedlicher Entspannungstechniken (z. B. autogenes Training, progressive Muskelentspannung, imaginative und hypnotherapeutische Verfahren) sowie künstlerische Therapien (z. B. Musik-, Kunst-, Tanztherapie).

Im Verlauf der Krebserkrankung sind verschiedene Reaktionsphasen zu unterscheiden, die fließend ineinander übergehen, gelegentlich übersprungen werden oder parallel laufen und nicht mit unterschiedlichen Krankheitsphasen einhergehen müssen (Kübler-Ross 1984; Muthny 1996; Tabelle 1.1). In allen Phasen kann die Hilfe eines klinischen Psychologen sinnvoll sein.

In der Auseinandersetzung mit der Krebserkrankung gibt es verschiedene Formen der Bewältigung (Coping). Unterstützt werden sollten hierbei diejenigen Verhaltensweisen, die zu ei-

> **Zielsetzungen der psychosozialen Rehabilitation (nach Weis 1999)**
>
> — Ermutigung zu offenem Ausdruck von Gefühlen, insbesondere Angst, Wut und anderen negativen Stimmungslagen
> — Reduktion von Angst, Depression, Hilflosigkeit und Hoffnungslosigkeit
> — Verbesserung des Selbstwertgefühls und der mentalen Einstellung zur Krebserkrankung (kognitive Neuorientierung)
> — Vermittlung von Kontrollstrategien zur Stressbewältigung und Förderung der aktiven Teilnahme und Mitwirkung an der Behandlung bzw. Rehabilitation
> — Förderung der Gesundheit und Entwicklung von Perspektiven
> — Verbesserung der Kommunikation zwischen Patient, Partner und Angehörigen

> **Elemente psychologischer Gruppentherapien in der Rehabilitation von Krebspatienten (nach Weis 1999)**
>
> — Information über die Erkrankung
> — Soziale Unterstützung durch die Gruppenmitglieder
> — Ausdruck von Emotionen, emotionale Entlastung
> — Neuorientierung und Entwicklung von Perspektiven (kognitiv behaviorale Techniken)
> — Erlernen von Selbstkontrollstrategien (z. B. Entspannung)

Wichtig ist, dass die Patienten möglichst über ein Repertoire verschiedener Bewältigungsstrategien verfügen. Dies kann u. a. durch den Austausch in Gruppengesprächen und durch den Einbezug von Selbsthilfegruppen unterstützt werden. Auch die Ergotherapie ist hier von Bedeutung.

Die Ergotherapie beinhaltet weniger beschäftigungstherapeutische und physikalisch-rehabilitative Aufgaben oder verfolgt gar beruflich-rehabilitative Zielsetzungen, sondern ist Bestandteil der psychoonkologischen Betreuung.

> **Ziele der Ergotherapie in der Krebsnachbetreuung**
>
> — Im Mittelpunkt steht die Gruppenarbeit (therapeutisches Malen, therapeutisches Plastizieren, Wandern auf Therapiewanderwegen, Kosmetikunterricht etc.)
> — Die Patienten sollen miteinander kommunizieren lernen
> — Die Patienten sollen lernen, sich mit neuen Inhalten auseinander zu setzen, um auf diese Weise aus einer Distanz heraus ihre Schwierigkeiten besser begreifen und vernünftiger angehen zu können
> — Bei den klassischen psychologischen Gruppenangeboten (autogenes Training, Muskelrelaxation, Musiktherapie, Tanztherapie, Gestaltungs-, Kunst- und Beschäftigungstherapie) sollten die betreuenden Ergotherapeuten mithelfen, diejenigen Problempatienten zu finden, denen Einzelgespräche mit einem klinischen Psychologen angeboten werden sollten

ner Belastungsminderung führen und damit die Lebensqualität der Patienten erhöhen. Letztendlich ist nach wie vor ungeklärt, welche Formen der Krankheitsbewältigung als effektiv angesehen werden können und bei welchem Bewältigungsverhalten psychologische Interventionen indiziert sind (s. Tabelle 1.1; Muthny 1996).

1.1.4
Sexualberatung

Eine wichtige Aufgabe in der Nachbetreuung stellt die Sexualberatung dar (Zettl u. Hartlapp 1997). Störungen des sexuellen Erlebens und Verhaltens treten als Begleit- oder Folgestörung

Tabelle 1.1. Reaktionsphasen bei Krebspatienten und Verhaltensempfehlungen für die Rehabilitation (nach Muthny 1996)

Phase	Verhaltensweisen des Betroffenen	Empfohlene Verhaltensweisen für Betreuende
Verleugnung	Verleugnen, Isolation	Vorsichtige Aufklärung, Verhindern der Isolation
Schock	Zorn, Aggression	Verständnis – keine Konfrontation, auffangen – nicht ärgern, Sachlichkeit – keine emotionalen Vorwürfe
Reaktion	Verhandeln, Gelöbnis	Behandlungsbündnis aufbauen, Fördern des Positivdenkens
Depression	Trauer, aktionistische Vergnügungsversuche	Positive Aspekte betonen, aber Trauer ausleben lassen
Neuorientierung und Bewältigung	Zustimmung, Akzeptanz des Sterbens	Begleitung

vieler Krebserkrankungen auf und bedeuten für die Betroffenen oft eine erhebliche Einbuße an Lebensqualität, Selbstwertgefühl und Zufriedenheit in der Partnerbeziehung. Dies trifft im besonderen Maße auf Patienten mit Unterleibstumoren, Mammakarzinom, Rektumkarzinom, Hodenkrebs und Prostatakarzinom zu (s. auch Kapitel „Prostatakarzinom").

Es ist davon auszugehen, dass nur ein kleiner Prozentsatz der Patienten von sich aus sexuelle Probleme anspricht. Die meisten Betroffenen warten auf Fragen des Arztes oder des Psychologen. Mit dem Thema Sexualität und insbesondere mit dem „sexuellen Versagen" sind erhebliche Hemmungen verbunden. Ängste und Schuldgefühle spielen eine zentrale Rolle, die im Gespräch abgebaut werden können. Es ist mitunter ratsam, den Partner zu diesem Gespräch hinzuziehen oder aber auch getrennt zu beraten.

1.1.5
Beeinflussung des Tumorleidens durch Psychotherapie

Ebenso wenig wie durch Rehabilitationsmaßnahmen ein Einfluss auf das Fortschreiten des Tumorleidens an sich erwartet werden kann, können psychologische Hilfen oder eine Psychotherapie das Tumorleiden selbst beeinflussen. Durch sie können ausschließlich die Auswirkungen des Tumorleidens und der Therapie wirkungsvoll gelindert werden. Psychische Hilfen sind also immer nur supportiver, niemals kurativer Natur. Sie dürfen niemals getrennt von den anderen medizinischen, sozialen und beruflichen Hilfen erfolgen (s. Abb. 1.1 und 1.2). Psychische Hilfen zu geben, ist Aufgabe aller in der Krebsnachbetreuung eingebundenen Personen und Institutionen.

Bei nicht wenigen Patienten kommt es zu einer gestörten Krankheitsverarbeitung durch das Fehlverhalten von Mitarbeitern des therapeutischen Teams oder auch von Angehörigen. Beim medizinischen Personal und bei den Angehörigen gilt es daher, für Verständnis zu werben oder ihnen sogar eine fachpsychologische Supervision anzuraten. Dies kann einer der Gründe für eine wohnortnahe Rehabilitation sein.

Lange Zeit wurde ein Krankheitsbewältigungskonzept propagiert (Simonton 1982), das den Krebs als eine Herausforderung ansah, die es zu bekämpfen und zu bestehen galt. Mittlerweile hat sich gezeigt, dass sich solche allgemeingültigen Empfehlungen nur sehr schwer geben lassen. Auch wenn Hinweise dafür bestehen, dass aktive problemorientierte Bewältigungsstrategien mit einer besseren psychischen Befindlichkeit einhergehen, so können in Abhängigkeit von Person und Erkrankungsphase auch andere Maßnahmen sinnvoll sein.

Inwiefern tatsächlich der Umgang mit der Erkrankung und eine mögliche psychotherapeutische Behandlung einen Einfluss auf den somatischen Krankheitsverlauf haben, ist nach wie vor nicht geklärt! Das Ziel der Besserung des Wohlbefindens sollte bei der psychotherapeutischen Begleitung immer im Vordergrund stehen.

1.1.6
Fatigue

Unter Fatigue wird eine anhaltende quälende physische und psychische Erschöpfung verstanden, die noch Jahre nach Abschluss der Behandlung auftreten kann. Die für das Fatigue-Syndrom typische Trias Müdigkeit, Leistungsschwäche und Depression hat somatische, funktionelle und psychologische Aspekte. Die Genese ist multifaktoriell. Bei bestimmten Tumorerkrankungen sollen Fatigue-Beschwerden häufiger (z. B. bei malignen Lymphomen) und bei anderen (z. B. gastrointestinalen Tumoren) seltener anzutreffen sein. Auch die Behandlungsform soll einen Einfluss darauf haben; So zeigen die Patienten mit einer kombinierten Chemo-, Radio- und Hormontherapie den höchsten Fatigue-Score (Weis u. Bartsch 2000).

Wie bei allen Merkmalen des subjektiven Erlebens ist eine objektive Messung schwierig. Die vorhandenen Messmethoden stützen sich im Wesentlichen auf Selbsteinschätzungsskalen. Es gibt eine Vielzahl von Fragebögen, mit deren Hilfe körperliches Wohlbefinden, die psychische Verfassung und das soziale Umfeld abgefragt werden. Diese gestatten dann über ein entsprechendes Bewertungssystem Rückinformationen über das Ausmaß des Fatigue-Syndroms (Glaus 1998).

Allen therapeutischen Maßnahmen gemeinsam ist das Bestreben, relevante Beziehungen zwischen Ursache und Wirkung festzustellen, die einen therapeutischen Ansatz für das Fatigue-Syndrom ermöglichen. Ein psychosomatischer Therapieansatz sollte sich jedoch in jeder Behandlung wiederfinden.

Ist eine Anämie die Ursache, so können Bluttransfusionen oder auch die physiologische Anhebung des Hämoglobins mit Erythropoetin zu einer Besserung führen. Eine ausgeglichene und vor allem vitaminreiche Ernährung ist wichtig, da die Fatigue-Symptomatik gelegentlich durch falsche und einseitige Nahrung bedingt ist. Die Förderung der körperlichen Aktivität, insbesondere das aerobe Training, gewinnt zunehmend an Bedeutung (Dimeo et al. 1999).

1.1.7
Aufklärung

Die Einstellung zur Aufklärung hat sich in den letzten Jahren grundlegend gewandelt. Eine umfassende Aufklärung ist Voraussetzung für jegliche Art von Tumortherapie. Sie steht heute schon aus juristischen Gründen außer Frage. Ohne „informierte Zustimmung" gilt das ärztliche Handeln als Körperverletzung. Im Übrigen haben wissbegierige Patienten heute genügend Möglichkeiten, sich selbst entsprechende Informationen aus dem Internet, aus Publikationen und aus der Laienpresse zu besorgen. Diese werden allerdings häufig missverstanden bzw. bedürfen der Interpretation und weiterer Erklärungen (s. auch Kap 6).

Es gibt auch psychologische Gründe, die für eine Aufklärung sprechen. Das Wissen um die Schwere der Erkrankung kann für manche Patienten eine Entlastung von Verpflichtungen gegenüber der Umwelt sein, durch die sie im täglichen Leben belastet sind, obwohl sie eigentlich Zeit und Entspannung benötigten, um ihre eigene Situation zu bewältigen (Rechenberger 1999).

Entscheidend ist dabei, wie der Patient aufgeklärt wird. Die „Wahrheit" muss immer an die konkrete Situation des Betroffenen gebunden sein. Die Mitteilung einer lebensbedrohenden Situation ohne das Angebot einer Begleitung ist abzulehnen. Aufklärung muss mehr als die reine Übermittlung von Fakten beinhalten.

1.1.8
Aufgaben der Rehabilitationsklinik und des Rehateams

Neben den klassischen psychologischen Rehabilitationsangeboten (autogenes Training, Muskelrelaxation, Musiktherapie, Tanztherapie etc.) kann die geographische Lage einer onkologischen Rehabilitationsklinik mit zur psychischen Entspannung beitragen. Der positive Einfluss einer in schöner Umgebung stattfindenden stationären Rehabilitation auf die Stimmungslage mancher Betroffenen lässt sich nicht leugnen, und auch die Distanz zu häuslichen Problemen kann sinnvoll sein. Kritiker allerdings des Rehabilitations- und Kurwesens machen heute den Kostenträgern den Vorwurf, die Bedeutung dieser Distanz und Entspannung in der Vergangenheit zu sehr betont zu haben, und fordern, die Auseinandersetzung mit der Krankheit in wohnort- und familiennahen Rehabilitationskliniken stärker zu fördern (Delbrück 1992).

Psychische Störungen und Depressionen können auch somatisch, sozial oder beruflich begründet sein und durch entsprechende Hilfen erfolgreich behandelt werden (s. Abb. 1.1 und 1.2). So muss bei plötzlich auftretenden psychischen Störungen ggf. an eine mögliche zerebrale Metastasierung gedacht werden. Hinter Depressionen und psychischen Auffälligkeiten kann sich auch ein Hyperkalzämiesyndrom verbergen. Hormonelle Therapien bzw. Hormonentzug können mit psychischen Alterationen einhergehen. Vor der Behandlung psychischer Störungen müssen daher zunächst somatische Ursachen ausgeschlossen werden, bevor eine fachpsychologische Betreuung in Betracht gezogen wird.

Die psychische Betreuung von Krebspatienten ist nicht etwa nur die Aufgabe von Psychoonkologen, sondern vielmehr aller in der Nachbetreuung beteiligten Professionen. Dies kommt auch in der Personalstruktur einer onkologischen Rehabilitationsklinik zum Ausdruck, wie sie in den Leitlinien der Deutschen Krebsgesellschaft gefordert wird (Schmid et al. 2000).

1.1.9
Aufgaben der Seelsorge

Für den Krebspatienten bedeutet das Erkennen des bevorstehenden Todes eine Verstärkung seiner Einsamkeit und Ohnmacht. Gedanken über den Sinn des Lebens und die bevorstehende Trennung erhalten eine besondere Bedeutung. Viele Sterbende wünschen und benötigen den seelisch-religiösen Beistand angesichts ihres bevorstehenden Todes. Die Aufgabe der Seelsorge sollte sich jedoch nicht auf Sterbebegleitung beschränken. Sie hat auch eine lebensbegleitende Zielsetzung.

Sie geht in ihren Gesprächen mit dem Patienten ein Stück Weg zurück ins Leben und versucht im Hören auf das Gegenüber, wie auch auf das Wort der Schrift, Wege aufzuzeigen, Antworten zu geben und Sinn zu finden. Gedanken über den Sinn des Lebens haben daher eine besondere Bedeutung. Seelsorgerische Gespräche können helfen, zum einen das bisherige Leben zu würdigen und zum anderen aber auch neue Wege in der veränderten Situation aufzuweisen.

Neben seelsorglichen Gesprächen helfen auch religiöse Symbole (Kreuz, Engel u. a.) und gemeinsame Andachten an den speziellen Ressourcen (wieder-)anzuknüpfen und daraus Kraft, Mut und Hoffnung fürs Leben zu schöpfen.

Für viele Menschen ist ihr Glaube beim Sterben eine große Hilfe, da der Tod nicht das Ende, sondern eher einen Übergang darstellt. Je nach Religion kann das ganz verschieden aussehen. Aber allen gemeinsam ist dabei die Vorstellung, dass der Tod für den Glaubenden nur ein Übergang ist. In der Vorbereitung auf den Tod können das gemeinsame Gebet, die seelsorgliche Begleitung, das gemeinsame Abendmahl, der Segen und vieles mehr eine Hilfe dabei sein, die letzten Tage und Stunden wertvoll zu erleben.

Die Kirchen sind sich, zumindest in Deutschland, ihrer Verpflichtungen und Möglichkeiten bewusst, in diesen Situationen seelsorglich zu helfen. In den Tumorzentren und den meisten Krebsrehabilitationskliniken bieten Krankenhausseelsorger ihre Hilfe an. Ärzte tun gut daran, sich dieser Angebote zu bedienen und die Seelsorge mit in das Behandlungsteam und -konzept zu integrieren. Seelsorgliche Gespräche sind in einigen Situationen hilfreicher als ärztliche Autorität, psychologischer Beistand, Antidepressiva und/oder Tranquilizer und Anxiolytika. Vorurteile, dass die Klinikseelsorge ihre Aufgabe darin sehe, „noch in letzter Minute eine Bekehrung zu erzwingen", sind heute nicht mehr berechtigt.

Katholische Patienten legen häufig Wert auf die letzte Ölung, verbunden mit der sakralen Beichte. Andere Religionen und Kulturen haben ähnliche Bräuche (Pera 1995). Seelsorge hat bei Krebspatienten jedoch mehr als eine sakramentale Handlung zu bieten. Seelsorglicher Trost, Sterbegebete, Gespräche über Gott, den Menschen und die Welt vermitteln dem, der dafür offen ist, innere Ruhe und ein Gefühl von Geborgenheit und Frieden, von Aufgehobensein in einer höheren Ordnung. Angesichts des bevorstehenden Todes wünschen sich viele Menschen seelischen Beistand. Für diese Menschen ist der Glaube eine große Hilfe.

1.1.10
Angehörige und Angehörigenbetreuung

Angehörige sind grundsätzlich in die Nachbetreuung mit einzubeziehen, es sei denn, dass der Patient dies nicht wünscht. Sowohl in der Krankheitsphase als auch danach sind Verständnis, Besuche und Hilfen von Freunden und Angehörigen sehr wichtig. Manche Angehörige haben jedoch Angst, dass Krebs ansteckend sei und sie auch erkranken könnten. Diese Angst muss ihnen genommen werden

Beobachtungen in Bezug auf Krisenbewältigungen weisen darauf hin, dass Menschen in akuten Lebenskrisen aufgrund ihrer psychischen Belastung und Orientierungslosigkeit für Hilfen durch Angehörige und des unmittelbaren sozialen Umfeldes besonders dankbar sind. Die emotionale Unterstützung durch die Familie ist unersetzlich und ein wichtiger Bestandteil der ganzheitlichen Versorgung. Dabei wird das nähere Umfeld des Betroffenen oft bis an die Belastungsgrenze gefordert und ist nicht selten selbst hilfsbedürftig.

Selbst wenn es Angehörigen, Freunden und Bekannten schwer fallen mag, das Leid in der Klinik zu sehen, ohne direkt helfen zu können, sollten sie sich trotzdem die Zeit für Besuche nehmen. Auch wenn sie glauben, nicht die richtigen Worte und den richtigen Ton im Gespräch mit dem Patienten finden zu können, so sollten sie doch versuchen, ein Gespräch aufzubauen. Häufig reicht es auch schon, wenn sie „nur" zuhören, ja schon allein ihre Anwesenheit ist für den Betroffenen wichtig.

Eine Krebserkrankung belastet nicht nur den Patienten, sondern hat auch unmittelbare Auswirkungen auf das gesamte familiäre System (Hindermann u. Strauß 2001). Auf die Angehörigen älterer Tumorpatienten treffen die Belastungen genauso zu wie auf die Familien krebskranker Kinder. Lediglich die Akzente sind verschoben.

Für die gesunden Partner älterer Krebspatienten bedeutet die Krebserkrankung abgesehen von der eigenen Beeinträchtigung durch altersbedingte Veränderungen eine erhebliche Belastung. Die Sicherheit gebende Kontinuität im bisherigen Beziehungssystem geht verloren. Pläne bezüglich eines „ruhigen Lebensabends" werden durchkreuzt, Lebensperspektiven für das Alter müssen neu überdacht und entwickelt werden. Die körperliche Anstrengung bei der Pflege sowie die Finanzierung alter und neuer Belastungen stellen die Angehörigen vor beträchtliche Probleme. Der Wechsel der Rollenverteilung von „versorgt werden" zu „versorgen" stellt hohe Anforderungen an die Anpassungsfähigkeit des familiären Systems. Neben dem Konflikt zwischen eigenen Bedürfnissen, dem Wunsch nach Autonomie und der Verpflichtung gegenüber dem kranken Elternteil entstehen nicht selten Konflikte mit Aufgaben in der eigenen Familie wie auch in der beruflichen Karriere. Bei älteren Lebenspartnern finden sich insbesondere emotionale Beeinträchtigungen, während erwachsene Kinder von Krebspatienten vermehrt über Belastungen infolge einer Rollenkonfusion berichten. Dies betrifft vor allem Töchter im mittleren Lebensalter, die viele Rollen gleichzeitig erfüllen, vermehrt Stress und Angst erleben sowie auf wenig soziale Unterstützung zurückgreifen können.

Trotz der Notwendigkeit und des Bedarfs an Unterstützung sind die von den Kostenträgern gewährten Unterstützungsmöglichkeiten für Angehörige begrenzt.

Sie beschränken sich auf „Familienkuren" in Kinderkrebsrehabilitationskliniken, in denen die krebskranken Kinder zusammen mit ihren Eltern drei bis sechs Wochen betreut werden. Die meisten Krebsrehabilitationskliniken bieten den Ehe-/Lebenspartnern einen gemeinsamen Aufenthalt zum Selbstkostenpreis an. Die Teilnahme der Partner am Gesundheitstraining und an der Ernährungsberatung ist in Rehabilitationskliniken ausdrücklich erwünscht. Einige wohnortnahe Krebsrehabilitationskliniken haben die psychosoziale Betreuung von Angehörigen ausdrücklich sowohl in ihrem stationären als auch im ambulant/teilstationären Behandlungskonzept integriert. Hier hat auch die Seelsorge einen Betreuungsschwerpunkt, zumal sie über die Kontakte zu den umliegenden Kirchengemeinden eine Weiterbetreuung ermöglichen kann. Selbsthilfegruppen für Angehörige haben sich gebildet. Unterstützungsmodelle wie „Familientreffen am Krankenbett" werden für Akutkliniken gefordert (Kappauf 1996). In Nordrhein-Westfalen gibt es spezielle Anlaufstellen (Alpha), die die Angehörigenbegleitung bei terminal Kranken fördern.

Manchmal kommt es vor, dass die Familie durch die Krebserkrankung in eine finanzielle Notlage gerät. Hier hilft u. U. der Härtefond der Deutschen Krebshilfe (Tel.: 0228/7 29 90 94) schnell und unbürokratisch.

1.1.11
Vorsorgevollmacht – Patientenverfügung

Mit der Vorsorgevollmacht (Klie u. Student 2001) gibt der Patient einem bestimmten Menschen das Recht, über seine Lebensgestaltung zu entscheiden, wenn dies sein Krankheitszustand erfordert. Häufig sollen in einer Vorsorgevollmacht sehr persönliche Verhältnisse geregelt werden. Zu ihnen gehört neben wirtschaftlichen Entscheidungen auch die Entscheidungsbefugnis zur Einwilligung in ärztliche Untersuchungen, Heilbehandlungen oder ärztliche Eingriffe, die mit der begründeten Gefahr verbunden sind, dass der Betreute stirbt oder schwere gesundheitliche Schäden erleidet.

Für den behandelnden Arzt ist von Bedeutung, dass er eine Behandlung ablehnen kann, die an bestimmte in dieser Vollmacht geäußerte Wünsche und Vorstellungen gebunden ist.

Im Gegensatz zur Vorsorgevollmacht wendet sich die Patientenverfügung direkt an den behandelnden Arzt und das Pflegepersonal. Sie soll den Willen des Verfügenden im Hinblick auf eine medizinische Behandlung oder Nichtbehandlung für den Fall ausdrücken, dass der Patient seine Behandlungswünsche aufgrund seiner physischen und psychischen Situation nicht mehr äußern kann.

Für den betreuenden Arzt ist auch diese Patientenverfügung nicht bindend; erst recht ist sie für ihn unzulässig und rechtlich unverbindlich, wenn in ihr Anweisungen zu einer gezielten Lebensverkürzung, d. h. zu einer „aktiven Sterbehilfe" gegeben werden.

Eine „passive Sterbehilfe" zielt auf ein menschenwürdiges Sterbenlassen ab, indem bei einem unheilbar kranken Menschen, der sich im Sterben befindet, keine lebensverlängernden Behandlungen mehr durchgeführt werden. Eine solche passive Sterbehilfe setzt das – z. B. in einer wirksamen Patientenverfügung erteilte – mutmaßliche Einverständnis voraus und ist rechtlich und ethisch zulässig. Zwischen rechtmäßig und unrechtmäßig liegt jedoch häufig nur ein ganz schmaler Grat.

1.1.12
Gesundheitstraining

Wesentliches Ziel der früher ausschließlich in Rehabilitationskliniken, zunehmend jedoch auch in der ambulanten Rehabilitation praktizierten Patientenschulung (auch Gesundheitstraining, Gesundheitserziehung, Gesundheitsförderung genannt) ist die Hilfe zur Selbsthilfe. „Der Patient soll vom Behandelnden zum Handelnden gemacht werden" (Kijanski u. Haupt 1998). Seit Einführung des Sozialgesetzbuchs IX wird dem Patienten nicht nur das Recht auf „Teilhabe" zugebilligt, sondern den Kostenträgern auch die Pflicht der Hilfe zur Selbsthilfe.

Nach Möglichkeit sollte das Gesundheitstraining in kleinen Gruppen erfolgen, wobei Patienten mit gleichen Erkrankungen bzw. Behinderungen (z. B. Stoma) zusammengebracht werden, um ihre Erfahrungen und Vorstellungen auszutauschen (s. Übersicht).

Das Gesundheitstraining zielt auf eine Veränderung des Lebensstils sowie auf Wissensvermittlung ab und wird häufig von Psychologen moderiert.

Informationen im Gesundheitstraining

- Möglichkeiten der Schulmedizin in Diagnostik und Therapie
- Ursachen einer Krebserkrankung
- Vererbung und Krebs
- Aufgaben der Nachsorge
- Was kann der Patient selbst tun, damit die Erkrankung/Behinderung nicht fortschreitet?
- Was kann die Medizin tun, damit die Erkrankung/Behinderung nicht fortschreitet?
- Symptome eines Rezidivs
- Verhaltensweisen im Falle eines Krankheitsprozesses
- Möglichkeiten der Angstbewältigung
- Möglichkeiten der Schmerzlinderung
- Therapienebenwirkungen
- Gesunde Ernährung
- Auswirkungen der Erkrankung/Therapie auf Beruf
- Auswirkungen der Erkrankung/Therapie auf Freizeit
- Bedeutung von Alternativtherapien
- Soziale Rechte und Hilfen
- Möglichkeiten der Rehabilitation

Als günstig hat sich erwiesen, wenn gerade aus dem Krankenhaus entlassene Patienten mit kurz zurückliegender Operation mit anderen Betroffenen zusammengebracht werden, deren Behandlung schon mehrere Jahre zurückliegt. Auch Angehörige sollten an den Gruppengesprächen teilnehmen können.

Sinnvoll ist, wenn den Patienten und deren Angehörigen die im Gesundheitstraining vermittelten Informationen und Ratschläge auch in schriftlicher Form (z. B. in Form von differenzierten Ratgebern; Delbrück 2000, GBK 1998) zur Verfügung gestellt werden. Natürlich dürfen diese Ratgeber niemals das ärztliche Gespräch ersetzen.

1.1.13
Assessment, Verlaufsbeurteilung und Evaluation

Beim Assessment (psychologische Eingangsdiagnostik) geht es vorrangig um die Feststellung des psychologischen Interventionsbedarfs. Hierfür werden vorrangig standardisierte Fragebögen verwendet, in denen eventuelle Depressionen, Ängste, die Compliance, das Coping etc. festgestellt werden. Die gleichen Fragebögen werden auch für die Verlaufsbeurteilung und die abschließende Evaluation eingesetzt.

Die Auswertung und Relevanz eines auf Fragebögen aufgebauten Assessments psychischer Probleme ist nicht unumstritten. Die Reproduzierbarkeit der Antworten ist häufig schwierig, subjektive Schwankungen des Beantwortenden sind schwer objektivierbar. Bei der Verlaufsbeurteilung und Evaluation ist immer zu bedenken, dass psychische Belastungen einer starken Überlagerung somatisch bedingter Störungen unterworfen sind. Andererseits geben Beurteilungen Außenstehender häufig nicht die tatsächliche Befindlichkeit wieder. So werden psychische Beeinträchtigungen von Patienten mit schweren Krankheitsbildern von Dritten häufig schlechter als vom Betroffenen selbst beurteilt.

Viele der für das Assessment und die Evaluation empfohlenen Fragebögen sind für die Forschung gedacht, in der Routinepraxis hingegen kaum anwendbar. Andere spiegeln eher die Versuche einer von den Kostenträgern gewünschten Transparenz und Kontrolle der rehabilitationspsychologischen Arbeit wider als das Bemühen, den berechtigten psychologischen Bedürfnissen in Diagnostik und Therapie gerecht zu werden. Bedenkt man, dass in den Strukturempfehlungen der Kostenträger nur wenige Psychologen für die onkologische Rehabilitation vorgesehen sind und die Krebspatienten durchschnittlich nicht länger als drei Wochen in der stationären Rehabilitation bleiben sollen, so bleibt im Optimalfall nur Zeit für eine Basisdiagnostik und – wenn überhaupt- für eine Fragebogenevaluation.

1.2 Selbsthilfegruppen

Motivation zur Eigenhilfe und Hilfe zur Selbsthilfe haben einen sehr hohen Stellenwert in der Nachbetreuung Krebskranker. Selbsthilfegruppen erfüllen hierbei eine wesentliche Aufgabe. Neben psychologischen Hilfen vermitteln sie häufig ihren Mitgliedern spezielle Sachkenntnisse bei Heil- und Hilfsmitteln sowie sozialrechtliches Wissen. Darüber hinaus üben sie auf die Betroffenen einen aktivierenden Einfluss aus. Seit Einführung des SGB IX haben Betroffenenverbände ein nicht unbeträchtliches Mitspracherecht auf die Entscheidung und Ausführung rehabilitativer sowie palliativer Leistungen.

Das Konzept der Selbsthilfegruppen geht von der Vorstellung aus, dass Gemeinsamkeit stärker macht. Durch die Gemeinsamkeit soll das Selbstwertgefühl der Patienten gestärkt werden. Die Patienten sollen eine aktive Haltung zu sich, zu ihrer Krebserkrankung und zur Umwelt einnehmen. Die Mitglieder der Selbsthilfegruppen kennen die Krebserkrankung bzw. die sich hieraus ergebenden medizinischen, psychischen, sozialen und auch beruflichen Probleme aus eigenem Erleben („Experten in eigener Sache"). Es gelingt ihnen daher häufig besser als den professionellen Helfern, das Vertrauen der Mitbetroffenen zu erlangen und ihnen bei körperlichen, seelischen und sozialen Problemen beizustehen. Selbsthilfegruppen helfen mit, die psychischen Belastungen aufzufangen. Selbst nahe Angehörige, Verwandte oder Bekannte- und natürlich auch Ärzte und Psychologen – stoßen hier häufig an Grenzen. Durch Aktivitäten verschiedenster Art zeigen die Selbsthilfegruppen, dass auch nach einer Krebserkrankung ein sinnvolles und erfülltes Leben möglich ist. Die krankheitsbedingte Isolation kann so von den Krebspatienten leichter überwunden werden.

Selbsthilfegruppen des Arbeitskreises der Pankreatektomierten, des Bundesverbandes der Kehlkopflosen, der Frauenselbsthilfe nach Krebs, der Deutschen Ilco können mit zielgruppenspezifischen Unterstützungsmöglichkeiten – entwickelt aus der eigenen Betroffenheit – auf die speziellen rationalen und emotionalen Bedürfnisse krebskranker Menschen in besonderer Weise eingehen. Sie organisieren Gespräche mit Gleichbetroffenen, bieten Informationen zu speziellen behinderungs-/krankheitsspezifischen Schwierigkeiten, aber auch zu den Chancen unterschiedlicher Behandlungs- und Rehabilitationsmöglichkeiten sowie zum adäquaten Einsatz von Hilfsmitteln.

Allerdings kommt nicht für jeden Krebspatienten die Mitgliedschaft in einer Selbsthilfegruppe in Frage und nicht jede Selbsthilfegruppe kann uneingeschränkt empfohlen werden, zumal die Gruppen eine teilweise sehr eigene individuelle Ausrichtung haben. Abzulehnen sind Selbsthilfegruppen, wenn diese das Vertrauen zum behandelnden Arzt und zur Schulmedizin erschüttern oder zu alternativen oder komplementären Therapieformen auch dann raten, wenn wissenschaftliche Untersuchungen eine Unwirksamkeit, ja möglicherweise sogar schädigende Folgen solcher Therapien nachgewiesen haben.

Grundsätzlich sollten Selbsthilfegruppen von dem betreuenden Arzt als Partner und nicht als Konkurrent in der medizinischen und psychosozialen Rehabilitation angesehen werden. Erfahrungsgemäß wenden sich die in diesen Gruppen organisierten Patienten dann paramedizinischen Disziplinen zu, wenn sie von schulmedizinisch-orientierten Ärzten nicht genügend ernstgenommen und beraten werden.

Adressen von Selbsthilfegruppen

Regionale Selbsthilfegruppen sind häufig kurzlebig, zumal ihre Aktivitäten häufig von der Initiative und der Einsatzfähigkeit einzelner Betroffener abhängig sind. Insofern müssen die Adressenlisten ständig aktualisiert werden. Die Deutsche Krebsgesellschaft (Deutsche Krebsgesellschaft, Hanauer Landstr. 194, 60314 Frankfurt/Main, Tel. 069/6 30 09 60, eMail: www. deutsche Krebsgesellschaft@t-online. de) aktualisiert halbjährlich ihr Adressenmaterial. Welche Selbsthilfegruppe für den jeweiligen Betroffenen in Frage kommen könnte sowie Adressen von Selbsthilfegruppen bzw. regionaler Verbände sind auch zu erfahren über den Krebsinformationsdienst (KID), Postfach 101949, Im Neuenheimer Feld 280, 69120 Heidelberg, Tel.: 06221/41 01 21 oder über die Deutsche Krebshilfe e.V., Thomas-Mann-Str. 40, 53111 Bonn, Tel.: 0228/7 29 90 72.

Literatur

Ärztlicher Arbeitskreis Sterbebegleitung bei der Ärztekammer Westfalen Lippe in Zusammenarbeit mit der Hospizbewegung Münster e.V. (z) Patientenverfügung und Vorsorgevollmacht – Ein Leitfaden für Patienten und Angehörige. Kostenlos zu beziehen über Ärztekammer Westfalen Lippe, Gartenstraße 210, 48147 Münster

Bohnhorst B (1997) Lass mich los – aber nicht allein. Ein Ratgeber zur Sterbebegleitung. Fischer Taschenbuchverlag, Frankfurt

Delbrück H (1992) Anliegen, Fehlentwicklungen, neue Wege in der stationären Krebsnachsorge und Rehabilitation. Strahlenther Onkol 168:628

Delbrück H (Hrsg) (2000) Ratgeberreihe für Krebspatienten und deren Angehörige. Brustkrebs (2000), Magenkrebs (1997), künstlicher Darmausgang nach Krebs (1997), Lungenkrebs (1993), Prostatakrebs (2001), Krebsschmerzen (1993), Darmkrebs (1999), Multiples Myelom/Plasmozytom (1998), Maligne Non-Hodgkin-Lymphome (1999), Ernährung bei und nach Krebs (1999), Knochenmark- und Stammzelltransplantationen nach Krebs (2000), Chronische Leukämien (2001), Bauchspeicheldrüsenkrebs (2002). Kohlhammer, Stuttgart

Delbrück H, Haupt E (Hrsg) (1998) Rehabilitationsmedizin. Ambulant – teilstationär – stationär, 2. Aufl. Urban & Schwarzenberg, München

Deutsche Krebshilfe (z) Hilfen für Angehörige. Kostenlos zu beziehen über Deutsche Krebshilfe, Thomas-Mann-Str. 40, 53111 Bonn

Dimeo F, Thiel E, Böning D (1999) Körperliche Aktivität in der Rehabilitation. Die Rolle des aeroben Trainings. Dtsch Ärztebl 96(20):1340

Goodwin PJ, Leszcz M, Ennis M et al. (2001) The effect of group psychosocial support on survival in metastatic breast cancer. N Engl J Med 345:1719

Härter M, Reuter K, Schretzmann B et al. (2000) Komorbidität, psychische Störungen bei Krebspatienten in der stationären Akutbehandlung und medizinische Rehabilitation. Rehabilitation 39:317

Hartlapp H, Zettl P (1996) Krebs und Sexualität. Weingärtner, St. Augustin

Herschbach P(1991) Möglichkeiten der Erfassung von Lebensqualität bei gastroenterologischen Krebspatienten. In: Delbrück H (Hrsg) Krebsnachsorge und Rehabilitation. Bd 3: Magenkarzinom. W. Zuckschwerdt, München, S 118

Die in Deutschland bedeutendsten Selbsthilfegruppen für Krebspatienten (Bundesverbände)

- Für Frauen: Frauenselbsthilfe nach Krebs, Bundesverband e.V. Bundesgeschäftsstelle B6, 10/11, 68159 Mannheim, Tel. 0621/2 44 34
- Für Stomaträger: Deutsche ILCO Bundesgeschäftsstelle, Kepserstr. 50, 85356 Freising, Tel. 08161/8 49 09
- Für Pankreasoperierte: Arbeitskreis der Pankreatektomierten e.V., Krefelder Str. 52, 41539 Dormagen, Tel. 02133/4 23 29
- Für Leukämie und Lymphomerkrankte: Deutsche Leukämie-Hilfe e.V., Thomas-Mann-Str. 40, 53111 Bonn, Tel. 0228/ 7 29 90 67, Fax 0228/7 29 90 11
- Für Kehlkopflose: Bundesverband der Kehlkopflosen e.V. Bundesgeschäftsstelle, Obererle 65, 45897 Gelsenkirchen, Tel. 0209/59 22 82
- Für Schmerzpatienten: Deutsche Schmerzliga e.V., Hainstr. 2, 61476 Kronberg, Tel. 0700/37 53 75 37
- Für Kinder: DLFH Dachverband und Deutsche Kinderkrebsstiftung e.V., Joachimstr. 20, 53113 Bonn, Tel. 0228/ 9 13 94 30
- Für Prostatakarzinomerkrankte: Bundesarbeitsgemeinschaft Prostatakrebs e.V., Egestorfer Str. 3, 30989 Gehrden, Tel. 05108/92 66 46

Hindermann S, Strauß B (2001) Zwischen hilfreicher Unterstützung und eigener Belastung. Forum DKG 05:34

Kappauf H (1996) Onkologie als familiäre Geschichte – Der Patient und seine Helferfamilie. In: Strittmatter G, Mawick R (Hrsg) Patient – Angehörige – Behandler. Entwicklung systemischer Perspektiven in der Psychoonkologie. Tosch Verlag, Wiesbaden

Kepplinger J (1998) Krebskrankheit und Partnerschaft – Eine Übersicht: Partner und Partnerschaft als Ressource für den Patienten. In: Koch U, Weis J (Hrsg) Krankheitsbewältigung bei Krebs und Möglichkeiten der Unterstützung. Schattauer, Stuttgart

Kijanski HD, Haupt E (1998) Gesundheitstraining: Information, Motivation und Schulung des Patienten in der Rehabilitation. In: Delbrück H, Haupt E (Hrsg) Rehabilitationsmedizin. Ambulant – teilstationär – stationär, 2. Aufl. Urban & Schwarzenberg, München

Klie T, Student JC (2001) Die Patientenverfügung. Herder, Freiburg

Koch U, Potreck-Rose F (Hrsg) (1990) Krebsrehabilitation und Psychoonkologie. Springer, Heidelberg Berlin New York Tokyo

Kübler-Ross E (1984) Was können wir noch tun? Antworten auf Fragen nach Sterben und Tod, 4. Aufl. Gütersloher Verlagshaus, Gütersloh

LeShan L (1982) Psychotherapie gegen den Krebs. Über die Bedeutung emotionaler Faktoren bei der Entstehung und Heilung von Krebs. Klett-Cotta, Stuttgart

Muthny F (1996) Wege der Krankheitsverarbeitung von Krebspatienten und Möglichkeiten von Hilfen. Hefte zur Krebsnachsorge. Hartmann-Bund, Bad Neuenahr

Rechenberger I (1999) Umgang mit Krebskranken. In: Bender HG, Diedrich K, Künzel E (Hrsg) Allgemeine gynäkologische Onkologie. Urban & Schwarzenberg, München, S 347

Olschewski A (1996) Progressive Muskelentspannung, 3. Aufl. Haug, Heidelberg

Pera H (1995) Sterbende verstehen. Herder, Freiburg

Schmid L, Delbrück H, Bartsch HH, Kruck P (2000) Zur Strukturqualität in der onkologischen Rehabilitation. Rehabilitation 39:350

Simonton OC, Simonton S (1982) Wieder gesund werden. Rowohlt, Reinbek b. Hamburg

Staab H, Ludwig M (Hrsg) (1993) Depression bei Tumorpatienten. Thieme, Stuttgart

Tausch AM (1981) Gespräche gegen die Angst. Rowohlt, Reinbek b. Hamburg

Weis J, Bartsch HH, Erbacher G (1996) Rehabilitation needs and outcome of inpatient rehabilitation program for cancer patients. Psychooncology 5(3):5

Weis J, Bartsch HH (2000) Fatigue bei Tumorpatienten – Eine neue Herausforderung für Therapie und Rehabilitation. Karger, Basel

Zettl S, Hartlapp J (1997) Krebs und Sexualität. Springer, Heidelberg Berlin New York Tokyo

Internet

Psychische Hilfen

http://www.krebs-netzwerk.de/irrwege/ursache_typc.htm (seelische Einflüsse/Krebspersönlichkeit)

http://www.paritaet.org/bvkl (Kehlkopflose

http://www.adp-dormagen.de (Pankreatektomierte)

http://www.krebsinformation.de/psychosoziale_beratung.html (Psychosoziale Beratungsstellen)

http://www.krebsinformation.de/body_fatigue.html (Informationen zu Fatigue-Syndrom)

www.krebsinformation.de/body_psychologische_hilfen.html (Psychologische Hilfen)

http://www.krebsinformation.de/body_psychoonkologie.html (Psychoonkologie)

http://www.krebsinformation.de/body_stress.html (Stress)

http://www.krebsinformation.de/body_angst.html (Angst)

http://www.krebsinformation.de/body_body_angehoerige.html (Angehörige)

http://www.krebshilfe.de/neu/infoangebot/broschueren/pdf/brosch_angehoerige.pdf (Broschüren der Deutschen Krebshilfe für Angehörige)

Selbsthilfe

http://www.prostatakrebs-bps.de/shgs.html (Prostatakrebsselbsthilfe)

http://www.myelom.de/gruppen/index.html (Myelomselbsthilfe)

http://www.frauenselbsthilfe.de (Frauenselbsthilfe)

http://www.brustkrebsinitiative.de (Frauenselbsthilfe)

http://www.nakos.de (Nakos)

http://www.ilco.de
(Ilco Selbsthilfegruppe für Stomaträger)

http://www.stomawelt.de/ (Stomainformationen)

http://www.krebsinformation.de/Selbsthilfegruppen (Adressen)

http://www.leukaemie-hilfe.de/ (Leukämieselbsthilfe)

http://www.haarzell-leukaemie.de/ (Haarzelleukämieselbsthilfegruppe)

http://www.non-hodgkin-lymphome-hilfe-nrw.de (Non Hodgkin Lymphome)

http://www.paritaet.org/bvkl (Kehlkopflose)

http://www.adp-dormagen.de (Pankreatektomierte)

2 Soziale Hilfen

2.1	Hilfen von Beratungs- und Betreuungsinstitutionen	17
2.2	Hilfen und Beratungsangebote durch die gesetzlichen Krankenkassen	18
2.3	Anspruch auf Leistungen der Pflegeversicherungen	19
2.4	Beratungsstellen für Krebsbetroffene	20
2.5	Nachteilsausgleiche, Vergünstigungen für Schwerbehinderte	21
2.6	Eigenleistungen des Patienten, Zuzahlungen	24
2.7	Härtefallbestimmungen, Sonderfallregelungen, unzumutbare finanzielle Belastungen, Wegfall von Zuzahlungen	25
2.8	Lebensversicherung	26
2.9	Voraussetzungen zur Durchführung von Rehamaßnahmen	26
2.10	Koordination und zeitlicher Ablauf der Rehabilitationsmaßnahmen	29
2.11	Stationäre Rehabilitationsmaßnahmen, Anschlussheilbehandlungen und Kuren	30
2.12	Teilstationäre Rehabilitationsmaßnahmen/ ambulante Rehabilitationsmaßnahmen	34
2.13	Zugangswege zur Rehabilitation	35
2.14	Stationäre und ambulante Hospiz- und Palliativdienste	36
2.15	Assessment	37
2.16	Qualitätssicherung	41
2.17	Wichtige Adressen	43
	Literatur	44

Schon allein wegen des häufig fortgeschrittenen Alters ist mit einer vermehrten sozialen Hilfsbedürftigkeit bei vielen Krebspatienten zu rechnen. Kommen die krankheits- und therapiebedingten Handikaps hinzu, können die Planung und die Organisation der weiteren häuslichen Versorgung wesentliche Bedeutung in der Nachbetreuung gewinnen. Fragen der Pflegebedürftigkeit, z. B. ob die Pflegebedürftigkeit durch Rehabilitationsmaßnahmen verhindert bzw. zumindest reduziert werden kann oder wer und wo ambulante sowie stationäre Hilfen leisten kann, müssen geklärt werden.

2.1 Hilfen von Beratungs- und Betreuungsinstitutionen

Zahlreiche Hilfen (s. Übersicht) von Verbänden der Freien Wohlfahrtspflege (Deutscher Caritas-Verband, Deutsches Rotes Kreuz, Zentrale Wohlfahrtsstelle der Juden in Deutschland, Diakonisches Werk, Arbeiterwohlfahrt, Deutscher Paritätischer Wohlfahrtsverband etc.) tragen dazu bei, dass Behinderte im täglichen Leben besser zurechtkommen.

Soziale Hilfen für Tumorpatienten

- Häusliche Krankenpflege
- Hilfe bei der Haushaltsführung
- Einkaufen durch Zivildienstleistende
- Medizinische Hilfe durch examinierte Kräfte
- Essen auf Rädern
- Hausnotrufdienst
- Behindertenindividualberatung

Die Palette der möglichen Hilfen wird ergänzt durch Hauskrankenpflegedienste, die auf privater (wirtschaftlicher) Basis arbeiten und einem freien Träger zugeordnet sind bzw. mit der Pflegeversicherung ihre Leistungen abrechnen.

Die Sozialdienste der meisten Tumornachsorge- und -rehakliniken verfügen über Adressenlisten, die sie dem Patienten, den Angehörigen bzw. dem betreuenden Arzt für die weitergehende ambulante Versorgung vor Ort in die Hand geben können. Informationen und eine Adressenliste der Sozialstationen kann man bei den jeweiligen Länderministerien für Arbeit und Gesundheit, bei den Servicestellen, über das Gesundheitsamt der jeweiligen Stadt- bzw. Kreisverwaltung sowie beim Informations- und Beratungsdienst der Deutschen Krebshilfe anfordern.

2.2 Hilfen und Beratungsangebote durch die gesetzlichen Krankenkassen

Die sozialen Aufgaben und sozialen Leistungen der gesetzlichen Krankenversicherungen sind im zweiten Buch der Reichsversicherungsordnung (RVO), im Sozialgesetzbuch V und im Rehaangleichungsgesetz gesetzlich verankert. Bei den Leistungen sind nach § 40 Abs. 2, SGB V, § 5 der Richtlinien Regelleistungen und Mehrleistungen zu unterscheiden, wobei die Regelleistungen gesetzlich vorgeschrieben und von jeder Krankenkasse im gleichen Umfang und in gleicher Höhe gewährt werden. Die Mehrleistungen sind weitere Leistungen im Rahmen der gesetzlichen Vorschriften, die in den Satzungen der jeweiligen Krankenkasse festgehalten werden.

Das Sozialgesetzbuch IX fasst das bisherige Recht der Rehabilitation sowie das Schwerbehindertenrecht zu einem Recht der Teilhabe zusammen. In dem SGB IX werden die Rechte der Behinderten auf Selbstbestimmung und Autonomie ausführlich kommentiert (Dienstleistungen der trägerübergreifenden Servicestellen, Einbezug der Betroffenenverbände, Mitbeteiligung der Betroffenen etc.).

Vor Inanspruchnahme von medizinischen und rehabilitativen Leistungen (s. folgende Übersichten) sollte stets eine Kostenzusage des betreffenden Kostenträgers eingeholt werden (s. Tabelle 2.1).

Medizinische Leistungen der gesetzlichen Krankenkassen

- Ärztliche und zahnärztliche Behandlung
- Krankenhauspflege (ambulant und stationär)
- Versorgung mit Arzneien, Verbands-, Heilmitteln, Brille
- Krankengymnastik, Lymphdrainage, logopädische Betreuung,
- Orthopädische und andere Hilfsmittel, einschl. Änderung, Instandsetzung, Ersatzbeschaffung, Ausbildung/Anleitung zum Gebrauch
- Zusatznahrung
- Häusliche Krankenpflege

Ergänzende Rehabilitationsleistungen der Krankenkassen

- Krankengeld (innerhalb von 3 Jahren wird für dieselbe Krankheit für höchstens 78 Wochen Krankengeld gezahlt)
- Beiträge zu gesetzlichen Unfall- und Rentenversicherungen
- Haushaltshilfe
- Ärztliche Verordnung von Behindertensport in Gruppen unter ärztlicher Aufsicht
- Reisekosten, auch für eine erforderliche Begleitperson, notwendige Gepäcktransportkosten, Kosten für Familienheimfahrten.

Viele der sozialen Rehabilitationshilfen und Unterstützungen sind im Bundessozialhilfegesetz festgelegt, wobei von dem Grundsatz ausgegangen wird, dass die sozialen Hilfen prinzipiell vom Einzelnen selbst bezahlt werden müssen. Es müssen also zunächst alle persönlichen Ressourcen ausgenutzt werden, bevor staatliche Hilfen in Anspruch genommen werden können.

Tabelle 2.1. Überblick über die in den Versicherungsbedingungen für die Pflegeversicherung (PPV) genannten Euro-Leistungswerte

Tarif PV Taristufen PVN und PVB	Bis 31.12.2001	Ab 01.01.2002
Nr. 1 Häusliche Pflegehilfe Die Aufwendungen für häusliche Pflegehilfe werden je Kalendermonat erstattet	a) für Pflegebedürftige der Pflegestufe I bis zu DM 750,- b) für Pflegebedürftige der Stufe II bis zu DM 1800,- c) für Pflegebedürftige der Pflegestufe III bis zu DM 2800,-	a) für Pflegebedürftige der Pflegestufe I bis zu € 384,- b) für Pflegebedürftige der Stufe II bis zu € 921,- c) für Pflegebedürftige der Pflegestufe III bis zu € 1432,-
In besonders gelagerten Einzelfällen kann zur Vermeidung von Härten versicherten der Pflegestufe III	Aufwendungsersatz bis zu einem Höchstbetrag von DM 3750,- monatlich gewährt werden	Aufwendungsersatz bis zu einem Höchstbetrag von € 1918,- monatlich gewährt werden
Nr. 2 Pflegegeld 2.1 Das Pflegegeld beträgt je Kalendermonat	a) für Pflegebedürftige der Pflegestufe I bis zu DM 400,- b) für Pflegebedürftige der Pflegestufe II bis zu DM 800,- c) ür Pflegebedürftige der Pflegestufe III bis zu DM 1300,-	a) für Pflegebedürftige der Pflegestufe I bis zu € 205,- b) für Pflegebedürftige der Pflegestufe II bis zu € 410,- c) für Pflegebedürftige der Pflegestufe III bis zu € 665,-
2.2 Für den Pflegeeinsatz werden erstattet in den Pflegestufen I und II in Pflegestufe III	bis zu DM 30,- bis zu DM 50,-	bis zu € 16,- bis zu € 26,-
Nr. 3 Häusliche Pflege bei Verhinderung einer Pflegeperson	Grundsätzlicher Erstattungsumfang: DM 2800,- Für nahe Verwandte gilt: a) für Pflegebedürftige der Pflegestufe I bis zu DM 400,- b) für Pflegebedürftige der Pflegestufe II bis zu DM 800,- der c) für Pflegebedürftige der Pflegestufe III bis zu DM 1300,- Maximaler Erstattungsbeitrag unter Berücksichtigung nachgewiesener zusätzlicher Aufwendungen pro Kalenderjahr: DM 2800,-	Grundsätzlicher Erstattungsumfang: € 1432,- Für nahe Verwandte gilt: a) für Pflegebedürftige der Pflegestufe I bis zu € 205,- b) für Pflegebedürftige Pflegestufe II bis zu € 410,- c) für Pflegebedürftige der Pflegestufe III bis zu € 665,- Maximaler Erstattungsbeitrag unter Berücksichtigung nachgewiesener zusätzlicher Aufwendungen pro Kalenderjahr: € 432,-

Das Gestaltungsprinzip der sozialen Hilfen ist demnach ein anderes als das der Versicherungen. Zu Letzteren gehört auch die Pflegeversicherung, in der die pflegebedürftigen Patienten auch dann Ansprüche auf Unterstützung geltend machen können, wenn ihre eigenen finanziellen Ressourcen zur Behebung oder Linderung der Beschwerden ausreichen würden.

2.3 Anspruch auf Leistungen der Pflegeversicherungen

Ein Anspruch auf Leistungen besteht in der Regel nur dann, wenn eine Pflegebedürftigkeit über mindestens sechs Monate vorliegt (Rudolf 1997; Herrmann 2000; Bundesministerium für Gesundheit 2001).

Von der Pflegeversicherung wird einerseits Pflegegeld bezahlt (für eine Pflegekraft, die man selbst beschafft), andererseits werden Pflegesachleistungen (Hilfe von ambulanten Diensten, wie Sozialstationen etc.) erstattet. Sach- und Geldleistungen können auch kombiniert werden. Außerdem übernehmen die Pflegekassen
- einen Teil der Kosten für „zum Verbrauch bestimmte Pflegemittel",
- Kosten für technische Pflegemittel/Hilfen (z. B. Pflegebetten, -zubehör, Bad-/Duschhilfen), soweit sie nicht von den Krankenkassen gewährt werden.

Bei pflegebedingten Umbaumaßnahmen – wenn z. B. Hebegeräte in die Wohnung eingebaut werden müssen – gibt es einmalige Zuschüsse bis zu € 2400,–.

Pflegebedürftigkeit ist in keiner Weise identisch mit einem Heimaufenthalt, sondern die Pflegeversicherung soll im Gegenteil die häusliche Pflege ermöglichen!

Übernehmen Angehörige oder Ehrenamtliche die Pflege, so erhalten sie je nach Pflegestufe Pflegegeld von € 205,– bis € 665,– (s. Tabelle 2.1). Scheiden Angehörige als Pflegepersonen aus, dann übernimmt die Pflegekasse Einsätze von ambulanten Pflegediensten als so genannte „Sachleistung", je nach Pflegestufe € 384,– bis € 1432,–. Eine Sachleistung in Form von Pflegeeinsätzen dürfen nur Personen und Dienste erbringen, die einen Versorgungsvertrag mit den Pflegekassen abgeschlossen haben. Wird der Betroffene in einem Altenheim/Pflegeheim untergebracht, so beteiligt sich die Pflegekasse an den Unkosten.

Die Höhe der Leistungen richtet sich nach den Pflegestufen, die vom medizinischen Dienst der Krankenkassen bestimmt wird. Die **Beurteilung der Pflegebedürftigkeit** obliegt der zuständigen Pflegeversicherung, bei der auch der Antrag gestellt werden muss. Die Pflegekasse lässt sich beraten durch einen Gutachter (Arzt des medizinischen Dienstes und/oder eine Pflegekraft).

Die Pflegestufen

— In der **Pflegestufe I** (erheblich pflegebedürftige Patienten) muss der Bedarf an Hilfe für Körperpflege, Ernährung, Mobilität und für die hauswirtschaftliche Versorgung täglich mindestens anderthalb Stunden betragen.
— In der **Pflegestufe II** (schwer pflegebedürftige Patienten) beträgt der Pflegebedarf mindestens drei Stunden.
— In der **Pflegestufe III** (schwerst pflegebedürftige Patienten) muss eine Pflegebedürftigkeit rund um die Uhr, also auch nachts, bestehen.

Ausführliche und kompetente Informationen zur Pflegeversicherung sind kostenlos über das Bürgertelefon des Bundesministeriums für Gesundheit (Tel.: Montag bis Donnerstag 0800/1 91 91 90) zu erhalten.

2.4
Beratungsstellen für Krebsbetroffene

Individuelle Beratungsmöglichkeiten werden in den Krebsberatungsstellen geboten, die je nach Bundesland in unterschiedlicher Dichte und unterschiedlicher Ausstattung den Krebsbetroffenen und ihren Angehörigen ihre Dienste anbieten. Träger der Krebsberatungsstellen sind freie und sonstige Träger (22%), Landkreise (21%), Krebsgesellschaften (20%), Kommunen (11%), Rotes Kreuz (8%) oder kirchliche Organisationen (7%); (Bundesarbeitsgemeinschaft für Rehabilitation 2000).

Eine aktualisierte Liste der Krebsberatungsstellen kann bei der Bundesarbeitsgemeinschaft für Rehabilitation, Walter-Kolb-Str. 9–11, 60594 Frankfurt (Internet: www.bar-frankfurt.de/Arbeit/krebsadressen.htm), abgerufen werden.

Leistungsangebote von Krebsberatungsstellen

— Informationsvermittlung bei medizinischen, pflegerischen, sozialrechtlichen und praktischen Fragen
— Unterstützung beim Prozess der Krankheits- und Behinderungsverarbeitung
— Psychosoziale Beratung durch Einzel-, Familien- oder Gruppengespräche
— Therapeutische Hilfe – im Einzelfall die Psychotherapie oder Familientherapie
— Bereitstellung von praktischen und wirtschaftlichen Dienstleistungen
— Besuchsdienste
— Angebote von Gymnastik, autogenem Training, Entspannungs- und Atemübungen
— Kreativitätsangebote
— Einleitung von Rehabilitations- und Kurmaßnahmen
— Vermittlung von Kontakten zu Gleichbetroffenen, zu Selbsthilfegruppen
— Organisation von Arbeitskreisen und gemeinsamen Veranstaltungen
— Koordination bestehender Krebsnachsorgeangebote
— Unterstützung von Selbsthilfegruppen
— Öffentlichkeitsarbeit

Einige Krankenkassen haben für ihre Versicherten einen hauseigenen Sozialdienst eingerichtet, der ebenfalls Beratung, Einzelfallhilfe oder auch Gruppenangebote anbietet. Grundsätzlich besteht auch die Möglichkeit einer individuellen Beratung durch Hausbesuche; Einzelheiten sind bei den jeweiligen Krankenkassen zu erfragen.

Informationen und trägerübergreifende Hilfen sollen auch die Servicestellen geben, die seit Einführung des Sozialgesetzbuches IX im Jahre 2001 flächendeckend eingerichtet werden. Durch eine umfassende Beratung und Unterstützung der Betroffenen sollen die Verfahren beschleunigt und die Dienstleistungen für die Betroffenen optimiert werden.

2.5 Nachteilsausgleiche, Vergünstigungen für Schwerbehinderte

Mit Hilfe des Schwerbehindertenausweises sollen einige der durch die Erkrankung und Behandlung entstandenen Nachteile ausgeglichen und Erleichterungen nicht nur für Erwerbstätige ermöglicht werden. Diese Hilfen sind im Sozialgesetzbuch IX zusammengefasst. Absicht ist, die Autonomie und Selbsthilfe zu stärken und die Teilhabe am Leben in der Gesellschaft zu erleichtern.

Der Ausgleich geschieht durch Vergünstigungen auf mehreren Ebenen und ist nicht zuletzt abhängig von dem festgestellten Grad der Behinderung (GdB).

In der folgenden Übersicht sind die Vergünstigungen aufgezählt, die bei einem Grad der Behinderung (GdB) von 50% und mehr gewährt werden.

Vorteile für Behinderte ab einem GdB von 50% und mehr

— Erhöhter Kündigungsschutz am Arbeitsplatz. Die Zustimmung für eine Kündigung muss grundsätzlich bei der Hauptfürsorgestelle eingeholt werden und wird nur in bestimmten Fällen erteilt
— Hilfen zur Erhaltung bzw. Erlangung eines behindertengerechten Arbeitsplatzes, z. B. technische Hilfen oder Lohnkostenzuschüsse. Beschleunigung des Eintritts des Renten- bzw. Pensionsbezuges, Überstundenbefreiung (auf Wunsch)
— Anspruch auf Zusatzurlaub von 5 Tagen pro Jahr bei einer 5-Tage-Arbeitswoche
— Bevorzugte Abfertigung bei Behörden
— Je nach Höhe des zuerkannten GdB diverse Steuererleichterungen. So kann ein Pauschbetrag jährlich steuermindernd geltend gemacht werden

- Vergünstigungen bei der Benutzung öffentlicher Verkehrsmittel, Bäder, Museen etc.
- Ab 80% Behinderung gibt es Freibeträge beim Wohngeld. Davon profitieren vor allem Bezieher von kleinen Renten
- Die Fehlbelegungsabgabe bei Sozialwohnungen kann mit Schwerbehindertenausweis ermäßigt werden
- Zusätzliche Einkommensfreibeträge bei der Beantragung von Wohngeld
- Unter gewissen Voraussetzungen (z. B. unter Berücksichtigung des Jahreseinkommens besteht die Möglichkeit, eine Sozialwohnung anzumieten
- Die Bahncard kann für die Hälfte des Normalpreises bei mindestens 80% GdB erworben werden
- Mitgliedsbeiträge in Verbänden und Vereinen (z. B. ADAC) sind häufig reduziert
- Je nach zusätzlichen Merkmalen gibt es Vergünstigungen bei Rundfunk/Fernsehgebühren, Kfz-Steuer sowie Freifahrten oder Reduzierung der Eintrittspreise
- Schwerbehinderte, Berufs- und Erwerbsunfähige können mit dem 60. Lebensjahr in Rente gehen, wenn sie die Wartezeit von 35 Jahren erfüllt haben. Alle Schwerbehinderten, die vor 1941 geboren sind, können die Rente abschlagfrei in Anspruch nehmen, Schwerbehinderte ab Jahrgang 1941 müssen Rentenabschläge in Kauf nehmen. Mit Vollendung des 63. Lebensjahres können Schwerbehinderte die vorgezogene Altersrente in Anspruch nehmen (Ausnahme: Vertrauensschutzregeln).

Ein Ausweis wird bei einem GdB von mindestens 50 ausgestellt. Der Antrag ist von dem Patienten beim zuständigen Versorgungsamt zu stellen, das aufgrund der Unterlagen von Ärzten, Krankenhäusern, Tumornachsorgekliniken und Trägern der Sozialversicherung einen Feststellungsbescheid erlässt und den Grad der Behinderung festlegt.

Der Feststellungsbescheid enthält den Grad der Behinderung und einen Hinweis auf möglicherweise zuerkannte „Merkzeichen", die zusätzliche Vergünstigungen je nach Art der Behinderung beinhalten.

Zusatzvermerke im Schwerbehindertenausweis

- G: erhebliche Gehbehinderung
- aG: außergewöhnliche Gehbehinderung
- H: Hilflosigkeit
- Bl: Blindheit
- GL: Gehörlosigkeit
- RF: aus gesundheitlichen Gründen nicht in der Lage, an öffentlichen Veranstaltungen teilzunehmen
- B: auf Begleitpersonen angewiesen.

Beim **Kennbuchstaben G** (eingeschränkte Bewegungsfreiheit im Straßenverkehr) können mit einer Marke im Wert von ca. € 60,– die öffentlichen Verkehrsmittel und die Nahverkehrszüge im Umkreis von 50 km des Wohnortes benutzt werden. Diese Wertmarke gilt ein Jahr lang. Außerdem besteht eine Kfz-Steuerermäßigung um 50% und eine Kfz-Versicherungsreduzierung um 12,5%. Voraussetzung ist eine Beeinträchtigung der Bewegungsfähigkeit im Straßenverkehr, die dann vorliegt, wenn eine ortsübliche Wegstrecke (2 km zu Fuß in 30 Minuten) nicht mehr geschafft werden kann. Nicht nur bei funktionellen Bewegungseinschränkungen aufgrund von Störungen an Extremitäten oder der Wirbelsäule, sondern auch bei inneren Leiden kann die Bewegungsfreiheit im Straßenverkehr eingeschränkt sein (z. B. bei schwerer Atembehinderung nach Pneumonektomie wegen Bronchialkarzinom, hirnorganischen Anfällen, Einschränkungen der Orientierungsfähigkeit, Herzinsuffizienz).

Beim **Kennbuchstaben aG** (außergewöhnlich gehbehindert) besteht eine Kfz-Steuerbefreiung sowie bei Vollkaskoversicherung ein Prämiennachlass von 25%. Bei Merkzeichen "aG" oder "BI" erhalten die Behinderten bundesweit gültige Parkerleichterungen. Außergewöhnlich gehbehindert sind solche Personen, die sich wegen der Schwere ihres Leidens dauernd nur mit fremder Hilfe oder nur mit großen Anstrengungen außerhalb ihres Fahrzeugs fortbewegen können.

Beim **Kennbuchstaben RF** (Rundfunkgebührenfreiheit) besteht eine Befreiung von der Rundfunk- und Fernsehgebührenpflicht sowie eine Ermäßigung der Fernsprechgrundgebühren. Voraussetzung ist, dass die Behinderten allgemein von öffentlichen Zusammenkünften ausgeschlossen sind. (z. B. Transplantierte unter Immunsuppression, ansteckungsfähige Tuberkulose, Geruchsbelästigung bei unzureichend versorgtem Anus praeter, häufiger Auswurf oder Husten z. B. bei Kehlkopfkarzinompatienten oder Bronchialkarzinompatienten.). Eine Berufstätigkeit und "RF" schließen sich in der Regel aus. Wenn die Voraussetzungen des Merkzeichens "RF" erfüllt sind, besteht in der Regel auch Anspruch auf Ermäßigung bei den Telefongrundgebühren. Genauere Auskünfte erteilen die Deutsche Telekom und die Sozialämter.

Beim **Kennbuchstaben B** ist die unentgeltliche Beförderung einer Begleitperson in öffentlichen Verkehrsmitteln möglich. Schwerbehinderte mit einem GdB von mehr als 75 von 100 können – unabhängig vom Alter – einen Seniorenpass erwerben und somit Fahrpreisermäßigungen von 50% erhalten; das Gleiche gilt für Bezieher von Erwerbsunfähigkeitsrenten oder bei vorgezogenem Altersruhegeld (§§ 146 SGB IX).

Das Merkzeichen "B" wird zuerkannt, wenn eine Person zur Vermeidung von Gefahren für sich oder andere bei Benutzung öffentlicher Verkehrsmittel regelmäßig beim Ein- und Aussteigen oder während der Fahrt auf fremde Hilfe angewiesen ist (z. B. Querschnittsgelähmte, Ohnhänder, Blinde und erheblich Sehbehinderte, hochgradig Hörbehinderte, Anfallskranke, erheblich geistig Behinderte).

Im innerdeutschen Flugverkehr wird bei Merkzeichen B eine Begleitperson des Schwerbehinderten unentgeltlich befördert (nähere Informationen in der Broschüre "Reisetipps für behinderte Fluggäste" der Deutschen Lufthansa AG).

Beim **Kennbuchstaben H** (Hilflos) wird vorausgesetzt, dass man ständige fremde Hilfe bei gewöhnlichen und regelmäßig wiederkehrenden Verrichtungen in erheblichem Umfang benötigt. Hierzu gehören An- und Auskleiden, Nahrungsaufnahme, Körperpflege, Notdurft.

Der Umfang fremder Hilfe muss erheblich sein. Dies ist der Fall, wenn die Hilfen dauernd für zahlreiche Verrichtungen im Tagesablauf beansprucht werden. Einzelne, selbst lebensnotwendige Verrichtungen genügen als Voraussetzung für das Merkzeichen "H" nicht.

Die Feststellung des Grades der Behinderung (GdB) ist nach Zehnergraden abgestuft und liegt zwischen 20 und 100. Geringwertige Gesundheitsstörungen mit einem GdB von 10 führen im Allgemeinen nicht zu einer wesentlichen Zunahme der Gesamtbeeinträchtigung, auch dann nicht, wenn mehrere solcher geringwertigen Störungen nebeneinander bestehen. Eine Addition der Einzelgrade ist nicht statthaft. Vielmehr sind die Auswirkungen in ihrer Gesamtheit und ihre wechselseitigen Beziehungen untereinander maßgebend. Diese können voneinander unabhängig sein und verschiedene Lebensbereiche betreffen.

Die Höhe des GdB hat – was Betroffenen und auch Ärzten häufig nicht bekannt ist – nichts mit dem Schweregrad der Erkrankung zu tun, sondern wird in Abhängigkeit zur Behinderung, also der Leistungsfähigkeit festgestellt. Sie hat auch nichts mit dem Grad der Erwerbsfähigkeit (MdE) zu tun. Man kann mit einem GdB von 100% voll erwerbsfähig sein.

Schwerbehindertenausweise haben nicht nur Vorteile, sondern können sich für die Betroffenen auch nachteilig auswirken ("Behindertenstempel"). Dies gilt insbesondere für junge Patienten. So können sich z. B. Schwierigkeiten bei der Berufswahl, beim Berufswechsel und im beruflichen Fortkommen ergeben. Daher müssen die Vorteile und Nachteile bei jedem Antragsteller individuell abgewogen werden.

2.6 Eigenleistungen des Patienten, Zuzahlungen

Nicht alle Leistungen werden von den Kassen übernommen, für einen Teil müssen die Patienten selbst aufkommen bzw. Zuzahlungen leisten.

Die Höhe der Zuzahlungen für **stationäre Rehabilitationsmaßnahmen** (AHB) variiert von Jahr zu Jahr.

Die Zuzahlung bei einer stationären Heilbehandlung (Kur) ist höher als für eine AHB. Die Zuzahlung sowohl für stationäre Heilbehandlungen als auch für eine AHB beträgt eigentlich DM 17,- (ca. € 9,-) pro Kalendertag für längstens 14 Tage jährlich (Stand 2001); da die meisten AHB-Patienten diese Summe jedoch schon vor Antritt der Rehabilitationsmaßnahme im Akutkrankenhaus entrichtet haben, ist für sie die stationäre Rehabilitation meist zuzahlungsfrei.

Teilstationäre/ambulante Rehabilitationsleistungen der Rentenversicherungen sind nicht zuzahlungspflichtig. Ist allerdings die gesetzliche Krankenkasse der Kostenträger, so müssen pro Tag Zuzahlungen in Höhe von ca. € 9,- in den alten Bundesländern und ca. € 7,- in den neuen Bundesländern geleistet werden.

Bei **Fahrten zur stationären Behandlung**, für die aus medizinischen Gründen entweder ein Taxi, ein Kranken- oder ein Rettungswagen erforderlich wird, übernimmt die Krankenkasse die Kosten, die über € 10,- hinausgehen. Das Gleiche gilt bei der Entlassung aus dem Krankenhaus für die Fahrt in die Wohnung und auch für die Fahrt zu einer stationären Vorsorge- und stationären Rehabilitationsbehandlung. Der Patient zahlt also in jedem Fall € 10,- je einfache Fahrt aus der eigenen Tasche.

Bei **Fahrten zu ambulanten Behandlungen** trägt der Versicherte die Fahrtkosten selbst. Wenn allerdings durch die ambulante Behandlung eine an sich gebotene vollstationäre oder teilstationäre Krankenhausbehandlung vermieden oder verkürzt wird, erstatten die Krankenkassen die über € 10,- hinausgehenden Kosten. Grundsätzlich muss der Arzt die medizinische Notwendigkeit der Fahrt bestätigen. Sind viele Fahrten in Folge nötig, z. B. bei ambulanter Strahlentherapie oder Physiotherapie, handelt es sich um eine Serienbehandlung. Die Zuzahlungen sind dann niedriger.

Die Höhe der **Zuzahlungen für Arznei- und Verbandmittel** ändert sich von Jahr zu Jahr. Eine ausführliche Tabelle mit den nach Einkommen gestaffelten zumutbaren Eigenbelastungen kann man bei den Sozialarbeitern – z. B. in der Rehabilitationsklinik – oder bei den Krankenkassen anfordern.

Informationen rund um das Thema Fahrtkosten, Härtefallregelungen und zu vielen anderen Bereichen der gesetzlichen Krankenversicherung enthält die Broschüre: „Die gesetzliche Krankenversicherung", die kostenlos beim Bundesministerium für Gesundheit, Broschürenstelle, 53108 Bonn, bestellt werden kann.

Kosten für Bagatellarzneimittel, für die die Krankenversicherung sonst nicht aufkommt, können bei krebskranken Patienten dann übernommen werden, wenn die medizinische Notwendigkeit vom Arzt bescheinigt wird.

Für besondere Ernährungsformen übernimmt die Kasse die Kosten nur bei ärztlicher Verordnung und wenn die Kostform zur gezielten Behandlung einer akuten Krankheit bzw. Komplikation verordnet wird. Dies ist in der Regel bei operierten und bestrahlten HNO-Patienten der Fall.

Eine Psycho-, Gesprächs- oder Verhaltenstherapie (Letztere nur bei Ersatzkassenmitgliedern) wird nur dann von der Krankenkasse bezahlt, wenn ein ärztliches Gutachten die Notwendigkeit der Behandlung bescheinigt. Diesbezüglich sind jedoch nach Einführung des Psychotherapeutengesetzes Änderungen zu erwarten.

Alternative Krebsmedikamente mit fraglicher Wirksamkeit fallen nicht unter die Leistungspflicht der Kassen. In der Regel werden nur Behandlungen nach wissenschaftlich anerkannten Methoden gewährt. Im Rahmen freiwilliger Leistungen beteiligen sich manche Krankenkassen allerdings unter Umständen anteilmäßig an den entstandenen Kosten.

2.7
Härtefallbestimmungen, Sonderfallregelungen, unzumutbare finanzielle Belastungen bzw. Wegfall von Zuzahlungen

Es gibt zahlreiche Sonderfallregelungen und Härtefallbestimmungen, die zu einer Reduzierung der Zusatzkosten führen, wenn die Belastungen finanziell „nicht mehr zumutbar" sind.

Die Höhe der „zumutbaren finanziellen Belastung" für eine vollständige oder teilweise Befreiung ändert sich beinahe jährlich. So lag im Jahr 2001 eine unzumutbare Belastung vor, wenn die monatlichen Nettoeinnahmen einer alleinstehenden Person unter DM 1792,– lagen. Bei einem Ehepaar ohne Kind betrug sie DM 2464,–, mit einem Kind lag die Grenze in dem gleichen Jahr bei DM 2912,–. Für jeden weiteren Angehörigen kommen DM 448,– hinzu. Um von Zuzahlungen befreit zu werden, muss ein Antrag bei der Krankenkasse gestellt werden. Die Höhe der zumutbaren finanziellen Belastungen können sich die Patienten von der Krankenkasse oder vom Sozialamt ausrechnen lassen.

Eine teilweise Befreiung von vielen Zuzahlungen und Eigenbeteiligungen ist dann möglich, wenn die durch die Krankheit bedingten Kosten (auf das Jahr verteilt) einen bestimmten Grenzbetrag überschreiten. Diese „zumutbare Eigenbeteiligung" ist auf höchstens 2% der Bruttoeinnahmen begrenzt (bzw. 1% für chronisch Kranke), abzüglich bestimmter Freibeträge für mitversicherte Familienangehörige.

Für chronisch Kranke wurde eine Sonderregelung geschaffen. Wer mindestens ein Kalenderjahr lang hohe Zuzahlungen leisten musste, deshalb in der Vergangenheit die persönliche Belastungsgrenze erreicht oder überschritten hat und außerdem bereits mindestens ein Jahr wegen ein und derselben Krankheit in Dauerbehandlung ist, muss im Folgejahr nur noch 1% der jährlichen Bruttoeinnahmen für Zuzahlungen oder Eigenbeteiligungen – auch für andere Erkrankungen oder für Erkrankungen anderer Familienangehöriger – aufwenden.

Für chronisch Kranke, die in ständiger ambulanter Behandlung sind, z.B. Bestrahlung, Chemotherapie oder Dialyse, kann die Belastungsgrenze schon sehr frühzeitig erreicht sein. Aus diesem Grunde ist es erforderlich, dass sich diese Versicherten umgehend mit ihrer Krankenversicherung in Verbindung setzen, um sich ggf. für den Rest des Monats von weiteren Zuzahlungen befreien zu lassen.

Die gesetzlichen Krankenkassen befreien den Versicherten vollständig von allen Eigenanteilen, wenn er für seinen Lebensunterhalt folgende bestimmte Unterstützungen erhält.

> **Befreiung von Zuzahlungen**
>
> — Sozialhilfeempfänger
> — Bezieher von Arbeitslosenhilfe
> — Bezieher von Geld aus der Kasse der Kriegsopferfürsorge
> — Personen in der Ausbildungsförderung
> — Bezieher einer Arbeits- und Berufsförderung für Behinderte
> — Bezieher von Hilfen von der Bundesanstalt für Arbeit zur individuellen Förderung der beruflichen Ausbildung
> — In Fällen, in denen die Unterbringungskosten für ein Heim oder ein ähnliche Einrichtung von einem Sozialhilfeträger oder der Kriegsopferfürsorge übernommen werden.

Für Erkrankte in unverschuldeten finanziellen Notlagen gibt es **finanzielle Unterstützungsfonds** (Härtefonds) bei der Deutschen Krebshilfe und beim Bundespräsidenten. Einzelne Landesverbände der Deutschen Krebsgesellschaft können ebenfalls bei finanzieller Notlage Unterstützung gewähren.

Ausführlichere Informationen und Ratschläge in Bezug auf Härtefond, Härtefallregelungen und -hilfen können bei der Deutschen Krebshilfe angefordert werden.

2.8 Lebensversicherung

Die meisten Lebensversicherungen nehmen nur potentiell kurativ behandelte Krebspatienten auf, die keinerlei Tumoraktivität aufweisen. Sie akzeptieren im Allgemeinen für den Vertragsabschluss die klinischen Befunde, die im Rahmen der Nachsorgeuntersuchungen erhoben werden.

Darüber hinaus unterscheiden die Lebensversicherungen unterschiedliche Risikoklassen, die sich vorrangig nach der Lebenserwartung (Prognose) richten. Sie bedingen unterschiedliche Wartezeiten, d. h. dass trotz regelmäßiger Prämienzahlungen die Versicherungssumme im Schadensfall je nach prognostischen Kriterien erst nach einer mehr oder minder langen Wartezeit bezahlt wird.

Selbst dann, wenn das Karzinom auf ein Frühstadium begrenzt ist und eine gute Prognose aufweist, verlangt die Lebensversicherung eine Zurückstellung für zwei Jahre ab dem Zeitpunkt der Therapie. Auch nach dieser Zeit würde der Risikozuschlag zwischen zehn und zwanzig Promille der Versicherungssumme betragen. Bei höheren Ausbreitungsstadien und bei bedenklicher Prognose lehnen die Versicherungen im Allgemeinen eine Lebensversicherung ab.

2.9 Voraussetzungen zur Durchführung von Rehamaßnahmen

Ziel der onkologischen Rehabilitation ist es, die durch Krebserkrankungen und ihre Therapie bedingten Auswirkungen sowie die damit einhergehenden physischen und psychosozialen Belastungen so wenig wie möglich zu dauerhaften körperlichen und seelischen Beeinträchtigungen mit Nachteilen im sozialen und beruflichen Leben führen zu lassen. Die Teilhabe des Behinderten am gesellschaftlichen Leben soll ermöglicht werden.

> **Allgemeine Ziele in der ganzheitlich orientierten medizinischen Rehabilitation**
>
> - Körperliche Ebene
>   - Beseitigung, Linderung und/oder Kompensation körperlicher Funktionsstörungen → Reha vor körperlicher Invalidität
> - Seelische Ebene
>   - Beseitigung, Linderung seelischer/ psychischer Einschränkungen → Reha vor Depression
> - Soziale Ebene
>   - Beseitigung, Linderung, Verhinderung und/oder Kompensation sozialer Nachteile → Reha vor Pflege
> - Berufliche Ebene
>   - Beseitigung, Linderung, Verhinderung und/oder Kompensation beruflicher Einschränkungen → Reha vor Rente

Dass das primäre Ziel der Rehabilitation und Palliation die Verbesserung der Lebensqualität und nicht die Verlängerung der Überlebenszeit ist, setzt ein Umdenken der ärztlich onkologischen Arbeit voraus. Diese Fähigkeit und Bereitschaft zum rehabilitativen Denken und Handeln ist nicht bei allen kurativ tätigen Onkologen gleichermaßen ausgeprägt. Die meisten Onkologen sind gewohnt, die Qualität ihrer Arbeit vorrangig nach Responseraten, Remissionsraten, Länge der Remissionszeiten oder nach Überlebenszeiten und nicht nach Kriterien der Lebensqualität zu beurteilen.

Die **gesetzlichen Voraussetzungen** zur Erlangung von Rehabilitationsleistungen sind festgelegt in den §§ 9–12 SGB VI und in § 31 Abs. 1 Nr. SGB VI (Rentenversicherung) sowie im § 11 SGB V (Krankenversicherung) und nicht zuletzt in dem seit 2001 geltenden Sozialgesetzbuch IX.

Voraussetzung für die Nutzung von Rehabilitationsangeboten (s. folgende Übersicht) ist ein Versicherungsverhältnis der Betroffenen bei einem Träger der Rehabilitation. Je nach Versicherungsverhältnis kommen unterschiedliche **Kostenträger** in Betracht (Abb. 2.1), am häu-

2.9 Voraussetzungen zur Durchführung von Rehamaßnahmen

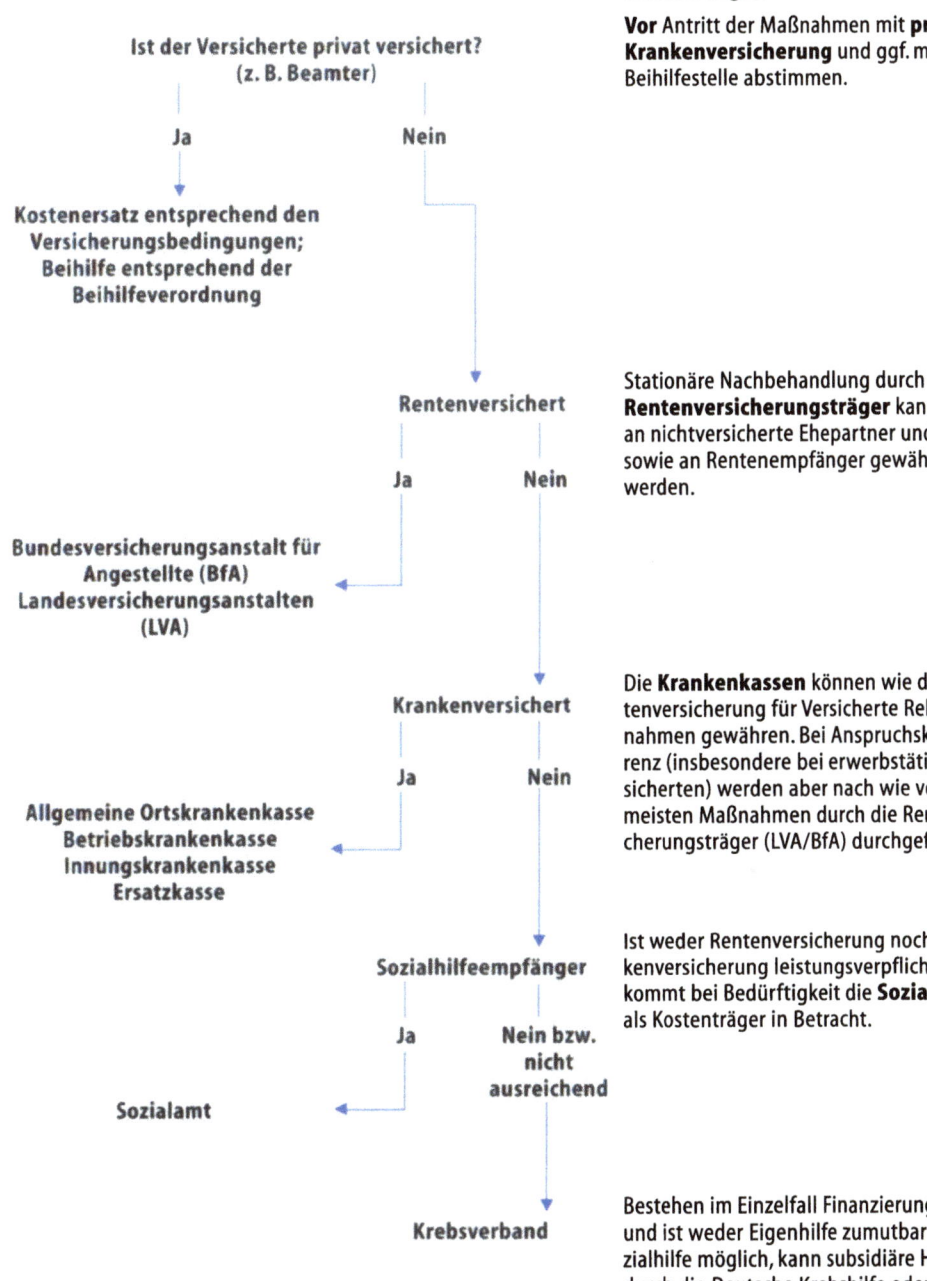

Abb. 2.1. Ermittlung des Kostenträgers (Delbrück und Haupt 1998)

figsten handelt es sich dabei um die Landesversicherungsanstalten (LVA) und die Bundesversicherungsanstalt für Angestellte (BfA). Zunehmend übernehmen jedoch hierfür auch die gesetzlichen und die privaten Krankenkassen sowie die Sozialhilfe und die Beihilfe die Kosten nachrangig zur Rentenversicherung. Einer der Gründe dafür ist, dass durch eine qualifizierte onkologische Rehabilitation erhebliche Folgekosten eingespart werden können.

> **Rehabilitationsangebote**
>
> — Ambulant
> — Teilstationär
> — Stationär (AHB/Heilverfahren)
> — Kur
> — Sanatorium
> — Urlaub

Abweichend von anderen medizinischen Indikationen ist bei Krebspatienten die Gefährdung der Erwerbsfähigkeit kein ausschließliches Bewilligungskriterium für Leistungen durch die Rentenversicherungen. Nach § 31 Abs.1 Satz 1 Nr. 3 SGB VI werden auch für Krebsbetroffene außerhalb des Erwerbslebens Rehamaßnahmen von den Rentenversicherungen bezahlt. Sowohl Patienten mit als auch ohne Tumoraktivität haben einen gesetzlichen Anspruch auf Rehaleistungen. Voraussetzung ist allerdings das Vorliegen einer Fähigkeitsstörung oder einer Beeinträchtigung, die durch das Tumorleiden oder die -therapie bedingt sind. Für die Krankenkassen (§ 40 Abs. 2 SGB V) gilt als wesentliches Bewilligungskriterium die Aussicht auf Verhinderung einer Pflegebedürftigkeit sowie die Notwendigkeit der Nachbetreuung.

Vorbedingung für die Einleitung jeglicher Rehabilitationsmaßnahmen ist

– eine Rehabilitationsfähigkeit,
– eine Rehabilitationsbedürftigkeit und
– eine Rehabilitationsbereitschaft.

Das bedeutet, dass der Patient belastbar ist, dass er aufgrund seiner psychischen und geistigen Fähigkeiten in der Lage ist, aktiv am Rehabilitationsprozess teilzunehmen und auch motiviert ist, an seiner Gesundung mitzuwirken (Bundesarbeitsgemeinschaft für Rehabilitation 2002).

Unter **stationärer Rehabilitationsfähigkeit** ist zu verstehen, dass der Patient in der Lage ist, ohne fremde Hilfe zu essen, sich zu waschen und sich auf Stationsebene zu bewegen. Die Reise zur AHB-Klinik soll grundsätzlich mit einem öffentlichen Verkehrsmittel erfolgen. In besonderen Ausnahmefällen kann der Benutzung anderer Beförderungsmittel in Abstimmung mit der AHB-Klinik dann zugestimmt werden, wenn angenommen werden kann, dass der Patient nach Abschluss der Rehabilitationsleistung die Rückfahrt allein mit einem öffentlichen Verkehrsmittel durchführen kann.

Hat eine operative oder radiogene Behandlung stattgefunden, so muss diese abgeschlossen sein. Adjuvante und/oder additive Therapien – wozu neben Immuntherapien und Hormontherapien auch Chemotherapien gehören – können die Rehabilitation begleiten. Wird durch sie allerdings die Durchführung einer Rehabilitationsmaßnahme in ihrer Effektivität nachhaltig beeinträchtigt, sind die Rehabilitationsmaßnahmen zeitlich zu verschieben.

Rehabilitationsbedürftigkeit heißt, dass bei dem Patienten längerfristige (Fähigkeits)Störungen oder Beeinträchtigungen vorliegen oder drohen und die Aussicht besteht, dass diese durch geeignete Rehabilitationsmaßnahmen gebessert werden. Die Tumorerkrankung allein reicht somit nicht als Problem aus; vielmehr müssen im körperlichen, psychischen, sozialen oder beruflichen Bereich Beeinträchtigungen bestehen, die durch die Rehabilitation gelindert werden können.

> **Fähigkeitsstörungen bei Tumorpatienten**
>
> — Im Bereich der Mobilität (Gehen, Treppensteigen, schnelles Laufen) als Folge des Tumorleidens oder der Therapie

— Im Bereich der körperlichen Belastbarkeit (Arbeitsbelastung, Ausdauer, Haushaltsversorgung, Selbstversorgung) als Folge des Tumorleidens oder der Therapie
— Im Bereich Verhalten (Familie, Beruf, Freizeit) als Folge des Tumorleidens oder der Therapie, z. B. Fatigue.
— In der Ausübung der Aktivitäten des täglichen Lebens (ATL), Waschen, An-/Ausziehen, Körperpflege, Haushaltsführung, Einkauf, Nahrungszubereitung, Toilettenbenutzung u. a.)

Beeinträchtigungen bei Tumorpatienten

— Beeinträchtigungen der physischen/psychischen/sozialen/beruflichen Unabhängigkeit
— Beeinträchtigungen zwischenmenschlicher Beziehungen
— Beeinträchtigungen in der Mobilität
— Beeinträchtigungen der wirtschaftlichen Eigenständigkeit
— Beeinträchtigungen in der Orientierung
— Beeinträchtigungen in der Beschäftigung (z. B. Schulbesuch, Arbeits- und Erwerbsfähigkeit, Haushaltsführung, Freizeitaktivitäten)

Unter **Rehabilitationsbereitschaft** ist zu verstehen, dass der Patient motiviert ist und aktiv an seiner Rehabilitation mitzuarbeiten bereit ist.

2.10 Koordination und zeitlicher Ablauf der Rehabilitationsmaßnahmen

Krebsrehabilitation und Krebsnachsorge, stationäre und ambulante Nachsorge, kurative, rehabilitative und palliative Onkologie lassen sich letztendlich weder inhaltlich noch zeitlich voneinander trennen, wenn sie zum Erfolg führen sollen. Die Krebsrehabilitation ist nicht mehr, aber auch nicht weniger als ein Glied in der onkologischen Versorgungskette. Sie ist keine isolierte Maßnahme. Dies bedeutet die Notwendigkeit einer engen Koordination und Kommunikation zwischen den vor- und weiterbetreuenden Ärzten sowie den rehabilitativ tätigen Institutionen.

Die onkologische Diagnostik einschließlich des Rezidivausschlusses, des Stagings und der Tumoraktivität sollte – ebenso wie die Diagnostik der Begleiterkrankungen – vor Einleitung der Rehabilitation abgeschlossen sein. In der Rehabilitation steht die funktionsorientierte Diagnostik im Vordergrund. Der rehabilitativ tätige Arzt muss für die Planung der notwendigen Rehabilitationsmaßnahmen über die Ergebnisse der Voruntersuchungen informiert sein. Er muss auch wissen, ob und wie der Rehabilitand über sein Tumorleiden und die sich daraus ergebenden Konsequenzen aufgeklärt ist. Wünschenswert sind Angaben über eventuelle Coping- und Complianceprobleme, über Angehörigenunterstützung und eventuelle soziale Schwierigkeiten.

Liegen keine Basisinformationen vor, so wird wertvolle Zeit mit Recherchen verloren; eine umfassende medizinisch-onkologische Rehabilitation ist erschwert.

Ähnliche Verpflichtungen zur Kooperation und Kommunikation haben auch die rehabilitativ tätigen Institutionen und Ärzte, die die vor- und nachbehandelnden Ärzte über Art, Umfang und Erfolg der durchgeführten Rehabilitationsmaßnahmen unterrichten müssen.

Der ärztliche Entlassungsbericht einer onkologischen Rehabilitationsklinik muss prospektiv orientiert sein und Empfehlungen für die Zukunft enthalten. Die in ihm enthaltenden Informationen müssen in kürzester Zeit den Hausärzten und weiterbetreuenden Rehabilitationsärzten vermittelt werden (Teichmann 1997).

> **Wesentlicher Inhalt
> des Rehabilitationsentlassungsberichts**
>
> — Darstellung des Rehabilitationsbedarfs und der Rehabilitationsmotivation des Patienten
> — Festlegung der Rehabilitations- und Therapieziele
> — Verlaufsbeschreibung der Rehabilitationsmaßnahme, Dokumentation der durchgeführten Therapiemaßnahmen
> — Bewertung des erreichten Ergebnisses
> — Vorschläge und Anregungen für die weitere Betreuung
> — Sozialmedizinische Beurteilung

2.11 Stationäre Rehabilitationsmaßnahmen, Anschlussheilbehandlungen und Kuren

Die Gleichsetzung der stationären Krebsrehabilitation mit Erholung und Kur stammt aus einer Zeit, als die Krebserkrankung noch mit Siechtum, Invalidität und baldigem Tod gleichgesetzt werden musste. Dank der verbesserten diagnostischen und therapeutischen Unterstützungsmöglichkeiten sowie dank der verstärkten Aufklärung und Akzeptanz hat sich heute die Aufgabenstellung der stationären Rehabilitation erheblich gewandelt. Eine onkologische Rehabilitationsklinik kann und muss heute mehr als Erholung und Distanz zu den drängenden Problemen bieten (Tabelle 2.2). Zwischen Akutmedizin, Kur- und Rehabilitationsmedizin, zwischen Sanatorien, Kurkliniken und Rehabilitationskliniken gibt es eindeutige Unterschiede (Delbrück u. Haupt 1998).

Während Sanatorien ausschließlich der Erholung dienen und Kurkliniken sich die roborierende Prävention zum Ziel gesetzt haben und u. a. zum Erhalt der Arbeitskraft beitragen sollen, geht es in den Rehabilitationskliniken darum, die durch Tumorleiden und/oder Therapie verlorengegangenen Funktionen/Fähigkeiten/Beeinträchtigungen wiederzugewinnen bzw. zumindest abzumildern. Die Arbeit in onkologischen Rehabilitationskliniken ist somit gleichermaßen retrospektiv wie auch prospektiv orientiert. Einer Tumorprogression soll vorgebeugt und die zu erwartenden körperlichen und psychosozialen Beeinträchtigungen und Handicaps reduziert werden.

Ein Katalog mit Beschreibung der für stationäre Anschlussheilbehandlungen zugelassenen Rehabilitationskliniken kann über die BFA bzw. die Landesversicherungsanstalten und in Nordrhein-Westfalen über die Arbeitsgemeinschaft für Krebsbekämpfung bezogen werden (Adressen s. 2.18).

Während eines **stationären Aufenthalts** in einer spezialisierten Rehabilitationsklinik werden zweifellos die besten und umfassendsten Rehabilitationsmöglichkeiten geboten, die sowohl im somatischen und funktionalen als auch im psychosozialen Bereich der Belastungssituation der Patienten umfassend und integrativ gerecht werden (Teichmann 2002). In den Kliniken gibt es speziell geschultes Personal, das aus Erfahrungen heraus die Probleme von Krebspatienten kennt, die Betroffenen können ihre Erfahrungen untereinander austauschen und die Patienten werden rund um die Uhr betreut.

Viele Patienten sind körperlich geschwächt und haben nach der Operation, Strahlen- oder Chemotherapie somatische Funktionseinschränkungen (s. folgende Übersichten), nicht

Tabelle 2.2. Anliegen und Fehlentwicklungen in der stationären Krebsnachsorge/Rehabilitation

Anliegen	Fehlentwicklungen
Rehabilitation	Kuration
Nachsorge (ganzheitliche Betreuung)	Nachsorge (ausschließlich Krebserkrankung)
Glied in onkologischer Versorgungskette	Isolierte Maßnahme
Evaluation, Weiterentwicklung	Traditionalismus
Tertiäre Prävention	Sekundäre Prävention
Aktivierung	Passivbetreuung

wenige benötigen seelische Hilfen; viele wissen nicht, wie es beruflich, finanziell und sozial weitergehen wird. Sie brauchen Rat. In den onkologischen Rehakliniken wird neben „wiederherstellenden Therapien", neben verhaltensmedizinischen Maßnahmen und der Aktivierung des Selbsthilfepotentials der Information und der Beratung eine große Bedeutung beigemessen. Sie geschieht in Gruppen- und Einzelberatungen (u. a. im Gesundheitstraining, s. Seite 11–12).

Unerwünschte chirurgisch bedingte Spätstörungen, die in der onkologischen Rehabilitationsdiagnostik und -therapie berücksichtigt werden müssen

- Ösophagus (Ösophagektomie)
  - Reflux, Stenosen, Störungen der Motilität (Störungen der Nahrungsaufnahme)
- Magen (totale Gastrektomie und partielle Magenresektion)
  - Postgastrektomiesymptomatik mit Störungen der Nahrungsaufnahme, Malabsorption oder Malassimilation, Störung der Motilität, bakterielle Fehlbesiedlung, Dystrophie
- Dünndarm (Resektion, Whipple-Operation)
  - Kurzdarmproblematik mit Malassimilation und Malresorptionsstörungen
- Rektum
  - Kontinenzerhaltende Resektion: imperativer Stuhldrang, Kontinenzprobleme
  - Posteriore Rektumamputation: Kolostomaproblematik, Postprotektomiesyndrom
- Pankreas (Pankreatektomie)
  - Endokrine und exokrine Störungen wie z. B. Diabetes und Nahrungsverwertungsstörungen
- Harnblase (Zystektomie)
  - Urostomaproblematik, Infektanfälligkeit, Störungen an der Neoblase
- Schilddrüse (Thyreoidektomie, Head-and-neck-Dissektion)
  - Hypothyreose, Hypoparathyreoidismus, Rekurrensparese, Bewegungseinschränkungen
- Larynx (Laryngektomie, Head-and-neck-Dissektion)
  - Laryngostomaproblematik, Lungenfunktionsstörungen, Bewegungseinschränkungen
- Mamma (Ablatio mammae, Axillenausräumung)
  - Statische Störungen, Lymphödem, Bewegungseinschränkungen, Kosmetik, prothetische Störungen
- Ovarien (Ovarektomie)
  - Vorzeitige Menopause, Fertilität
- Uterus (Wertheim-Operation)
  - Inkontinenz, Lymphozele, Sexualstörungen
- Extremitäten (Amputation)
  - Statische Störungen, Beeinträchtigungen der Motilität, prothetische Störungen, Phantomschmerzen
- Hoden (Orchiektomie, Lymphadenektomie)
  - Retrograde Ejakulation (Infertilität), retroperitoneale Fibrose
- Prostata (Prostatektomie)
  - Inkontinenz, Lymphozele, Potenzstörungen, Infektanfälligkeit

Unerwünschte somatische strahlenbedingte Spätstörungen, die in der onkologischen Rehabilitationsdiagnostik berücksichtigt werden müssen

- Haut
  - Ulzera, Teleangiektasien, Fibrosen, Schrumpfung
- Blutgefäße
  - Durchblutungsstörungen, vorzeitige koronare Herzerkrankung
- Gesicht und Halsregion
  - Schleimhautstörungen, Funktionsausfall der Speicheldrüsen, Mundtrocken-

heit, Xerostomie, Stomatitis, Pilzinfektionen
- Verdauungsorgane
  - Malabsorption, Strahlenenteritis, Rektokolitis, Fisteln
- Lunge
  - Pneumonitis, Fibrose
- Herz
  - Perikarditis, koronare Herzerkrankung, Myokardfibrosen, Aortenbogensyndrom
- Urogenitalsystem
  - Strahlennephritis, nephrogener Hochdruck
- Geschlechtsorgane
  - Azoospermie, Teratogenität, vorzeitige Menopause
- ZNS
  - Myelitis, hirnorganisches Syndrom bzw. diffuse Hirnschädigung, intellektuelle endokrine Störungen, Wachstumsstörungen, Optikusatrophie, periphere Nervenschädigungen
- Auge
  - Glaukom
- Knochen
  - Osteoradionekrose, Wachstumsstörungen
- Endokrinium
  - Hypothyreose, Ovarialdysfunktion
- Knochenmark
  - Fibrose, Panzytopenie, Leukämien
- Immunsystem, Lymphregionen
  - Infektanfälligkeit

Therapeutische Elemente der onkologischen Rehabilitation

- Medizinische Basistherapie
- Physiotherapie/physikalische Therapie
- Alternative Heilverfahren
- Ergotherapie
- Arbeitstherapie
- Gesundheitsbildung/-training
- Patientenschulung
- Psychologische/psychotherapeutische Maßnahmen
- Diätetik und Ernährungsberatung
- Schmerztherapie
- Hilfsmittelversorgung
- Neuropsychologisches Training
- Stimm-, Sprech- und Sprachtherapie
- Sozialberatung, soziale Hilfen
- Angehörigenarbeit

Große Unsicherheit bezüglich notwendiger Verhaltensweisen besteht häufig bei den Angehörigen, die daher mit in die Rehabilitation einbezogen werden müssen.

Natürlich müssen die Patienten parallel zur Rehabilitation onkologisch betreut werden. Es kommen daher nur Rehabilitationsinstitutionen in Frage, in denen die Ärzte eine entsprechende Fachausbildung haben und Erfahrungen mit der Hormon-, Chemo- und Radiotherapie vorweisen können. Eine enge Zusammenarbeit mit einem Tumorzentrum und den einweisenden Akutkliniken ist unabdingbar (Schmid et al. 2000).

Ist das Rehabilitationsziel vorrangig auf die soziale Reintegration (**Reha vor Pflege**) oder auf den Erhalt der Arbeitsfähigkeit (**Reha vor Rente**) ausgerichtet, so sind Rehabilitationskliniken in Wohnortnähe zu bevorzugen. Physikalische Therapien und Physiotherapien (Tabelle 2.3) hingegen können mit der gleichen Effektivität wohnortnah wie wohnortfern durchgeführt werden. Stehen psychische Probleme und ausschließliche Erholung im Vordergrund, so kann möglicherweise die Distanz zur Familie und zur gewohnten Umgebung Positives zur Auseinandersetzung mit der Krebserkrankung beitragen und eine wohnortferne Klinik sich günstig auswirken.

Zu unterscheiden sind die stationäre Anschlussheilbehandlung von den zeitlich später stattfindenden Heilverfahren.

Die **stationäre Anschlussheilbehandlung** ist zweifellos die wichtigste Rehabilitationsmaßnahme, da erfahrungsgemäß im Anschluss an die Entlassung aus der Primärtherapie die größte Rehabilitationsbedürftigkeit und auch

Tabelle 2.3. Indikationen der physikalischen Therapie in der onkologischen Rehabilitation

Tumor	Behinderung	Therapie
Mammakarzinom	Lymphödem, eingeschränkte Schulterbeweglichkeit	Manuelle Lymphdrainage, Krankengymnastik
Bronchialkarzinom	Obstruktive/restriktive Störungen, Schmerzen im Operationsbereich	Atemtherapie, Inhalation, Krankengymnastik
Prostatakarzinom	Inkontinenz nach Prostatektomie	Beckenbodentraining
Rektumkarzinom	Stuhlinkontinenz	Beckenbodentraining
Blasenkarzinom	Inkontinenz nach Neoblase	Beckenbodentraining
Sarkome/Weichteiltumoren	Gliedmaßenverlust/ Kompartmentresektion	Stumpfbehandlung, Gehtraining/ Krankengymnastik
Plasmozytom	Schmerzen, Immobilität	Krankengymnastik
Hodgkin-/Non-Hodgkin-Lymphom	Polyneuropathie	Krankengymnastik/Elektrotherapie
Ösophaguskarzinom	Schluckstörungen	Krankengymnastik
Kopf-Hals-Tumoren	Bewegungsstörungen nach „neck dissection", Lymphödem	Krankengymnastik, manuelle Lymphdrainage
Hirntumoren	Lähmungen, neurologische Störungen	Krankengymnastik

meist eine positive Rehabilitationsbereitschaft vorliegen.

Sie muss spätestens zwei Wochen nach der stationären Entlassung aus der Akutklinik oder nach Abschluss der ambulanten Strahlen- oder Chemotherapie begonnen werden. Adjuvante und additive Chemo- und Hormontherapien können während der stationären Anschlussheilbehandlung weitergeführt bzw. in Absprache mit Vor- und Nachbehandelnden eingeleitet werden. Hingegen muss bei einer gleichzeitig notwendigen Strahlenbehandlung die besondere Genehmigung hierfür durch die Kasse eingeholt werden, da sie – im Gegensatz zu den adjuvanten Hormon- und Chemotherapien – nicht von dem Hauptträger der Rehabilitation, der Rentenversicherung, bezahlt wird.

Während bis 1996 in der Regel drei stationäre Rehabilitationsmaßnahmen innerhalb eines Dreijahreszeitraums gewährt wurden, hat sich die Bewilligungspraxis seit 1996 erheblich verändert. In der Regel wird nur noch die stationäre Anschlussheilbehandlung bzw. die im 1. Jahr stattfindende stationäre Heilmaßnahme bewilligt. Das 2. und 3. Heilverfahren wird nur noch bei nachgewiesener besonderer Rehabilitationsbedürftigkeit gewährt. Auch dauern die stationären Rehabilitationsmaßnahmen nicht mehr wie früher 4–6 Wochen, sondern in der Regel nur noch 3 Wochen. Sie können allerdings bei Nachweis der Rehabilitationsbedürftigkeit verlängert werden.

Die später stattfindenden stationären Rehabilitationsmaßnahmen (1., 2. und 3. Heilverfahren, früher auch **„Festigungskuren"** genannt) haben neben der Rehabilitation die Roborierung und Prävention sowie die allgemeine Gesundheitsvorsorge zum Ziel.

Bei ihnen muss der Hausarzt den Antrag beim Kostenträger stellen. Die Bearbeitung kann längere Zeit in Anspruch nehmen. Nicht der einzelne Arzt bestimmt Ort und Zeitpunkt – wie bei der Anschlussheilbehandlung – sondern die Versicherung bzw. der Rentenversicherungsträger. Kostenträger können – wie bei der AHB – die jeweilige Rentenversicherung, die Krankenkasse oder die Beamtenbeihilfe sein, die dann auch darüber entscheiden wollen, wann und wo der Patient die „Rehamaßnahme" durchführt.

2.12
Teilstationäre Rehabilitationsmaßnahmen/ambulante Rehabilitationsmaßnahmen

Aus mehreren Gründen konzentrierte sich die Rehabilitation in der Vergangenheit vorwiegend auf stationäre Aufenthalte in Rehabilitationskliniken. Dies hat sich insofern geändert, als seit Inkrafttreten des Sozialgesetzbuch IX 2001 auch teilstationäre und ambulante Rehabilitationsmaßnahmen durchgeführt werden sollen. Nach dem SGB IX sollen ambulante und stationäre Rehabilitation gleichwertig sein, wobei der Patient die Wahl zwischen beiden Behandlungsformen hat (Maier-Riedle et al. 2002).

Ambulante und teilstationäre Leistungen, die dem bisherigen ganzheitlichen Anspruch der Rentenversicherungen entsprechen, können natürlich nur in Ballungsgebieten bzw. in bestehenden Rehabilitationskliniken erbracht werden.

Mit der Ermöglichung der ambulanten Rehabilitation hofft man, flexibler auf die Bedürfnisse der Behinderten (Bundesarbeitsgemeinschaft für Rehabilitation 2002) sowie besser auf „Belastungen im Beruf und im Alltag" eingehen zu können (Bar 2002).

Erwartete Vorteile der wohnortnahen Rehabilitation

- Nutzung regionaler medizinischer, sozialer und beruflicher Unterstützungsmöglichkeiten
- Geringere Schnittstellenprobleme vor allem zwischen medizinischer Nachsorge und Rehabiliation
- Stärkerer Einbezug der Angehörigen
- Höhere Aktivierung des Selbsthilfepotentials
- Stärkerer Einbezug der vor- und nachbehandelnden Ärzte
- Größere Flexibilität und Kontinuität in der Versorgung
- Geringere Kosten

Bei der teilstationären Rehabilitation suchen die Patienten das onkologische Rehazentrum nur während der Therapiezeiten auf, also von morgens bis nachmittags. Die Abende sowie die Wochenenden verbringen sie in der gewohnten häuslichen Umgebung. In ihr finden die gleichen Maßnahmen in gleicher Dichte und gleicher Qualität wie in der stationären Rehabilitation statt. Es gilt die Regel, dass die Fahrzeit zur teilstationären Institution nicht mehr als 30 Minuten betragen sollte. Nur mobile Patienten kommen somit für die teilstationäre und ambulante Rehabilitation in Frage.

Ambulante Rehaeinrichtungen, in denen gleichzeitig und in kompetenter Form medizinische, physiotherapeutische, psychische, ernährungstherapeutische, soziale, berufliche und andere wichtige Rehaangebote vorgehalten werden, gab es bis 2002 noch nicht. Praktisch war eine ambulante Rehabilitation – wenn überhaupt – nur in Teilbereichen, nicht jedoch in der geforderten ganzheitlichen Form möglich. Gerade bei Krebspatienten ist diese Ganzheitlichkeit jedoch bei Berücksichtigung ihrer Krankheit, der medikamentösen Therapie, der Ernährung und auch der psychosozialen Situation notwendig.

Die Bundesarbeitsgemeinschaft für Rehabilitation, die Dachgesellschaft für alle Rehabilitationsträger in Deutschland, hat 2002 Leitlinien für die ambulante onkologische Rehabilitation gemeinsam mit den Spitzenverbänden der Krankenkassen und Rentenversicherungen erarbeitet, die den Qualitätsanforderungen einer ganzheitlichen und modernen onkologischen Rehabilitation im ambulanten Bereich Genüge tun soll (Bundesarbeitsgemeinschaft für Rehabilitation 2002). Seit Einführung des SGB IX hat der Krebspatient wesentlich mehr Einflussmöglichkeiten auf die Entscheidung, ob eine ambulante oder stationäre Rehabilitation und wo und wann die Rehabilitation stattfindet. Es ist daher zu hoffen, dass in Zukunft verstärkt auch für Krebspatienten qualifizierte ambulante Angebote gemacht werden.

2.13 Zugangswege zur Rehabilitation

Die Prüfung der Leistungszuständigkeit für die stationäre AHB erfolgt in der Regel erst nach der Aufnahme in die AHB-Klinik. Die Einweisung geschieht durch direkten Kontakt des Krankenhausarztes bzw. des Sozialdienstes mit der AHB-Klinik. Die überweisende Akutklinik hat also Einfluss auf die Auswahl der Rehabilitation sowie darauf, wo, wie und wann sie stattfindet.

Das Antragsverfahren bei späteren stationären Heilverfahren (Rehakuren, Festigungskuren etc.) muss hingegen grundsätzlich über den finanziellen Träger eingeleitet werden, d. h. die Leistungszuständigkeit muss vorher geklärt und der Antrag muss bei der jeweilig zuständigen Rentenversicherung bzw. der gesetzlichen Krankenversicherung gestellt werden (s. Übersicht). Diese bestimmen die zu belegende Rehabilitationsklinik. Gleiches gilt für die teilstationäre und ambulante onkologische Rehabilitation.

Seit Einführung des SGB IX (2001) muss der Rehaträger binnen drei Wochen nach Antragseingang eine Entscheidung treffen. Werden Fristen nicht eingehalten, kann der Antragsteller dem Rehaträger eine angemessene Frist setzen und sich danach die Leistung selbst beschaffen.

Zugangswege und Finanzierung sowie Organisation der Rehabilitation

— Phase I
Rehabilitationsmaßnahmen, die in der Akutklinik durchgeführt werden müssen, umfassen
   — Beherrschung der perioperativen Morbidität
   — Supportive Maßnahmen
   — Aufklärung der Betroffenen und Angehörigen

Basis der Akuttherapie ist und bleibt jedoch die radikale Entfernung des Karzinoms, d. h. die Lebensverlängerung, und erst in zweiter Linie die Verbesserung der Lebensqualität
— Phase II (stationäre Anschlussbehandlung, AHB)
Eine Bündelung bzw Konzentration der rehabilitationsorientierten Diagnostik und Therapie findet statt. Sie sollte möglichst bald, d. h. spätestens 2–3 Wochen nach der Krankenhausentlassung beginnen
   — Wichtigste stationäre Rehabilitationsmaßnahme. Sie sollte auf keinen Fall in einer nichtspezialisierten Rehaklinik durchgeführt werden.
   — Alle operierten, strahlen- und chemotherapierten Patienten sollten die Möglichkeit einer stationären Anschlussbehandlung in Anspruch nehmen.
Auch später sind stationäre Heilmaßnahmen möglich und werden von den Kostenträgern in Abhängigkeit von Rehabilitationsbedürfnis, Rehabilitationsfähigkeit und -bereitschaft finanziert.
Voraussetzung für die Nutzung stationärer Rehabilitationsmaßnahmen ist ein Versicherungsverhältnis des Betroffenen bei einem Träger der Rehabilitation:
   — Krankenkassen
   — Rentenversicherungen, da diese bei Krebskranken im Gegensatz zu anderen Indikationen auch außerhalb des Erwerbslebens stationäre und teilstationäre Rehabilitationsmaßnahmen zu finanzieren bereit sind
   — Ein Katalog mit Beschreibung der für stationäre Anschlussheilbehandlungen von den Rentenversicherungen der BfA und den LVA zugelassenen Rehabilitationskliniken kann über diese Versicherungsanstalten bezogen werden
   — Die Prüfung der Leistungszuständigkeit für die AHB erfolgt erst nach der Aufnahme in die AHB-Klinik

Die Einweisung erfolgt in der Regel durch direkten Kontakt des Krankenhausarztes (bzw. Sozialdienst) mit der AHB-Klinik. Das Antragsverfahren bei späteren stationären Heilverfahren (Kuren) muss hingegen grundsätzlich über den finanziellen Träger eingeleitet werden, d. h., der Antrag muss bei den Rentenversicherungen bzw. den gesetzlichen Krankenversicherungen (in Nordrhein-Westfalen grundsätzlich über die Arbeitsgemeinschaft für Krebsbekämpfung mit Sitz in Bochum) gestellt werden. Diese bestimmen die zu belegende Rehabilitationsklinik und den Zeitpunkt, wobei von den beantragenden Ärzten Wünsche geäußert werden können.

Spätestens während der stationären Anschlussheilbehandlung müssen die Hilfen, die zu Hause weiterzuführen sind (Phase III), in die Wege geleitet werden.

— Phase III (Hilfe zu Hause)

Der Hausarzt bzw. der nachsorgende Arzt koordiniert die Behandlung, die er interdisziplinär mit Onkologen, Gastroenterologen und Rehabilitationsmedizinern abstimmen sollte.

Als Finanziers kommen, wenn es um die Erreichung des sozialen Rehabilitationsziels geht, infrage:
- die gesetzlichen Krankenkassen
- die Rentenkassen
- die Pflegekassen

2.14
Stationäre und ambulante Hospiz- und Palliativdienste

In der palliativmedizinischen Versorgung gibt es in Deutschland große Unterschiede hinsichtlich der Leistungsangebote. Das Spektrum reicht von ehrenamtlicher Sterbebegleitung bis zu ambulanten und stationären palliativmedizinischen Diensten sowie Home Care Teams.

Obwohl Hospize und Palliativstationen gemeinsame Ziele verfolgen, haben sie doch unterschiedliche Versorgungsaufträge.

Zu unterscheiden sind stationäre und ambulante Hospize, Tageshospize, ambulante und stationäre Palliativdienste (Husebö et al. 2001; Bausewein 2001).

Das **Hospiz** ist eine eigenständige Einrichtung, in dem es um die Pflege und Begleitung der Menschen in ihrer letzten Lebensphase geht. Auch Angehörige finden hier Beistand. Hauptanliegen der Hospizbetreuung ist nicht die medizinisch-onkologische Beeinflussung des Krankheitsverlaufs, sondern der Erhalt und die Verbesserung der Lebensqualität. Nicht das medizinisch-technisch Machbare, sondern das medizinisch-ethisch Vertretbare steht im Vordergrund.

Hospize befinden sich meist außerhalb einer Klinik, entweder in Anbindung an ein bestehendes Pflegeheim oder als eigenständiges Haus (Binsack 1997).

Ziele der Hospizarbeit sind:
- im Sterben nicht allein gelassen zu werden, sondern an einem vertrauten Ort (möglichst zu Hause) inmitten vertrauter Menschen zu sterben;
- im Sterben nicht unter starken körperlichen Beschwerden (z. B. Schmerzen) leiden zu müssen;
- die Regelung letzter Dinge vornehmen zu können;
- beim Stellen nach der Sinnfrage nicht allein gelassen zu werden.

Das **Tageshospiz** ist in der Regel einem Hospiz zugeordnet, kann jedoch auch als eigenständige Institution betrieben werden.

Im **ambulanten Hospizdienst** werden schwerstkranke sowie sterbende Menschen und ihre Familien zu Hause bzw. in Pflegeeinrichtungen und Hospizen weitgehend durch die Mitarbeit Ehrenamtlicher unterstützt. Der ambulante Hospizdienst arbeitet mit den anderen ambulanten Diensten in enger Kooperation zusammen. Er übernimmt z. T. Sitzwachen, vermittelt Informationen und Ansprechpartner zu Fragen der Schmerztherapie und Symptomkontrolle, bietet Unterstützung in behördlichen Fragen und steht häufig auch über den Tod hinaus mit den Angehörigen in Kontakt.

Palliativstationen sind in der Regel einem Krankenhaus angegliedert. In ihnen findet eine intensivere ärztliche Betreuung statt als in den Hospizen, in denen die ambulante Betreuung möglich ist. Sie erfüllen die Voraussetzungen des gesetzlichen Krankenhausbegriffs (§ 2 Nr. 1 KHG, § 107 Abs. 1 SGB V), sind allerdings keine Dauerpflegeeinrichtungen. Bei ihnen liegt der Schwerpunkt neben der medizinisch-pflegerischen Betreuung und der Schmerztherapie häufig in der Symptomkontrolle.

Ambulante Palliativdienste (Palliative Care Teams oder Home Care Teams) sind Dienste, die in Kooperation mit den anderen Hospiz- und Palliativdiensten schwerkranke inkurable Patienten und ihre Angehörigen zu Hause betreuen.

Der Aufbau und die Einrichtung von Hospizen und Palliativstationen sind unterschiedlich. Gemeinsam ist ihnen jedoch ein Pflegekonzept, das eine ganzheitliche, individuelle Pflege umfassen soll und die Persönlichkeit des Patienten respektiert. In manchen Häusern gibt es Übernachtungsmöglichkeiten für Freunde und Angehörige.

Adressen von Palliativstationen, stationären Hospizen, Tageshospizen, ambulanten Palliativdiensten, ambulanten Hospizdiensten und Hospizinitiativen sind aus dem kostenlos bei der Bundesarbeitsgemeinschaft Hospiz (BAG Hospiz; Adresse s. 2.18) erhältlichen Führer „Palliativmedizin 2002" zu erfahren.

Versicherte, die keiner Krankenhausbehandlung bedürfen, haben Anspruch auf einen **Zuschuss** zu stationärer oder teilstationärer palliativmedizinischer Versorgung in Hospizen, wenn eine ambulante Versorgung im Haushalt oder der Familie des Versicherten nicht erbracht werden kann. Die Höhe des Zuschusses richtet sich nach den tatsächlichen Kosten und der Höhe der erbrachten Leistungen anderer Sozialleistungsträger.

Mit den seit Januar 2002 in Kraft tretenden Änderungen des SGB V, § 39a sollen die Ausgaben der Kassen für die qualifizierte ehrenamtliche Sterbebegleitung im Rahmen ambulanter Hospizdienste für jeden Versicherten € 0,15 betragen und jährlich um € 0,05 bis auf € 0,4 im Jahr 2007 steigen.

■ **Home Care Teams (Palliative Care Teams).** Die Durchführbarkeit der häuslichen Betreuung von terminal kranken Patienten ist undenkbar ohne intensive Unterstützung durch die Familie. Die Erfüllung dieser Voraussetzung allein genügt jedoch nicht, wenn hochsymptomatische und zu Komplikationen neigende Tumorkranke zu versorgen sind. Ihre Behandlung bedarf zusätzlich der Hilfe speziell ausgebildeter und ausgerüsteter Home Care Teams (Palliative Care Teams), die in der Lage sind, auch aufwendige Methoden der Palliativmedizin unter häuslichen Bedingungen zu praktizieren.

Bislang gibt es lediglich in wenigen Regionen Deutschlands speziell ausgebildete und ausgerüstete mobile Pflegeteams. Ihr Einsatz erfolgt in Kooperation mit Hausärzten, Kliniken und onkologischen Schwerpunktpraxen. Sie kooperieren mit den pflegenden Familienmitgliedern und stellen den Kranken im häuslichen Milieu zu jeder Zeit alle erforderlichen Therapiemöglichkeiten zur Verfügung (Meuret 1999). Die Betreuung erfolgt durch spezialisierte Brückenärzte und -schwestern. Das Palliative Care Team beginnt mit der palliativmedizinischen Betreuung bereits während des Krankenhausaufenthalts und bietet nach der Entlassung des Patienten eine weitere engmaschige Betreuung zu Hause an.

2.15
Assessment

Vor Einleitung einer Rehabilitation müssen Basisuntersuchungen zur Feststellung der Interventionsbedürftigkeit (Rehabilitationsbedürftigkeit) erfolgen (Assessment). Sie dienen vorwiegend der Feststellung von Fähigkeitsstörungen (Disabilities), sind die Basis der Rehabilitationsplanung und wichtig für die Verlaufsbeurteilung sowie Evaluation der durchgeführten Maßnahmen. Für den medizinischen Dienst der Krankenkassen (MDK) stellt das Assessment die Grundlage für Zuweisungen da, und nicht zuletzt erwarten auch die Kostenträger auf dem Boden dieser Untersuchungen einen Leistungs- bzw. Erfolgsnachweis.

Der in der Onkologie bekannteste und in der Praxis am häufigsten angewandte Parameter für den funktionellen Status des Patienten ist der Karnofsky-Index, der den Allgemeinzustand und die Leistungsfähigkeit des Patienten beschreiben soll. Eine etwas einfachere Einteilung in nur fünf Leistungsstufen bieten die Leistungsskalen der Eastern Cooperative Oncology Group (ECOG-Status) und der WHO Performance Status (Tabelle 2.4). Diese Indizes werden vorrangig in kurativ orientierten Therapiestudien verwandt; sie dienen zur Prognosebestimmung und zur Therapieplanung, genügen jedoch kaum den biopsychosozialen Anforderungen und Zielen der onkologischen Rehabilitation und Palliation. Andere Evaluationsparameter sind notwendig (Tabelle 2.5).

FIM-Items
- Essen/Trinken
- Körperpflege
- Waschen/Baden/Duschen
- Intimhygiene
- Ankleiden oben
- Ankleiden unten
- Blasenkontrolle
- Darmkontrolle
- Transfer Bett/Stuhl/Rollstuhl
- Transfer Toilettensitz
- Transfer Badewanne/Dusche
- Gehen/Rollstuhl
- Treppensteigen
- Verstehen (visuell/auditiv)
- Ausdruck (Mimik/Gestik)
- Soziales Verhalten
- Problemlösungen
- Gedächtnis

Tabelle 2.4. Tabellarische Übersicht über verschiedene Skalen zur Erfassung des funktionellen Status in der Onkologie (nach Seegenschmiedt 1998)

Karnofsky-Index

100%	Normale Aktivität, keine Beschwerden, keine manifesten Krankheitszeichen
90%	Normale Leistungsfähigkeit, minimale Symptome oder Zeichen der Krankheit
80%	Normale Aktivität mit Anstrengung, geringe Krankheitszeichen oder Symptome
70%	Unfähig zu normaler Aktivität, versorgt sich selbständig
60%	Gelegentlich Unterstützung notwendig, aber noch weitgehende Selbstversorgung möglich
50%	Ständige Unterstützung und Pflege nötig, häufig ärztliche Hilfe erforderlich
40%	Überwiegend bettlägerig, besondere Pflege und Hilfe erforderlich
30%	Dauernd bettlägerig und stark behindert, geschulte Pflege erforderlich (Krankenhausaufnahme ist indiziert)
20%	Schwerkranker Status, Krankenhausaufnahme ist notwendig, aktive unterstützende Therapie notwendig
10%	Moribund

WHO-Status

0	Voll arbeitsfähig und keine Einschränkung normaler Aktivitäten
1	Eingeschränkte Fähigkeit zu dauernder körperlicher Arbeit, jedoch ambulant und in der Lage, leicht körperliche Arbeit auszuführen
2	Ambulant und fähig, für alle persönlichen Dinge zu sorgen, aber nicht in der Lage zu arbeiten; >50% des Tages auf den Beinen
3	Nur zu begrenzter Selbstversorgung in der Lage; >50% der Tageszeit sitzend oder bettlägerig
4	Völlig kraftlos; unfähig, für sich selbst zu sorgen; dauernd sitzend oder bettlägerig

ECOG-Status

0	Volle Leistungsfähigkeit, keine Symptome
1	Ambulanter Patient mit Symptomen, fähig zu leichter Arbeit
2	Patient mit Symptomen, tagsüber weniger als 50% im Bett, versorgt sich selbst
3	Patient mit Symptomen, tagsüber mehr als 50% im Bett, bedarf teilweise fremder Hilfe
4	Völlig bettlägerig und auf fremde Hilfe angewiesen

Tabelle 2.5. Evaluationsparameter zum Wirksamkeitsnachweis sozialer Maßnahmen in der onkologischen Rehabilitation

Therapieziel	Evaluationsparameter
Vermeidung der Pflegebedürftigkeit, Sicherung der sozialen Versorgung	Organisation mobiler Hilfsdienste, Pflegestufe, ECOG-Status, WHO-Performance-Status, Karnofsky-Status, Fragebögen für Angehörige, GdB
Verbesserung der täglichen Verrichtungen/ATL	Barthel-Index, FIM, instrumentelle Aktivitäten des täglichen Lebens (AIDL), Fragebogen für Betroffene und/oder Angehörige (z. B. WOMAC, FFbH, IHRES, S36)
Verbesserung der sozialen Integration	Adressenliste von Selbsthilfegruppen und anderen Beratungsstellen, Fragebogen
Verbesserung der sozialen Kompetenz	Fragebogen (z. B. Angehörige)
Verbesserung der Belastungen von Angehörigen	
Eingliederung in Familie und Partnerschaft	Selbstsicherheitsskalen, Goal-attainment-Skalen
Gesundheitstraining, Leben mit der Erkrankung	Fragebogen, Testbogen ATL (Aktivitäten des täglichen Lebens)

Tabelle 2.6. Der Barthel-Index als ADL-Skala beurteilt die selbständige und sichere Durchführung von zehn Funktionen des täglichen Lebens

Verrichtungen	Punkte
Essen	
Unabhängig, isst selbständig, benutzt Geschirr und Besteck	10
Braucht Hilfe, z. B. Fleisch oder Brot schneiden	5
Nicht selbständig, auch wenn o.g. Hilfe gewährt wird	0
Bett-(Roll-)Stuhltransfer	
Unabhängig in allen Phasen der Tätigkeit	15
Etwas Hilfe oder Beaufsichtigung notwendig	10
Erhebliche Hilfe beim Transfer, Lagewechsel Liegen – Sitzen selbständig	5
Nicht selbständig, auch wenn o.g. Hilfe gewährt wird	0
Waschen	
Unabhängig beim Waschen von Gesicht und Händen, Kämmen, Zähneputzen	5
Nicht selbständig bei o.g. Tätigkeiten	0

Tabelle 2.6. Der Barthel-Index als ADL-Skala beurteilt die selbständige und sichere Durchführung von zehn Funktionen des täglichen Lebens (Fortsetzung)

Verrichtungen	Punkte
Toilettenbenutzung	
Unabhängig in allen Phasen der Tätigkeit (inkl. Reinigung)	10
Benötigt Hilfe z. B. wegen unzureichenden Gleichgewichts oder bei der Kleidung/Reinigung	5
Nicht selbständig, auch wenn o.g. Hilfe gewährt wird	0
Baden	
Unabhängig bei Voll- oder Duschbad in allen Phasen der Tätigkeit	5
Nicht selbständig bei o.g. Tätigkeit	0
Gehen auf Flurebene	
Unabhängig beim Gehen über 50 m, Hilfsmittel erlaubt, kein Gehwagen	15
Geringe Hilfe oder Überwachung erforderlich, kann mit Hilfsmittel 50 m weit gehen	10
Nicht selbständig beim Gehen, kann aber Rollstuhl selbständig bedienen, auch um Ecken und an einen Tisch heranfahren, Strecke mind. 50 m	5

Tabelle 2.6. Der Barthel-Index als ADL-Skala beurteilt die selbständige und sichere Durchführung von zehn Funktionen des täglichen Lebens (Fortsetzung)

Verrichtungen	Punkte
Nicht selbständig beim Gehen oder Rollstuhl fahren	0
Treppensteigen	
Unabhängig bei der Bewältigung einer Treppe (mehrere Stufen)	10
Benötigt Hilfe oder Überwachung beim Treppensteigen	5
Nicht selbständig, kann auch mit Hilfe keine Treppe steigen	0
An- und Auskleiden	
Unabhängig beim An- und Auskleiden (ggf. auch Korsett oder Bruchband)	10
Benötigt Hilfe, kann aber 50% der Tätigkeit selbständig durchführen	5
Nicht selbständig, auch wenn o.g. Hilfe gewährt wird	0
Stuhlkontrolle	
Ständig kontinent	10
Eigentlich kontinent, max. einmal/Woche inkontinent	5
Häufiger/ständig inkontinent	0
Urinkontrolle	
Ständig kontinent, ggf. unabhängig bei Versorgung eines DK/Cystofix	10
Gelegentlich inkontinent, max. einmal/Tag, Hilfe bei externer Harnableitung	5
Häufiger/ständig inkontinent	0

Tabelle 2.7. Instrumentelle Aktivitäten des täglichen Lebens. (Nach Lawton und Brody 1969)

Aktivität	Punkte
Telefon	
❏ Benützt Telefon aus eigener Initiative, wählt Nummern	1
❏ Wählt einige bekannte Nummern	1
❏ Nimmt ab, wählt nicht selbst	1
❏ Benützt das Telefon nicht	0
Einkaufen	
❏ Kauft selbständig die meisten benötigten Sachen ein	1
❏ Tätigt wenige Einkäufe	0
❏ Benötigt bei jedem Einkauf Begleitung	0
❏ Unfähig zum Einkaufen	0
Kochen	
❏ Plant und kocht Mahlzeiten selbständig	1
❏ Kocht Mahlzeiten nach Vorbereitung durch Drittperson	0
❏ Kocht selbständig, hält aber benötigte Diät nicht ein	0
❏ Benötigt vorbereitete und servierte Mahlzeiten	0
Haushalt	
❏ Führt Haushalt selbständig	1
❏ Macht leichte Hausarbeiten selbst (Geschirr, Bett)	1
❏ Macht leichte Hausarbeiten selbst, aber ungenügend	1
❏ Benötigt Hilfe bei allen Haushaltsverrichtungen	1
❏ Nimmt nicht teil an täglichen Verrichtungen im Haushalt	0

Wesentlich konkreter und wichtiger für die sozialen Rehabilitationsziele sind Funktionstests, die den Grad der sozialen Versorgungsdefizite beschreiben. Zu ihnen gehören der Test für Aktivitäten des täglichen Lebens (Barthel-Index; Tabelle 2.6), der funktionale Selbständigkeitsindex (FIM; s. folgende Übersicht) und der Test für instrumentelle Aktivitäten des täglichen Lebens (iADL-Test; Tabelle 2.7). Der erweiterte Barthel-Index (EBI) wird vorrangig von Frührehabilitationskliniken genutzt.

Der Carlson Comorbidity Test hat Bedeutung zur Erfassung der Komorbidität. Gerade bei den betagteren Patienten können die Auswirkungen der Begleiterkrankungen beträchtlich sein. Tests zur Messung kognitiver Störungen, von Depressivität, der Mobilität sowie der sozialen Situation finden zunehmend auch Ein-

Tabelle 2.7. Instrumentelle Aktivitäten des täglichen Lebens. (Nach Lawton und Brody 1969) (Fortsetzung)

Aktivität	Punkte
Wäsche	
☐ Wäscht sämtliche eigene Wäsche	1
☐ Wäscht kleine Sachen	1
☐ Gesamte Wäsche muss auswärts versorgt werden	0
Transport	
☐ Benützt unabhängig Verkehrsmittel	1
☐ Bestellt/Benützt selbständig Taxi	1
☐ Benützt öffentliche Verkehrsmittel in Begleitung	1
☐ Beschränktes Fahren in Taxi oder Auto in Begleitung	1
☐ Reist nicht	0
Medikamente	
☐ Nimmt Medikamente korrekt und eigenverantwortlich	1
☐ Nimmt vorbereitete Medikamente korrekt	0
☐ Kann Medikamente nicht korrekt einnehmen	0
Geld	
☐ Regelt finanzielle Geschäfte selbständig	1
☐ Erledigt tägliche Ausgaben. Hilfe bei Einzahlungen	1
☐ Ist nicht mehr fähig, mit Geld umzugehen	0

gang in die geriatrische Rehabilitationsonkologie (Wedding u. Höffken 2002).

Diese Tests überprüfen und dokumentieren im Wesentlichen die Fähigkeiten des Betroffenen zur selbständigen Lebensführung. Der medizinische Dienst der Krankenkassen orientiert sich bei seinen Zuweisungen weitgehend am Summenscore des Barthel-Index. Der FIM-Test ist zwar aussagekräftiger, hat aber den Nachteil einer längeren Bearbeitungszeit.

2.16 Qualitätssicherung

Eine wichtige Aufgabe in der Qualitätssicherung stationärer Rehabilitationsmaßnahmen nimmt der **ärztliche Entlassungsbrief** wahr. (Teichmann 1997; BFA 2001). Rehaentlassungsbriefe haben drei Hauptaufgaben zu erfüllen. Sie dokumentieren als „klassischer Arztbrief" den Eingangs- und Abschlussstatus des Rehabilitanden und beschreiben den rehabilitativen Verlauf vor dem Hintergrund der durchgeführten Leistungen. Des Weiteren haben sie die Funktion eines ärztlichen Gutachtens, in dem die Auswirkungen der Erkrankung/Therapie auf das Leistungsvermögen im Erwerbsleben zu beurteilen und darzulegen sind. Schließlich dienen sie dem Kostenträger als Nachweis über Art und Umfang sowie Qualität der erbrachten rehabilitativen Leistungen.

Die **Prozessqualität** (Bartsch et al. 2000) befasst sich mit der Ausführung diagnostischer und therapeutischer Elemente in der onkologischen Rehabilitation. Die Qualität dieser z. T. sehr spezialisierten Maßnahmen setzt eine ausreichende Strukturqualität (Schmid et al. 2000) voraus.

Die Prozessqualität wird von verschiedenen Faktoren beeinflusst, die nicht nur auf Seiten der Rehabilitations- und Palliativeinrichtung liegen, sondern im beträchtlichen Maße von der Qualität der Auswahl und Zuweisung durch die vorbetreuenden Ärzte und Kliniken wie auch von den Erwartungen und Zielen der Patienten selbst abhängen (s. auch Übersicht S. 42).

Die **Strukturqualität** befasst sich mit den strukturellen Voraussetzungen, ohne die eine qualifizierte onkologische Rehabilitation nicht durchgeführt werden kann. Für sie gibt es klare Empfehlungen der deutschen Krebsgesellschaft (Schmid 2000), die allerdings nicht in allen Punkten mit den Vorstellungen der Kostenträger deckungsgleich sind (BFA 1990).

Strukturqualität

- Patientenstruktur
- Personalstruktur
- Apparative Ausrüstung
- Zugangswege
- Integration/Koordination
- Dokumentation

Die **Ergebnisqualität** befasst sich mit der Frage, ob die gesteckten Rehabilitationsziele erreicht wurden. Das „Outcome" sozialer Rehabilitationsmaßnahmen ist im Gegensatz zu den meisten somatischen Rehabilitationstherapien und erst recht den Zielen der kurativen Onkologie von zahlreichen therapieunabhängigen Einflüssen abhängig.

Therapieunabhängige Einflussfaktoren auf die Ergebnisqualität von Rehabilitationsmaßnahmen

- Alter der Patienten
- Sozialer Status
- Bildungsstand
- Erwerbsstatus
- Mitwirkungsbereitschaft der Patienten
- Art und Ausmaß der Tumorerkrankung
- Polymorbidität der Patienten
- Zeitlicher Abstand von der Kurativmedizin
- Vorstellungen der Kostenträger
- Zeit und Ort der Rehabilitation
- Strukturqualität der Rehabilitation
- Mitwirkungsbereitschaft der Vor- und Nachbehandelnden
- Arbeitsmarkt

Die für die Kurativmedizin geltenden Evaluationskriterien (rezidivfreies Intervall, Gesamtüberleben, Remissionsraten, Remissionsdauer, Zeit bis zur Progression) sind in der Rehabilitation und Palliation nicht anwendbar. Sie beziehen sich vorrangig auf die Frage, ob das angestrebte Ziel einer Lebenszeitverlängerung positiv erreicht werden konnte, wohingegen in der Rehabilitation und Palliation die Frage im Vordergrund steht, ob durch die durchgeführten Maßnahmen die Beeinträchtigungen und Beschwerden gelindert oder gar beseitigt wurden.

Messungen der Ergebnisqualität (Delbrück et al. 2000) sind untrennbar verbunden mit dem Nutzen und Nutznießer einer Maßnahme (s. folgende Übersicht). Der Nutzen wird sehr unterschiedlich je nach der Perspektive des Auftraggebers gesehen. Leider gibt es unterschiedliche Zielvorstellungen und – zumindest in Deutschland – je nach Nutznießer und Kostenträger auch unterschiedliche Evaluationsparameter. Ein Kostenträger hat häufig andere Interessen und Zielvorstellungen von der onkologischen Rehabilitation und Palliation als ein Betroffener, ein Leistungserbringer, die Forschung oder die zuweisende Institution.

Nutznießer der onkologischen Nachbetreuung

- Betroffene
- Kostenträger (z.B. Krankenkasse, Rentenversicherung)
- Kurativ tätige Ärzte/Krankenhäuser
- Pharmaindustrie/Rehaindustrie
- Forschung
- Lehre/Universität
- Politik

Bei der Evaluation vieler rehabilitativer Maßnahmen hat die Patienteneinschätzung eine zumindest ebensolche Bedeutung wie die des Behandlungsteams (Gerdes u. Jäckel 1992; Abb. 2.2). Psychosoziale Belastungen werden von den Betroffenen häufig anders eingeschätzt als von Außenstehenden. Patienten mit schweren Krankheitsbildern, deren Lebensqualität von Dritten als eher schlecht beurteilt wurde, beurteilen ihre Lebensqualität selbst oft wesentlich besser und umgekehrt (Teichmann 2002).

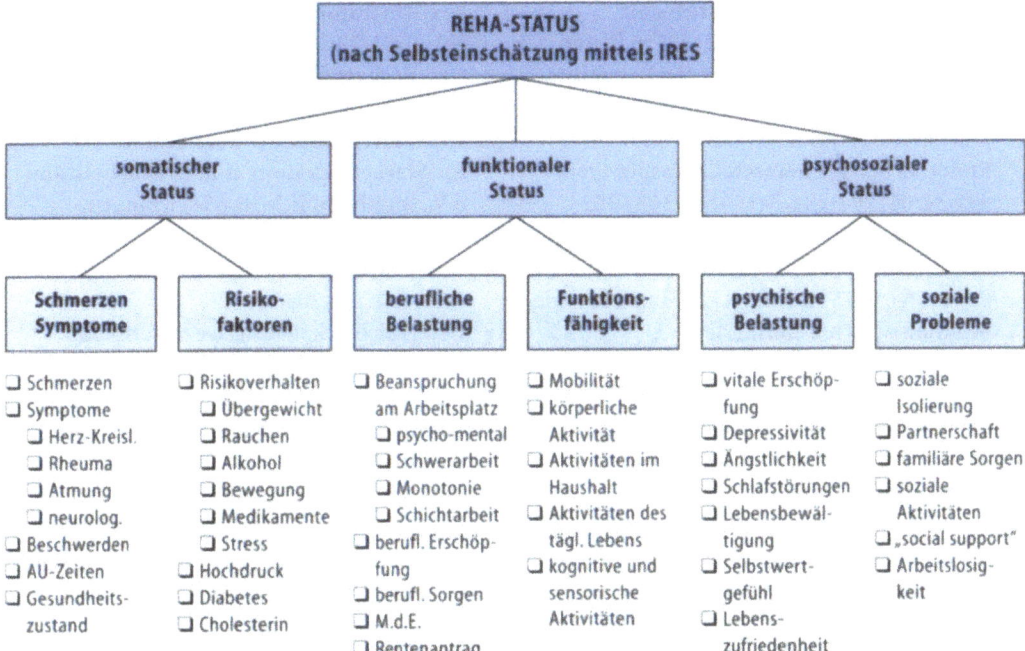

Abb. 2.2. Inhaltliche Struktur des IRES-Instrumentariums (Gerdes u. Jäckel 1992)

Globales Ziel aller onkologischen Rehabilitationsmaßnahmen ist die Verbesserung der Lebensqualität. Die Bandbreite bisheriger Versuche, Lebensqualität von Krebspatienten zu operationalisieren und für die Evaluation zu nutzen, ist sehr groß. Es liegen zahlreiche Selbst- und Fremdeinschätzungsskalen vor, in denen u. a. nach Problemen, Zufriedenheit und Defiziten und/oder dem funktionellem Status gefragt wird (Herschbach 1991). Viele dieser Fragebögen stammen aus der Forschung und sind für die Forschung bestimmt und daher für die tägliche Praxis weder praktikabel noch aussagekräftig.

Für die soziale Rehabilitation wirkt sich – zumindest in Deutschland – erschwerend aus, dass sich die Hauptnutznießer der onkologischen Rehabilitation und Nachsorge, nämlich die Krankenkassen und die Pflegekassen, nur marginal an den Kosten und der Qualitätssicherung der stationären Rehabilitationsmaßnahmen beteiligen. Die originäre Aufgabe der Hauptkostenträger der onkologischen Rehabilitation, in Deutschland sind dies die Rentenversicherungen, ist nach dem Gesetz vornehmlich die Finanzierung medizinischer Leistungen zur beruflichen Reintegration. Berufliche Probleme sind bei Krebspatienten jedoch wesentlich seltener als psychische und soziale Probleme.

2.17 Wichtige Adressen

- **Alpha:** Ansprechstellen im Land Nordrhein Westfalen zur **Pflege Sterbender**, Hospizarbeit und Angehörigenbegleitung
- **Arbeitsgemeinschaft für Krebsbekämpfung im Lande Nordrhein-Westfalen,** Universitätsstraße 140, 44799 Bochum-Querenburg, Tel.: 0234/3 04 79 31/32
- **Bundesverband Selbsthilfe Körperbehinderter e.V.,** 74238 Krautheim/Jagst, Tel.: 06294/680
- **Bundesarbeitsgemeinschaft Hilfe für Behinderte,** Kirchfeldstr. 149, 40215 Düsseldorf, Tel.: 0211/3 10 06-0

- **Bundesarbeitsgemeinschaft Hospiz (BAG Hospiz)**, Renkerstr. 45, 52355 Düren
- **Bundesarbeitsgemeinschaft für Rehabilitation**, Walter-Kolb-Str. 9–11, 60594 Frankfurt, Tel.: 069/6 05 01 80
- **Bundesarbeitsgemeinschaft Hospiz**, Steinweg 34, 06110 Halle, Tel.: 0345/2 03 19 52
- **Bundesversicherungsanstalt für Angestellte (BFA)**, Ruhrstr. 2. 10704 Berlin, Tel.: 030/86 51, Fax 030/86 52 73 95, E-Mail bfa@bfa-berlin.de, Internet: www.bfa-berlin.de
- **Bürgertelefon Pflegeversicherung**, Tel.: 0130/62 81
- **Caritas Ambulantes Hospizteam**, Erlauer Platz 4, A-1230 Wien, Tel.: 043/1-8 65 28 60
- **Krebsinformationsdienst (KID)**, Postfach 10 19 49, Im Neuenheimer Feld 280, 69120 Heidelberg, Tel.: 06221/41 01 21
- **Deutscher Caritasverband AG Hospiz**, Karlsstr. 40, 29104 Freiburg, Tel.: 0761/20 00
- **Deutsche Arbeitsgemeinschaft für Psychoonkologie (Dapo e.V.)**, Johannisstr. 37/38, 49074 Osnabrück
- **Deutsche Hospizhilfe e.V.**, Reit 25, 21244 Buchholz, Tel.: 04181/3 88 55
- **Deutsche Gesellschaft für Palliativmedizin e.V.**, Joseph-Stelzmann-Str 9, 50924 Köln, Tel.: 0221/4 78 48 00
- **Deutsche Gesellschaft zum Studium des Schmerzes (DGSS)**, Universität Köln, 50924 Köln, Tel.: 0221/4 78-66 86
- **Deutsche Krebshilfe e.V.**, Thomas-Mann-Str. 40, 53111 Bonn, Tel.: 0228/72 99 00, Internet: http://www.krebshilfe.de
- **Deutsche Krebsgesellschaft und ihre Landesverbände e.V.**, Geschäftsstelle, Paul-Ehrlich-Str. 41, 60596 Frankfurt, Telefon 069/63 00 96-0, Internet http://www.krebshilfe.de
- **Diakonisches Werk der EKD (Referat Hospiz)**, Stafflenbergstr. 26/28, 70184 Stuttgart, Tel.: 0711/2 15 94 84
- **Landessportbund Nordrhein Westfalen e.V.**, Friedrich-Alfred-Str. 25, Sportpark Wedau, 47055 Duisburg, Tel.: 0203/73 81 01
- **Gesellschaft zur Förderung der ambulanten Krebstherapie**, Engelbertstr 42, 50674 Köln, Tel.: 0221/2 40 69 03
- **Gesellschaft für biologische Krebsabwehr**, Hauptstr. 44, 69117 Heidelberg
- **IGSL, Internationale Gesellschaft für Sterbebegleitung und Lebensbeistand e.V.**, Im Rheinblick 16, 55411 Bingen, Tel.: 06721/1 03 28
- **Informationsdienst Krebsschmerz des KID**, Tel. 06221/42-2000
- **Österreichische Palliative Gesellschaft**, Jagdschloßgasse 59, A-1130 Wien, Tel.: 043/1-8 01 10-34 82
- **Omega (Hospizvereinigung)**, Schlesierplatz 16, 34346 Hannoversch Münden, Tel.: 05541/48 81
- **Schweizerische Gesellschaft für palliative Medizin**, Pflege und Begleitung, Kantonshospital, Haus 60, Ch-9007 St. Gallen

Literatur

Ärztlicher Arbeitskreis Sterbebegleitung bei der Ärztekammer Westfalen Lippe in Zusammenarbeit mit der Hospizbewegung Münster e.V. (2000) Patientenverfügung und Vorsorgevollmacht – Ein Leitfaden für Patienten und Angehörige [1]

Bartsch HH, Delbrück H, Kruck P, Schmid L (2000) Zur Prozessqualität in der onkologischen Rehabilitation. Leitlinien der Arbeitsgemeinschaft für Rehabilitation, Nachsorge und Sozialmedizin in der Deutschen Krebsgesellschaft (ARNS). Rehabilitation 39:355

Bausewein C (2001) Palliativmedizin und Hospizarbeit. In: Tumorzentrum München (Hrsg) Supportive Maßnahmen und symptomorientierte Maßnahmen. W. Zuckschwerdt, München, S 311

Binsack T (1997) Palliativstation und Hospiz. Onkologe 6:663

Bohnhorst B (1997) Laß mich los – aber nicht allein. Ein Ratgeber zur Sterbebegleitung. Fischer Taschenbuchverlag, Frankfurt

Bundesarbeitsgemeinschaft für Rehabilitation (2002) Rahmenempfehlungen zur ambulanten onkologischen Rehabilitation. Schriftenreihe der Bundesarbeitsgemeinschaft für Rehabilitation, Frankfurt

---

[1] Kostenlos zu beziehen über Ärztekammer Westfalen Lippe, Gartenstraße 210, 48147 Münster

Bundesarbeitsgemeinschaft für Rehabilitation (Hrsg) (2000) Erfassung des Leistungsangebotes von Krebsberatungsstellen. Institut für empirische Soziologie, Nürnberg

Bundesministerium für Arbeit und Soziales (2001) Ratgeber für Behinderte[1]

Bundesministerium für Gesundheit (2001) Pflegeversicherung[2]

Bundesversicherungsanstalt für Angestellte (2001) Der ärztliche Reha-Entlassungsbericht[3]

Delbrück H (Hrsg) (1990) Krebsnachsorge und Rehabilitation. Lebensqualität in der Tumornachsorge. W. Zuckschwerdt, München

Delbrück H (Hrsg) Ratgeberreihe für Krebspatienten und deren Angehörige: (Brustkrebs (1996), Magenkrebs (1997), künstlicher Darmausgang nach Krebs (1997), Lungenkrebs (1993), Prostatakrebs (1997), Krebsschmerzen (1993), Darmkrebs (1994), Multiples Myelom/Plasmozytom (1998), Maligne Non-Hodgkin-Lymphome (1999), Ernährung bei und nach Krebs (1999), Knochenmark- und Stammzelltransplantationen nach Krebs (2000), Chronische Leukämien (2001), Bauchspeicheldrüsenkrebs (2002). W. Kohlhammer, Stuttgart

Delbrück H, Haupt E (Hrsg) (1998) Rehabilitationsmedizin. Ambulant – teilstationär – stationär, 2. Aufl. Urban & Schwarzenberg, München

Delbrück H, Schmid L, Bartsch HH, Kruck P (2000) Ergebnisqualität in der onkologischen Rehabilitation. Leitlinien der Arbeitsgemeinschaft für Rehabilitation, Nachsorge und Sozialmedizin in der Deutschen Krebsgesellschaft (ARNS). In/Fo/Onkologie 3:422

Deutsche Gesellschaft für Palliativmedizin/Bundesarbeitsgemeinschaft Hospiz/Deutsche Gesellschaft zum Studium des Schmerzes (2002) Palliativmedizin 2002 – Stationäre und ambulante Palliativ- und Hospizeinrichtungen in Deutschland[4]

Deutsche Krebsgesellschaft (1997) Alternative Behandlungsmethoden[5]

Deutsche Krebshilfe (2002) Wegweiser zu Sozialleistungen[1]

Deutsche Krebshilfe (2002) Hilfen für Angehörige[2]

Deutsches Studentenwerk (2001) Behinderte studieren[3]

Gerdes N, Jäckel WH (1992) Indikatoren des Reha-Status (IRES) – Ein Patientenfragebogen zur Beurteilung von Rehabilitationsbedürftigkeit und -erfolg. Rehabilitation 31:73–79

Herrmann M (2000) Pflegefall – und dann? Ein praktischer Ratgeber. Gütersloher Verlagshaus, Gütersloh

Herschbach P (1991) Möglichkeiten der Erfassung von Lebensqualität bei gastroenterologischen Krebspatienten. In: Delbrück H (Hrsg) Krebsnachsorge und Rehabilitation. W. Zuckschwerdt, München, S 118

Husebö S, Klaschik E (1998) Palliativmedizin. Springer, Berlin Heidelberg New York Tokyo

Kaiser G et al. (1998) Unkonventionelle, alternative Heilverfahren in der Onkologie. Internist 11:1159–1167

Lawton MP, Brody EM (1969) Assessment of older people: Self-maintaining and instrumental activities of daily living. Gerontologist 9(3):179–186

Maier-Riehle B, Schliehe F (2002) Neue Entwicklungen in der ambulanten Rehabilitation. Deutsche Rentenversicherung 1:42

Meuret G, Kirchner F (1999) Persönliche Bedeutung der Home Care für Kranke mit fortgeschrittenen Malignomen und deren Familien. Med Klin 95:136

Pera H (1995) Sterbende verstehen. Herder, Freiburg

Rudolf B (1997) Heim- und Pflegeratgeber. Zarbock, Frankfurt

Rittweger S (2001) Altersteilzeit. C.H. Beck, München

Sabatowski R, Redbruch L, Loik G (2002) Palliativmedizin 2002. Stationäre und ambulante Palliativ- und Hospizeinrichtungen in Deutschland[4]

Schliehe F, Röckelein E (1998) Einleitung und Durchführung der Rehabilitation. In: Delbrück H, Haupt E (Hrsg) Rehabilitationsmedizin, 2. Aufl. Urban & Schwarzenberg, München

Schmid L, Delbrück H, Bartsch H, Kruck P (2000) Zur Strukturqualität in der onkologischen Rehabilitation. Leitlinien der Arbeitsgemeinschaft für Rehabilitation, Nachsorge und Sozialmedizin in der Deutschen Krebsgesellschaft (ARNS). Rehabilitation 39:350

---

[1] Kostenlos zu beziehen über Bundesministerium für Arbeit und Sozialordnung, Postfach 500, 53105 Bonn
[2] Zu beziehen über: Deutsche Vertriebsgesellschaft mbH, Postfach 1142, 53333 Meckenheim
[3] Kostenlos anzufordern über: Bundesversicherungsanstalt für Angestellte. Abtlg. Rehabilitation Berlin-Wilmersdorf, Ruhrstr. 2, 10704 Berlin
[4] Kostenlos zu beziehen über: Mundipharma GmbH Schmerzservice, Postfach 1350, 65333 Limburg (Lahn), Tel.: 0800/8 55 11 11
[5] Kostenlos zu beziehen über: Deutsche Krebsgesellschaft e.V., Hanauer Landstr. 194, 60314 Frankfurt

---

[1] Kostenlos zu beziehen über: Deutsche Krebshilfe, Thomas-Mann-Str. 40, 53111 Bonn
[2] Kostenlos zu beziehen über: Deutsche Krebshilfe, Thomas-Mann-Str. 40, 53111 Bonn
[3] Kostenlos zu beziehen über: Deutsches Studentenwerk, Weberstr. 55, 53113 Bonn
[4] Kostenlos zu beziehen über: Mundipharma GmbH, Schmerzservice Postfach 1350, 65533 Limburg

Stiftung Warentest (Hrsg) (1996) Die andere Medizin. Handbuch. Nutzen und Risiken sanfter Heilmethoden[1]

Tausch AM (1981) Gespräche gegen die Angst. Rowohlt, Reinbek b. Hamburg

Teichmann J (1997) Standards und Qualitätssicherung des Entlassungsberichtes einer onkologischen Rehabilitationsklinik. In: Delbrück H (Hrsg) Standards und Qualitätskriterien in der onkologischen Rehabilitation. W. Zuckschwerdt, München, S 193

Teichmann J (2002) Onkologische Rehabilitation: Evaluation der Effektivität stationärer onkologischer Rehabilitationsmaßnahmen. Rehabilitation (in Druck)

Tumorzentrum Heidelberg/Mannheim (2001) Das Sozialrecht in der medizinischen und sozialen Rehabilitation von Krebskranken. Schriftenreihe der Psychosozialen Nachsorgeeinrichtung und Heidelberger Seminar für Psychosoziale Onkologie. Tumorzentrum Heidelberg

Verband Deutscher Rentenversicherungsträger (VDR) (Hrsg) (2000) Das Qualitätssicherungsprogramm der gesetzlichen Rentenversicherung in der medizinischen Rehabilitation. Instrumente und Verfahren. DRV-Schriften Bd 18. Deutsche Rentenversicherung Frankfurt

Verband Deutscher Rentenversicherungsträger (VDR) (Hrsg) (2001) Das ärztliche Gutachten für die gesetzliche Rentenversicherung. Hinweise zur Begutachtung. DRV Schriften Bd 21. Deutsche Rentenversicherung Frankfurt

Verband Deutscher Rentenversicherung (VDR) (Hrsg) (1995) Sozialmedizinische Begutachtung in der gesetzlichen Rentenversicherung. Gustav Fischer Verlag Stuttgart

Wedding U, Höfken K (2002) Funktioneller Status. In: Höffken K, Kolb G, Wedding U (Hrsg) Geriatrische Onkologie. Springer, Berlin Heidelberg New York Tokyo, S 130

---

[1] Zu beziehen über: Stiftung Warentest Vertrieb, Postfach 81 06 60, 70523 Stuttgart

3 Berufliche Hilfen

3.1 Arbeit und Rehabilitation 47
3.2 Karzinogene Substanzen am Arbeitsplatz 47
3.3 Beurteilung der beruflichen Leistungsfähigkeit – Die sozialmedizinische Begutachtung 50
3.4 Berufliche Reintegrationshilfen 53
3.5 Mindestvoraussetzungen für eine Rente 54
3.6 Altersteilzeit 55
3.7 Rente auf Zeit 56
3.8 Rentenberatung 56
3.9 Assessment und Evaluation 56
3.10 Wichtige Adressen 57
Literatur 58

3.1 Arbeit und Rehabilitation

Es gibt keine Hinweise dafür, dass Arbeit das Wiedererkrankungsrisiko beeinflussen könnte. Arbeit stellt für viele Krebspatienten die einzige Möglichkeit der Selbstbestätigung und des Kontaktes zur Umwelt dar, weswegen schon allein aus psychischen Gründen ein Tumorleiden nicht mit beruflicher Inaktivität gleichgesetzt werden darf. Allerdings gibt es einige Einschränkungen der Arbeits- und beruflichen Leistungsfähigkeit. Auch können krebsfördernde Stoffe am Arbeitsplatz vorhanden sein, die zu meiden sind.

Die Rehabilitation Krebskranker hat u.a. zum Ziel, eventuelle berufliche Einschränkungen festzustellen und die berufliche Reintegration der noch im Arbeitsleben stehenden Krebspatienten zu fördern. Hierfür gibt es zahlreiche Hilfen.

Welche arbeitsplatzerhaltenden Maßnahmen, inkl. Eingliederungshilfen, Arbeitsförderung und Berufsförderung sowie Arbeitsplatzumsetzung, in Frage kommen, wer diese finanziert, ab wann eine berufliche Neuorientierung sinnvoll und durchführbar ist und wo detaillierte Informationen erhältlich sind, kann der Krebspatient in der onkologischen Rehabilitationsklinik und beim Rehabilitationsberater der jeweiligen Rentenversicherung erfahren.

Einer der Gründe, eine stationäre oder ambulante Rehabilitation einzuleiten, kann die sozialmedizinische Begutachtung sein. In der sozialmedizinischen Stellungnahme werden dem Rentenversicherungs- und den Unfallversicherungsträgern (Berufsgenossenschaften) Entscheidungshilfen für die Fragen gegeben, ob Einschränkungen der beruflichen Leistungsfähigkeit und Erwerbsfähigkeit vorliegen, ob Hilfen zur beruflichen Reintegration gewährt werden sollen oder ob einem eventuellen Antrag auf Erwerbsunfähigkeitsrente stattzugeben ist.

3.2 Karzinogene Substanzen am Arbeitsplatz

Das berufliche Umfeld ist nicht nur aus Gründen der körperlichen und psychischen Leistungsfähigkeit zu beachten, sondern auch hinsichtlich Arbeitsstoffen, die nachgewiesenermaßen karzinogene Eigenschaften besitzen. Die Grundlage für die Beurteilung berufsbedingter Tumorerkrankungen bildet die Berufskrankheitenverordnung.

Bei Verdacht auf eine beruflich bedingte Krebserkrankung (Tabellen 3.1 und 3.2) ist der behandelnde Arzt nach § 202 des Sozialgesetzbuches VII verpflichtet, unverzüglich Anzeige

Tabelle 3.1. Karzinogene Arbeitsstoffe

Arbeitsstoff	Tumorlokalisation	Gewerbezweig/ Tätigkeitsbereich	Listen-Nr.
Chrom	Lungen, Nasenhöhle, Nasennebenhöhle	Chromatherstellung	1103
Arsen	Lunge, Haut	Land- und Forstwirtschaft	1108
Aromatische Amine	Harnblase	Farb- und Anilinherstellung	1301
Benzol	Leukämie	Gummiindustrie	1303
Asbest	Lunge, Kehlkopf, Mesotheliom des Rippenfells, des Bauchfells, des Herzbeutels	Asbestgewinnung und -verarbeitung	4101
Nickel	Lunge, Nasenhöhle, Nasennebenhöhle	Akkumulatorenherstellung	4109
Buchen- und Eichenholzstäube	Nasenhöhle, Nasennebenhöhle	Holzbe- und verarbeitung	4203

Tabelle 3.2. Berufe und Gewerbezweige mit bekanntem Krebsrisiko (aus Schönberger et al. 1998; IARC)

Gewerbezweig (ISIC-Code)	Beruf/Verfahren	Manifestationsort/Typ	Vermutete Ursache
Land- und Forstwirtschaft, Fischerei	Weinberg-Arbeiter, die arsenhaltige Pflanzenschutzmittel verwenden	Lunge, Haut	Arsenverbindungen
	Fischer	Haut, Lippe	UV-Strahlung
Bergbau und Steinbrüche	Arsengewinnung	Lunge, Haut	Arsenverbindungen
	Eisenerz (Hematit)-Abbau	Lunge	Radonzerfallsprodukte
	Asbestabbau	Lunge, pleurales und peritoneales Mesotheliom	Asbest
	Urangewinnung	Lunge	Radonzerfallsprodukte
	Talkumabbau und -aufbereitung	Lunge	Talkum mit asbestförmigen Fasern
Chemie	Beschäftigte in der Herstellung und Verwender von Bis(chlormethyl)ether (BCME) und Chlormethylmethylether (CMME)	Lunge (Haferzellkarzinom)	BCME, CMME
	Vinylchloridherstellung	Leberhämangiosarkom	Vinylchloridmonomer
	Isopropylalkoholherstellung (Prozess mit konzentrierter Säure	Nase, Nebenhöhlen	Nicht bekannt
	Pigmentchromatherstellung	Lunge, Nasenhöhle, Nebenhöhlen	Chrom-IV-Verbindungen
	Farbenhersteller und -verwender	Harnblase	Benzidin, 2-Napthylamin, 4-Aminobiphenyl

Tabelle 3.2. Fortsetzung

Gewerbezweig (ISIC-Code)	Beruf/Verfahren	Manifestationsort/Typ	Vermutete Ursache
Chemie	Auraminherstellung	Harnblase	Auramin und andere im Verfahren verwendete aromatische Amine
	para-Chlor-ortho-Toluidin-Herstellung	Harnblase	para-Chlor-ortho-Toluidin und seine stark sauren Salze
Leder	Stiefel- und Schuhherstellung	Nasenhöhle, Nebenhöhlen, Leukämie	Lederstaub, Benzol
Holz und Holzprodukte	Möbelbauer und Kunsttischler	Nasenhöhle, Nebenhöhlen	Holzstaub
Pflanzen- und Vorratsschutzmittelherstellung	Herstellung und Verpackung von arsenischen Pflanzen- und Vorratsschutzmitteln	Lunge	Arsenverbindungen
Gummiindustrie	Gummiherstellung	Leukämie Harnblase	Benzol Aromatische Amine
	Kalandern, Vulkanisation, Reifenaufbau	Leukämie	Benzol
	Mahlen, Mischen	Harnblase	Aromatische Amine
	Herstellung von synthetischem Latex, Vulkanisieren, Kalandern, Wiederaufbereitung, Kabelherstellung	Harnblase	Aromatische Amine
	Herstellung von Gummifolien	Leukämie	Benzol
Asbestherstellung	Herstellung isolierten Materials (Rohre, Auskleidung, Textil, Kleidung, Masken, Asbestzementprodukte)	Lunge, pleurales und peritoneales Mesotheliom	Asbest
Metall	Aluminiumherstellung	Lunge, Harnblase	Polyzyklische aromatische Kohlenwasserstoffe, flüchtige Teerinhaltsstoffe
	Kupferschmelze	Lunge	Arsenverbindungen
	Chromatherstellung	Lunge, Nasenhöhle, Nebenhöhlen	Chrom-IV-Verbindungen
	Chrombeschichtung	Lunge, Nasenhöhle, Nebenhöhlen	Chrom-IV-Verbindungen
	Eisen- und Stahlgießerei	Lunge	nicht bekannt
	Nickelaffinerie	Lunge, Nasenhöhle, Nebenhöhlen	Nickelverbindungen

Tabelle 3.2. Fortsetzung

Gewerbezweig (ISIC-Code)	Beruf/Verfahren	Manifestationsort/Typ	Vermutete Ursache
Metall	Entzunderung	Larynx, Lunge	Anorganische Säurenebel, die Schwefelsäure enthalten
	Cadmiumherstellung und -verarbeitung; Herstellung von Nickel-Cadmium-Batterien, Cadmiumpigmenten, Cadmiumlegierungen; Kadmierung; Zinkschmelzen; Löten und PVC-Beschichten	Lunge	Cadmium und Cadmiumverbindungen
Schiff-, Kfz- und Bahnfahrzeug-Bau	Werftarbeiter, Beschäftigte im Straßen- und Bahnfahrzeugbau	Lunge, pleurales und peritoneales Mesotheliom	Asbest
Gas	Kokereiarbeiter	Lunge	Benzo(a)pyren
	Gasarbeiter	Lunge, Harnblase, Skrotum	Kohledestillationsprodukte, β-Napthylamin
	Arbeiter im Retortenhaus	Harnblase	α-/β-Napthylamin
Bauwesen	Isolierer und Rohrisolierer	Lunge, pleurales und peritoneales Mesotheliom	Asbest
	Dachdecker, Asphaltleger	Lunge	Polyzyklische aromatische Kohlenwasserstoffe
Andere	Medizinisches Personal	Haut, Leukämie	Ionisierende Strahlung

bei den entsprechenden Unfallversicherungsträgern zu erstatten. Die Äußerung eines Verdachts im Arztbrief reicht nicht aus! Beim Mesotheliom ist grundsätzlich, d. h. auch ohne Verdachtshinweise, eine ärztliche Anzeige obligat.

3.3 Beurteilung der beruflichen Leistungsfähigkeit – Die sozialmedizinische Begutachtung

Bei erwerbstätigen Patienten muss zu Beginn der Rehabilitation ein berufsorientiertes Assessment sowie bei Abschluss eine sozialmedizinische Beurteilung (s. folgende Übersichten) erfolgen.

Letztere hat gutachterliche Bedeutung. In ihr wird Stellung zur Arbeitsfähigkeit und zur beruflichen Leistungsfähigkeit des krebserkrankten Patienten bezogen, außerdem sollte darin nicht nur eine Leistungsbeurteilung, sondern auch eine Weichenstellung hinsichtlich beruflicher Alternativen aus rehabilitationsmedizinischer Sicht erfolgen.

Unter Arbeitsfähigkeit versteht man, ob und wann der Betroffene seinen zuletzt ausgeübten Beruf wieder ausüben kann. Der Begriff Berufsfähigkeit beinhaltet die Frage, ob der Betroffene seinen Beruf wieder ausüben kann.

Die sozialmedizinische Stellungnahme muss Angaben sowohl zum negativen als auch zum positiven Leistungsbild enthalten, wobei auch

Assessment zur beruflichen Rehabilitation Krebskranker

— Besteht ein Arbeitsverhältnis?
— Kann der Patient seine zuletzt ausgeübte berufliche Tätigkeit wieder aufnehmen, bzw. wird hierbei mit Beschwerden zu rechnen sein?
— Ist zu erwarten, dass der Patient später einmal seine zuletzt ausgeübte berufliche Tätigkeit wieder aufnehmen kann?
— Welche Probleme könnten bei einer Wiederaufnahme der Arbeit auftreten?
— Ist eine Arbeitsplatzumsetzung sinnvoll?
— Ist eine stufenweise Wiederaufnahme der Arbeit möglich bzw. sinnvoll?
— Erscheint eine berufliche Neuorientierung sinnvoll?
— Wie sieht der Patient selbst seine berufliche Zukunft?
— Hat der Patient einen Lehrberuf? Übte er diesen zuletzt aus? Handelt es sich um eine Anlerntätigkeit?
— Sollte eine Erwerbsunfähigkeitsrente in Erwägung gezogen werden?
— Sollte eine Erwerbsunfähigkeitsrente auf Zeit in Erwägung gezogen werden?
— Sind beruflich-rehabilitative Hilfen sinnvoll, möglich und erfolgversprechend?
— Wurden schon beruflich-rehabilitative Hilfen eingeleitet? (Schwerbehindertenausweis, Betriebsarzt, Arbeitsplatzumsetzung, Rentenantrag?)

Bei der sozialmedizinischen Begutachtung von Karzinompatienten zu berücksichtigende Gesichtspunkte

— Möglicher Einfluss der Tumoraktivität auf die Leistungsfähigkeit
— Möglicher Einfluss der in der nächsten Zeit zu erwartenden Krankheitsprogression
— Möglicher Einfluss der Therapiefolgestörungen auf die Leistungsfähigkeit
— Möglicher Einfluss der Begleiterkrankungen auf die Leistungsfähigkeit
— Leistungswille und Motivation
— Alter des zu Begutachtenden
— Renten-/Krankengeldanspruch
— Zuständigkeit der Kostenträger

Unter sozialmedizinischen Aspekten unterscheiden sich Krebskranke theoretisch nicht von anderen Kranken, die hinsichtlich ihrer Leistungsfähigkeit im Erwerbsleben beurteilt werden müssen (Pannen 1997). Für die noch im Erwerbsleben stehenden oder auf Zeit berenteten Krebskranken gelten somit die üblichen Beurteilungskriterien nach dem WHO-Behinderungsmodell (Verband Deutscher Rentenversicherungsträger 1995; Delbrück u. Haupt 1998). In der Praxis haben jedoch der jeweilige Arbeitsmarkt, das Alter und der Leistungswille der Betroffenen sowie nicht zuletzt auch die Prognose einen nicht unbeträchtlichen Einfluss.

die Selbsteinschätzung des Patienten mit zu berücksichtigen ist (Pannen 1997; Teichmann 1997). Die zuletzt ausgeübte berufliche Tätigkeit muss bezüglich ihres zeitlichen Umfangs (sechs Stunden und mehr, drei bis unter sechs Stunden, unter drei Stunden) beurteilt werden; besondere Belastungen müssen erwähnt werden. Außerdem muss Stellung bezogen werden, ob und, wenn ja, welche körperlichen Einschränkungen (schwere/mittelschwere/leichte bis mittelschwere) im Stehen, Gehen oder Sitzen bestehen (BFA 2001).

■ **Negatives Leistungsbild.** Unter einem negativen Leistungsbild versteht man die Aufzählung und Kommentierung derjenigen Tätigkeiten, die in Folge der Erkrankung oder der Therapie vom Patienten nicht mehr durchgeführt werden können. Das negative Leistungsbild ist je nach Krebserkrankung und Arbeitsplatz unterschiedlich (s. folgende Übersichten; Delbrück 1995, Verband Deutscher Rentenversicherungsträger 1995; BFA 2001). Eine Tumoraktivität muss nicht zwangsläufig Berufs-, Arbeits- und Erwerbsunfähigkeit bedeuten.

Berufliche Einschränkungen bei Brustkrebspatientinnen mit Lymphödem

— Tätigkeiten von Schreibkräften, handwerklichen Hilfskräften und Reinigungskräften
— Tätigkeiten bei ungünstiger Wärmeeinstrahlung oder längerer Sonnenbestrahlung
— Tätigkeiten, die mit einer Überbelastung des betroffenen Armes einhergehen
— Tätigkeiten, die mit einer eventuellen Verletzungsgefahr des betroffenen Armes einhergehen
— Mehrstündige monotone leichte Tätigkeiten mit dem betroffenen Arm
— Tätigkeiten, bei denen eine einschnürende Kleidung notwendig ist oder Schulterriemen auf die Schulter der betroffenen Seite aufgelegt werden müssen
— Tätigkeiten im Wasserbad oder Thermalbad über 33 °C

Arbeitsbelastungen, die Pneumonektomie meiden sollten

— Schwere körperliche Belastungen (dazu gehören Hebearbeiten, Überkopfarbeiten, Arbeiten, die mit starken Erschütterungen verbunden sind)
— Ungünstige Arbeitshaltungen (z. B. Arbeiten in der Hocke oder im Liegen)
— Tätigkeiten, die mit extremen oder häufig schwankenden Temperaturen verbunden sind
— Ungünstige Arbeitszeit (Schicht- und Nachtarbeit)
— Taktgebundene Arbeiten; eine individuelle Pause muss eingelegt werden können, ohne den Arbeitsfluss der Kollegen zu stören; keine Akkordarbeit
— Tätigkeiten in Staubberufen, bei starker Luftverschmutzung, Lufttrockenheit oder starker Geruchsbelastung, keine Tätigkeiten in chemischen Laboratorien

Einschränkungen der Arbeitsfähigkeit total gastrektomierter „geheilter" Magenkarzinompatienten

— Keine Arbeit, die mit häufigem Bücken verbunden ist → Gefahr der Refluxösophagitis
— Keine körperlich schweren Arbeiten; kein Heben oder Tragen schwerer Lasten → eingeschränkte Belastbarkeit der Bauchwandhernie; Gefahr der Refluxösophagitis
— Keine Arbeiten, die Schwindelfreiheit voraussetzen (z. B. Dachdecker) → Dumping-Symptomatik bzw. postprandiale Beschwerden mit Hypoglykämie und Konzentrationsschwächen
— Keine Arbeit, die permanente Aufmerksamkeit erfordert → häufige Störungen des Wohlbefindens mit gelegentlichen Konzentrationsbeschwerden
— Keine Tätigkeiten in den ersten 6 postoperativen Monaten, danach je nach Grad der Beschwerden → der Körper braucht relativ lange Zeit zur Adaptation an die veränderte Magen-Darm-Passage bzw. an die veränderten Resorptionsbedingungen
— Keine Tätigkeiten, die mit Geruchsbelastung oder ätzenden Dämpfen einhergehen → Provokation von Erbrechen, Übelkeit und Diarrhoeen
— Verbot von Nacht und Schichtarbeit → geringere Reizschwelle für Stress
— Keine Arbeit, in der nicht häufiger betriebsunübliche Pausen möglich sind → häufigere Einnahme von kleineren Mahlzeiten ist notwendig
— Ungeeignet als Berufskraftfahrer → häufigere betriebsunübliche Pausen notwendig, keine Tätigkeiten bei psychischem oder physischem Stress; Risiko eines Dumping-Syndroms mit Risiko von Konzentrationsschwächen

> **Arbeitsbelastungen, die eines Stomas wegen gemieden werden sollten**
>
> — Schwere körperliche Belastungen (dazu gehören Hebearbeiten, Überkopfarbeiten, Arbeiten, die mit starken Erschütterungen verbunden sind und bei denen häufig mehr als 5 kg zu heben sind)
> — Ungünstige Arbeitshaltung (z. B. Arbeiten in der Hocke oder im Liegen)
> — Extreme Klimasituationen (z. B. Hitzearbeiten)
> — Ungünstige Arbeitszeit (Schicht- und Nachtarbeit)
> — Ungünstige Arbeitspausen; Stomaträger brauchen regelmäßige Pausen von ausreichender Länge, damit sie regelmäßig und in Ruhe ihre Mahlzeiten einnehmen können
> — Taktgebundene Arbeiten; um eine individuelle Pause einlegen zu können, ohne den Arbeitsfluss der Kollegen zu stören
> — Unregelmäßige Stuhlentleerungen (z. B. Zugführer), schlechte oder weit entfernte sanitäre Anlagen (z. B. Bauarbeiter)

beitsplatzerhaltenden Eingliederungshilfen an Arbeitnehmer und Arbeitgeber bereit (s. folgende Übersicht). In begründeten Einzelfällen können 80% des Arbeitsentgelts bis zu zwei Jahren bezahlt werden. Ist eine längere Anlernung oder eine Kurzausbildung erforderlich, so unterstützen oder übernehmen sogar möglicherweise die Träger der beruflichen Rehabilitation diese Ausbildungen. Hierbei geht man davon aus, dass Arbeitgeber aus einem früheren Arbeitsverhältnis den Betroffenen erfahrungsgemäß eher wieder einzustellen bereit sind als ein neuer Arbeitgeber.

> **Berufsfördernde Leistungen nach §§ 11 RehaAnglG, 14a AVD, 1237a RVO und 36a RKG**
>
> — Eingliederungshilfen an Arbeitgeber
> — Berufsfindung und Arbeitserprobung
> — Berufliche Anpassung, Fortbildung und Umschulung
> — Arbeits- und Berufsförderung
> — Ergänzende Leistungen (Übergangsgeld, Reisekosten, Haushaltshilfen, Arbeitskleidung, Arbeitsgerät, Prüfungsgebühren, Lernmittel, Ausbildungszuschüsse)

■ **Positives Leistungsbild.** Das positive Leistungsbild beschreibt Tätigkeiten, die für den Betroffenen trotz der tumor- bzw. therapiebedingten Einschränkungen des Leistungsbildes noch zumutbar sind.

3.4 Berufliche Reintegrationshilfen

Es gibt zahlreiche Hilfen sowohl für den Arbeitnehmer als auch für den Arbeitgeber, die eine berufliche Reintegration des Krebserkrankten erleichtern sollen. Welche Hilfen gewährt werden, hängt von der sozialmedizinischen Leistungsbeurteilung und anderen Kriterien ab (s. Übersicht S. 57).

Die Rentenversicherungen und die anderen Träger der beruflichen Rehabilitation sind zu erheblichen finanziellen und sachlichen ar-

Eine **Umschulung** kommt nur selten und wenn, nur bei jüngeren Patienten mit guter Lebenszeitprognose infrage. Sie dauert in der Regel zwei Jahre und sollte in einem anerkannten Ausbildungsberuf mit Kammerabschluss enden. Im fortgeschrittenen Alter besitzen viele Patienten nicht mehr die geistige Flexibilität, die Ausdauer und das für eine erfolgreiche Umschulung notwendige Anpassungsvermögen. Die Rentenversicherungsträger und die Arbeitsverwaltung als Hauptkostenträger für die berufliche Reintegration finanzieren – wenn überhaupt – kaum noch Umschulungsmaßnahmen bei Patienten, die älter als 40 Jahre sind.

Dies bedeutet jedoch in keiner Weise eine Berufs-, Arbeits- und Erwerbsunfähigkeit älterer Patienten und heißt auch nicht, dass bei diesen Patienten keinerlei berufliche Reintegrationshilfen gewährt werden.

Die berufliche Rehabilitation bei älteren Krebspatienten beinhaltet weniger Hilfen mit dem Ziel einer beruflichen Neuorientierung, als vielmehr solche zum Erhalt der Erwerbsfähigkeit und des Arbeitsplatzes.

Die Dignität der Grunderkrankung mit ihrer mehr oder minder schlechten Prognose hat zweifellos einen Einfluss auf die beruflichen Rehabilitationshilfen (Pannen 1997), hingegen beeinflusst sie nicht die Beurteilung der beruflichen Leistungsfähigkeit. Für sie ist ausschließlich die momentane Leistungsfähigkeit entscheidend und nicht die Prognose, was in der Praxis zu beträchtlichen Begutachtungsproblemen führen kann (z. B. bei Patienten mit kleinzelligen Bronchialkarzinomen oder akuter myeloischer Leukämie in kompletter Remission).

Mit der **stufenweisen Wiedereingliederung** in den Arbeitsprozess sollen arbeitsunfähige Versicherte nach länger andauernder, schwerer Krankheit schrittweise an die volle Arbeitsbelastung am bisherigen Arbeitsplatz herangeführt werden. Die stufenweise Wiedereingliederung (früher auch **Hamburger Modell** genannt) ist eine besondere Hilfe für die Rückkehr in das Arbeitsleben derjenigen, die aufgrund der potentiell kurativen Therapie unter schweren, jedoch reversiblen Folgestörungen leiden.

Die Wiederaufnahme der Arbeit kann z. B. in der Art erfolgen, dass der Betroffene zuerst zwei bis drei Stunden täglich arbeitet, nach einer gewissen Zeit auf vier bis sechs Stunden, dann auf sechs bis acht Stunden erhöht und schließlich die Arbeit wieder vollzeitlich ausübt. Der besondere Vorteil dieser Regelung liegt darin, dass die Arbeitsbelastung auf die Psyche und die körperliche Situation entsprechend dem Grad der Einschränkung abgestimmt werden kann (Bundesarbeitsgemeinschaft für Rehabilitation 1994).

Für die Dauer der stufenweisen Belastung gilt der Patient weiter als arbeitsunfähig; er erhält also Krankengeld. Dies ist nicht nur deswegen wichtig, weil dem Arbeitgeber in dieser Zeit keine Kosten entstehen, sondern weil der Krebspatient offiziell krankgeschrieben bleibt. Die Dauer der stufenweisen Belastung wird so auf die maximale **Krankengeldbezugsdauer** von 78 Wochen angerechnet. Da der Patient danach ausgesteuert wird, kann sich für einige Patienten die Nutzung der stufenweisen Belastung negativ auswirken. Vor- und Nachteile der stufenweisen Wiederaufnahme der Arbeit sollten mit dem Sozialarbeiter oder dem Berater der Rentenversicherung überlegt werden.

Seit Einführung des SGB IX (§§ 28) haben auch die Träger der Rentenversicherung die Möglichkeit, dem Versicherten eine stufenweise Wiedereingliederung zu gewähren. Diese kommt dann in Betracht, wenn eine ärztliche Empfehlung zur stufenweisen Wiedereingliederung ausgesprochen wird und wenn der/die Versicherte einer solchen Wiedereingliederung zustimmt sowie der Arbeitgeber mit der stufenweisen Wiedereingliederung einverstanden ist.

3.5 Mindestvoraussetzungen für eine Rente

Die Entscheidung über eine Berentung und über eventuelle berufliche Hilfen wird nicht vom nachsorgenden Arzt und nicht von der Akutklinik oder der jeweiligen Rehabilitationsklinik getroffen. Von ihnen werden lediglich Vorschläge und Entscheidungshilfen für den Rentenversicherer erwartet. Für die Berentung ist ausschließlich die Rentenversicherung zuständig. Eine Berentung kann auch nur auf Antrag des Patienten erfolgen. Der Patient muss nicht der Empfehlung auf Einleitung eines Rentenverfahrens Folge leisten.

Seit Januar 2001 sind alle Renten – außer der Altersrente – zeitlich befristet. (Verband Deutscher Rentenversicherungsträger 2001). Ausnahmen können hiervon nur dann gemacht werden, wenn eine rentenrelevante Besserung unwahrscheinlich ist. Man unterscheidet drei für die sozialmedizinische Begutachtung relevante Renten (die Altersrente ist für die sozialmedizinische Beurteilung nicht relevant):
- die Rente wegen voller Erwerbsminderung (§ 43 Abs. 2 SGB VI),

- die Rente wegen teilweiser Erwerbsminderung (§ 43 Abs. 1 SGB VI),
- die Rente wegen teilweiser Erwerbsminderung bei Berufsunfähigkeit (§ 240 SGB VI).

Voll erwerbsgemindert ist derjenige, dessen Leistungsvermögen auf nicht absehbare Zeit unter drei Stunden liegt. Der Versicherte erhält eine volle Rente.

Bei einem Leistungsvermögen von drei bis unter sechs Stunden liegt eine **teilweise Erwerbsminderung** vor. Ist der Versicherte auf einem Teilzeitarbeitsplatz tätig und hat er ein Leistungsvermögen, das auf drei bis sechs Stunden begrenzt ist, so hat er Anspruch auf eine Rente, die halb so hoch ist wie die volle EU-Rente. Bei einem Leistungsvermögen von sechs Stunden und mehr liegt keine Erwerbsminderung vor. Der Betreffende erhält also keine Erwerbsminderungsrente.

Voraussetzung für eine Rentenzahlung ist zunächst eine Mindestversicherungszeit (Wartezeit) von 60 Kalendermonaten. Versicherungszeiten sind hauptsächlich Beitragszeiten (Pflichtbeiträge oder freiwillige Beiträge) und Kindererziehungszeiten.

Ferner muss der Versicherte zuletzt vor Eintritt der Berufsunfähigkeit oder Erwerbsunfähigkeit eine versicherungspflichtige Beschäftigung oder Tätigkeit ausgeübt haben. Das ist der Fall, wenn in den letzten 60 Kalendermonaten vor Eintritt der Berufsunfähigkeit oder Erwerbsunfähigkeit mindestens 36 Pflichtbeiträge entrichtet wurden. War der Versicherte in den letzten fünf Jahren krank oder arbeitslos, dann verlängert sich der Zeitraum von 60 Kalendermonaten um diese Zeiten.

Jeder, der in Altersteilzeit war, kann mit 60 Jahren in Rente gehen (allerdings mit Abschlägen).

Wer in den letzten ein bis zwei Jahren vor Rentenbeginn mindestens 52 Wochen arbeitslos war, in den letzten zehn Jahren vor Rentenbeginn für mindestens acht Jahre Pflichtbeiträge geleistet und die Wartezeit von 15 Jahren erfüllt hat, kann mit 60 Jahren in Rente gehen (allerdings mit Abschlägen).

Frauen, die nach Vollendung des 40. Lebensjahres mehr als 10 Jahre Pflichtbeiträge geleistet und die Wartezeit von 15 Jahren erfüllt haben, können mit 60 Jahren in Rente gehen (allerdings mit Abschlägen).

Wichtig für die Rentenzahlung ist eine rechtzeitige Antragstellung. Wird der Antrag nicht innerhalb von drei Monaten nach Eintritt der Berufs- oder Erwerbsunfähigkeit gestellt, beginnt die Rente erst mit dem Tag der Antragstellung.

3.6 Altersteilzeit

Altersteilzeit heißt, Arbeitnehmer können ihre tarifliche Arbeitszeit halbieren (Rittweger 2001). Wann dies geschieht, kann der Arbeitnehmer frei mit dem Arbeitgeber vereinbaren. Es können unterschiedliche wöchentliche Arbeitszeiten oder eine unterschiedliche Verteilung der wöchentlichen Arbeitszeit vereinbart werden. Halbtagsarbeit ist also ebenso möglich wie z. B. der Wechsel zwischen einer Woche Ganztagsarbeit und einer Woche Freizeit. Es besteht sogar die Möglichkeit, Arbeit und Freistellung innerhalb eines Zeitraumes von bis zu drei Jahren aufzuteilen. Tarifverträge, in bestimmten Fällen auch Betriebs- oder Individualvereinbarungen, können sogar einen Verteilzeitraum von bis zu zehn Jahren vorsehen. Der Teilzeitverdienst wird – unabhängig von der Gestaltung der Arbeitszeit – über die gesamte Dauer der Altersteilzeitarbeit fortlaufend gleichmäßig gezahlt.

Die Bezüge werden während der Gesamtdauer des Altersteilzeitarbeitsverhältnisses zur Hälfte bezahlt. Allerdings erhöhen sie sich durch die Aufstockungsleistungen der Arbeitgeber. Vom Arbeitgeber sind die Bezüge um brutto 20%, mindestens auf pauschale 70% des Vollzeitnettoverdienstes aufzustocken. Der Aufstockungsbetrag muss so hoch sein, dass der Arbeitnehmer insgesamt 83% des Nettobetrages des bei regelmäßiger Arbeitszeit zustehenden Vollzeitarbeitsentgelts erhält (Mindestnettobetrag).

Der Arbeitgeber *muss* ab der Vollendung des 60. Lebensjahres diesem Antrag stattgeben, wenn in den letzten fünf Jahren mindestens drei Jahre lang einer versicherungspflichtigen Vollzeitbeschäftigung nachgegangen worden ist und wenn der Arbeitgeber die Förderleistungen beim Arbeitsamt beantragt.

3.7
Rente auf Zeit

Wenn Aussicht besteht, dass die Erwerbsminderung z. B. durch Rehabilitationsmaßnahmen in absehbarer Zeit behoben werden kann, kann der Rentenversicherungsträger die Rente befristet auf Zeit gewähren. Eine Rente auf Zeit kann wiederholt gewährt werden, allerdings nicht über die Dauer von sechs Jahren hinaus. Die Befristung wird im Rentenbescheid festgesetzt, wozu es eines Entziehungsbescheides bedarf. Der Antrag auf Weitergewährung sollte möglichst frühzeitig vor Ablauf gestellt werden.

Eine Rente auf unbestimmte Zeit – also eine Dauerrente – ist dann zu zahlen, wenn der Versicherte innerhalb von zwei Jahren nach dem Rentenbeginn 60 wird. Eine Rente auf Zeit gilt also nur vor dem 60. Lebensjahr.

Zeitrenten können für jüngere Menschen erhebliche Nachteile haben, da sie nach Ablauf der „Rente auf Zeit" häufig große Schwierigkeiten mit der beruflichen Reintegration haben. Bei Erwerbstätigen sollte man sehr individuell vorgehen, auf jeden Fall jedoch die Möglichkeiten der Krankschreibung möglichst lange ausnutzen, bevor ein Rentenantrag gestellt wird.

3.8
Rentenberatung

Es gibt mehrere Anlaufstellen:
- die Rentenanstalten (BFA, LVA, Knappschaft),
- die Auskunfts- und Beratungsstellen der Rentenanstalten,
- das öffentliche Versicherungsamt,
- die Versicherungsältesten,
- zugelassene private Rentenberater.

Die Beratung bei den zuerst genannten Anlaufstellen ist kostenlos. Die Höhe der Rente kann von ihnen im Falle einer Erwerbsunfähigkeit ausgerechnet werden.

Bei Letzteren, den staatlich geprüften, privaten Rentenexperten, muss ein Honorar nach der amtlichen Gebührenordnung bezahlt werden. Normale Beratungsfälle kosten etwa € 400,– bis € 800,– (Stand 2002).

Es gibt eine Auskunftsstelle des Bürgertelefons beim Bundesministerium für Arbeit und Soziales, bei der man sich kostenlos telefonisch wochentags von 8 bis 20 Uhr bei Fragen zur Rente (0130/62 80) und zur Mobilzeitarbeit (0130/62 82) beraten lassen kann.

Über die Bundesversicherungsanstalt in Berlin (Adresse s. unten) können drei kostenlose Faltblätter angefordert werden, die jeweils die Hinzuverdienstgrenzen für die Altersrenten, die Renten wegen Todes und die Renten wegen verminderter Erwerbsfähigkeit berücksichtigen.

3.9
Assessment und Evaluation

Das Assessment (die diagnostischen Maßnahmen) bezieht sich vorrangig auf die Feststellung von Funktionsstörungen und Beeinträchtigungen, die im Zusammenhang mit der beruflichen Tätigkeit stehen. (s. auch Abschnitt 3.3).

Verschiedener Parameter erlauben eine grobe Aussage, ob die gesteckten beruflichen Rehabilitationsziele erreicht wurden oder nicht (Tabelle 3.3).

Neben der Qualität der durchgeführten rehabilitativen Maßnahmen beeinflussen viele andere Faktoren den Erfolg. Hierzu gehören Alter, Art der beruflichen Tätigkeit, Prognose, Therapiefolgestörungen, Motivation und viele andere mehr oder minder schwer abgrenzbare Faktoren. Nicht zuletzt haben auch humanitäre Gründe einen Einfluss darauf, ob ein Arbeitgeber einen krebskranken Patienten einstellt oder nicht.

Tabelle 3.3. Evaluationsparameter zum Wirksamkeitsnachweis beruflich-rehabilitativer Maßnahmen

Therapieziel	Evaluationsparameter
Erhalt und/oder Wiederherstellung der beruflichen Leistungsfähigkeit	Sozialmedizinische Leitungsbeurteilung mit Beschreibung des positiven und negativen Leistungsbildes, qualitative und quantitative Leistungseinschränkungen, zeitliche Befristung der Leistungsminderung (Besserungsaussicht?), Angaben zum Leistungsfall, zeitlicher Arbeitsumfang, Arbeitshaltung, Arbeitsorganisation
Berufliche Reintegration	Veränderung von Risikofaktoren, Veränderung von Fähigkeitsstörungen und Beeinträchtigungen, Aufnahme der beruflichen Tätigkeit, Einleitung berufsfördernder Leistungen, Möglichkeiten der innerbetrieblichen Umsetzung, Arbeitsplatzbeschaffung, behindertengerechte Arbeitsplatzumrüstung, Anlernmaßnahmen mit teilweiser Lohnkostenübernahme, berufliche Anpassung, Aus- und Weiterbildung in einem Berufsförderungswerk oder einem Betrieb
Verbesserung der Arbeitsmotivation	Fragebogen (z. B. AVEM, FABA), Zeitpunkt der Aufnahme einer beruflichen Tätigkeit
Erhaltung des Arbeitsplatzes	Sozialmedizinische Stellungnahme
Vermeidung von Frühinvalidität	Stellungnahme zur EU- und BU-Rente sowie zu Gefährdungs- und Belastungsfaktoren

Therapieunabhängige Einflussfaktoren auf die Ergebnisqualität von beruflichen Rehabilitationsmaßnahmen bei Krebspatienten

– Alter der Patienten
– Sozialer Status
– Bildungsstand
– Erwerbsstatus
– Mitwirkungsbereitschaft
– Art und Ausmaß der Tumorerkrankung
– Zeitlicher Abstand von der Kurativmedizin
– Vorstellungen der Kostenträger
– Zeit und Ort der Rehabilitation
– Mitwirkungsbereitschaft der Vor- und Nachbehandelnden
– Arbeitsmarkt

Im Übrigen ist es falsch, die Qualität beruflicher Rehabilitationsmaßnahmen ausschließlich an der Häufigkeit einer erfolgreichen beruflichen Reintegration messen zu wollen. Die zügige Einleitung einer Erwerbsunfähigkeitsrente bei eindeutig zu erwartender und gut dokumentierter Leistungsminderung kann auch auf eine gute berufliche Rehabilitationsarbeit hinweisen.

Durch Qualitätssicherungsprogramme und „Peer-Review-Verfahren" erhoffen die deutschen Rentenversicherungen nicht nur die Sensibilität, sondern auch die Qualität beruflicher Rehabilitationsmaßnahmen bei Krebspatienten zu verbessern (Verband Deutscher Rentenversicherer 2000).

3.10 Wichtige Adressen

- **Bundesarbeitsgemeinschaft für Rehabilitation,** Walter-Kolb-Str. 9–11, 60594 Frankfurt, Tel.: 069/6 05 01 80
- **Bundesversicherungsanstalt für Angestellte (BFA),** Ruhrstr. 2, 10704 Berlin, Tel. 030/86 51, Fax 030/86 52 73 95, E-Mail bfa@bfa-berlin.de, internet: www.bfa-berlin.de
- **Bürgertelefon Pflegeversicherung,** Tel.: 0130/62 81
- **Verband Deutscher Rentenversicherungsträger (VDR),** Eyssenekstr. 55, Frankfurt am Main

Literatur

Bundesarbeitsgemeinschaft für Rehabilitation (Hrsg) (1994) Rehabilitation Behinderter. Wegweiser für Ärzte und weitere Fachkräfte der Rehabilitation. Deutscher Ärzteverlag, Köln

Bundesarbeitsgemeinschaft für Rehabilitation (Hrsg) (2002) Rahmenempfehlungen zur ambulanten onkologischen Rehabilitation. Schriftenreihe der Bundesarbeitsgemeinschaft für Rehabilitation

Delbrück H (Hrsg) (1995) Krebsnachsorge und Rehabilitation, Bd 5. Der Krebskranke in der Arbeitswelt. W. Zuckschwerdt, München

Delbrück H, Haupt E (1998) Rehabilitationsmedizin. Urban & Schwarzenberg, München

Delbrück H, Lokossou R (1995) Einschränkungen der Arbeits- und Erwerbsfähigkeit von geheilten Magenkarzinompatienten. In: Delbrück H (Hrsg) Tumornachsorge und Rehabilitation. Der Krebspatient im Arbeitsleben, Bd 5. W. Zuckschwerdt, München

Delbrück H (Hrsg) (1997) Standards und Qualitätskriterien beruflicher Rehabilitationsmaßnahmen bei Krebspatienten. In: Delbrück H (Hrsg) Standards und Qualitätskriterien in der onkologischen Rehabilitation. W. Zuckschwerdt, München, S 37

Norpoth K, Woitowitz HJ (1994) Beruflich verursachte Tumoren. Deutsche Ärzteverlag, Köln

Pannen H (1997) Standards und Qualitätssicherung sozialmedizinischer Maßnahmen im Rahmen der onkologischen Rehabilitation. In: Delbrück H (Hrsg) Standards und Qualitätskriterien in der onkologischen Rehabilitation. W. Zuckschwerdt, München, S 17

Rittweger S (2001) Altersteilzeit. C.H. Beck, München

Schönberger A, Mehrtens G, Valentin H (1998) Arbeitsunfall und Berufskrankheit, 6. Aufl. E. Schmidt, Berlin

Teichmann J (1997) Standards und Qualitätssicherung des Entlassungsberichtes einer onkologischen Rehabilitationsklinik. In: Delbrück H (Hrsg) Standards und Qualitätskriterien in der onkologischen Rehabilitation. W. Zuckschwerdt, München, S 193

Teichmann J (2002) Onkologische Rehabilitation: Evaluation der Effektivität stationärer onkologischer Rehabilitationsmaßnahmen. Rehabilitation (in Druck)

Verband Deutscher Rentenversicherungsträger (VDR) (Hrsg) (1995) Sozialmedizinische Begutachtung der gesetzlichen Rentenversicherung. Gustav Fischer, Stuttgart

Verband Deutscher Rentenversicherungsträger (VDR) (Hrsg) (2000) Das Qualitätssicherungsprogramm der gesetzlichen Rentenversicherung in der medizinischen Rehabilitation. Instrumente und Verfahren. DRV-Schriften Bd 18

Verband Deutscher Rentenversicherungsträger (VDR) (Hrsg) (2001) Das ärztliche Gutachten für die gesetzliche Rentenversicherung. Hinweise zur Begutachtung. DRV-Schriften Bd 21

II Spezieller Teil

4 Mammakarzinom

4.1 Nachsorge 62
4.1.1 Rezidivprophylaxe (adjuvante Hormon-, Chemo-, Strahlen- und Immuntherapien) 64
4.1.2 Diagnostische Routinenachsorgeuntersuchungen mit dem Ziel einer Rezidivfrüherkennung 69
4.1.3 Aufklärung der Patientin bei Feststellung einer Krankheitsprogression 71
4.1.4 Rezidivtherapien 71
4.2 Rehabilitative Maßnahmen 72
4.2.1 Rehabilitationsmaßnahmen zur Verminderung der körperlichen Probleme („Reha vor Invalidität") 73
4.2.2 Rehabilitationsmaßnahmen zur Verminderung psychischer Probleme („Reha vor Resignation und Depression") 85
4.2.3 Rehabilitationsmaßnahmen zur Verminderung sozialer Probleme („Reha vor Pflege") 87
4.2.4 Rehabilitationsmaßnahmen zur Verminderung beruflicher Probleme („Reha vor Rente") 89
4.3 Palliative Maßnahmen 90
4.3.1 Lokale/lokoregionäre Probleme 91
4.3.2 Systemische palliative Therapien 95
4.4 Maßnahmen zur Qualitätssicherung (Strukturqualität, Prozessqualität und Evaluation) palliativer und rehabilitativer Maßnahmen 99
4.4.1 Strukturqualität 99
4.4.2 Prozessqualität 99
4.4.3 Evaluation palliativer und rehabilitativer Maßnahmen 100
4.5 Wichtige Adressen 100
4.5.1 Brustkrebsinitiativen – Hilfsorganisationen für Brustkrebs 100
4.5.2 Adressen von Selbsthilfegruppen 101
4.5.3 Verschiedene hilfreiche Adressen 101
4.5.4 Internetadressen 101
Literatur 102

Primäres Ziel aller medizinischen Maßnahmen mit kurativer Absicht ist es, die Überlebenszeit zu verlängern. Die zu diesem Ziel führenden Maßnahmen sind beim Mammakarzinom die Operation, die Chemo-, Hormon- oder Strahlentherapie, aber auch die Nachsorge im engeren Sinne. Letztere hat die Aufgaben der Rezidivprophylaxe, der Rezidivfrüherkennung und der Rezidivtherapien (Abb. 4.1). Die Tumorerkrankung steht somit eindeutig im Vordergrund der Nachsorge.

In der **Rehabilitation** hingegen ist nicht die Erkrankung selbst, sondern die Verringerung der tumor- und therapiebedingten Behinderungen Ziel des therapeutischen Vorgehens. Absicht ist hierbei, die tumor- und/oder therapie-

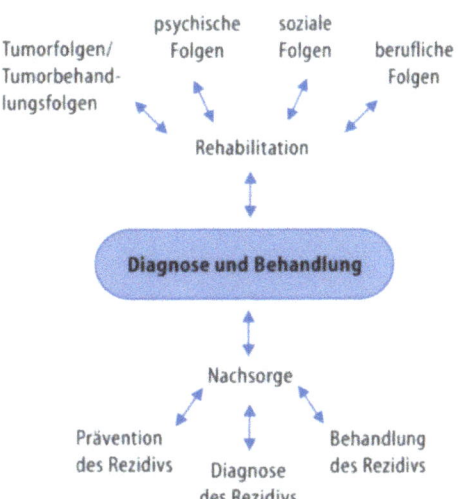

Abb. 4.1. Nachsorge und Rehabilitation in der Nachbetreuung von Brustkrebspatientinnen

bedingten negativen Auswirkungen im körperlichen, psychischen oder sozialen und beruflichen Bereich zu beseitigen oder zumindest zu lindern (Tabelle 4.1). Weniger die Länge der Überlebenszeit, als vielmehr die Qualität der verbleibenden Lebensspanne soll durch sie positiv beeinflusst werden. Die hierfür notwendigen Therapiemaßnahmen sind vielfältig: Sie werden wegen der ganzheitlichen Zielsetzung nicht nur vom Arzt, sondern von einem ganzen Rehabilitationsteam (Abb. 4.2) erbracht. Der Bedarf der in der Rehabilitation notwendigen Therapien richtet sich somit primär nach dem Ausmaß der Tumor-/Therapiefolgen und nicht wie in der Tumornachsorge nach dem Stadium und der Prognose der Krebserkrankung.

Theoretisch lassen sich die Zielsetzungen der Tumornachsorge von denen der Rehabilitation einfach und wohldefiniert voneinander abgrenzen. In der Praxis gibt es allerdings viele Überschneidungen, die insbesondere die **Palliation** betreffen. Sie umfasst ausschließlich supportive, manchmal auch tumorbezogene palliative Behandlungen mit dem Ziel der Beschwerdelinderung; hier gibt es viele Gemeinsamkeiten mit der Rehabilitation.

In den in Deutschland vorrangig von den Rentenversicherungen belegten und entsprechend geführten Rehabilitationskliniken werden palliative Therapien allerdings nur am Rande durchgeführt. Ausnahmen sind die wenigen wohnortnah gelegenen Klinken, die mit den Krankenkassen einen Versorgungsvertrag haben. Zu unterscheiden sind lokoregionäre und systemische palliative Maßnahmen.

4.1 Nachsorge

In der Vergangenheit wurde der lebensverlängernde Nutzen einer regelmäßigen Tumornachsorgediagnostik mit dem Ziel der Rezidivfrüherkennung und -behandlung sehr hoch eingeschätzt. Diesbezüglich ist heute eine Ernüchterung, ja sogar eine Resignation eingetreten. Es besteht ein internationaler Konsens, dass asymptomatische Patientinnen – gleichgültig ob mit oder ohne Metastasen – nur in Ausnahmefällen einen lebensverlängernder Nutzen von einer engmaschigen und apparativ/laborchemisch aufwendigen Nachsorgediagnostik haben. Selbst wenn die Rezidive frühzeitig erkannt werden, können mehrheitlich doch nur palliativ orientierte Therapien durchgeführt werden.

Adjuvante Therapien haben hingegen eine große Bedeutung. Durch sie können Rezidive verhindert und die Überlebenszeit verlängert

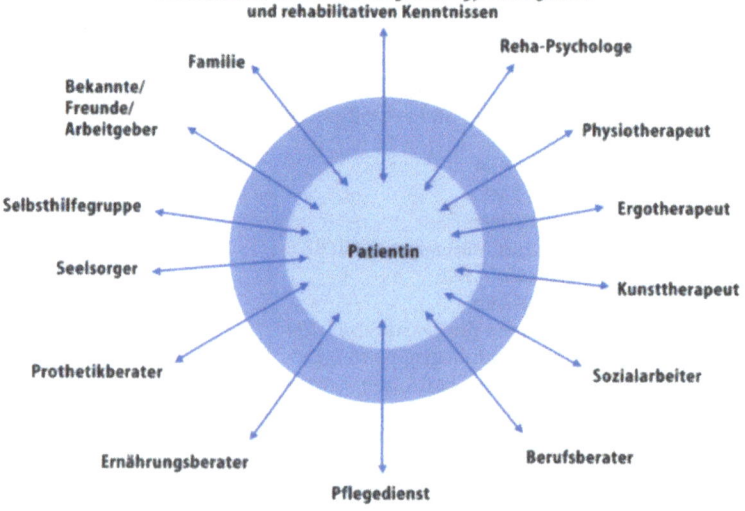

Abb. 4.2. Rehateam für Patientinnen mit Mammakarzinom

Tabelle 4.1. Mögliche somatische Therapieziele und deren Effektivitätsparameter in der Mammakarzinomrehabilitation

Therapieziel	Parameter
Verminderung eines Armlymphödems und der damit verbundenen Beschwerden, Vermeidung eines Lymphödems	Volumen-/Umfangmessung, Verminderung der Parästhesien, Verbesserung der Funktionsfähigkeit, Verbesserung der Aktivitäten des täglichen Lebens (ATL)
Schmerzlinderung	Symptomlinderung, Schmerztagebuch, Analgetikareduzierung, Schmerzskala, z. B. IRES-MIN, Schmerzempfindungsskala (Geissner), Beschwerdeliste (v. Zerssen), Pain Disability Index (PDI)
Verbesserung der Mobilität bei Skelettmetastasen	Verbesserung der Gehfähigkeit, Mobilität, Schmerzskalen (Tinetti, Time up&go)
Verminderung einer posttherapeutischen Schultersteife, Erhaltung bzw. Verbesserung der Schulter-/Armbeweglichkeit	Messung der Abduktion, Adduktion, Neutral-Null-Durchgangsmethode, Schürzengriff, Winkelgrade
Verminderung/ Verhinderung zytostatischer Spätstörungen	Klinischer Verlauf
Linderung postradiogener Lungenfunktionsstörungen	Spiroergometrie
Verbesserung der körperlichen Leistungsfähigkeit	(Spiro-)Ergometrie, Gehschritte, subjektive Wertung in Fragebögen
Verminderung der Hormonausfallsstörungen	Symptomlinderung (z. B. Hitzewallungen, Schlafstörungen etc.)
Informationen über die Erkrankung, krankheitsbeeinträchtigendes Verhalten, Leben mit der Erkrankung	Fragebögen, Testbögen, ATL (Aktivitäten des täglichen Lebens)
Verbesserung der Lebensqualität	Fragebogen SF-36, SF-12, EORTC-Q.L.Q.-c30, Spitzer-QLI, QLQBR23, FBK, IRES, FLIC („functional living index cancer")
Eingliederung in Familie und Partnerschaft	Selbstsicherheitsskalen, Skalen zur Kohäsion in Partnerschaft und Familie
Verminderung von Angst, Depressionen	Rating-Skalen, Fragebogen (STAI, BDI, BSI, HADS-D, BSI, PAF)
Verbesserung des Körperkonzepts	FBEK, FKB-20, FKKS (Körperkonzeptskalen)
Erlernen von Entspannungstechniken, Stressbewältigung	Selbstbeurteilung, Stressverarbeitungsbogen, Rating-Skalen
Krankheitsverarbeitung und -bewältigung (Coping)	Fragebögen (FKV, FKV-LIS, BEFO, TSK, FIBECK)
Abklärung und Verbesserung der beruflichen Leistungsfähigkeit, berufliche Wiedereingliederung	Aufnahme der beruflichen Tätigkeit, Länge der Arbeitsunfähigkeit
Verminderung der Pflegebedürftigkeit, Klärung und Hilfe bei der weiteren häuslichen Versorgung	Barthel-Index, funktionaler Selbständigkeitsindex (FIM), instrumentelle Aktivitäten des täglichen Lebens, Reduzierung der Pflegestufe bzw. des Ausmaßes an Fremdhilfen, Fragebögen

werden. Adjuvante Hormon- und/oder Chemo- und/oder Strahlentherapien stehen eindeutig im Mittelpunkt der Nachsorge von Brustkrebspatientinnen.

4.1.1
Rezidivprophylaxe (adjuvante Hormon-, Chemo-, Strahlen- und Immuntherapien)

Adjuvante Therapien haben das Ziel, nach vollständiger Tumorresektion (R0-Resektion) okkulte Mikrometastasen auszuschalten sowie die Heilungsaussichten zu verbessern und die Überlebenszeit zu verlängern. Zur Rezidivprophylaxe bieten sich die adjuvante Hormon-, Chemo-, Strahlen- und Immuntherapien an. Auf eine adjuvante Therapie kann nur bei Patientinnen mit niedrigem Rezidivrisiko (s. unten) verzichtet werden.

> **Risikogruppen beim Mammakarzinom**
>
> – Niedriges Risiko
>   – Tumorgröße <2 cm
>   – Hormonrezeptoren positiv
>   – Grading 1
>   – Alter >35 Jahre
> – Mittleres/hohes Risiko
>   – Tumorgröße >2 cm
>   – Hormonrezeptoren negativ
>   – Grading 2 und 3
>   – Alter <35 Jahre

Zur Einstufung „niedriges Risiko" müssen alle Parameter dieser Gruppe erfüllt sein; für die Zuordnung zur „Hochrisikogruppe" muss nur ein Kriterium dieser Gruppe vorhanden sein.

Adjuvante Hormontherapien

■ **Postmenopause.** Von einer zusätzlichen Hormontherapie profitieren besonders Patientinnen in der Postmenopause mit **positivem Rezeptorstatus** und **niedrigem Rezidivrisiko** (s. oben). Von einer Hormonempfindlichkeit ist dann auszugehen, wenn mehr als 10% der Zellen östrogenrezeptor- (ER) oder progesteronrezeptorenpositiv (PR sind). Eine Hormonempfindlichkeit kann allerdings auch schon ab 1% ER- und/oder PR-positiven Zellen vorliegen (immunhistochemische Steroidrezeptorbestimmung).

Der HER2/-neu-Rezeptorstatus (humaner epidermaler Wachstumsfaktorrezeptor Nr. 2) ist unabhängig von den Hormonrezeptoren. Häufig, aber nicht immer, sind Her2/-neu-positive Tumoren hormonrezeptornegativ. HER-2/neu-Rezeptor-positive Patientinnen mit gleichzeitig positiven Hormonrezeptoren profitieren besonders von der zusätzlichen Gabe von Aromatasehemmern.

Tamoxifen wird bei Patientinnen mit hormonrezeptorpositiven Tumoren in einer Dosierung von 20 mg täglich über einen Zeitraum von 5 Jahren empfohlen, um die Rezidivfreiheit zu verlängern. Bei korpulenten Frauen sollten sicherheitshalber 30 mg gegeben werden. Tamoxifen wirkt nicht nur zur Rezidivprophylaxe, sondern auch präventiv zur Verhinderung eines Zweitkarzinoms in der gesunden Brust.

Wenn Tamoxifen mit einer Chemotherapie kombiniert wird, sollte es erst nach Abschluss der Chemotherapie gegeben werden.

> **Leitlinien für die adjuvante Tamoxifentherapie**
>
> – Die fünf Jahre während adjuvante Therapie ist einer zweijährigen Therapie überlegen
> – Die Risiken einer Tamoxifentherapie sind im Vergleich zum Nutzen gering; die Gefahr tödlicher Lungenembolien und Endometriumkarzinome ist jedoch bei einer Tamoxifentherapie signifikant erhöht
> – Der Effekt einer Zytostatikatherapie ist unabhängig von dem einer endokrinen Behandlung
> – Die Hormontherapie sollte erst nach Abschluss der Chemotherapie, kann aber simultan mit der Strahlentherapie gegeben werden

Unter der Tamoxifentherapie kann es in seltenen Fällen zu unerwünschten Nebenwirkungen kommen (s. später in Abschn. 4.2, S. 81).

Da die Aromatasehemmern diese Nebenwirkungen nicht zeigen und sie – zumindest in der neoadiuvanten und palliativen Situation – eine größere Tumorhemmung aufweisen, wird statt Tamoxifen zunehmend der Einsatz von Aromatasehemmern (z. B. Letrozol, Anastrozol, Exemestan) in der adiuvanten Therapie erwogen. Bei HER2-positiven Patientinnen mit gleichzeitig positiven Hormonrezeptoren sollten neben Herceptin auch Aromatasehemmer gegeben werden. Dies kann bei prämenopausalen Frauen der Fall sein. Ansonsten ist die Therapie mit Aromatasehemmern obsolet, wenn noch Östrogenaktivität besteht.

■ **Prämenopause.** In der Prämenopause mit positivem Rezeptorstatus (gleichgültig ob negativer oder positiver Lymphknotenstatus) wird die Ausschaltung der Ovarialfunktion als wirksamste adjuvante Behandlung empfohlen (Tabellen 4.2 und 4.3). Dies kann entweder durch GNRH-Analoga oder durch Ovarectomie geschehen.

Eine hormonablative Therapie sollte bei allen Patientinnen mit positiven Hormonrezeptoren durchgeführt werden. Eine Chemotherapie allein ist bei ihnen nicht ausreichend.

Die Gabe von GnRH-Analoga bietet sich primär an („medikamentöse Kastration"). Sie können die Ovarektomie oder Radiomenolyse ersetzen und sollten mindestens zwei Jahre – möglichst in Kombination mit Tamoxifen, evtl. auch Chemotherapie – gegeben werden.

Es gibt keine Empfehlungen, in welcher Reihenfolge die Ovarsuppression und die Chemotherapie zum Einsatz kommen.

Adjuvante Chemotherapien

Bei mittlerem und hohen Risiko (s. Übersicht S. 64) ist eine adjuvante Chemotherapie indiziert. Faktisch gehört die weit überwiegende Anzahl der Mammakarzinompatientinnen zu dieser gefährdeten Gruppe, weswegen die adjuvante Chemotherapie heute eher die Regel als die Ausnahme ist.

Bei negativen Hormonrezeptoren – gleichgültig ob Prä- oder Postmenopause – ist grundsätzlich eine adjuvante Chemotherapie notwendig. Lediglich bei betagten Frauen (ab etwa 70 Jahren) oder bei hoher Komorbidität kann eine Ausnahme gemacht werden. In diesen Ausnahmesituationen ist statt einer Chemotherapie eine adjuvante Hormontherapie mit Tamoxifen in Erwägung zu ziehen.

Das CMF- und das EC-Schema gelten in der adjuvanten Situation als gleichwertig. Bei jün-

Tabelle 4.2. Adjuvante Therapie bei nodal-negativen (N0) Mammakarzinompatientinnen (Konsensuskonferenz St. Gallen)

Nodal-negativ (N0)	Rezeptorstatus			
	ER- und/oder PR-positiv		ER und PR-negativ	
Menopausenstatus	prä	post	prä	post
Niedriges Risiko	TAM (Nolvadex) oder nichts			
Jedes andere Risiko	Ovarialsuppression[a] + TAM			
	Chemotherapie + TAM	Chemotherapie + TAM	Chemotherapie	
	Kombination von oben			

[a] GnRH-Analoga für mindestens zwei Jahre.

Tabelle 4.3. Adjuvante Therapie bei nodal-positiven (N+) Mammakarzinompatientinnen (Konsensuskonferenz St. Gallen)

Nodal-positiv (N+)	Rezeptorstatus			
	ER- und/oder PR-positiv		ER und PR-negativ	
Menopausenstatus	prä	post	prä	post
Jedes Risiko ≥35 Jahre	Ovarialsuppression[a] + TAM			
	Chemotherapie + TAM			
	Kombination von oben	TAM oder Chemotherapie + TAM	Chemotherapie	
<35 Jahre	Ovarialsuppression + TAM obligat, evtl. + Chemotherapie			

[a] GnRH-Analoga für mindestens zwei Jahre.

geren Frauen und bei hohem Risiko bevorzugt man die anthrazyklinhaltige Kombination (EC-Schema), bei mittlerem Risiko das CMF-Schema. Wichtig ist, die vorgeschriebene Dosierung einzuhalten. Nur bei einer adäquaten Dosierung ist ein Therapieeffekt zu erwarten. Bei Unterdosierung droht der vollständige Effektivitätsverlust.

Dosisintensivierte Chemotherapien (z. B. Hochdosistherapien mit Stammzellreinfusion) sind außerhalb randomisierter Studien nicht indiziert. Die Wertigkeit der Taxane in der adjuvanten Therapie ist noch nicht eindeutig geklärt, weswegen in der adjuvanten Situation dieses in der Brustkrebstherapie sehr wirksame Zytostatikum nur unter Studienbedingungen gegeben werden darf.

Bei besonderer Gefährdung, d. h. bei rezeptornegativen Frauen mit mehr als vier befallenen Lymphknoten, wird die Kombination von Anthrazyklinen und Taxanen empfohlen.

Adjuvante Strahlentherapie

Eine Nachbestrahlung ist nach brusterhaltender Therapie grundsätzlich indiziert, da sie das Lokalrezidivrisiko verringert. Die systemische Chemo-/Hormontherapie kann den lokalen Effekt der Strahlentherapie nicht ersetzen, sondern lediglich verstärken.

Das Zielvolumen der Nachbestrahlung schließt die **Restbrust inkl. Thoraxwand** ein. Die Dosis beträgt ca. 50 Gy, in konventioneller Fraktionierung schwankt die Dosis von 5-mal 1,8 oder 5-mal 2 Gy/Woche. Eine lokale Dosisaufsättigung (Boost) des Tumorbettes mit ca. 10 Gy (ca. 20 Gy nach einer R1-Operation) kann die lokale Rezidivrate senken.

Die Notwendigkeit einer adjuvanten **Bestrahlung der Axilla** nach einer axillären Lymphadenektomie ist selbst bei Befall der Achsellymphknoten nicht belegt und daher – im Gegensatz zu früher – nicht mehr indiziert. Der Grund hierfür ist u. a., dass das Risiko eines späteren Lymphödems nach einer Lymphknotenausräumung im Level I und II mit nachfolgender Bestrahlung zu groß ist. Nur in Ausnahmen (mehr als sieben Lymphknoten befallen, ein Kapseldurchbruch oder eine inkomplette Axilladissektion) ist eine adjuvante axilläre Bestrahlung indiziert.

Nach **Mastektomie** und mehr als vier befallenen Lymphknoten ebenso wie bei T4-Tumoren ist eine prophylaktische **Bestrahlung der Tho-**

raxwand obligat. Auch empfiehlt sich dann eine prophylaktische Bestrahlung der **Supraklavikularregion** (mit 50 Gy).

Gesicherte Indikationen zur postoperativen Bestrahlung der Brustwand und der Lymphabflusswege nach Mastektomie sind T3/T4-Karzinome oder T2-Karzinome mit Risikofaktoren (z. B. bei einer Tumorgröße >3 cm, multizentrisches Tumorwachstum, Lymphangiosis carcinomatosa oder Gefäßeinbrüche, Befall der Pektoralisfaszie oder Sicherheitsabstand <5 mm, R1- oder R2-Resektion, mehr als drei befallene Achsellymphknoten).

Nach **modifiziert radikaler Mastektomie** besteht die Indikation zur Bestrahlung bei hohem lokoregionären Rezidivrisiko, d. h. wenn lokale Rezidive in mehr als 10% zu erwarten sind.

> **Indikationen für eine Nachbestrahlung nach modifizierter radikaler Mastektomie**
>
> — Nach R1- und R2-Resektion
> — Bei T3- und T4-Tumoren und T2-Tumoren mit einem Tumordurchmesser >3 cm
> — Bei mehr als drei metatastatisch befallenen axillären Lymphknoten. (Der Befall von 1–3 Lymphknoten gilt als mögliche, jedoch zurzeit unsichere Indikation)
> — Alter <35 Jahre
> — Ausgeprägte Gefäßinvasion
> — Bei Pektoralisinfiltaration oder histologischem Sicherheitsabstand <5 mm
> — Bei multizentrischem Tumorwachstum

Bei Befall des **medialen** oder **zentralen Tumorsitzes** oder bei großem Tumorvolumen wird eine **Bestrahlung der Parasternalregion** empfohlen, da das Risiko einer lymphogenen Ausbreitung in die nahe gelegene parasternale Lymphbahn hoch ist. Allerdings ist diese adjuvante parasternale Bestrahlung nur bei Tumoren >2 cm indiziert, es sei denn, dass zusätzlich die axillären Lymphknoten befallen sind.

Bei linksseitigem Mammakarzinom muss die Strahlenbelastung des Herzens in Betracht gezogen werden. Hierbei ist zu berücksichtigen, dass die Kardiotoxizität der Strahlentherapie nach vorheriger Anthrazyklintherapie erhöht ist.

Wird bei einem **duktalen Carcinoma in situ (DCIS)** auf eine Mastektomie verzichtet, sollten eine Nachbestrahlung der Brust und eine adjuvante Tamoxifentherapie eingeleitet werden.

Nach einer adäquaten Operation sollte zügig mit der Strahlentherapie begonnen werden. Je später die adjuvante Strahlentherapie erfolgt, desto höher ist das Rezidivrisiko. Voraussetzung für die Einleitung einer Strahlentherapie sind eine verheilte Operationswunde, keine Entzündungsprozesse und eine ausreichende Armmobilität.

Die Bestrahlung darf nicht parallel zur Anthrazyklinbehandlung erfolgen. Im Allgemeinen wird zuerst die adjuvante Chemotherapie und erst danach die Strahlentherapie durchgeführt. Eine simultan zur Radiotherapie durchgeführte Tamoxifenbehandlung ist bei rezeptorpositivem Tumorbefall sinnvoll.

Eine kombinierte Strahlen-/CMF-Chemotherapie wird üblicherweise im Sandwich-Verfahren durchgeführt, kann jedoch auch simultan zur Strahlentherapie erfolgen. Bei einer kombinierten anthrazyklinhaltigen Chemo-/Strahlentherapie sollte hingegen die Chemotherapie vor der erforderlichen Radiotherapie abgeschlossen sein.

Adjuvante Immuntherapien/ Alternative Therapien

Die Wertigkeit so genannter **Immunstimulanzien** in der Rezidivprophylaxe ist außerordentlich umstritten; diese Präparate werden von der Schulmedizin nicht anerkannt und der Alternativmedizin zugeordnet (s. Übersicht S. 85 und 98).

Anders hingegen sieht die Situation bei der Behandlung mit monoklonalen Antikörpern (z. B. Trastuzumab: Herceptin) aus. Diese Therapie verfolgt ein völlig neues Wirkprinzip. Im Gegensatz zur Chemotherapie greifen monoklonale Antikörper auch die nicht im Zellzyklus befindlichen Tumorzellen an (G0-Phase). Bislang werden diese Antikörper vorwiegend in der palliativen Situation eingesetzt. Sie könnten aber in Zukunft vielleicht auch einmal als adjuvante Therapie eine Rolle spielen. Herceptin, in adjuvanter Absicht gegeben, ist jedoch zurzeit (2002) nur in kontrollierten Studien möglich.

Die **Alternativmedizin** wird häufig fälschlich mit der **Naturheilkunde** gleichgesetzt (Hakimi 1999). Letztere kann durchaus mit zur körperlichen und seelischen Stabilisierung beitragen. Die meisten Kassen erstatten die Kosten naturheilkundlicher Medikamente im Gegensatz zu den alternativen Heilmethoden.

Der Begriff „alternative Therapien" wird von der Industrie gern mit so positiv klingenden anderen Begriffen wie komplementäre, biologische, Ganzheitsmedizin, Erfahrungsmedizin oder unkonventionelle Therapie gleichgesetzt. Da die Wirkungen hiernach nicht nachgewiesen sind, zum Teil auch lebensgefährliche Komplikationen nach ihrer Anwendung auftreten können und nicht zuletzt auch mit großen Schwierigkeiten bei der Kostenerstattung durch die Kassen gerechnet werden muss, sind diese alternativen Behandlungen bei Krebspatienten sehr kritisch zu beurteilen. Naturheilverfahren und „alternative Therapien" sind keine Alternative zu den etablierten wissenschaftlich gesicherten Standardverfahren!

Prophylaxe von Skelettmetastasen

Sehr viele Mammakarzinompatientinnen entwickeln im Krankheitsverlauf Skelettmetastasen. Eine Prävention mit Bisphosphonaten erscheint bei Risikopatientinnen nach Meinung einiger Autoren sinnvoll, zumal die Bisphosphonate neben ihrer erwiesenermaßen osteoprotektiven Wirkung möglicherweise auch eine antineoplastische Wirkung haben könnten. Die bislang durchgeführten Studien zeigen diesbezüglich jedoch widersprüchliche Ergebnisse.

Solange der Stellenwert von Bisphosphonaten in der Metastasenprävention nicht geklärt ist, dürfen diese Substanzen bei Risikopatientinnen nur in kontrollierten Therapiestudien gegeben werden (Bartl u. Frisch 2001).

Ernährung/Krebsdiäten

Unter den Brustkrebspatientinnen finden sich viele hoch motivierte Frauen, die ihre Ernährung auf eine einseitige und angeblich krebsschützende Diät umstellen wollen. Einige von ihnen entwickeln sich zu Diätfanatikerinnen, die sich ihr eigenes Leben und das Leben der Angehörigen und Freunde zur Qual machen. Gezielte Hinweise darauf, dass durch Änderungen der Essgewohnheiten oder durch spezielle Diäten Rezidive verhindert werden könnten, gibt es nicht. Wer solche Diäten propagiert, weckt falsche Hoffnungen und verhält sich unverantwortlich. Dennoch sollte man den Patientinnen einige Ernährungsempfehlungen mit auf den Weg geben (Delbrück 1999).

Allgemeine Ernährungsempfehlungen für Brustkrebspatientinnen

- Vermeidung von Übergewicht
- Reduktion des Fettkonsums auf unter 30% der Kalorien
- Vitaminreiche, kalziumreiche Kost und evtl. Vitamin-D-Substitution
- Reduktion des Alkoholkonsums
- Keine einseitige Ernährung

Argumente gegen Übergewicht

- Statistische Angaben belegen, dass übergewichtige Frauen nicht nur ein erhöhtes Brustkrebsrisiko, sondern auch ein erhöhtes Wiedererkrankungsrisiko mit kürzerer Überlebenszeit haben. (Gilt allerdings nur für postmenopausale Frauen. Bei prämenopausalen Frauen ist kein Einfluss des Ernährungsstatus festgestellt)
- Das Risiko eines Lymphödems ist bei Übergewicht besonders groß
- Die prothetische Versorgung ist bei Übergewicht erschwert

- Eventuell notwendige operative Eingriffe sind bei Übergewichtigen komplikationsreicher als bei Normalgewichtigen
- Die Strahlen- oder Chemotherapie sind bei Übergewicht schwerer zu dosieren. Therapiekomplikationen sind häufiger
- Übergewicht verstärkt das Osteoporoserisiko

nostik „frühzeitig" erkannt werden. Lediglich die Rezidive in der Mamma selbst können potentiell kurativ angegangen werden, weswegen Mammographien die einzigen anerkannten apparativen Untersuchungen in der Routinenachsorge sind. (Tabelle 4.4).

Die Tabelle 4.4 zeigt, dass der Umfang der notwendigen Routineuntersuchungen im Vergleich zu früher wesentlich geringer geworden ist. (ESMO 2001).

Auf einen reichlichen Selengehalt der Ernährung sollte geachtet werden. Wenn der Selenspiegel trotz selenhaltiger Ernährung erniedrigt ist, kann Selen in Ausnahmefällen in medikamentöser Form verabreicht werden.

Zur Prävention einer Osteroporose sollte auf eine kalziumreiche Kost geachtet werden.

4.1.2 Diagnostische Routinenachsorgeuntersuchungen mit dem Ziel einer Rezidivfrüherkennung

Mit wenigen Ausnahmen ergeben sich für die Mehrzahl der Patientinnen selbst dann keine potentiell kurativen Therapiemöglichkeiten mehr, wenn Metastasen dank der Routinediag-

Notwendigkeit rezidivdiagnostischer Maßnahmen in der Nachsorge asymptomatischer Patientinnen, unabhängig von ihrer potentiell kurativen Relevanz

- Der Rezidivausschluss gehört mit zur Evaluation aller Tumortherapien
- Art und Ausmaß aller Rehabilitationsmaßnahmen, einschließlich der sozialmedizinischen Begutachtung, setzen das Wissen des aktuellen Tumorstatus voraus
- Bei frühzeitigem Erkennen einer Krankheitsprogression können möglicherweise Komplikationen und Beschwerden verhindert werden

Tabelle 4.4. Nachsorgeempfehlung bei Patientinnen mit Mammakarzinom

Untersuchung	1. bis 3. Jahr			4. bis 5. Jahr		Ab 6. Jahr
	Alle 3 Mon.	Alle 6 Mon.	Jährlich	Alle 6 Mon.	Jährlich	Jährlich
Anamnese, körperliche Untersuchung	+			+		+
Mammographie nach Brusterhaltung						
Erkrankte Seite		+			+	+
Gegenseite			+		+	+
Mammographie nach Mastektomie						
Gegenseite			+		+	+
Sonstige apparative Untersuchungen, Laboruntersuchungen	Nur bei klinischem Verdacht auf Rezidiv und/oder Metastasen oder bei Symptomen					

> - Bei „geheilten" Mammakarzinompatientinnen besteht ein erhöhtes Risiko für Zweitkarzinome des Endometriums, der kontralateralen Mamma sowie des Ovars
> - Die Betroffenen dringen häufig selbst auf einen Rezidivausschluss

Da Rezidive und Metastasen noch 25 Jahre nach Abschluss der Primärtherapie auftreten können, muss die Routinenachsorge lebenslang erfolgen.

> **Auf einen möglichen Krankheitsprogress hinweisende Symptome, die u. U. zusätzliche laborchemische und apparative Nachsorgeuntersuchungen erfordern**
>
> - Reizhusten, trockener Husten, Dyspnoe
> - Knochenschmerzen, plötzliche „rheumatische Beschwerden"
> - Oberbauchschmerzen, nicht mit Ernährung erklärbare Vergrößerung des Bauchumfangs
> - Lymphödem
> - Neurologische Ausfälle, morgendliches „Nüchternerbrechen", Meningismus
> - Unklare Gewichtsabnahme

Regelmäßige Mammographiekontrollen sind nicht nur wegen des Rezidivausschlusses, sondern auch zur Entdeckung eventueller Zweitkarzinome in der nichtbefallenen Brust notwendig. Jährliche Mammographiekontrollen der kontralateralen Brust sind in den ersten drei Jahren indiziert. Danach sollten nach brusterhaltender Operation halbjährliche Mammographiekontrollen der primär erkrankten Brust erfolgen. Die Mammographie der kontralateralen Brust ist in jährlichen Abständen notwendig. Bei jungen Frauen (<35 Jahre) und bei einer dichten Brust kann die Sonographie aussagekräftiger als die Mammographie sein. Sinnvoll ist, die Frau zu Brustselbstuntersuchungen anzuleiten und zu motivieren. In Broschüren und Ratgeberbüchern (Delbrück 2001) wird die Technik der Selbstuntersuchung ausführlich erklärt

Zusatzuntersuchungen

Das in der Tabelle 4.4 empfohlene Schema für Nachsorgeuntersuchungen gilt nur bei Symptomfreiheit. Bei klinischem Verdacht auf Rezidiv und/oder Metastasen (s. Übersicht) sowie bei gutachterlichen Stellungnahmen in den Rehabilitationskliniken müssen Zusatzuntersuchungen vorgenommen werden. So ist nach Mastektomie bei klinischem Verdacht möglicherweise nicht nur eine Mammographie, sondern auch eine Sonographie, bei zweifelhaftem Befund auch ein MRT indiziert.

Tumormarker

Zahlreiche Tumormarker werden als Rezidivindikator und Verlaufsparameter angeboten. Relativ sensitiv und auch spezifisch für das Mammakarzinom ist das Ca 15–3, das allen anderen Tumormarkern überlegen ist. Ebenso wie die anderen Tumormarker liegt der Ca-15-3-Spiegel allerdings bei den potentiell kurativ angehbaren Lokalrezidiven und leider häufig auch bei solitären Fernmetastasen im unauffälligen Normbereich. Lediglich bei multiplen Fernmetastasen, wenn schon eine Palliativsituation vorliegt, ist er als früher Rezidivparameter tauglich.

Ca 15-3 kann – insbesondere bei Hepathopathien – falsch-positiv erhöht sein. In den meisten nationalen und internationalen Leitlinien der Fachgesellschaften (Deutsche Krebsgesellschaft 2002, ESMO 2001) gehört die Bestimmung der Tumormarker wegen der fehlenden potentiell kurativen Relevanz nicht zu den in der Routinenachsorge geforderten Untersuchungen.

4.1.3
Aufklärung der Patientin bei Feststellung einer Krankheitsprogression

Die Aufklärung muss vom behandelnden Arzt im persönlichen Gespräch geschehen, wobei auch Perspektiven für das weitere therapeutische Prozedere zu eröffnen sind. Bei mehreren anerkannten Behandlungsmethoden muss die Patientin über jeweilige Alternativen und Risiken unterrichtet werden, selbst wenn der Arzt diese nicht als gleichwertig ansieht. Grundsätzlich muss über das Verhältnis von Risiken und Folgen der Maßnahme aufgeklärt werden (s. auch Kap. 8).

4.1.4
Rezidivtherapien

Häufigste Lokalisation der Rezidive

Die lymphogene Ausbreitung kann axillär, supraklavikulär und paramediastinal erfolgen. Bei einer hämatogenen Ausbreitung sind am häufigsten das Skelett (75%), die Lunge/Pleura (60%), die Leber (50%) oder das Gehirn (20%) befallen. Die Metastasierung kann sowohl vom Primärtumor als auch von den Metastasen ausgehen („sekundäre Metastasierung").

Einflüsse bei der Therapieentscheidung

Bei der Entscheidung, welche Rezidivtherapien erfolgen sollten, ist immer zu berücksichtigen, ob und wie die Betroffene von der Therapie profitiert, ob und wie sie unter der therapiebedingten Morbidität voraussichtlich leiden wird, ob die Therapie unter ambulanten oder stationären Bedingungen durchgeführt werden kann sowie ob und in welchem Maß die Angehörigen psychosozial behilflich sind. Begleiterkrankungen (z. B. Diabetes, Niereninsuffizienz, kardiovaskuläre Erkrankungen, schlechter Ernährungszustand), der funktionelle Status und das biologische Alter beeinflussen ebenso wie Krankheitseinsicht, Lebenswille, Compliance und soziale Versorgung die Entscheidung. Zu bedenken sind die unterschiedlich häufige Komorbidität, Pharmakokinetik und Verträglichkeit der Chemotherapien bei jungen und bei betagten Patientinnen. Auch ist die Lokalisation der Metastasen zu berücksichtigen.

Kommt es zu einer Fernmetastasierung, so ist in den meisten Fällen nur noch eine palliative Therapie möglich. Die dann notwendigen Behandlungen werden in Abschnitt 4.3 ausführlich beschrieben. An dieser Stelle geht es vorwiegend um die Lokal- und lokoregionären Rezidive, bei denen noch potentiell kurative Therapieziele bestehen.

■ **Lokalrezidive.** Nach brusterhaltender Therapie mit nachfolgender adjuvanter Bestrahlung ist die Lokalrezidivrate nicht höher als nach einer Mastektomie.

Bei **invasiven Lokalrezidiven nach brusterhaltender Therapie** ist in der Regel die sekundäre Mastektomie erforderlich. Bei nichtinvasiven, rein intraduktalen Rezidiven kann hingegen häufig in Abhängigkeit von Tumorgröße erneut organerhaltend operiert werden. Die Patientin sollte jedoch auf ein erhöhtes Risiko für ein intramammäres Rezidiv (ca. 30% nach 5 Jahren) hingewiesen werden.

Bezüglich des intraduktalen Tumoranteils gelten die gleichen Kriterien wie bei der Primärdiagnose. Eine erneute adjuvante Strahlentherapie ist in der Regel kleinvolumig als interstitielle oder umschriebene Strahlentherapie (Brachytherapie) beim intramammären Rezidiv bzw. in Form von Elektronenbestrahlung möglich. Erfolgte eine Ablatio nach brusterhaltender Therapie, kann in der Regel auf eine erneute postoperative Strahlentherapie verzichtet werden.

Stellt man mit dem Lokalrezidiv gleichzeitig eine Fernmetastasierung fest, so ist – im Sinne des Erhalts einer guten Lebensqualität – eine erneute brusterhaltende Therapie zu vertreten.

Der Wert einer adjuvanten Chemotherapie nach Resektion eines Lokalrezidivs ist nicht belegt.

Bei einem **Lokalrezidiv nach Mastektomie** ist die komplette Exzision des Tumors im Gesunden („wide excision") anzustreben (R0-Resektion). Bei kleinen Narbenrezidiven wird die weite Exzision im Gesunden, gegebenenfalls mit Nachresektion, empfohlen. Falls im Rahmen der Primärtherapie noch keine Bestrahlung erfolgte, sollte diese postoperativ angeschlossen werden. Fand schon eine Bestrahlung statt, so wird nach einer R1-Resektion eine erneute kleinvolumige Strahlentherapie empfohlen.

Ausgedehnte, inoperable Lokalrezidive sollten – sofern dies aufgrund der Vorbelastung möglich ist – bestrahlt werden.

Nach der Operation bzw. der Strahlentherapie schließt sich bei hormonsensiblen Rezidiven eine hormonelle Behandlung an (meist Aromatasehemmer).

■ **Brustwandrezidive.** Kommt es nach Mastektomie zu einem Brustwandrezidiv, ist die operative Entfernung in Form einer „wide excision" anzustreben. Nach ausgedehnter Resektion lokoregionärer Rezidive werden zur Defektdeckung Haut-Muskel-Lappen eingesetzt.

Bei kleinvolumiger Bestrahlung der Rezidivregion muss mit einer lokalen Therapieversagerrate zwischen 18% und 36% gerechnet werden. Kontrovers wird die Indikation zur elektiven Bestrahlung der regionären Lymphabflussgebiete bei einem Brustwandrezidiv diskutiert.

■ **Regionäre Lymphknotenrezidive.** Ein Tumorbefall der axillären Lymphknoten, der ipsilateralen Brust und der ipsilateralen Thoraxwand, inklusive der darüber liegenden Haut, der Supra und Infraklavikularregion und entlang der Mammaria-interna-Gefäße gilt als regionäres Lymphknotenrezidiv.

Primär wird eine Entfernung der axillären Lymphknotenrezidive im Gesunden angestrebt. Da in der Regel nicht von einer kompletten operativen Entfernung ausgegangen werden kann, ist eine zusätzliche lokale Strahlentherapie mit Dosen von 50–60 Gy notwendig. Neben der Bestrahlung der Lymphabflussgebiete wird eine komplette Radiatio der Thoraxwand diskutiert. Wenn gleichzeitig mit dem axillären Rezidiv Fernmetastasen festgestellt werden, sollte man auf eine Nachbestrahlung verzichten.

Als problematisch kann sich ein erneutes Lymphknotenrezidiv nach bereits erfolgter Bestrahlung erweisen. Wegen der möglichen Komplikationen (Lymphödem, radiogene Plexopathie) muss in diesem Fall die Indikation zur Strahlenbehandlung sorgfältig abgewogen werden. Eine adjuvante Hormontherapie ist bei hormonsensiblen Rezidiven indiziert. Der Wert einer adjuvanten Chemotherapie nach Rezidivresektionen ist allerdings nicht belegt.

Nach einer zweimaligen Operation (Primäreingriff und Rezidiveingriff) ist mit einem relativ hohen Lymphödemrisiko zu rechnen. Machen der Operationsbefund (z. B. R2-Resektion) oder der histologische Befund (z. B. diffuse Durchsetzung des Präparats) ein erneutes axilläres Rezidiv wahrscheinlich, so muss trotz des erheblichen Nebenwirkungsrisikos eine Bestrahlung der Region durchgeführt werden.

4.2 Rehabilitative Maßnahmen

Rehabilitationsmaßnahmen können sowohl für potentiell kurativ als auch für palliativ Behandelte in Frage kommen. Bestimmte Mindestinformationen sind Voraussetzung für den Beginn von Rehabilitationsmaßnahmen.

Mindestinformationen, die vor Beginn von Rehabilitationsmaßnahmen bei Mammakarzinompatientinnen vorliegen sollten

— Histologischer Typ, Grading, Rezeptorstatus, Expression von HER/2 neu, pTNM-Stadium?
— Operationsverfahren, welche und wie viele Lymphknoten wurden entfernt?
— Wo, mit welcher Dosis, mit welchem Erfolg wurde bestrahlt?
— Mit welcher Dosis wurden welche Zytostatika verabreicht?
— Wurde potentiell kurativ oder palliativ behandelt?

> - Wann erfolgte die letzte Mammographie?
> - Psychosoziale Angaben (z. B. Aussagen über den Aufklärungsgrad, über eventuelle Coping- und Complianceprobleme, über Angehörigenunterstützung, über soziale Probleme etc.)

Fehlen diese Informationen, werden die Rehabilitationsmaßnahmen nicht zum gewünschten Erfolg führen oder es geht wertvolle Zeit für zusätzliche Recherchen verloren.

4.2.1 Rehabilitationsmaßnahmen zur Verminderung der körperlichen Probleme („Reha vor Invalidität")

Das Spektrum möglicher somatischer Behinderungen reicht von Lymphödemen, Mobilitätsstörungen, hormonellen Entzugserscheinungen bis hin zu sexuellen Störungen, kardiopulmonalen Auswirkungen und Einschränkungen der Hämatopoese (s. Tabelle 4.1). Nach einer radikalen Mastektomie mit axillärer Lymphknotenausräumung und zusätzlicher Strahlen-/Chemotherapie kommt es zu anderen Störungen als nach einer ausschließlichen Quadrantenresektion. Natürlich beeinflussen auch Begleiterkrankungen, die Prognose, das Alter und die Motivation die Art und das Ausmaß der Rehabilitationsmaßnahmen.

Lymphödem

Das Risiko eines späteren Lymphödems beträgt bei der heutigen Operationstechnik und Strahlentherapie unter 2%, wohingegen früher bei bis zu 70% der Patientinnen mit einem Lymphödem gerechnet werden musste.

Die Radikalität der Brustkrebsoperation, insbesondere die der axillären Ausräumung, das Ausmaß des Lymphknotenbefalls, die postoperative Narbenbildung sowie chronisch entzündliche Prozesse oder fibrotische, strahlenbedingte Veränderungen an der Axilla korrelieren mit Häufigkeit und Schwere des Armödems (Földi 1993). Auch nach einer brusterhaltenden Therapie kann es zu einem Lymphödem kommen.

Das Lymphödem ist ein chronisches und – wenn unbehandelt – ein progredientes Leiden mit erheblicher Beeinträchtigung der körperlichen Leistungsfähigkeit und der Lebensqualität für die Betroffene. Der Schweregrad des Lymphödems lässt sich je nach Volumen in Ödemgraden von Grad 0 bis Grad 6 unterscheiden. Bestimmt wird die Volumenvermehrung gegenüber der gesunden Seite, wobei der Umfang in Zentimetern gemessen und am Ödemgradmesser das Ödemvolumen abgelesen wird. Die Messung erfolgt an vier definierten Stellen (Hand, Handgelenk, Unter- und Oberarm). Differenzen von mehr als 2 cm zwischen dem betroffenen und dem normalen Arm gelten als klinisch relevant.

Man unterscheidet zwischen einem latenten und einem manifesten Stadium. Als Latenzstadium (Grad 0) ist die Zeit von der Operation/Bestrahlung bis zum Eintritt des Ödems anzusehen. In diesem Stadium ist das Lymphödem symptomlos oder verursacht nur geringe Beschwerden.

Frühsymptome und Warnhinweise eines Armödems können sein:
- ziehende Schmerzen in der Achselhöhle, die bis in die Fingerspitzen hineinstrahlen,
- Fremdkörpergefühl und leichte Parästhesien im Arm,
- Anschwellen des Armes und der Finger bei Belastungen.

Ist ein axilläres Rezidiv bzw. eine venöse Abflussstörung als Ursache der Symptome ausgeschlossen, muss schon in diesem latenten Stadium eine Lymphödembehandlung eingeleitet werden. Sie besteht aus einer manuellen Lymphdrainage, Kompressionsstrümpfen, Lagerung des Ödemarms, evtl. mit Lagerungskeil, und angemessener Schonung (Földi u. Strößenreuther 1997). Die apparative Lymphdrainage, wie sie besonders in den angloamerikanischen Ländern praktiziert wird, ist zwar wesentlich kostengünstiger, hat sich jedoch nicht bewährt.

Die Patientinnen sollten ausführlich über die Vorsichtsmaßnahmen aufgeklärt werden, um so einer Verschlimmerung des Lymphödems entgegenzuwirken (s. auch Übersicht S. 90). Hierfür eignen sich Broschüren und Ratgeberbücher (Delbrück 2001), Gruppengespräche und das Gesundheitstraining, wie sie im Rahmen der Rehabilitation angeboten werden.

Empfehlungen für Mammakarzinompatientinnen mit erhöhtem Lymphödemrisiko (Delbrück 1998)

- Arztbesuch
  - Möglichst keine Injektionen auf der operierten Seite
  - Möglichst Blutdruck auf der anderen Seite messen
  - Keine Akupunkturbehandlung auf der gleichen Seite
- Haushalt
  - Keine schweren Einkaufstaschen tragen
  - Vorsicht mit manuellen Tätigkeiten im heißen Wasser, in Laugen oder säurehaltigen Flüssigkeiten
  - Vorsicht vor Schnittwunden mit Küchenmessern, Nadeln
  - Keine schweren Lasten tragen
  - Keine Armbanduhr, keine abschnürenden Ringe an der gefährdeten Seite tragen
- Kleidung
  - Träger des Büstenhalters dürfen weder an der Schulter noch am Brustkorb einschneiden
- Körperpflege
  - Bei der Nagelpflege den Nagelfalz nicht schneiden
  - Keine reizenden oder allergisierenden Kosmetika verwenden
  - Vorsicht vor Sonnenbad, Vorsicht in der Sauna
  - Keine knetende Massage des Arms, keine Massagegeräte
- Urlaub bzw. Freizeitgestaltung
  - Vorsicht vor Insektenstichen in der gefährdeten Region
  - Vorsicht vor Verletzungen und Frostschäden
  - Keine großen Anstrengungen mit dem gefährdeten Arm
  - Vorsicht vor Verletzungen mit Stacheln, Dornen oder Geräten
  - Keine ruckartigen Bewegungen aus der Schulter des gefährdeten Arms (kein Tennis, kein Golf!)

Bei axillär nicht radikal operierten und nicht strahlenbehandelten Patientinnen ist eine **prophylaktische Lymphdrainage** überflüssig, selbst bei Risikopatientinnen ist der Wert einer prophylaktischen Lymphdrainage wissenschaftlich nicht erwiesen. Es reicht, wenn die Patientinnen auf die Risiken und auf die Warnzeichen eines Lymphödems hingewiesen werden (s. oben). Vor einer übertriebenen prophylaktischen Schonung ist zu warnen! Übertriebene Prophylaxe ist nicht mit dem Grundsatz vereinbar, alles zu tun, um eine Isolierung der Krebspatientinnen zu vermeiden!

Die Therapie eines schon seit länger bestehenden Lymphödems ist außerordentlich problematisch. Chirurgische Eingriffe sind wenig erfolgversprechend und komplikationsreich; eine antidiuretische Therapie mit Zielrichtung Lymphödem gilt als kontraindiziert, da eine erhöhte Hämokonzentration eine geringere Durchblutung von Ödembereichen bewirkt. Massagen, Elektrotherapien, Packungen und sonstige Wärmeanwendungen (z. B. heiße Bäder) können das vorhandene Spannungsgefühl und die eventuell eingeschränkte Beweglichkeit zwar zeitweilig lindern, das Lymphödem jedoch verstärken. Lediglich die Lymphdrainagebehandlung und Kompressionsstrümpfe vermögen das Ödem zu reduzieren, jedoch nur in sehr seltenen Fällen langfristig zu beseitigen.

Die Lymphdrainage muss lebenslang durchgeführt werden. Die Kontraindikationen der

Physiotherapie (s. folgende Übersicht) sind zu beachten (Bökel 1997). Entgegen landläufiger Meinungen ist eine Tumoraktivität keine Kontraindikation, eine Ausnahme besteht, wenn der Tumor im Abflussgebiet der Lymphe liegt und bei der Lymphdrainage mobilisiert werden könnte. Eine streichende, vorsichtige Massage, Lagerung des Arms und – bei Überwärmung – eine Kälteanwendung sind jedoch möglich.

Bei geringstem Verdacht auf ein Erysipel, zu dem lymphödembetroffene Patientinnen neigen, müssen sofort 30 Mio. E Penicillin G intramuskulär verabreicht werden. Die Penicillintherapie muss auch noch einige Tage nach Eintritt der Beschwerdefreiheit weitergeführt werden.

Kontraindikationen in der physikalischen Therapie (nach Bökel 1997)

- Manuelle Lymphdrainage
  - Grenzkompensierte Herzinsuffizienz
  - Hautentzündungen im Behandlungsbereich
  - Thrombophlebitis/Phlebothrombose
  - Laufende Radiatio
- Medizinische Bäder
  - Akute Entzündungen/Infekte
  - Herzinsuffizienz
  - Hämodynamisch wirksame Herzvitien
  - Schwerer Hypertonus
  - Frischer Myokardinfarkt
  - Fortgeschrittene koronare Herzkrankheit
- Klassische Massage
  - Entzündliche/infektiöse Hauterkrankungen
  - Urtikaria auf mechanische Reize
  - Vaskulitis/Phlebitis
  - Gerinnungsstörungen
  - Fieberhafte Infekte
  - Weichteilverletzungen, Knocheninstabilitäten
- Unterwassermassage: wie Massage, zusätzlich Herzinsuffizienz
- Kryotherapie
  - Raynaud-Syndrom
  - Kälteurtikaria
  - Kryoglobulinämie
  - Paroxysmale Kältehämoglobinurie
  - „Cold-pressure reaction" (Blutdruckanstieg)
- Elektrotherapie: Metall im Stromflussbereich
  - Nieder- und Mittelfrequenz: (Endoprothesen, Herzschrittmacher, Metallsplitter), Hautläsionen, Thrombose, Gravidität, Spastik
  - Hochfrequenz: Herzschrittmacher, Metalleinschlüsse, Entzündungen
- Ultraschalltherapie
  - Entzündungen/Infektionen
  - Phlebitis
  - Herzschrittmacher (Kabelbruch)
  - Cave: Augen, Epiphysenfugen,
  - Lamineklomienarbe

Einschränkungen der Mobilität

■ **Schulter-/Armbeweglichkeit.** Nach einer Ablatio mammae mit/ohne Bestrahlung und Entfernung der Achsellymphknoten ist die Schulter-/Armbeweglichkeit häufig eingeschränkt, was eine krankengymnastische Einzelbehandlung notwendig macht.

Sie konzentriert sich im Wesentlichen auf die Erhaltung und Besserung der Mobilität im Schulter-/Armgelenk sowie auf die Verhütung und Behandlung von Therapiefolgestörungen. Krankengymnastik führt auch zu positiven psychischen und sozialen Effekten. Die **krankengymnastische Betreuung** der Mammakarzinompatientin sollte schon am ersten postoperativen Tag einsetzen. Sie beginnt am Krankenbett mit gezielten Atemübungen., Spannungs- und Pumpübungen der Arme zur Lymphödemprophylaxe und Entspannungsübungen, um die Atmung der operierten Seite zu vertiefen. Der Schrumpfungstendenz der Narbe muss vorgebeugt, einer Schonhaltung entgegengewirkt werden (Morvai u. Goldstein 1989). Frühmobilisierungsübungen verhindern das Auftreten lymphatischer Komplikationen (Rodier 1987).

> **Zielsetzung der Krankengymnastik in der Mammakarzinomrehabilitation**
>
> - Körperlich motorischer Aspekt
>   - Verbesserung der funktionellen Einschränkung
>   - Vermittlung von Bewegungserfahrung
>   - Förderung der körperlichen Leistungsfähigkeit
>   - Verhinderung eines Lymphödems
> - Emotionaler Aspekt
>   - Spaß an der Bewegung, Stabilisierung, Selbstwertgefühl
>   - Beitrag zur Krankheitsbewältigung anstatt Verdrängung
>   - Motivation zu neuem gesundheitsfördernden Freizeitverhalten
> - Sozialer Aspekt
>   - Eingliederung in die Gesellschaft und Enttabuisierung der Krankheit Krebs
>   - Förderung der Kommunikation und des Gemeinschaftssinns

Im Vordergrund der späteren physikalisch-therapeutischen Bemühungen steht die Vermeidung bzw. Linderung von Beschwerden im Narbensowie im Schulter-Arm-Bereich. Die Beweglichkeit des Schultergürtels soll verbessert, eine Schonhaltung vermieden und das Gefühl für die richtige Körperhaltung geschult werden. Die Patientinnen müssen motiviert werden, aktiv an der Prophylaxe und der Therapie mitzuwirken (z. B. durch Vermeiden einer ungünstigen Körperhaltung, Erlernen spezieller krankengymnastischer Übungen, durch Armlagerungshilfen und durch Verhaltenstraining für den Arbeitsplatz, den Haushalt, die Freizeit etc., aber auch durch Aufklärung über sinnvolle Verbote).

Noch nach Monaten und – insbesondere nach zusätzlicher Strahlentherapie – selbst noch nach Jahren können Fibrosierungen und schrumpfende Narben zu neurologischen Funktionsstörungen mit Mobilitätseinschränkungen des Armes führen. Führt die krankengymnastische Behandlung nicht zum Erfolg, müssen funktionell hinderliche Narben chirurgisch beseitigt werden.

Operativ und/oder radiogen bedingte Plexusschäden sind heute wesentlich seltener als früher. Die Differenzierung, ob eine metastatisch oder therapiebedingte Plexusparese vorliegt, ist wichtigste Voraussetzung vor einer Therapie. Beträgt die Latenzzeit zwischen Strahlentherapie und Plexusparese weniger als sechs Monate, so spricht dies eher für eine Metastasierung.

Der Erfolg krankengymnastischer Übungen lässt sich objektiv durch Messung der Winkelgrade, Messungen der Abduktion und Adduktion (Neutral-Null-Methode) belegen. Zur groben Orientierung dienen der „Nackengriff" (Außenrotation, Abduktion, Flexion), der „Schürzengriff" (Innenrotation, Abduktion, Extension) und die Prüfung der Elevation. Ergänzende Untersuchungen sind Inspektion und Palpation zur Beurteilung der Skapula, Hypertrophie der Muskulatur, Haltung sowie isometrische Widerstandstests für Abduktion, Adduktion, Flexion, Extension, Innen- und Außenrotation sind sinnvoll.

■ **Wassergymnastik und andere Entspannungsverfahren.** Neben der Einzelgymnastik sollte auch Gruppengymnastik durchgeführt werden (Schultergymnastik in der Gruppe, Bewegungsübungen im Wasser, Entspannungstechniken). Besonders die Wassergymnastik ist hier zu erwähnen. Die Vorzüge der Wassergymnastik ergeben sich aus den physikalischen Eigenschaften des Mediums Wasser, wie Auftrieb und Widerstand. Der ständige Wechsel zwischen Auftrieb und Widerstand kann sowohl für die Mobilisation als auch für die Kräftigung genutzt werden. Die Wassergymnastik sollte nicht nur in den Rehabilitationskliniken praktiziert, sondern auch nach dem stationären Rehabilitationsaufenthalt ambulant weitergeführt werden, so z. B. in Krebsnachsorgesportgruppen. Die Kassen fördern den „Rehabilitationssport" als ergänzende Leistung der Rehabilitation". Nachsorgekliniken, Selbsthilfegruppen und der jeweilige Landessportverband (Adressen am Ende des Kapitels) verfügen über eine Adressenliste der regional tätigen Sportgruppen, an die sich die Patientinnen wenden können.

Oft besteht bei den Patientinnen eine innere „Verkrampfung" und mangelhafte Entspannungsfähigkeit. **Entspannungsverfahren**, wie Yoga, andere Meditationsformen, Atemschulung, Eutonie, Übungen aus dem Arbeitskreis nach Feldenkrais, die zur Physiotherapie im weiteren Sinne gezählt werden können, vermögen lindernd zu wirken. Sinnvoll ist, dass die Patientinnen diese Entspannungstechniken erlernen (autogenes Training, progressive Muskelentspannung).

Die Empfehlung zur **sportlichen Betätigung** bezieht sich nicht nur auf die funktionelle und körperliche, sondern auch auf die psychosoziale Ebene. Der Sport ist ein ideales Medium, bei dem neben den Aspekten der Gesundheit und der körperlichen Fitness auch der soziale Aspekt „Miteinander – Füreinander" in hervorragender Weise zum Tragen kommt. Die Kommunikation innerhalb der Gruppe wird gefördert. Der gemeinsam betriebene Sport bietet die Möglichkeit zu Kontakten und zum Informationsaustausch mit Gleichbetroffenen. Die Eingliederung der Patientin in das Gruppengefüge einer Sportgruppe kann zum Abbau der Tabuisierung der Krebserkrankung beitragen. Der Isolierung wird durch die Sportgruppen entgegengearbeitet. „Sport nach Krebs" kann jedoch niemals eine krankengymnastische Betreuung zur Verbesserung der Schulter-Arm-Beweglichkeit ersetzen.

Bei Knochenmetastasen und eingeschränkter Mobilität können eine Krankengymnastik und physiotherapeutische Maßnahmen zu einer Erhaltung und Verbesserung der Beweglichkeit und Lebensqualität beitragen (z. B. isometrische Übungen, Entspannungstechniken zur Vermeidung muskulärer Verspannungen, Gehschulung mit Hilfen wie Unterarmgehstützen, Rollator oder Rollstuhltraining, transkutane Nervenstimulation – TENS).

■ **Nebenwirkungen der Physiotherapie.** Eine Physiotherapie kann auch unerwünschte Nebenwirkungen haben. In der Übersicht auf S. 75 sind die wichtigsten balneophysikalischen Therapieverfahren und ihre Kontraindikationen aufgelistet (Bökel 1997). Physikalische Therapien bei laufender oder kurz zurückliegender Strahlentherapie sollten mit dem Strahlentherapeuten abgesprochen werden. In der Regel sind Wasserbehandlungen und medizinische Bäder ein bis zwei Wochen nach der Strahlenbehandlung nur dann durchführbar, wenn die bestrahlte Hautregion reizlos ist.

Schmerzen, Polyneuropathien

Nach Gabe bestimmter Zytostatika (besonders nach Vinca-Alkaloiden, Taxanen und nach Platinderivaten) können hartnäckige Polyneuropathien auftreten. Manchmal lohnt sich ein Therapieversuch mit Vitamin-B-haltigen Medikamenten. Zur Verhinderung der taxoltypischen Myalgien und Arthralgien wird die prophylaktische Einnahme von Glutamin (3-mal 10 g/Tag) empfohlen. Ein eindeutiger Wirksamkeitsnachweis konnte hierfür allerdings bislang nicht erbracht werden. Beschwerdelindernd können Antidepressiva und Antikonvulsiva wirken. Unumstritten ist die positive Wirkung physikalischer Therapien, wie z. B. das hydroelektrische Vollbad (Stanger-Bad), die Gleichstrombehandlung (Vierzellenbad; cave: Lymphödem!) oder gekörnte Sandstrukturen. Lindernd können sich auch diadynamische Ströme im Niederfrequenzbereich oder Interferenzströme auswirken (s. auch Kap. 5).

Nach einer kombinierten chirurgischen und strahlentherapeutischen Behandlung kam es früher nicht selten zu sensiblen und/oder motorischen Beschwerden. Hierfür waren entweder verletzte Nerven oder schrumpfende Narben die Ursache. Heute sieht man derartige therapiebedingte Störungen wegen der veränderten

Indikationen zur Strahlentherapie und der eingeschränkten axillären Ausräumung seltener. Bei fibrotisch bedingten Nervenkompressionsschmerzen kann medikamentös Carbamazepin gegeben und Elektrotherapien (TENS-Gerät) eingesetzt werden. Unter Umständen müssen funktionell hinderliche Narben chirurgisch beseitigt werden. Schmerzen aufgrund von Bewegungseinschränkungen im Schulter-Arm-Gelenk, von Lymphödemen oder Haltungsstörungen können durch Physiotherapie wirksam gelindert werden.

Ein fehlender Gewichtsausgleich nach Mastektomie führt zu einer muskulären Dysbalance, zu Haltungsschäden mit Schmerzen und nicht selten zu psychischen Problemen, sodass eine externe prothetische Versorgung zur Vermeidung orthopädischer Beschwerden, zur psychischen Stabilisierung und zur Verbesserung der Lebensqualität erforderlich ist.

Sind die neurologischen Ausfälle Folgen einer Tumorkompression, helfen nur Tumortherapien. Bei einem Herpes zoster, wie er bei bestrahlten Patienten häufig auftritt, muss zum frühestmöglichen Zeitpunkt Acyclovir gegeben werden, um einer Chronifizierung der Schmerzsymptomatik vorzubeugen.

Brustprothetische Versorgung

Bei feuchter Epitheliolyse nach Strahlentherapie hilft Sulfadiazincrème. Die brustprothetische Beratung und Versorgung in der Nachbetreuung muss fachgerecht und individuell durchgeführt werden, wozu sich speziell ausgebildete Prothetikberaterinnen in den Rehabilitationskliniken (s. Abb. 4.2) und den Sanitätsfachgeschäften anbieten. Für Brustamputierte gibt es spezielle Badeanzüge, in denen eine Brustprothese getragen werden kann. Die Kosten hierfür werden in der Regel von den gesetzlichen Krankenkassen erstattet.

Eine Erstversorgungsprothese kann bereits über dem Wundverbandspolster getragen werden, die endgültige Brustprothese kann aber erst angepasst werden, wenn kein oder nur noch ein dünner Wundverband notwendig ist. Ein Ödem sollte nicht mehr bestehen. Ist im Anschluss an die Operation eine Bestrahlung geplant, so sollte mit der Anpassung der Prothese noch gewartet werden. Wundheilungsstörungen und Hautveränderungen sollten nicht vorliegen. Die Patientin hat in Deutschland alle zwei Jahre bei der gesetzlichen Krankenkasse Anspruch auf eine neue externe Prothese, bei Defekt oder Veränderung ihres Körperbildes auch früher. Die Auswahl der Halterung muss der Konstitution der Patientin und den Bedingungen der Prothese gerecht werden.

Zu den Kriterien gehören:
- breiter Brustgürtel,
- breite Träger oder Trägerpolster,
- eingenähte Tasche für die Prothese.

Ein adäquater Gewichtsausgleich kann mit einer Schaumstoffprothese nicht erreicht werden. Langfristig drohen Haltungsschäden, muskuläre Verspannungen und Wirbelsäulenbeschwerden und nicht selten auch psychische Probleme.

Brustneuaufbau/Rekonstruktive plastische chirurgische Maßnahmen

Der Wiederaufbau der amputierten Brust, beispielsweise mit einer Silikonprothese, dient nicht nur der Wiederherstellung des normalen Körperbildes, sondern auch der Wiedergewinnung des natürlichen Gewichtausgleichs am Brustkorb. Dies ist umso bedeutsamer, je schwerer die erhaltene Brust ist, die bei fehlendem Rekonstruktionswunsch allerdings auch einseitig durch eine Reduktionsplastik verkleinert werden kann. Wird die Gewichtsasymmetrie nicht korrigiert, sei es durch Aufbau der einen oder durch Reduktion der gesunden Seite, wird die ohnehin nach einer Brustamputation vorhandene Neigung zur Fehlhaltung gefördert. Verspannungen der Schulter-, Nacken- und Rückenmuskulatur sind die Folge. Durch einen Brustwiederaufbau, oft in Verbindung mit einer angleichenden Korrektur der gesunden Seite, kann Verspannungen und hierdurch bedingten Kopfschmerzen vorgebeugt werden.

Der Habitus, die Form und die Größe der gesunden, kontralateralen Brust, eventuell vorausgegangene chirurgische Eingriffe und vor allem der Patientinnenwunsch beeinflussen die Wahl der plastisch-chirurgischen Rekonstruktionsmethode. Der einfachste Weg zum Wiederaufbau des Brusthügels führt über die Expansion des flachen Brustwandgewebes durch vorübergehende Implantation eines Gewebeexpanders zur Einlage einer Silikonprothese, deren Silikonhülle mit einem stark kohäsiven Silikongel gefüllt ist.

Frühere Bedenken, dass Silikonprothesen krebsfördernd oder für die Entstehung von Autoimmunerkrankungen verantwortlich sein könnte, sind inzwischen ausgeräumt. Allergien oder beispielsweise Autoimmunerkrankungen durch Silikonimplantate sind unbekannt. Da die Prothesen grundsätzlich retromuskulär, d. h. hinter dem M. pectoralis major und Teilen des M. serratus anterior implantiert werden, bereiten sie in der Regel keine Schwierigkeiten bei der Erkennung sich präpektoral entwickelnder Rezidive.

Eine typische Komplikation von Silikonbrustimplantaten kann die sich um die Prothese herum entwickelnde schmerzhafte Narbenkapselfibrose sein. Sie entwickelt sich bei den neueren Implantaten mit einer aufgerauten Oberfläche und einem auslaufsicheren kohäsiven Silikongel nur noch in weniger als 5% der Fälle. Dieser Prozentsatz steigert sich allerdings auf 50%, sobald eine Bestrahlung über dem Implantat durchgeführt wurde. Dementsprechend soll der Wiederaufbau einer Brust in einem bestrahlten Areal nur mit körpereigenem Gewebe, sei es über dem M. latissimus dorsi vom Rücken oder mit Hilfe des M. rectus abdominus vom Unterbauch her durchgeführt werden.

Über die verschiedenen Möglichkeit einer Aufbauplastik, sei es mit Fremdkörpern bzw. Silikonimplantaten oder mit körpereigenem Gewebe, sollte man nach Möglichkeit schon vor der Operation mit der Patientin gesprochen haben. Schon das Wissen um die Möglichkeit plastischer Operationen hilft mancher Patientin psychisch über die erste Zeit hinweg, auch wenn sich schließlich später nur wenige Patientinnen für eine rekonstruktive Operation entscheiden.

Im Gegensatz zu früher wird die Brustrekonstruktion bei Patientinnen mit guter Prognose heute schon sehr frühzeitig, wenn fachärztlich möglich, sogar unmittelbar schon mit der Amputation verbunden empfohlen. Erfolgt der Brustaufbau aus logistischen oder medizinischen Gründen erst später, so ist dies allerdings mit keinen Nachteilen für die Patientin verbunden.

Die Entscheidung für den Brustaufbau trifft nur die Patientin; möglichst im Konsens mit ihrem Arzt, der sie berät und der nicht nur Vor-, sondern auch eventuelle Nachteile kennen und erwähnen muss. Dabei sollte die Patientin zeitlich nicht unter Druck gesetzt werden.

Für die Art der Brustrekonstruktion ist von Bedeutung, ob eine Bestrahlung durchgeführt wurde oder nicht (Abb. 4.3). Nach einer Bestrahlung kann nur noch körpereigenes Gewebe verwendet werden, da bei Fremdgewebe mit einem hohen Komplikationsrisiko zu rechnen wäre.

Sexuelle Störungen

Die Besprechung möglicher Auswirkungen therapeutischer Maßnahmen auf die Sexualität bzw. die Beratung bei sexuellen Problemen gehören mit zur Nachbetreuung. Störungen des sexuellen Erlebens und Verhaltens treten als Begleit- oder Folgeerscheinung häufig auf. Sie können für die Betroffenen oft eine erhebliche Einbuße an Lebensqualität, Selbstwertgefühl und Zufriedenheit in der Partnerbeziehung bedeuten. Sowohl die systemische Hormon- als auch die Chemotherapie haben Effekte auf die Sexualität und die Fertilität (Zettl u. Hartlapp 1996).

Die Diagnose selbst wie auch die nachfolgenden Therapiemaßnahmen sind geeignet, die weibliche Identität langfristig zu beeinflussen. So manche Frau befürchtet, nach einer Mammaamputation nicht mehr vollwertig zu sein und entzieht sich den Blicken des Partners und der Umwelt. Latente Konflikte, die zuvor gut toleriert wurden, können durch die Erkrankung und die operative Verstümmelung unerträglich werden und zu schwerwiegenden Veränderungen im privaten sowie beruflichen Bereich führen.

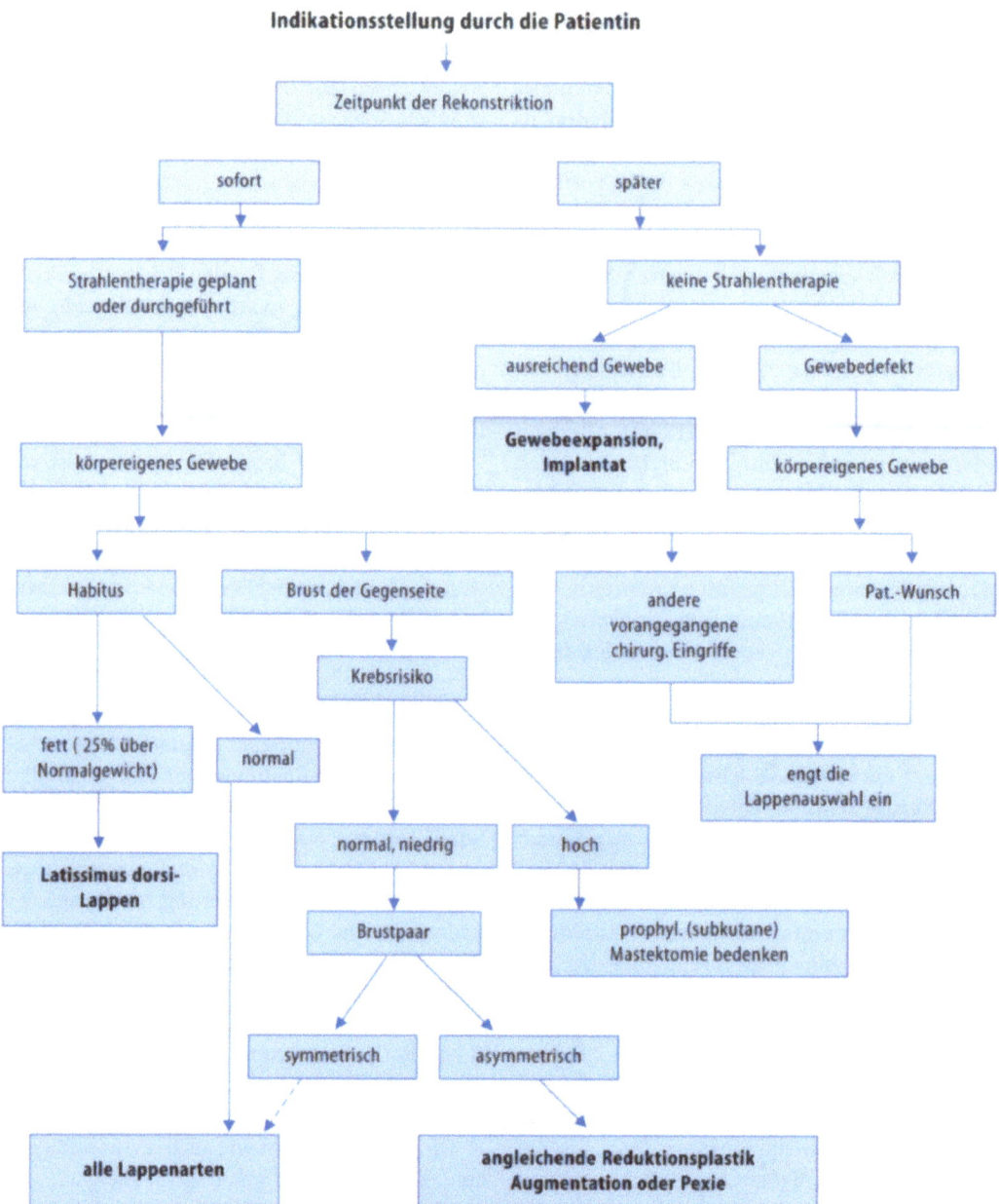

Abb. 4.3. Brustrekonstruktion nach Mastektomie

Durch Ausfall der Ovarialhormone muss es nicht automatisch zu Einschränkungen einer **sexuellen Erlebnisfähigkeit** kommen. Der Östrogenmangel kann allerdings zur Trockenheit und Vulnerabilität der Vagina bzw. zu einer Kolpitisanfälligkeit führen und dadurch eine Dyspareunie bewirken. Östrogenhaltige Salben und Ovula können beschwerdelindernd wirken. Die ursprünglichen Ängste einer systemischen Resorption und hierdurch bedingter negativer

Auswirkungen auf das Tumorwachstum hormonempfindlicher Tumoren haben sich bislang als nicht berechtigt erwiesen.

Es ist davon auszugehen, dass nur ein kleiner Prozentsatz der Patientinnen von sich aus sexuelle Probleme anspricht. Die meisten warten auf Fragen von Seiten des Arztes, da mit dem Thema Sexualität und insbesondere mit dem „sexuellen Versagen" erhebliche Hemmungen verbunden sind. Ängste und Schuldgefühle spielen eine zentrale Rolle, die im Gespräch abgebaut werden können. Es ist ratsam, den Partner zu solchen Gesprächen hinzuzuziehen oder ihn auch getrennt zu beraten, denn oft führt das fehlende Verständnis des Partners erst zu Problemen.

Hormonelle Störungen

■ **Klimakterische Beschwerden.** Die Ausschaltung der Ovarialfunktion mit anschließender antihormoneller Therapie kann, besonders bei prämenopausalen Frauen, zu erheblichen klimakterischen Beschwerden mit Einschränkungen der Leistungsfähigkeit führen. Auch die Chemotherapie geht mit Hormonausfallsstörungen einher. Nach einer CMF-Chemotherapie ist die Wahrscheinlichkeit einer Amenorrhoe größer als nach einer EC-Chemotherapie.

Die **hormonellen Entzugserscheinungen** können akuter Natur sein (z. B. Hitzewallungen und Depressionen), aber auch später, z. T. sogar erst nach Jahrzehnten auftreten (z. B. Osteoporose und koronare Herzerkrankung).

Eine Hormonsubstitution vermag sowohl die akuten als auch die spät auftretenden Störungen zu lindern. Bei Patientinnen mit rezeptornegativem Mammakarzinom bestehen keine Einwände gegen eine solche Hormonsubstitution. Auch bei rezeptorpositivem Tumor ist man in Anbetracht neuerer Untersuchungen nicht mehr so strikt wie in der Vergangenheit gegen eine Hormonersatztherapie mit Östrogenen (O'Meara et al. 2001). Solange eine endgültige Bewertung noch aussteht, sollte man bei diesen Patientinnen allerdings immer zuerst ohne Hormonpräparate die Beschwerden zu lindern versuchen.

> **Nichthormonelle Maßnahmen bei hormonell bedingten Hitzewallungen/Schweißausbrüchen**
>
> – Pflanzliche Präparate (z. B. Remifemin, Cefakliman mono)
> – Organpräparate (z. B. Solcosplen)
> – Homöopathika (z. B. Ferminon, Cefakliman, Klimaktoplant),
> – Physikalische Maßnahmen
> – Medikamentöse Maßnahmen

Führen die oben aufgeführten Maßnahmen nicht zu der erwünschten Linderung, sollten nichthormonelle Medikamente (Parasympathikolytika, Ergotamin, Barbiturate sowie α-adrenerge Agonisten wie Clonidin und Methyldopa, die eventuell mit Psychopharmaka kombiniert werden können), gegeben werden.

Erst danach werden bei Fortbestehen der Beschwerden niedrigdosierte Gestagene (5–20 mg) oder Megestrolacetat bzw. bei weiterem Fortbestehen der Beschwerden Östrogen-Gestagen-Präparate (z. B. Kliogest) eingesetzt.

■ **Nebenwirkungen der Hormontherapie.** Unter der Tamoxifentherapie kann es in seltenen Fällen zu venösen **Thromboembolien** und bei etwa 20% zu einer unerwünschten Proliferation des Endometriums kommen. Veränderungen an der Kornea und Retina sind möglich. Das Risiko eines **Endometriumkarzinoms** ist etwa doppelt so hoch wie bei nicht mit Tamoxifen behandelten Patientinnen.

Die vaginal-sonographische Verlaufskontrolle ermöglicht keine sichere Unterscheidung zwischen benignen und malignen Veränderungen des Endometriums, dennoch wird bei einer Tamoxifenbehandlung empfohlen, das Endometrium sonographisch (transvaginal) alle sechs Monate zu beurteilen, um eine Endometriumkarzinom nicht zu übersehen. Bei jeder Blutung unter Tamoxifen ist eine Hysteroskopie vorzunehmen, am besten mit gleichzeitiger Resektion des hyperplastischen Endometriums.

Die Gestagentherapie kann mit unerwünschten Nebenwirkungen einhergehen (Cholestase, kardiovaskuläre Komplikationen, Blutdruckprobleme, Wasserretention, Heißhunger, Gewichtszunahme, Störungen des Lipidstoffwechsels, Sodbrennen, Kopfschmerzen, Adynamie Persönlichkeits- und Wesensveränderungen wie Vergesslichkeit, Nervosität und Gereiztheit).

Da Aromatasehemmer bei zumindest gleicher Wirksamkeit weniger Nebenwirkungen aufweisen, werden diese in der Postmenopause zunehmend anstelle von Tamoxifen eingesetzt.

Schwangerschaft

Aus sozialen Gründen wird vor einer Schwangerschaft in den ersten Jahren nach Abschluss der Therapie abgeraten, da in dieser Zeit das Rezidivrisiko am größten ist. Im Gegensatz zur früheren Lehrmeinung, nach der ein negativer Einfluss der Schwangerschaft auf das Tumorleiden angenommen wurde, belegen allerdings neuere Untersuchungen, dass eine Gravidität die Prognose nicht verschlechtert. Ein Schwangerschaftsabbruch ist somit aus Gründen einer möglichen Prognoseverschlechterung nicht gerechtfertigt.

Hinweise für einen **Einfluss des Karzinomleidens auf die Entwicklung des Fetus** bestehen ebenfalls nicht. Mit einer **Beeinträchtigung des Fetus durch eine systemische Tumortherapie** ist allerdings je nach Zeitpunkt und Art der verabreichten Therapie zu rechnen.

> **Systemische Tumortherapien und Schwangerschaft (Baltzer et al. 2000)**
>
> — Eine vor der Schwangerschaft erfolgte Chemo- und/oder Strahlentherapie stellt nach heutiger Ansicht keine Indikation zur Abruptio aus eugenischer Sicht dar
> — Wird im ersten Trimenon eine adjuvante Chemotherapie appliziert, so ist mit einem erhöhten teratogenen Risiko zu rechnen. Die Indikation zu einem Schwangerschaftsabbruch muss in diesem Fall mit der Patientin besprochen werden
> — Im 2. oder 3. Trimenon ist eine systemische Chemotherapie möglich, ohne dass hierdurch die Schwangerschaft gefährdet würde; es sollten jedoch keine Taxane und kein Tamoxifen verabreicht werden
> — Es sollte eine intensive geburtshilflich-sonographische Überwachung in einem Zentrum erfolgen, um den optimalen Entbindungszeitraum zu ermitteln

Genetische Beratung und Früherkennung bei Risikopatientinnen

Junge Frauen bewegt häufig die Frage der Familienplanung und die Frage nach dem Mammakarzinomerkrankungsrisiko ihrer Kinder. Man schätzt, dass etwa 5% aller Mammakarzinome familiär bedingt und auf angeborene Keimbahnmutationen im BRCA1- oder BRCA2-Gen zurückzuführen sind. Diese Frauen sollten sich in „Hochrisikosprechstunden" beraten lassen, die an nahezu allen Universitätsfrauenkliniken eingerichtet wurden (Schmutzler 1999).

> **Kriterien für eine genetische Untersuchung von Brustkrebspatientinnen (Kiechle et al. 2001)**
>
> — Familien mit mindestens zwei Erkrankten an Mamma- und/oder Ovarialkarzinom, davon eine <50 Jahren (die Altersgrenze entfällt bei Familien mit drei oder mehr Erkrankten)
> — Familien mit einer Erkrankten an einseitigem Mammakarzinom im Alter von 30 Jahren oder früher
> — Familien mit einer Erkrankten an beidseitigem Mammakarzinom im Alter von 40 Jahren und früher
> — Familien mit einer Erkrankten an Ovarialkarzinom im Alter von 40 Jahren oder früher
> — Familien mit einer Erkrankten an Mamma- und Ovarialkarzinom
> — Familien mit einem männlichen Erkrankten an Mammakarzinom

Da bei Frauen mit familiärer Brustkrebsbelastung zu einem früheren Zeitpunkt als im Vergleichskollektiv Mammakarzinome auftreten, muss man – aufgrund des im niedrigen Lebensalter meist dichteren Drüsenkörpers – mit deutlichen Einschränkungen der Sensitivität von Mammographien rechnen. Am besten ist, wenn bei jungen Risikopatientinnen sowohl sonographische als auch mammographische Kontrolluntersuchungen vorgenommen werden.

Notwendige Früherkennungsuntersuchungen bei Risikofrauen (und -töchtern) sind halbjährliche klinische und Ultraschalluntersuchungen der Brust sowie jährliche Mammographien. Mit diesen Routinefrüherkennungsuntersuchungen sollte man bei den Töchtern fünf Jahre vor dem Erkrankungsalter der Mutter beginnen.

■ **Prophylaxe und Prävention.** Tamoxifen kann zur Prävention bei Vorliegen einer BRCA-1/2-Mutation angeboten werden. Es fehlen allerdings – ebenso wie für die prophylaktische bilaterale Mastektomie – genügend lange Nachbeobachtungszeiten, die einen protektiven Effekt dieser Maßnahmen bestätigen (Meijers-Heighboer et al. 2001).

Osteoporose

Die Ausschaltung der Ovarfunktion sowie die Hormon- und Chemotherapie führen zu einer vorzeitigen Menopause mit erhöhtem Osteoporoserisiko. So kommt es schon nach zweijähriger Gabe eines LHRH-Analogons zu einer signifikanten Reduktion der Knochendichte. Möglicherweise kann diese durch die gleichzeitige Gabe von Tamoxifen oder Raloxifen reduziert werden.

Ob durch die prophylaktische Gabe von Bisphosphonaten die Osteoporoseinzidenz reduziert wird, ist Gegenstand mehrerer noch nicht abgeschlossener Studien. Während bei einer Hyperkalzämie und/oder einer Skelettmetastasierung die Bisphosphonate parenteral zu geben sind, reicht die orale Gabe zur Osteoporoseprophylaxe aus. Sinnvoll ist, hormonell und chemotherapeutisch behandelte Patientinnen auf die besondere Notwendigkeit einer Vitamin-D- und kalziumreichen Kost aufmerksam zu machen.

Kardiale Störungen

Nach einer **Bestrahlung des linksseitigen Mammakarzinoms** – besonders bei parasternalem Lymphknotenbefall und erst recht nach vorheriger Anthrazyklingabe – muss mit kardialen Problemen gerechnet werden. Bei einer 3D-optimierten Bestrahlungsplanung lässt sich das kardiale Risiko allerdings reduzieren.

Die radiogen bedingte Perikardschädigung ist meist asymptomatisch. Sie kann jedoch bei zusätzlichen kardialen Risikofaktoren klinisch relevant werden.

Gefürchtet ist die **anthrazyklinbedingte Kardiotoxiziät** (Schöber et al. 1999). Steigt die kumulative Dosis von Doxorubicin und von Epirubicin auf mehr als 550 mg/m^2 Körperoberfläche für Doxorubicin (bzw. 900 mg/m^2 für Epirubicin Körperoberfläche), kommt es bei mehr als 40% der Frauen zu einer Kardiomyopathie. Meist wird die Kardiomyopathie erst nach Jahren symptomatisch und verläuft dann rasch letal unter dem Bild einer links- oder biventrikulären Insuffizienz.

Ein erster diagnostischer Hinweis auf eine noch subklinische Herzinsuffizienz ist eine signifikante Abnahme der linksventrikulären Auswurffraktion (LVEF).

Bei kardial Gefährdeten, die dringend einer anthrazyklinhaltigen Chemotherapie bedürfen, sollte das Doxorubicin in peguliierter, liposomaler Form verabreicht werden (Caelix, Myocet). Die kardiologischen und hämatologischen Nebenwirkungen sind hiernach wesentlich geringer, allerdings geht die Therapie mit Caelix mit dem Risiko eines Hand-Fuß-Syndroms einher.

Auch nach den Taxanen kann es zu kardialen Störungen (z. B. Herzrhythmusstörungen) kommen. Trastuzumab (HerceptinR) führt bei mehr als einem Viertel der behandelten Patientinnen, besonders in Kombination mit Anthrazyklinen, zu kardialen Komplikationen bis hin zum Herzversagen.

Verminderung kardialer Risiken bei Chemotherapie

— Die Grenzdosis kardiotoxischer Zytostatika darf nur bei engmaschiger kardiologischer Kontrolle überschritten werden
— Es sollten möglichst niedrige Einzeldosen verabreicht werden
— Die Applikation kardiotoxischer Substanzen muss langsam erfolgen, also nicht im Bolus
— Erhöhte Vorsicht ist bei Risikopatienten geboten. Als Risikofaktoren gelten: kardiale Vorerkrankungen, hohes Alter, schlechter Allgemeinzustand, Trisomie 21, kardiotoxische Begleitmedikation
— Regelmäßige kardiologische Kontrollen sind notwendig
— Es besteht eine strenge Indikation für Kombinationen mit kardiotoxischer Potenz (z. B. Kombination von Herceptin mit Anthrazyklinen oder Taxanen)

Pulmonale Störungen

Lungenfibrosen sind ebenso wie **Perikardfibrosen** und Pleuraergüsse bei Beachtung moderner Bestrahlungstechniken selten. Wurde eine direkte Bestrahlung der Thoraxwand mit Photonen durchgeführt, kann es zu strahlenbedingten Lungenveränderungen im Sinne einer **Pneumonitis** kommen. Zumeist ist diese asymptomatisch und bedarf keiner Therapie. Bei einer Beschwerdesymptomatik sind Kortikoide einzusetzen (s. Kap. 6, „Bronchialkarzinom"). Spätestens sieben bis acht Monaten nach der Bestrahlung kommt die Pneumonitis zum Stillstand. Werden nach dieser Zeit pulmonale Veränderungen beobachtet, so ist weniger an radiogene als an andere Ursachen, wie z. B. einen Tumor oder Infekte, zu denken.

Die bekanntermaßen pulmotoxischen Zytostatika, wie z. B. Bleomycin und Mitomycin C, werden beim Mammakarzinom so gut wie nie eingesetzt.

Information, Schulung (Gesundheitstraining/Gesprächsgruppen)

Aufklärung und Informationen sind wichtige Hilfen bei der Krankheitsbewältigung. Ohne Informationen ist keine Hilfe zur Selbsthilfe möglich. Dazu gehört, dass die Patientin versteht, was in ihrem Körper passiert und warum eine bestimmte Therapie vorgeschlagen wird. Die Mehrzahl der Betroffenen möchte zwar nicht selbst über die Therapie entscheiden, will aber wissen, warum eine bestimmte Behandlungsstrategie verfolgt wird.

Das Gesundheitstraining umfasst allgemeine Informationen über die Brustkrebserkrankung und deren Ursachen, über die verschiedenen Therapiemöglichkeiten, einschließlich der Alternativtherapien und der Paramedizin, die Rezidivprophylaxe und Nachsorgeuntersuchungen, Prothesen und Brustneuaufbau, Angstbewältigung, Verhaltensweisen bei Schmerzen und Rezidivbehandlungsmöglichkeiten, Informationen über soziale Rechte und Hilfen sowie berufliche Konsequenzen. Fragen zur Ernährung, zu postoperativen, strahlen- und chemotherapiebedingten Folgestörungen sowie zu hormonellen Beschwerden sind ebenso wie soziale Versorgungshilfen und Hilfen zur Entspannung und Angstbekämpfung Gegenstand der Gruppengespräche.

Aufgabe des Gesundheitstrainings ist auch, die Patientinnen über die Möglichkeiten und Grenzen der Schulmedizin zu informieren, sie vor schädigenden Alternativtherapien zu schützen und ihnen den Sinn und die Notwendigkeiten von Nachsorgeuntersuchungen zu vermitteln.

In den Rehakliniken übernehmen alternierend Psychologen, Gynäkologen und Sozialarbeiter die Moderation der Gesprächsrunden.

Besonders Brustkrebspatientinnen neigen mehr als andere Tumorpatienten dazu, zusätzlich zur Schulmedizin auch paramedizinische Hilfen zu suchen. (s. auch Übersicht S. 98). Diese reichen von schulmedizinisch nicht anerkannten, jedoch harmlosen „immunbiologischen Therapien" bis hin zu finanziell aufwendigen, sinnlosen und gelegentlich sogar schädlichen Alternativtherapien. Immer wieder muss klargestellt werden, dass Alternativmedizin nicht mit Naturheilkunde gleichgesetzt werden darf (Sauer et al. 2001).

> **Charakteristika für unseriöse Therapieempfehlungen**
>
> — Methode einzigartig, unverständlich, geheimnisvoll
> — Hilft angeblich gegen alle Krebsformen
> — Weist nur Erfolge auf
> — Enthält Verleumdungen der „Schulmedizin"
> — Kein wissenschaftlicher Wirkungsnachweis
> — Nebenwirkungen werden nicht erwähnt

Den Betroffenen und ihren Angehörigen sollten die in den Gruppengesprächen vermittelten Informationen und Ratschläge auch in schriftlicher Form angeboten werden (z. B. in Form von differenzierten und industrieunabhängigen Ratgebern; Delbrück 2001), zumal einige Untersuchungen davon berichten, dass nicht mehr als 20% der mündlich vermittelten Informationen tatsächlich bewusst wahrgenommen werden. Natürlich dürfen diese Ratgeber niemals das ärztliche Gespräch ersetzen. Sie sollten vielmehr die Grundlage für nutzbringende Gespräche mit dem betreuenden Arzt darstellen.

Die Patientinnen sollten auch auf Internetseiten hingewiesen werden, die den Anforderungen der Seriosität und der Industrieunabhängigkeit entsprechen. Der betreuende Arzt sollte sich natürlich vorher selbst von dem Informationsgehalt dieser Internetangebote überzeugt haben, bevor er diese empfiehlt. Eine willkürliche Auswahl solcher Seiten für Ärzte und für Betroffene findet sich am Ende des Kapitels.

4.2.2 Rehabilitationsmaßnahmen zur Verminderung psychischer Probleme („Reha vor Resignation und Depression")

Viele Gründe können dafür angeführt werden, warum gerade die psychische Betreuung der Mammakarzinompatientin so notwendig ist und warum gerade von ihr psychische Hilfen so dankbar angenommen werden. Bei kaum einer anderen Tumorerkrankung ergibt sich eine für den Rehabilitationserfolg so günstige Ausgangskonstellation, nämlich dass psychische Hilfsbedürftigkeit, Rehabilitationsfähigkeit und -bereitschaft gleichzeitig vorliegen (s. auch Kap. 1).

Angst

Allein die Diagnose „Krebs" führt – völlig unabhängig von der Schwere der Erkrankung und des therapeutischen Eingriffs – zur Angst vor der als „unheilbar" geltenden Erkrankung mit Siechtum und schmerzhaftem Krankheitsverlauf und schließlich zur Angst vor dem nahenden Tod. Hinzu kommen die Angst vor Nebenwirkungen der Therapie und die dauernde Anspannung. Mit besonderer Zuwendung, Gesprächen, „Schulterklopfen" oder sozialen Aktivitäten allein ist es hier häufig nicht getan. Vielmehr gilt es, diese Ängste gezielt anzugehen. Dies kann eine der Aufgaben eines (einer) Psychoonkologen(in) sein. In der Auseinandersetzung mit der Erkrankung und der tödlichen Bedrohung sind verschiedene Formen der Bewältigung (Coping) bei den Patientinnen zu beobachten. Unterstützt werden sollten hierbei die Verhaltensweisen, die eine aktive Form der Auseinandersetzung darstellen. Die in der Vergangenheit häufig während den „Krebskuren" geförderte Krankheitsverlegnung und Distanz zum Geschehen entspricht nicht den modernen Konzepten der Rehabilitation. Letztendlich ist jedoch nach wie vor ungeklärt, welche Strategie der Krankheitsbewältigung als effektiv anzusehen ist und bei welchem Bewältigungsverhalten psychologische Interventionen indiziert sind (Ausführlicheres s. Kap. 8).

Wichtig ist, dass die Patientinnen lernen, unbefangen mit anderen Betroffenen und ihren Angehörigen über ihre Probleme zu sprechen. Dies kann man sehr gut in Gruppengesprächen erreichen, die während der stationären und ambulanten Nachbetreuung angeboten werden. Auch die Selbsthilfegruppen bewirken hier viel Positives. Ebenfalls hilfreich können Ratgeberbücher sein (Delbrück 2001).

Depressionen

Depressionen sind bei Brustkrebspatientinnen häufig und die Ursachen hierfür komplex. Der scheinbare Verlust der weiblichen Persönlichkeit, der Attraktivität sowie Störungen der Sexualität und der hierdurch bedingte **Verlust des Selbstwertgefühls** können als mögliche Gründe in Frage kommen. Die Entfremdung gegenüber dem eigenen Körper kann durch Scham oder falsche Vorstellungen verstärkt werden und dazu beitragen, sich dem Partner zu verschließen. Aus Angst, der Partner könne sich durch die Operation irritiert fühlen, meidet die Patientin den Kontakt und weist häufig aus Angst vor Abwendung den Mann zurück. Es besteht nicht nur das Risiko, dass sich der Lebenspartner von der Erkrankten zurückzieht, sondern nicht wenige Patientinnen ziehen sich selbst von ihrem Partner zurück (Ausführlicheres s. Kap. 1).

Psychische Störungen und Depressionen können auch organisch bedingt sein und durch entsprechende Therapien erfolgreich beeinflusst werden. Hinter Depressionen und psychischen Auffälligkeiten kann sich auch eine Anämie, ein Hyperkalzämiesyndrom oder gar eine zerebrale Metastasierung verbergen. Der Hormonentzug bzw. die hormonellen Therapien können mit psychischen Alterationen einhergehen. Bei der Abklärung psychischer Störungen müssen daher organische Ursachen ausgeschlossen werden, bevor eine fachpsychologische Betreuung in Betracht gezogen wird.

Die enge Zusammenarbeit des Psychologen mit anderen Mitgliedern des Nachbetreuungsteams (s. Abb. 4.2) ist notwendig.

Entspannung

Neben den klassischen psychologischen Rehabilitationsangeboten (autogenes Training, Muskelrelaxation, Musiktherapie, Tanztherapie etc.) trägt auch der stationäre Aufenthalt in einer **Rehabilitationsklinik** mit zur psychischen Entspannung bei. Der positive Einfluss eines in schöner Umgebung stattfindenden Heilverfahrens auf die Stimmungslage der Betroffenen lässt sich nicht leugnen. Dieser positive Einfluss war ursprünglich einer der Gründe für die Rentenversicherungen, bevorzugt Rehabilitationskliniken in landschaftlich schönen Gegenden zu errichten. Kritiker des Rehabilitations- und Kurwesens machen heute den Kostenträgern allerdings häufig den Vorwurf, diese Faktoren in der Rehabilitation zu sehr zu betonen und die Möglichkeiten der wohnortnahen sowie teilstationären/ambulanten Rehabilitation eher zu vernachlässigen.

Fatigue

Unter Fatigue wird eine anhaltende quälende physische und psychische Erschöpfung verstanden, die noch Jahre nach Abschluss der Behandlung auftreten kann (Weis u. Bartsch 2000). Die für das Fatigue-Syndrom typische Trias Müdigkeit, Leistungsschwäche und Depression hat somatische, funktionelle und psychische Aspekte.

Wie bei allen Merkmalen des subjektiven Erlebens ist eine objektive Messung schwierig. Die vorhandenen Messmethoden stützen sich im Wesentlichen auf Selbsteinschätzungsskalen. Es gibt eine Vielzahl von Fragebögen, mit deren Hilfe körperliches Wohlbefinden, die psychische Verfassung und das soziale Umfeld abgefragt werden und dann in einem entsprechenden Bewertungssystem Rückinformationen über das Ausmaß des Fatigue-Syndroms gestatten (Glaus 1998).

Allen therapeutischen Maßnahmen gemeinsam ist das Bestreben, relevante Ursachen-Wirkungs-Beziehungen festzustellen, die einen therapeutischen Ansatz für das Fatigue-Syndrom ermöglichen. Ein psychosomatischer Therapieansatz sollte sich jedoch in jeder Behandlung wiederfinden.

Ist eine Anämie die Ursache, so können Bluttransfusionen oder auch die physiologische Anhebung des Hämoglobins durch Erythropoetingabe zu einer Besserung führen. Eine ausgeglichene und vor allem vitaminreiche Ernährung ist wichtig, denn die Fatigue-Symptomatik ist gelegentlich durch eine falsche und einseitige Ernährung bedingt. Die Förderung der körperlichen Aktivität, insbesondere das aerobe Training, gewinnt zunehmend an Bedeutung (Dimeo et al. 1999). Die Einleitung einer stationären Rehabilitationsmaßnahme ist bei Fatigue-Beschwerden sinnvoll!

Ergotherapie

Die Ergotherapie hat in der Rehabilitation krebskranker Frauen weniger beschäftigungstherapeutische oder körperlich rehabilitative Aufgaben als psychische Zielsetzungen. Schwerpunkt der Ergotherapie für Krebspatientinnen ist die Gruppenarbeit (therapeutisches Malen, therapeutisches Plastizieren, Wandern auf Therapiewanderwegen, Kosmetikunterricht etc.). Diese und andere Rehabilitationsangebote, wie Tanz- und Musiktherapie, führen zu einer inneren Entspannung der Patientin. Sie setzt sich mit neuen Inhalten auseinander und gewinnt so eher die notwendige Distanz zu ihrer Krankheit. Kontakte mit Mitpatientinnen können und sollen hier gefördert werden. Die Patientin soll in der Gruppe kommunizieren und lernen, sich mit neuen Inhalten auseinander zu setzen und auf diese Weise aus einer Distanz ihre Schwierigkeiten im Zusammenhang mit der Erkrankung besser begreifen und vernünftiger angehen zu können.

Seelsorge

Siehe Kap. 1, „Psychische Unterstützung und Selbsthilfegruppen".

Angehörige

Siehe Kap. 1, „Psychische Unterstützung und Selbsthilfegruppen". Die Beratung erfolgt als Einzel- oder Paargespräch.

Vorsorgevollmacht – Patientenverfügung

Siehe Kap. 1, „Psychische Unterstützung und Selbsthilfegruppen" und Kap. 8, „Pankreaskarzinom".

4.2.3
Rehabilitationsmaßnahmen zur Verminderung sozialer Probleme („Reha vor Pflege")

Ausführlicheres s. Kap. 2, „Soziale und berufliche Hilfen".

Weitere Versorgung

Durch sie soll u. a. die Gefahr einer **Pflegebedürftigkeit verhindert** und reduziert werden. Ist eine selbständige **Versorgung** nicht mehr möglich, muss im eingetretenen Pflegefall für entsprechende Hilfen gesorgt werden. Bei Patientinnen mit fortgeschrittenem Tumorleiden ist dies häufig notwendig. Versorgungshilfen wie „Essen auf Rädern", Haushaltshilfen, häusliche Krankenpflege oder Pflegehilfen werden vom Sozialarbeiter organisiert. Unter Umständen muss eine Unterbringung in einem Pflegeheim oder einem Hospiz in die Wege geleitet werden. Die Vermittlung von Kontaktadressen (Selbsthilfegruppen, Beratungsstellen etc.) ist notwendig.

Rehabilitation

„Kuren" mit ausschließlich roborierender Zielsetzung, in denen Angehörige nicht mit in die Planung der weiteren häuslichen Versorgung einbezogen werden und in denen keine Kenntnis und keine Kontakte mit ambulanten Pflegediensten, möglichen Hilfs- und eventuell auch Pflegeinstitutionen bestehen, werden den Aufgaben der Rehabilitation bei sozial hilfsbedürftigen Patientinnen nicht gerecht. In der Rehabilitation ist eine detaillierte Kenntnis der Hilfsmöglichkeiten vor Ort notwendig. Soziale Hilfen bei diesen Patientinnen müssen aus mehr als der Vermittlung von Adressen bestehen.

Bei sozialen Rehabilitationszielen empfiehlt sich daher grundsätzlich die ambulante – teilstationäre – stationäre Rehabilitation in der Nähe des Wohnortes. Grundsätzlich müssen Angehörige mit in die Rehabilitation einbezogen werden.

Schwerbehindertenausweis (s. auch Kapitel 2.5)

Mit Hilfe des Schwerbehindertenausweises sollen einige der durch die Krebserkrankung entstandenen Nachteile ausgeglichen werden. Hierbei werden nicht etwa nur die Nachteile von Erwerbstätigen berücksichtigt. Der GdB (Grad der Behinderung) liegt bei Brustkrebspatientinnen bei mindestens 50%; bei einer Metastasierung, bei Einschränkungen der Schulter-/Armbeweglichkeit und bei anderen körperlichen sowie psychischen Problemen wird der GdB vom Versorgungsamt meist höher eingeschätzt.. Der Schwerbehindertenausweis („Behindertenstempel") kann – insbesondere für junge Patientinnen – mit Nachteilen verbunden sein. So können sich z. B. Schwierigkeiten bei der Berufswahl, beim Berufswechsel und im beruflichen Fortkommen ergeben. Die Vor- und Nachteile müssen bei jeder Antragstellerin individuell abgewogen werden.

Selbsthilfegruppen (s. auch Kapitel 1.2)

Selbsthilfegruppen haben gerade in der Nachbetreuung von Brustkrebspatientinnen eine besondere Bedeutung erlangt, auch wenn angemerkt werden muss, dass die Selbsthilfegruppe nicht für jede Patientin geeignet ist und manche regionale Selbsthilfegruppe auch kritisch beurteilt werden muss. Eine besondere Gefahr ergibt sich dann, wenn sich diese Gruppen der Paramedizin öffnen oder auch – von der Industrie gesponsert – zu „pressure groups" für wirtschaftliche Interessen werden und/oder das Arzt-Patient-Verhältnis verunsichern. Erfahrungsgemäß wenden sich die in diesen Gruppen organisierten Patientinnen allerdings häufig erst dann der Paramedizin zu, wenn sie von schulmedizinisch orientierten Ärzten nicht genügend ernst genommen und beraten werden.

Es gibt zahlreiche Brustkrebsinitiativen, Selbsthilfegruppen und Hilfsorganisationen bei Brustkrebs (Alt 2002), die sich aus den unterschiedlichsten Motivationen und mit unterschiedlichen Zielsetzungen beim Brustkrebs gebildet haben. (s. Abschnitt Adressen/Internet und Kap. 1, „Psychische Hilfen und Selbsthilfegruppen"). Die „Frauenselbsthilfe nach Krebs" ist die größte Selbsthilfevereinigung für Frauen mit bzw. nach Krebs. Sie ist in nahezu allen größeren Städten und auch in vielen ländlichen Regionen durch eine Gruppe vertreten.[1] In den meisten Gruppen finden neben Krankenhausbesuchen, Einzelgesprächen und telefonischer Beratung regelmäßig Gruppentreffen statt, in denen Erfahrungen mit Mammaprothesen, sozialrechtlichen Problemen, Rehabilitation und Prophylaxe ausgetauscht werden. Die Mitgliedschaft in Selbsthilfegruppen kann mit dazu beitragen, psychische Belastungen aufzufangen. Selbst nahe Angehörige, Verwandte oder Bekannte – und natürlich auch Ärzte und Psychologen – stoßen hier häufig an Grenzen.

Sport nach Krebs

Eine über die körperliche Bewegung hinausgehende psychosoziale Bedeutung haben auch die Gruppen „Sport nach Krebs". Diese Sportgruppen, die Frauen gerne nutzen, werden von den Krankenkassen unterstützt. Sie wirken unter anderem auch der sozialen Isolierung entgegen.[2]

Pflege/Pflegebedürftigkeit

Ausführlicheres s. Kap. 2, „Soziale und berufliche Hilfen".

Ein Anspruch auf Leistungen der Pflegeversicherung besteht in der Regel nur dann, wenn

---

[1] Ihre Adressen sind über den Bundesverband, B610/11 in 68159 Mannheim, oder über den Krebsinformationsdienst (KID), Postfach 10 19 49, Im Neuenheimer Feld 280, 69120 Heidelberg, Tel. 06221/41 01 21 zu erfahren.
[2] Ihre Adressen sind zu erfahren über den Landessportbund, Nordrhein Westfalen e.V., Friedrich-Alfred-Str. 25, 47055 Duisburg.

eine Pflegebedürftigkeit über mindestens sechs Monate vorliegt. Die Begutachtung erfolgt durch den medizinischen Dienst der Krankenkassen (MDK).

Hospiz/Palliativstationen

Eine große Hilfe für die Versorgung von Patientinnen im Terminalstadium sind die Hospiz- und Palliativstationen. In ihnen stehen weniger die ärztliche Versorgung und Tumorkontrolle und auch nicht die Rehabilitation, sondern die Pflege und die Symptomenkontrolle im Vordergrund der Bemühungen. Adressen von Hospizen und Palliativstationen in der Region können in Erfahrung gebracht werden über die Deutsche Hospizhilfe, die Bundesarbeitsgemeinschaft Hospiz Omega und die IGSL (s. Adressenteil). Allgemein bemängelt wird, dass es nur in einzelnen Regionen ambulante palliative Therapien gibt (Ausführlicheres s. Kap. 2).

4.2.4 Rehabilitationsmaßnahmen zur Verminderung beruflicher Probleme („Reha vor Rente")

Beruflich bedingte Schadstoffe, die auf die Entstehung von Brustkrebs einen Einfluss haben könnten, sind nicht bekannt.

Prädiktoren bei Brustkrebspatientinnen für die Nichtwiederaufnahme des Berufs (Schwiersch et al. 1995)

- EU-Rente auf Zeit
- Berufliche Unklarheit
- Arbeitslosigkeit oder Umschulung
- Wunsch nach Berentung
- Manifeste Tumorerkrankung

Auch gibt es keine Hinweise dafür, dass eine Berufstätigkeit das Wiedererkrankungsrisiko beeinflussen könnte. Hingegen spricht einiges dafür, dass eine vorzeitige Berentung und Invalidität für viele junge Patientinnen eine Minderung ihrer Lebensqualität bedeuten. Arbeit bewahrt vor der Gefahr der Isolierung, bietet so manchen Frauen die einzige Möglichkeit sozialer Kontakte und verschafft schließlich auch Selbstbestätigung!

Eine Umschulung kommt nur selten und dann nur bei jüngeren Patientinnen (unter 45 Jahre) mit guter Lebenszeitprognose in Frage. Sie dauert in der Regel zwei Jahre, sollte in einem anerkannten Ausbildungsberuf erfolgen und mit Abschluss der Industrie- und Handelskammer enden. Es wird die Auffassung vertreten, dass viele Frauen im fortgeschrittenen Alter nicht mehr die geistige Flexibilität, die Ausdauer und das für eine erfolgreiche Umschulung notwendige Anpassungsvermögen haben. Berufliche Rehabilitationshilfen bei älteren Frauen beinhalten daher weniger Maßnahmen mit dem Ziel einer beruflichen Neuorientierung, als solche zum Erhalt der Erwerbstätigkeit und des Arbeitsplatzes.

Eine besondere Hilfe für die Rückkehr in das Arbeitsleben stellt die stufenweise Wiederaufnahme der Beschäftigung bei fortbestehender Arbeitsunfähigkeit dar. Der besondere Vorteil dieser Regelung liegt darin, dass zumindest für einige Zeit die Arbeitsbelastung auf die häufig noch verminderte Belastungsfähigkeit abgestimmt und nach einem Stufenplan gesteigert werden kann, ohne dass deswegen finanzielle Nachteile für die Betroffenen entstehen (Bundesarbeitsgemeinschaft für Rehabilitation 1991).

Leider ist diese sinnvolle berufliche Rehabilitationsmaßnahme häufig nur in Großbetrieben und im öffentlichen Dienst möglich. Auch ist zu bedenken, dass die Zeit der stufenweisen Belastung auf den insgesamt möglichen 78 Wochen andauernden Krankengeldbezug voll angerechnet wird. Dies kann für die eventuelle „Aussteuerung" bzw. den Rentenbezug wichtig sein.

Beim Mammakarzinom bestehen nach einer komplikationslosen Behandlung keine beruflichen Beeinträchtigungen. Nach **Ablatio mammae** und **axillärer Lymphknotenentfernung** können allerdings in Einzelfällen Schmerzen bei längerem Schreibmaschinenschreiben, bei

Computerarbeiten, beim Arbeiten am Band sowie beim Heben und Tragen während der Hausarbeit auftreten. Auf Haltungsschäden durch Veränderung der Körperstatik ist zu achten!.

Sind **irreversible Bewegungseinschränkungen** oder ein **Lymphödem** aufgetreten, so muss von bestimmten beruflichen Tätigkeiten abgeraten werden. Hierzu gehören bei einem Lymphödem vor allem manuelle Tätigkeiten (Verkäuferinnen, Schreibkräfte, Reinigungskräfte, Handlangerarbeiten). Mehrstündige monotone leichte Arbeiten mit den Armen, wie z. B. Fließbandtätigkeit, Bügeln, Hand- und Maschinenarbeit, müssen gemieden werden. Tätigkeiten bei Hitze und bei längerer Sonnenbestrahlung mit Sonnenbrandgefahr sind außerordentlich ungünstig.

> **Arbeitsbelastungen, die Patientinnen mit manifestem Lymphödem meiden sollten**
>
> - Tätigkeiten von Schreibkräften, handwerklichen Hilfskräften und Reinigungskräften
> - Tätigkeiten bei ungünstiger Wärmeeinstrahlung oder längerer Sonnenbestrahlung
> - Tätigkeiten, die mit einer Überbelastung des betroffenen Arms einhergehen
> - Tätigkeiten, die mit einer eventuellen Verletzungsgefahr des betroffenen Arms einhergehen
> - Mehrstündige monotone leichte Tätigkeiten mit dem betroffenen Arm
> - Tätigkeiten, bei denen eine abschnürende Kleidung notwendig ist oder Schulterriemen auf die Schulter der betroffenen Seite gelegt werden müssen
> - Tätigkeiten im Wasserbad oder Thermalbad über 33 °C

Eine **adjuvante hormonelle Therapie** beeinträchtigt in der Regel nicht oder nur unwesentlich die berufliche Leistungsfähigkeit. Während der bis ca. sechs Monate dauernden **adjuvanten Polychemotherapie** ist hingegen von einer erheblichen Einschränkung auszugehen, die zumindest bei einer manuellen Tätigkeit eine Arbeitsunfähigkeit bedingt.

Wurde die **Chemotherapie wegen manifester Tumoraktivität** mit dem Ergebnis einer kompletten Remission durchgeführt, ist nach Abschluss der Chemotherapie mit einer zwei- bis dreimonatigen Arbeitsunfähigkeit zu rechnen. Der maximale Zeitraum bis zum Aussteuern durch die Krankenkasse beträgt 18 Monate.

Im **metastasierten Stadium** muss man nicht grundsätzlich von einer Arbeits- bzw. Erwerbsunfähigkeit ausgehen. Man hat sich auch bei diesen Patientinnen immer an der ganz individuellen Leistungsminderung zu orientieren (Verband Deutscher Rentenversicherungsträger 1995).

Welche arbeitsplatzerhaltenden Maßnahmen und andere berufliche Reintegrationshilfen in Frage kommen, wer diese finanziert, ab wann eine berufliche Neuorientierung sinnvoll und durchführbar ist und wo detaillierte Informationen erhältlich sind, kann die Krebspatientin am besten in der onkologischen Rehabilitationsklinik, eventuell auch beim Rehabilitationsberater der jeweiligen Rentenversicherung erfahren. Jede Brustkrebspatientin im erwerbsfähigen Alter muss diesbezüglich beraten werden.

4.3
Palliative Maßnahmen

Die bei prognostisch ungünstigen Rezidiven (s. folgende Übersicht) durchzuführenden Tumortherapien haben nicht das Ziel der Heilung, sondern sollen neben einer Lebensverlängerung eine körperliche und seelische Stabilisierung und Lebensqualitätsverbesserung bewirken. Insofern dürfen Remissionskriterien niemals der einzige Evaluationsparameter sein. Die Tumorreduktion hat in der Palliativsituation eine andere Wertigkeit als in der Primärtherapie und in der adjuvanten Therapie.

Prognostisch ungünstige Rezidive beim Mammakarzinom

— Rezidive mit inflammatorischer Komponente
— Rezidive mit großer Ausdehnung
— Infiltration der Thoraxwand
— Supraklavikulärer oder parasternaler Lymphknotenbefall
— Rezidive mit schlechter morphologischer Differenzierung (G3) und negativen Rezeptoren des Gewebes
— Viszerale Metastasen

Über die Frage, ob und wenn ja, welche Tumortherapie durchzuführen ist, entscheiden subjektive und objektive Kriterien (Abb. 4.4).

Die Effektivität einer Palliativbehandlung lässt sich anders als in der Primärtherapie nicht mit EBM-Richtlinien messen. Tumorresponseraten, Remissionsraten und Überlebenszeitverlängerung haben in der Palliativsituation nur eine sekundäre Bedeutung.

So manche „Standards" wurden in Therapiestudien bei Patientinnen erprobt, bei denen ein guter Allgemeinzustand oder fehlende Zweiterkrankungen Voraussetzungen für die Aufnahme in die Studie waren. Derartige Therapieergebnisse lassen sich nur bedingt auf alle Patientinnen übertragen; in der täglichen Praxis werden diese „Standards" den individuellen Besonderheiten häufig nicht gerecht.

Für die Therapieentscheidung bei betagten Patientinnen ist weniger das Alter als vielmehr der funktionelle Status entscheidend. Die in der kurativen Onkologie üblichen funktionsorientierten Skalen (Karnofsky-Index oder ECOG-Performance-Status) berücksichtigen zu wenig die funktionellen Einschränkungen älterer Patientinnen (Wedding u. Höffken 2001). Besser sind der Barthel Index und andere Assessmenttests des funktionellen Status bei betagten Tumorpatienten:

– Aktivitäten des täglichen Lebens (ADL – z. B. Skalen nach Barthel) (Tabelle 2.6),
– instrumentelle Aktivitäten des täglichen Lebens (iADL – z. B. Skala nach Lawton) (Tabelle 2.7),
– fortgeschrittene Aktivitäten des täglichen Lebens (z. B. nach Reuben).

4.3.1 Lokale/lokoregionäre Probleme

Skelettmetastasierung

Basistherapie sind die **Bisphosphonate**. Sie führen zu einer Verhinderung einer Hyper-

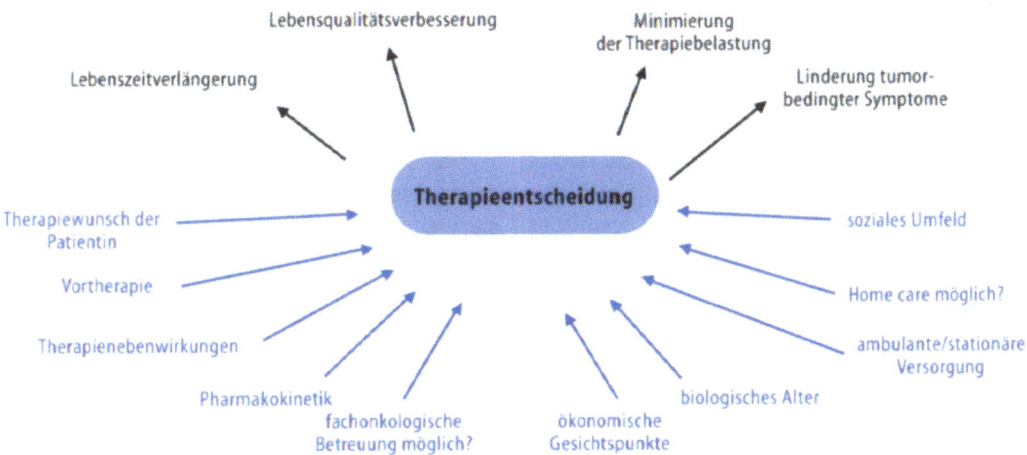

Abb. 4.4. Einflussfaktoren auf die Therapieentscheidung bei Mammakarzinompatientinnen in der Palliativsituation. Ziele der palliativen Therapie

kalzämie, zu einer Schmerzlinderung, reduzieren das Frakturrisiko und verzögern auch die klinische Manifestation von Knochenmetastasen (Bartl u. Frisch 2001). Die Schmerzerleichterung setzt häufig schon am Tag nach der parenteralen Gabe ein und hält mehrere Wochen an. Zu einer Analgesie kommt es nicht nur bei osteolytischen, sondern auch bei osteoblastischen Metastasen. Offensichtlich erfolgt die analgetische Wirkung von Bisphosphonaten nicht ausschließlich über die Osteoklastenaktivität.

Die monatliche intravenöse Gabe ist prompter, sicherer, subjektiv besser verträglich und hält länger an als die orale Einnahme. Bisphosphonate der neuen Generation (Ibandronat, Zolendronat) wirken rascher und effektiver als die Bisphosphonate der ersten Generation (Clodronat, Bondronat, Pamidronat).

Im Allgemeinen sprechen Skelettmetastasen gut auf endokrine Therapien an. Die Behandlung von Skelettmetastasen ist daher primär eine Domäne der **Hormontherapie** und nicht der Chemotherapie. Bei einer diffusen Metastasierung wirken Hormone allerdings schlecht, sodass hier eine **Chemotherapie** indiziert sein kann. Bei Schmerzsymptomatik und/oder Bruchgefährdung und/oder neurologischer Schädigung reicht eine Hormontherapie niemals aus.

Eine **Strahlentherapie** ist indiziert bei lokaler Schmerzsymptomatik, bei Stabilitätsgefährdung, bei Mobilitäts- und Funktionseinschränkungen, bei neurologischen Symptomen, bei pathologischen Frakturen und postoperativ nach chirurgischer Behandlung. Bei einer Rückenmarkskompression muss sie unverzüglich eingeleitet werden. Sie ist im letzteren Fall eine Notfallindikation, die einer unverzüglichen Therapie bedarf.

Schmerzhafte osteolytische und gemischt osteolytische-osteoblastische Knochenmetastasen sprechen im Allgemeinen auf eine Strahlentherapie gut an. Als Standardregime gelten 30 Gy in 10 Fraktionen. Falls das Bestrahlungsziel lediglich die Linderung von Schmerzen ist, reicht eine einmalige Bestrahlung mit 8 Gy aus.

Bei disseminierter ossärer Metastasierung kommt auch eine **nuklearmedizinische Therapie** mit kurzwirkenden Betastrahlen in Betracht. Sie können zu einer mehrmonatigen Schmerzfreiheit führen. Während man früher hauptsächlich auf radioaktives Strontium zurückgriff, verwendet man heute meist Verbindungen mit Samarium oder Rhenium (Muhle et al. 2001). Die Behandlung darf wegen ihrer schädigenden Wirkungen auf die Hämatopoese nicht während bzw. unmittelbar nach einer Chemotherapie erfolgen.

Primäres Ziel der **operativen Therapie** in der Palliativsituation ist die Linderung der Beschwerden, also die Schmerzlinderung/-beseitigung sowie die Erhaltung oder Wiederherstellung der Mobilität. Hierbei ist es unerheblich, ob eine R0-, eine R1- oder gar eine R2-Resektion vorgenommen wird.

Die operative Therapie ist indiziert bei pathologischen Frakturen von Femur, Tibia und Azetabulum sowie bei instabilen Wirbelfrakturen und progredienten spinalen oder radikulären Kompressionen. Als relative Indikation gelten pathologische Frakturen im Bereich der oberen Extremität sowie drohende Frakturen der unteren Extremitäten oder der Wirbelsäule. Bei rasch progredienter Lähmung, bei Blasenstörung, Instabilität oder Stenose des Spinalkanals liegt bei einer Wirbelmetastase eine dringliche Operationsindikation vor

Das Ziel der Operation ist neben der Stabilisierung und Schmerzfreiheit eine Reduktion des Tumorvolumens (Tumor-Debulking). Die Tumorvolumenreduktion verbessert erfahrungsgemäß erheblich den Effekt der Strahlentherapie, die deswegen nicht vor, sondern nach der Operation erfolgen sollte.

Das Operationsprinzip besteht in der Metastasenresektion mit osteosynthetischer Stabilisierung. Bei gelenknaher Lokalisation muss gegebenenfalls ein kompletter Gelenkersatz angestrebt werden. Falls lediglich eine Kompression und nicht eine instabile Fraktur des betroffenen Wirbels ohne Bedrängung des Spinalkanals vorliegt, ist es möglich, durch geeignete Orthesen in Ergänzung zur Strahlentherapie die Mobilität zu erhalten. Falls die Metastase höher als BWK 7 lokalisiert ist, reichen alleinige Rumpforthesen nicht mehr aus. Systeme mit vollständiger Kopffixation („Halo body jacket") sind nur dann notwendig, wenn eine massive Verdrängung des Rückenmarks vorliegt und auf einen operativen Eingriff verzichtet werden muss. Bei den meisten Patienten ist allerdings eine Individualorthese ohne komplette Kopffixation ausreichend.

Das Risiko einer Frakturgefährdung ist besonders hoch, wenn röntgenologisch die Osteolysen größer als 2,5 cm sind, das Periost erfasst haben und wenn die Querfortsätze an den Wirbelkörpern oder besonders belastete Skelettlokalisationen betroffen sind.

Röntgenübersichtsaufnahmen sind oft unzureichend und müssen durch Schnittbildverfahren ergänzt werden. Eine drohende pathologische Wirbelfraktur anhand von Röntgenbildern zu erkennen, ist oft noch schwieriger als bei den langen Röhrenknochen. Erst axiale Schnittbilder erlauben zuverlässige Aussagen darüber, ob eine pathologische Fraktur droht. Bei Wirbelmetastasen ist es therapieentscheidend zu wissen, ob das Rückenmark oder die Cauda equina bedroht sind oder nicht. Die Kerspintomographie ist bei dieser Fragestellung der Computertomographie überlegen.

Haut- und Weichteilmetastasierung

Grundsätzlich sprechen Hautmetastasen gut auf eine Hormontherapie an. Sie sollte immer vor einer Chemotherapie versucht werden.

Umschriebene Herde werden im Gesunden exzidiert und die Wunde spannungsfrei verschlossen. Bei nicht sehr großen und multiplen Hautmetastasen kann gelegentlich die photodynamische Therapie versucht werden. Zytostatisch wirkende Salben (Miltex) können zu einer Eintrocknung der Hautmetastasen führen.

Supraklavikuläre Rezidive

Sie gelten als Fernmetastasierung und haben eine schlechte Prognose. Eine radikale Entfernung ist selten möglich. Eine Strahlentherapie – in Verbindung mit Chemotherapie – ist indiziert. Vor einer Bestrahlung sollte zumindest der makroskopische Tumor entfernt werden.

Parasternale Lymphknoten

Sie fallen häufig durch eine Arosion des Sternums auf, werden nicht selten fälschlich als Knochenmetastasen des Sternums fehlgedeutet und brechen früh in den Interkostalraum ein. Bei der Operation ist die Einbeziehung eines Thoraxchirurgen notwendig. Die Strahlentherapie hat nur einen vorübergehenden palliativen Effekt, auch gefährdet sie die in direkter Nähe gelegenen Organe.

Lebermetastasierung

■ **Solitäre Lebermetastasen.** Diese sind selten, weswegen nur in Ausnahmefällen eine Metastasenresektion in Form einer Wedge-Resektion, einer Segmentresektion oder einer Hemihepatektomie in Betracht kommt. Destruktionen oder Verkleinerungen der Lebermetastasen sind möglich durch eine interstitielle Laserkoagulation, durch Alkoholinjektionen, Kryotherapien, NMR- gesteuerte laserinduzierte Thermotherapien (LITT).

Diese gezielten Eingriffe haben natürlich keinen hemmenden Einfluss auf das Wachstum der meist gleichzeitigen extrahepatischen Metastasen. Vorrangig lokal, aber auch in geringerem Umfang systemisch wirkt die intraarterielle Chemotherapie. Die Substanzen werden über 24 Stunden verabreicht. Die Remissionsraten hiernach sind zwar relativ hoch (zwischen 45% und 100%), jedoch ist nach wie vor unklar, ob hierdurch die Überlebenszeit verlängert wird. Bevorzugt wird in der Regel eine systemische Behandlung, bestehend aus Hormon- oder Chemotherapie. Sie geht mit niedrigeren Remissionsraten einher und hat eher die „Chronifizierung" („partial remission oder stable disease") als die Entfernung der Leberherde zum Ziel.

■ **Multiple Lebermetastasen.** Sie weisen meist eine rasche Wachstumsprogredienz auf. Bei ihnen sollte man eine Chemotherapie in Erwägung ziehen. Bewährt haben sich ein bis zwei Polychemotherapiekurse mit einer sich anschließenden milden Monotherapie. Bei nicht schmerzhaften Lebermetastasen kann eine

Hormontherapie (Aromatasehemmer der dritten Generation) versucht werden. Eine schmerzhafte Lebermetastasierung hingegen ist eine Indikation für die Chemotherapie und nicht Hormontherapie.

Hirnmetastasen

Häufig liegen zum Zeitpunkt der klinischen Manifestation bereits multiple intrakranielle Metastasen vor, die im weiteren Erkrankungsverlauf zunehmend symptomatisch werden (Kopfschmerzen, epileptische Anfälle, kognitive und/oder affektive Störungen, Paresen).

Bei **multiplen** Hirnmetastasen ist im Regelfall trotz schlechter Prognose eine Ganzhirnbestrahlung indiziert, um neurologische Symptome zu kontrollieren. Hiernach kommt es sehr häufig – zumindest passager – zu einer vollständigen Symptomfreiheit. Zusätzlich sollte wegen des perifokalen Ödems eine symptomatische Kortikoidgabe erfolgen.

Bei neuerlicher Progression kann in Einzelfällen eine stereotaktische intrakranielle Bestrahlung indiziert sein. Der Eingriff erfolgt computergesteuert und in der Regel unter Lokalanästhesie. Bei bekannter Histologie kann die Radiochirurgie (Konvergenzbestrahlung) mit externen Quellen genutzt werden: Hierbei werden durch eine Bestrahlung mit Linearbeschleuniger oder Kobaltgerät Photonen aus unterschiedlichen Richtungen auf den Tumor zentriert. Die Radiochirurgie ist die bevorzugte Therapieoption für kleine Metastasen (<3 cm), die in der Tiefe liegen.

Eine **isolierte** Hirnmetastase sollte – insbesondere bei kontrollierter extrazerebraler Erkrankung – operativ oder mit stereotaktischer Einzelbestrahlung („Radiochirurgie") behandelt werden. Eine zusätzliche (postoperative) Ganzhirnbestrahlung ist indiziert.

Meningosis carcinomatosa

Die intrathekale Gabe, insbesondere von Methotrexat, hat sich bei karzinomatösem Befall der Meningen bewährt. In der Regel wird die Therapie so lange fortgesetzt, bis keine Tumorzellen mehr im Liquor feststellbar sind. Empfohlen wird noch eine zweimalige Applikation zur weiteren Konsilidierung nach Verschwinden der Tumorzellen im Liquor

Lungenmetastasen

Bei einer, sehr seltenen, **solitären Metastasierung**, aber auch bei mehreren Metastasen in einem Lungenlappen kann man eine Metastasenresektion dann in Betracht ziehen, wenn die Mestastasierung nicht innerhalb der ersten 12 Monate nach der Primärbehandlung auftrat. Eine ausreichende Lungenfunktion ist Vorausbedingung. Der Operation muss immer eine Hormon- und/oder Chemotherapie folgen.

Bei **generalisierter Metastasierung**, d. h. bei mehreren Metastasen in verschiedenen Lungenlappen, ist eine systemische Therapie indiziert.

Maligner Pleuraerguss

Der maligne Pleuraerguss kann lange asymptomatisch sein (Abenhardt et al. 2001). Er ist dann nicht behandlungsbedürftig. Bei Beschwerdesymptomatik sollte eine **systemische Chemotherapie** begonnen werden. Kommt es hiernach nicht zu einer Besserung, so sind eine Pleuraresektion oder Pleurodese in Betracht zu ziehen.

Die **Pleurodese** wird mit Zytostatika bzw. mit sklerosierenden Substanzen vorgenommen, wenn der Erguss zytologisch positiv ist. Bei zytologisch negativem Erguss bietet sich die Instillation mit Tetrazyklinen an. Wesentlich für einen Therapieerfolg ist die vorherige möglichst komplette Drainage des Ergusses und die möglichst ungehinderte Ausdehnung der Lunge. Erst nach vollständiger Entleerung des Ergusses erfolgt die Instillation mit Zytostatika oder sklerosierenden Substanzen.

Die Pleuradrainage allein, also ohne zusätzliche Instillation von sklerosierenden Substanzen, ist in durchschnittlich in 45% erfolgreich. Sie sollte wegen des potentiell besseren Effekts mit einer Sklerosierungsbehandlung kombiniert werden.

Als Zytostatika für die Instillation haben sich z. B. Mitoxantron (Novantrone, 15–20 mg/m²) oder Bleomycin (Bleomycinum Mack, 60 mg) besonders bewährt. Nach wie vor unbeantwortet ist die Frage, ob der Erfolg von Zytostatika auf deren zytostatischen oder auf der sklerosierenden Wirkung beruht.

Als Tetracyclin hat sich die intrapleurale Gabe von Supramycin 500 mg in 20 ml als besonders effektiv gezeigt; auch Doxycyclin (Vibravenös) kommt in Frage.

Bei der Sklerosierungsbehandlung ist im Rahmen der Pleurodese mit erheblichen Schmerzen zu rechnen. Zur Vermeidung dieser Beschwerden hat sich die intrapleurale Gabe eines oberflächenwirksamen Lokalanästhetikums, z. B. 10–20 ml Xylocain 1% zur Schmerzreduktion bewährt. Bei der Instillation zur Pleurodesebehandlung werden Supramycin oder Vibramycin in einem Volumen von 20–50 ml in 0,9%iger NaCl-Lösung über den liegenden Katheter appliziert. Die Drainage bleibt nach der Instillation für etwa 8 Stunden verschlossen. Anschließend erfolgt ein Ablassen der instillierten Flüssigkeit zusammen mit dem Resterguss. Dieser Vorgang kann bis zu dreimal durchgeführt werden (Meerpohl u. Karck 1992).

Bei Therapieresistenz können versucht werden:
- Interferone und andere Zytostatika,
- Fibrinkleber,
- radioaktive Isotopen,
- externe Bestrahlung,
- parietale Pleurektomie.

Peritonealkarzinosis

Siehe Kap. 5, „Ovarialkarzinom".

4.3.2
Systemische palliative Therapien

Hormontherapien

Bei Patientinnen mit einem prognostisch eher günstigen Metastasierungstyp kommt immer zuerst die hormonelle Therapie in Frage; die Chemotherapie ist nur bei ungünstigen Prognosefaktoren indiziert.

> **Günstige Prognosefaktoren bei Fernmetastasierung**
>
> — Solitäre Metastasen
> — Ossäre und kutane Metastasen
> — Hormonrezeptorstatus positiv
> — Günstiges Grading (G1/G2)
> — Rezidivfreies Intervall von mehr als 2 Jahren

Während ca. 30% der prämenopausalen Frauen auf hormonelle Maßnahmen ansprechen, profitieren etwa 80% der rezidivierenden postmenopausalen Mammakarzinompatientinnen von der Hormontherapie.

> **Stufenkonzept hormoneller Maßnahmen bei der prämenopausalen Patientin mit Mammakarzinomrezidiv**
>
> — 1. Schritt: Ausschaltung der Ovarialfunktion durch Verabreichung von GnRH-Analoga oder durch eine Ovarektomie bzw. durch eine Kastrationsbestrahlung in Kombination mit Tamoxifen. Wenn kein Response erfolgt, dann Chemotherapie
> — 2. Schritt: Im Falle einer Tumorprogression: Aromatasehemmer der dritten Generation (Letrozol, Anastrozol oder Exemestan). Die GnRH-Therapie sollte dabei fortgeführt werden
> — 3. Schritt: Im Fall einer Tumorprogression nach initialem Response bzw. Wachstumsstillstand auf die Hormontherapie: Antiöstrogene in Form von Tamoxifen. Wenn kein Response erfolgt, dann Chemotherapie

HER2/neu^{++}-positive Patientinnen mit gleichzeitig positiven Hormonrezeptoren profitieren trotzdem wenig von Tamoxifen, hingegen von Aromatasehemmern.

Entgegen früherer Empfehlungen sollte bei **postmenopausalen Frauen** mit viszeraler Metastasierung primär eine Hormontherapie und nicht die Chemotherapie eingesetzt werden. Zwar ist die Remissionswahrscheinlichkeit nach einer Chemotherapie höher, aber dafür ist auch das Nebenwirkungsrisiko größer. Hormonell induzierte Remissionen dauern doppelt so lange an wie chemotherapieinduzierte Remissionen.

Im Übrigen ist eine höhere „Response- und Remissionsrate" nicht zwangsläufig identisch mit einer Verlängerung der Überlebenszeit. Auch ist eine Remission nicht identisch mit einer Verbesserung der Lebensqualität.

Entgegen früherer Empfehlungen ist bei einem Rezidiv in der Postmenopause nicht mehr Tamoxifen, sondern die Aromatasehemmer sind die Hormontherapie erster Wahl (Aminogluthemid, Formestan, Atamestan, Exemestan, Fadrozol, Anastrozol, Letrozol). Die Remissionsrate unter Letrozol ist höher und die Remissionsdauer länger als nach Tamoxifen.

Bei neuerlicher Progression kann Tamoxifen eingesetzt werden. Da zwischen den Aromatasehemmern keine Kreuzresistenz besteht, kann auch ein anderer nichtsteroidaler Aromatasehemmer versucht werden. Manchmal führt auch eine Dosissteigerung des Aromatasehemmers zu einem erneuten Response.

Erst wenn die Aromatasehemmer und Tamoxifen nicht mehr wirken, sollten Gestagene eingesetzt werden.

Wenn die hormonellen Therapien nicht mehr greifen, besteht die Indikation für eine Chemotherapie. Im Terminalstadium kann zusätzlich zur Chemotherapie eine niedrig dosierte Kortisontherapie sinnvoll sein (z. B. Hydrocortison 20–30 mg/Tag). Neben möglichen Einflüssen auf das Tumorwachstum haben Kortikoide eine stimmungsaufhellende und appetitfördernde Wirkung.

Stufenkonzept hormoneller Maßnahmen bei rezidivierenden postmenopausalen Patientinnen

- 1. Schritt: Aromatasehemmer der dritten Generation (Letrozol, Anastrozol bzw. Formestan)
- 2. Schritt: Antiöstrogene (Tamoxifen)
- 3. Schritt: Gestagene (Megestrolacetat [MA]/Medroxyprogesteronacetat [MPA])

Kontraindikationen für eine Hormontherapie

- Rasche Progredienz der Tumorerkrankung (z. B. hohe Transaminasenaktivität bei disseminierter Lebermetastasierung)
- Lymphangiosis der Lunge
- Ausgeprägte klinische Beschwerden (z. B. Dyspnoe bei pulmonaler Metastasierung oder Reizhusten bei Befall der Bronchial- oder Tracheaschleimhaut)
- Negativer Hormonrezeptorstatus

Chemotherapien

Ob eine Mono- oder Polychemotherapie Anwendung findet und ob diese in ein- oder dreiwöchigem Abstand erfolgen soll, hängt von der Dynamik des Krankheitsverlaufs ab sowie von der Vorbehandlung, ob gute oder schlechte Prognosekriterien vorliegen, von der tumorbedingten Beschwerdesymptomatik, dem Alter der Patientin und vielen anderen Faktoren (s. Abb. 4.4 und Übersicht). Von großer Bedeutung ist, ob die Zytostatika im Rahmen einer First-line-, Second-line- oder gar Third-line-Therapie eingesetzt werden sollen. Je wirksamer die First-line-Chemotherapie war, desto größere Hoffnungen kann man sich auf einen Response der Second-line-Chemotherapie machen.

Einflussfaktoren auf die Chemotherapieentscheidung können sein:
- biologisch prognostische Faktoren,
- patientenbezogene Faktoren,
- therapiebedingte Faktoren.

Bei geringen Beschwerden, langsamem Tumorwachstum und bei älteren Patientinnen ist eine Monotherapie gerechtfertigt, bei stärkeren Beschwerden und raschem Wachstum bzw. aggressivem Tumorverhalten und hohem Remissionsdruck ist eine Polychemotherapie indiziert. Bei älteren Patientinnen sollte man die meist besser verträgliche Monotherapie in wöchentlicher Verabreichung vorziehen.

Mehr als 100 Substanzen sind beim metastasierten Mammakarzinom wirksam, deren Effektivität und Nebenwirkungen sehr stark variieren. Monotherapien weisen zwar niedrigere Response- und Remissionsraten als Polychemotherapien auf, letztendlich jedoch differieren die Überlebenszeiten nach beiden Therapiemodalitäten kaum. Da Monotherapien beim Mammakarzinom in der Regel mit weniger objektiven und subjektiven Nebenwirkungen als Polychemotherapien einhergehen, sind diese Therapien in der Palliativsituation trotz niedrigerer Remissionsraten durchaus gerechtfertigt. Kommt es unter der Monotherapie zu einem Progress, können immer noch Polychemotherapien eingesetzt werden.

Polychemotherapieregime mit Remissionsquoten zwischen 30 und 70%

- CMF (Cyclophosphamid, Methotrexat, 5-Fluorouracil)
- AC (Adriamycin, Cyclophosphamid)
- EC (Epirubicin, Cyclophosphamid)
- FAC (5-Fluorouracil, Adriamycin, Cyclophosphamid)
- FEC (5-Fluorouracil, Epirubicin, Cyclophosphamid)
- MMM (Mitomycin, Methotrexat, Mitoxantron)
- MiFoFu (Mitomycin, Folinat, 5-Fluorouracil)
- GT (Gemcitabin, Taxane)
- MG (Methotrexat, Gemcitabin)
- Gemzar/Cisplatin
- Capecitabine/Docetaxel

Eine Evaluation des Therapieeffekts sollte ca. alle zwei Monate vorgenommen und dabei das weitere Vorgehen bestimmt werden. Bei inkompletter Remission und „stable disease" kann durchaus auch einmal eine Therapiepause gewagt werden.

Die häufigsten Zytostatika mit Remissionsquoten zwischen 10 und 60% sind:
- Anthrazykline (Doxorubicin, Epirubicin und Idarubicin),
- Myocet, Caelix,
- Taxane (Paclitaxel, Docetaxel),
- Mitoxantron,
- Cyclophosphamid, Ifosfamid,
- Thiotepa,
- Vinca-Alkaloide (Vinorelbin, Vindesin),
- Gemcitabin,
- Etoposid,
- Mitomycin C,
- Methotreaxat,
- Chlorambucil,
- Bendamustin, Ribomustin,
- Fluorouracil,
- Carboplatin,
- Capecitabine.

Anthrazykline/Anthrachinone, Taxane, Vinorelbine und Antimetabolite gehören zu den wirksamsten Zytostatika. Relativ neu ist ein vorwiegend sich im Tumorgewebe anreicherndes 5-Fluorouracil. Mit Capecitabine (Xeloda) können bei anthrazyklinresistenten Patientinnen noch Remissionen zwischen 20% und 35% erzielt werden (Blum 1999). Capecitabine ist in der Kombination mit Docetaxel noch wirksamer. Die orale Chemotherapie mit Capecitabine ist der CMF-Polychemotherapie mindestens ebenbürtig. Die Behandlung kann weitgehend ambulant erfolgen. Allerdings ist auch dieses oral einzunehmende Medikament nicht nebenwirkungsfrei.

Die häufigsten Nebenwirkungen nach Capacitabine in der Mammakarzinomtherapie sind:
- Hand-Fuß-Syndrom ca. 9%,
- Diarrhoe ca. 13%,
- Mukositis ca. 7%,
- Hämatotoxizität ca. 30%.

Durch eine Erhöhung der Dosisintensität, mit Stammzellreinfusion und gleichzeitiger Gabe von G-CSF (Hochdosistherapie, autologe Stammzelltransplantation) lassen sich höhere Remissionsraten als mit klassischen Polychemotherapie erzielen. Ob sich hierdurch jedoch ein Überlebensvorteil ergibt, ist nicht gesichert. Hochdosistherapien dürfen daher nur unter Studienbedingungen durchgeführt werden.

Studienpatientinnen müssen grundsätzlich über die Risiken und den Studiencharakter aufgeklärt werden (Ulsenheimer 2000).

Immuntherapien

Weist das Tumorgewebe eine Überexpression des epidermalen Wachstumsrezeptors (HER2/neu) auf, kann mit dem rekombinanten humanisierten Antikörper (Trastuzumab, Handelsname Herceptin) noch eine Tumorreduzierung erzielt werden. Erforderlich ist eine 3^+-positiver immunhistochemischer Befund oder ein immunhistochemisch 2^+-positiver Befund mit nachgewiesener Fish-Amplifikation des HER-2-Gens (>4 Genkopien/Zelle).

Die Response- und Remissionsquote kann durch den kombinierten Einsatz mit einer Chemotherapie erhöht werden. Meist sind die HER-2-positiven Tumoren hormonrezeptornegativ, wenn nicht, verspricht die Kombination mit einem Aromatasehemmer eine höhere Wirksamkeit. Herceptin sollte nicht bei einer Herzinsuffizienz eingesetzt werden.

Mindestvoraussetzungen für die Behandlung mit Herceptin sind:
- Überexpression (3^+) von Her2/neu, d. h. 3^+-positiver immunhistochemischer Befund,
- vorherige erfolglose Chemotherapie,
- keine kardiologischen Risikofaktoren,

Wegen der erhöhten Kardiotoxiziät ist die Kombination mit Anthrazyklinen nicht zugelassen.

Schmerztherapien

Siehe Kap. 8, „Pankreaskarzinom".

Alternative Therapien/Außenseitermethoden

Bei schulmedizinisch nicht anerkannten Therapien (Hakimi 1999; Sauer et al. 2001) muss die Patientin damit rechnen, dass die Kosten von der Krankenkasse bzw. der Beihilfe nicht erstattet werden. Für den mit alternativen Heilmethoden behandelnden Arzt gilt die Verpflichtung: „Je mehr der behandelnde Arzt von einem eingeführten oder anerkannten Verfahren abweicht, umso weitreichender und genauer ist seine Aufklärungspflicht gegenüber der Patientin". Dazu gehört in jedem Fall auch der ausdrückliche Hinweis, dass die von ihm vorgeschlagene (alternative) Therapie von der Schulmedizin abgelehnt wird und für ihre Tauglichkeit keine hinreichenden empirischen Belege vorhanden sind. (Ulsenheimer 2000).

Auflistung alternativmedizinischer Verfahren (Beispiele; nach Hakimi 1999)

— Akupunktur (vor allem außerhalb der Schmerztherapie)
— Angewandte Kinesiologie
— Aromatherapie
— ATC (autologe Target-Zytokine)
— Autohomologe Immuntherapie (AHIT) nach Kief
— Autovakzinethera
— Bachblütentherapie
— Bioelektrische Funktionsdiagnostik (BFD)
— Bioresonanztherapie (MORA- oder Multicom-Therapie)
— Kolonhydrotherapie
— Eigenbluttherapie
— Elektroakupunktur nach Voll (EAV)
— Fußreflexzonenmassage
— Haarmineralanalyse zur Feststellung von Wechselstörungen und Spurenelementmangel

- Hämatogene Oxydationstherapie (HOT)
- Heileurythmie
- Homotoxikologie
- Hyperbare Oxygenierung
- Intravenöse Ozon-Eigenblut-Behandlung
- Irisdiagnostik
- Laserakupunktur
- Mega-Vitamintherapie
- Moxibustion
- Neuraltherapie nach Huneke
- Nosodentherapie
- Ohrakupunktur
- Organ-Kombi-Serumtherapie
- Orthomolekulare Medizin
- Ozontherapie
- Softlasertherapie
- Symbioselenkung
- Thermoregulationsdiagnostik
- Thymustherapie
- Ultraviolettbestrahlung des Blutes (UVB)
- Zelltherapie
- Zytoplasmatische Therapie und Gegensensibilisierung nach Theurer

4.4 Maßnahmen zur Qualitätssicherung (Strukturqualität, Prozessqualität und Evaluation) palliativer und rehabilitativer Maßnahmen

4.4.1 Strukturqualität

Grundsätzlich sollten stationäre und teilstationäre onkologische Rehabilitationsmaßnahmen für Mammakarzinompatientinnen nur in onkologisch ausgerichteten Tumornachsorge- und Rehabilitationskliniken durchgeführt werden (Schmid et al. 2001). Von Kliniken, die nicht den Qualitätskriterien der Deutschen Krebsgesellschaft (Bartsch et al. 2000; Delbrück et al. 2000; Schmid et al. 2000) entsprechen, ist keine qualifizierte Rehabilitation zu erwarten.

Auch für die ambulante onkologische Rehabilitation gibt es Standards und Qualitätskriterien. (Bundesarbeitsgemeinschaft für Rehabilitation 2002). Unabdingbar ist ein leitender Arzt, der in der Rehabilitationsmedizin ausgebildet wurde und zusätzlich über nachweisbare onkologische Kenntnisse verfügt. Ein Gynäkologe sollte mit im Rehateam tätig sein. Die Rehabilitation von Mammakarzinompatientinnen ist ohne die Möglichkeit, einen Psychoonkologen hinzuziehen, sehr schwierig. Aufgrund der notwendigen psychosozialen Rehabilitationsziele sind Sozialarbeiter unentbehrlich.

Es gilt, die Rehabilitation zum richtigen Zeitpunkt und am richtigen Ort durchzuführen. Allgemein ist die Rehabilitationsbedürftigkeit nach Abschluss der Primärtherapie am größten, weswegen die stationäre Anschlussheilbehandlung (AHB) eine besondere Bedeutung hat. Sie sollte nur in AHB-Kliniken durchgeführt werden, die nicht mehr als maximal 100 Kilometer vom Heimatkrankenhaus entfernt sind. Sie muss spätestens zwei Wochen nach Krankenhausentlassung angetreten werden. Für die teilstationäre und ambulante Rehabilitation gilt die Regel, dass die Fahrzeit zur Institution nicht mehr als 30 min betragen sollte. Die Regeldauer der stationären Rehamaßnahme beträgt drei Wochen, sie kann jedoch je nach Rehabedürftigkeit verlängert und verkürzt werden.

4.4.2 Prozessqualität

Eine ausreichende Prozessqualität (Bartsch et al. 2000) und deren Überprüfbarkeit durch Qualitätssicherungsprogramme der Rentenversicherungen und/oder Krankenkassen muss gewährleistet sein. Wichtig ist die Kooperation und der Informationsaustausch mit den vor- und nachbehandelnden Ärzten. Der ärztliche Entlassungsbericht einer onkologischen Rehabilitationsklinik sollte sich auf die rehabilitativen Aspekte beschränken und muss den Hausärzten und weiterbetreuenden Rehabilitationsärzten in kürzester Zeit zur Verfügung gestellt werden.

4.4.3 Evaluation palliativer und rehabilitativer Maßnahmen

Die Evaluation von Rehabilitationsmaßnahmen bei Tumorpatienten richtet sich nicht wie in der Primärtherapie nach Lebenszeit-, sondern nach Lebensqualitätskriterien (Delbrück et al. 2000). Die Evaluationsparameter der klassischen Tumortherapien (rezidivfreies Intervall, Responseraten, rezidivfreies Überleben, Gesamtüberlebenszeit, Remissionsraten, Remissionsdauer etc.) zählen in der Rehabilitation und Palliation kaum. Für die angestrebte Verbesserung der Lebensqualität gibt es objektive und subjektive Messparameter, mit deren Hilfe der Erfolg der durchgeführten Interventionen beurteilt werden kann. Einige von ihnen sind in Tabelle 4.1 aufgeführt (Moser et al. 2001).

Die Vielzahl der für die Evaluation psychologischer Interventionen empfohlenen Parameter lässt sich u. a. auch mit deren starker Überlagerung psychosozialer Belastungen erklären (Teichmann 2002; s. Tabelle 4.1). Der Schweregrad einer psychosozialen und somatischen Hilfsbedürftigkeit geht in keiner Weise parallel mit dem Krankheitsbild. Nicht selten wird die Lebensqualität von Dritten schlechter als von den Betroffenen selbst beurteilt.

Grundsätzlich wird die in der Rehabilitationsonkologie angestrebte Lebensqualität dann erreicht, wenn weniger Pflegebedürftigkeit vorliegt (Reha vor Pflege), wenn die Patientin wieder beruflich reintegriert werden kann (Reha vor Rente), wenn sie sich geborgen fühlt, nicht resigniert und ihr Schicksal verarbeitet (Rehabilitation vor Resignation und Depression) und wenn ihre körperlichen Beschwerden gering sind (Reha vor Invalidität).

4.5 Wichtige Adressen

4.5.1 Brustkrebsinitiativen – Hilfsorganisationen für Brustkrebs

- **Ag Mammographie- Screening Aaachen**, c/o Helga Ebel, Markt 48–50, 52062 Aaachen, Tel.: 0241/47 48 80, Fax: 0241/4 74 88-20
- **Aktion: Bewusstsein für Brustkrebs**, Hanauer Landstr. 194, 60318 Frankfurt, Tel.: 069/63 00 96-66
- **Breast health – bewusst handeln gegen Brustkrebs** e.V., Martinistr 52, 20246 Hamburg, Tel.: 040/4 28 03 25 07, Fax 0721/1 51 42 47 82
- **Bremer Arbeitskreis Brustkrebs**, Am Schwarzen Meer 101–105, 28205 Bremen, Tel.: 0421/4 91 92 22
- **INKA – Das Informationsnetz für Krebspatienten und Angehörige**, Woyrschweg 21, 22761 Hamburg, E-Mail: inkainfo@aol.com., Internet: inkanet.de
- **Landessportbund, Nordrhein Westfalen e.V.** Friedrich-Alfred-Str. 25, 47055 Duisburg
- **MUT – Frauen und Männer gegen Brustkrebs e.V.**, Westfalenstr. 197, 48165 Münster, Tel.: 02501/7 07 05, Fax: 02501/92 34 76
- **Susan G. Komen Breast cancer Foundation e.V.**, Am roten Hang 24, 61476 Kronberg/Taunus, Tel.: 06173/99 53 53
- **Europa Donna e.V.** (Europäische Koalition gegen Brustkrebs), Nationales Forum Deutschland, Findorffstr. 106, 28215 Bremen, Tel.: 0421/3 50 18 17, Fax: 0421/3 50 31 21, Internet: www.europadonna.de
- **Deutsche Arbeitsgemeinschaft Selbsthilfegruppen e.V.**, Tel.: 0641/9 94 56 12
- **Beratungsdienst des Bundesverbandes Frauenselbsthilfe nach Krebs e.V.** Tel.: 0224/1 39 00 65
- **Beratungsdienst Brustkrebs der Deutschen Grünen Kreuzes:** Tel.: 0800/0 11 21 17
- **Brustkrebsinitiative Berlin**, Holsteinsche Straße 30, 12161 Berlin, Tel.: 030/32 60 54, E-Mail: kontakt@brustkrebs.net, Internet: www.brustkrebs.net

4.5.2
Adressen von Selbsthilfegruppen

- **Frauenselbsthilfe nach Krebs e.V.**, Bundesverband, B6, 10/11, 68159 Mannheim, Tel. 0621/2 44 34, Fax: 0621/15 48 77, www.Frauen selbsthilfe.de
- **Interessengemeinschaft Brustkrebs**, c/o H. Müller, Westpreußenstr. 85, 45259 Essen, Tel.: 0201/46 18 90, Fax: 0201/8 46 57 95
- **Mamazone. Frauen und Forschung gegen Brustkrebs e.V.**, Max-Hempel-Str. 3, 83153 Augsburg. Tel.: 0821/3 10 41 79, Fax: 0821/5 08 03 18, E-Mail: info@mamazone.de, Internet: mamazone.de
- **Patienteninitiative „Onco Gyn"**, c/o Maria Barth, Veilchenstr. 26, 765571 Gaggenau, Tel.: 07225/7 36 40, Fax: 07225/98 37 65
- **Pro Sina e.V.**, Dr.-Otmar-Köhler-Str. 2, 55743 Idar-Oberstein, Tel.: 06781/66 15 50, Fax: 06781/66 15 53
- **„WIR ALLE", Frauen gegen Brustkrebs e.V.**, Goltsteinstr. 59, 50968 Köln, Tel.: 0221/ 3 40 56 28, Fax 0221/3 40 56 29, E-Mail: infowir alle.de, Internet: www.wiralle.de

4.5.3
Verschiedene hilfreiche Adressen

- **Vereinigung der Deutschen Plastischen Chirurgen**, Bleibtreustr. 12 a, 10623 Berlin, Tel.: 030/8 85 10 63
- **Notmütterdienst e.V.**, Sophienstr. 28, 60487 Frankfurt, Tel.: 069/77 66 11 (unterversorgte Familie)

4.5.4
Internetadressen

- http://nysernet.org/bcic/ (Breast cancer information clearing house) www.cancerhelp.com/ed/clinical.htm (Breast cancer network)
- www.bma.bund.de (Berechnungsprogramm zur Altersteilzeit des Bundesarbeitsministerium)
- www.frauenselbsthilfe.de (Frauenselbsthilfe nach Krebs, Bundesverband e.V.)
- www.pslgroup.com/Breastcancer.htm (Doctors guide to the Internet/Breast cancer)
- www.mammakarzinom.de (Disease Management Mammakarzinom, von der Firma Novartis gesponsert)
- www.brustkrebs.de (Umfassende Informationen zu Mammakarzinom)
- www.brustkrebs-berlin.de (Brustkrebslexikon,: Diagnose, Therapie, Nachsorge)
- www.mammakarzinom.at (Homepage für Ärzte und Patientinnen)
- www.nakos.de (Nationale Kontakt- und Informationsstelle zur Anregung und Unterstützung von Selbsthilfegruppen)
- www.brustwiederherstellung.de (detaillierte Informationen zu Brustwiederaufbau und Prothesen)
- www.krebsinfo.de/ki/empfehlung/mamma/ (Informationen Brustkrebs und Schwangerschaft des Tumorzentrums München)
- www.onkologie-aventis.de (Ärzteforum, Apothekerforum, Patientenforum; von der Firma Aventis gesponsort).
- www.multimedica.de/private/EXPERTENRAT/gynaekologie_geburtshilfe, www-board.html (Multimedica – Expertenrat Gynäkologe/Geburtshilfe) (kostenpflichtig)
- www.menopause.org (North American Menopause Society)
- www.wiralle.de („WIR ALLE", Frauen gegen Brustkrebs)
- www.racefortthecure.de (Susan G. Komen Breast Cancer Foundation e.V.)
- http://134.99.12.240/download/krebs-informationstexte/Familaerer20 Brustkrebs.pdf (Familiärer Brustkrebs)
- www.muenster.org/mut (MUT – Frauen und Männer gegen Brustkrebs e.V.)
- www.mamma-zone.com (Frauen gegen Brustkrebs e.V.)
- www.inkanet.de (INKA – Das Informationsnetz für Krebspatienten und Angehörige)

Studienadressen (aktuelle Studien abrufbereit)

- www.studien.de (Deutsche Krebsgesellschaft)
- www.gabg.de (GABG: German adiuvant breast cancer group – Deutsche Studiengruppe zur Verbesserung der Primärbehandlung des Brustkrebses)
- www.bcirg.org (BCIRG, international)
- www.ago-mamma.de (Arbeitsgemeinschaft gynäkologische Onkologie – AGO, Studiengruppe Mammakarzinom)

Literatur

Abenhardt W, Bosse D, Hentrich M, Brack N (2001) Behandlung maligner Ergüsse. In: Tumorzentrum München Manual (Hrsg) Supportive Maßnahmen und symptomatische Therapie in der Hämatologie und Onkologie. W. Zuckschwerdt München, S 169

Alt D (2002) Selbsthilfegruppen und Hilfsorganisationen beim Mammakarzinom. In: Kreienberg R, Möbus V, Volm T, Alt D (Hrsg) Management des Mammakarzinoms. Springer, Berlin Heidelberg New York Tokyo

Baltzer J, Meerpohl HG, Bahnsen J (Hrsg) (2000) Praxis der gynäkologischen Onkologie. Thieme, Stuttgart New York

Bartl R, Frisch B (2001) Das Bisphosphonatmanual. Blackwell, Berlin

Bartsch HH, Delbrück H, Kruck P, Schmid L (2000) Zur Prozessqualität in der onkologischen Rehabilitation. Rehabilitation 39: 355–358

Bökel R (1997) Standards und Qualitätssicherung der Physiotherapie in der onkologischen Rehabilitation. In: Delbrück H (Hrsg) Standards und Qualitätskriterien in der onkologischen Rehabilitation. W. Zuckschwerdt, München, S 51

Bundesarbeitsgemeinschaft für Rehabilitation (1991) Arbeitshilfe für die Rehabilitation Krebskranker. Schriftenreihe der Bundesarbeitsgemeinschaft für Rehabilitation, Heft 7

Bundesarbeitsgemeinschaft für Rehabilitation (2002) Rahmenempfehlungen zur ambulanten onkologischen Rehabilitation. Schriftenreihe der Bundesarbeitgemeinschaft für Rehabilitation, Frankfurt

Delbrück H (1992) Anliegen, Fehlentwicklungen und Zukunftsaspekte der stationären Rehabilitation. Strahlenther Onkol 11: 628

Delbrück H (Hrsg) (1995) Krebsnachsorge und Rehabilitation, Bd 5: Der Krebskranke in der Arbeitswelt. W. Zuckschwerdt, München

Delbrück H (1999) Ernährung nach Krebs. Rat und Hilfe für Betroffene. Kohlhammer, Stuttgart

Delbrück H (2001) Brustkrebs. Rat und Hilfe für Betroffene und Angehörige, 5. Aufl. W. Kohlhammer, Stuttgart

Delbrück H (1997a) Standards und Qualitätskriterien von Rehabilitationsmaßnahmen nach Operation wegen Brustkrebs. In: Delbrück H (Hrsg) Standards und Qualitätskriterien in der onkologische Rehabilitation. W. Zuckschwerdt, München, S 177

Delbrück H (1997b) Standards und Qualitätskriterien beruflicher Rehabilitationsmaßnahmen bei Krebspatienten. In: Delbrück H (Hrsg) Standards und Qualitätskriterien in der onkologischen Rehabilitation. W. Zuckschwerdt, München

Delbrück H, Haupt E (Hrsg) (1998) Rehabilitationsmedizin. Ambulant – Teilstationär – Stationär. Urban & Schwarzenberg, München

Delbrück H, Schmid L, Bartsch H, Kruck P (2000) Zur Ergebnisqualität in der onkologischen Rehabilitation. Rehabilitation 39: 359–362

Deutsche Krebsgesellschaft (2001) Interdisziplinäre Leitlinie der Deutschen Krebsgesellschaft und der beteiligten wissenschaftlichen Fachgesellschaften. Diagnose und Therapie des Mammakarzinoms. Kostenlos zu beziehen über: Deutsche Krebsgesellschaft e.V., Hanauer Landstr. 194, 60314 Frankfurt

Dimeo F, Thiel E, Böning D (1999) Körperliche Aktivität in der Rehabilitation. Die Rolle des aeroben Trainings. Dtsch Ärztbl 96(20): 1340

ESMO (2001) Minimum clinical recommendations für diagnosis, adjuvant treatment and follow up of primary breast cancer. Annals of oncology 12(8): 1047

Földi K (1997) Lehrbuch der Lymphologie. Fischer, Stuttgart

Földi K, Strößenreuther U (1997) Grundlagen der manuellen Lymphdrainage. Fischer, Stuttgart

Geels P, Eisenauer E (2000) Palliative effect of chemotherapy J Clin Oncol 18: 2395

Gerdes P, Weidemann H, Jäckel WH (Hrsg) (2000) Die Protosstudie. Steinkopf, Darmstadt

Hakimi R (1999) Alternativmedizin segelt unter falscher Flagge. MMW Fortschr 48(45): 790

Hellriegel KP, Schulz KD (1995) Nachsorge der Mammakarzinompatienten. Empfehlungen einer Konsensus-Tagung. Onkologe 1: 405–412

Kaufmann M, Jonat W et al. (2001) Aktuelle Empfehlungen zur Therapie primärer Mammakarzinome. Dtsch Ärztbl 98B: 18839

Kiechle M, Jackisch C, Bauknecht T (2001) Genetik und Prävention des Ovarialkarzinoms. Gynäkologe 34: 1013

Meijers-Heighboer H (2001) Breast cancer after prophylactic bilateral mastectomy in women with a BRCA1 or BRCA2 mutation. N Engl J Med 345: 159

Moser MT, Weis J, Bartsch HH (2001) Effects of oncological inpatient rehabilitation programs on quality of life. Psycho-Oncology 10:21

Morvai B, Goldstein M, Schiemann-Conrad A (1997) Aufgaben der Krankengymnastik in der Nachsorge und Rehabilitation. In: Delbrück H (Hrsg) Krebsnachsorge und Rehabilitation. Mammacarcinom. W. Zuckschwerdt, München

Meerpohl H-G, Karck U (1992) Behandlungsmöglichleiten maligner Körperhöhlenergüsse und des Pseudomyxoma peritonei. Gynäkologe 25:89–98

Muhle C, Brunner W, Kampen WU, Czech N, Henze E (2001) Nuklearmedizinische Schmerztherapie von Skelettmetastasen. Tumordiagn Ther 22: 41–47

Muthny F (1996) Wege der Krankheitsverarbeitung von Krebspatienten und Möglichkeiten von Hilfen. Hefte zur Krebsnachsorge. Hartmann Bund, Bad Neuenahr

O'Meara ES (2001) Hormone replacement therapy after a diagnosis of breast cancer in relation to recurrence and mortality J Natl Cancer Inst 93:754

Rodier JF (1987) Influence of the timing of physiotherapy upon the lymphatic complications of axillary dissection for breast cancer. Int Surg 72 (3):166–169

Sauer H, Gabius D, Vehling U, Kaiser F, Woitinas W (2001) Krebsbehandlungsmethoden ohne nachgewiesen Wirkung. In: Tumorzentrum München Manual (Hrsg) Supportive Maßnahmen und symptomatische Therapie in der Hämatologie und Onkologie. W. Zuckschwerdt, München, S 257

Schmid L, Delbrück H, Bartsch H, Kruck P (2000) Zur Strukturqualität in der onkologischen Rehabilitation. Rehabilitation 39:350–354

Schmutzler RK, Kempe A, Kiechle M, Beckmann MW (1999) Klinische Beratung und Betreuung von Frauen mit erblicher Disposition für das Mamma- und Ovarialkarzinom. Dtsch Med Wschr 124:563

Schwiersch M, Steppien J, Schröck R (1995) Inwieweit beeinträchtigen psychosoziale Belastungen den Wiedereintritt ins Berufsleben bei Mammakarzinompatientinnen? In: Delbrück H (Hrsg) Krebsnachsorge und Rehabilitation. Der Krebskranke in der Arbeitswelt. W. Zuckschwerdt, München

Statistisches Landesamt Saarland. Krebsregister Saarland (1996) Morbidität und Mortalität an bösartigen Neubildungen im Saarland 1993. Statistisches Landesamt Saarland

Teichmann JV (2002) Onkologische Rehabilitation: Evaluation der Effektivität stationärer onkologischer Rehabilitationsmaßnahmen. Rehabilitation (in Druck)

Ulsenheimer K (2000) Patientenaufklärung und spezielle Rechtsfragen. In: Baltzer J, Meerpohl HG, Bahnsen J (Hrsg) Praxis der gynäkologischen Onkologie. Thieme, Stuttgart New York

Verband Deutscher Rentenversicherungsträger (Hrsg) (1995) Sozialmedizinische Begutachtung in der gesetzlichen Rentenversicherung. G. Fischer, Stuttgart

Wedding U, Höffken K (2001) Entscheidungsprozesse bei Patienten mit Tumorerkrankung. In: Höffken K, Kolb G, Wedding U (Hrsg) Geriatrische Onkologie. Springer, Berlin Heidelberg New York Tokyo

Weis J, Bartsch HH (2000) Fatigue bei Tumorpatienten – Eine neue Herausforderung für Therapie und Rehabilitation. Karger, Basel

Zettl S, Hartlapp J (1996) Krebs und Sexualität. Weingärtner, St. Augustin

KAPITEL 5

5 Ovarialkarzinom

5.1 Nachsorge *107*
5.1.1 Rezidivprophylaxe (adjuvante Radio-, Chemo- und Immuntherapien) *107*
5.1.2 Nachsorgeuntersuchungen *108*
5.1.3 Aufklärung der Patientin bei Feststellung einer Krankheitsprogression *110*
5.1.4 Rezidivtherapien *110*
5.2 Rehabilitative Maßnahmen im Rahmen der Nachbetreuung *111*
5.2.1 Rehabilitationsmaßnahmen zur Verminderung der körperlichen Probleme („Reha vor Invalidität") *111*
5.2.2 Rehabilitationsmaßnahmen zur Verminderung der psychischen Probleme („Reha vor Resignation und Depression") *116*
5.2.3 Rehabilitationsmaßnahmen zur Verminderung sozialer Probleme („Reha vor Pflege") *118*
5.2.4 Rehabilitationsmaßnahmen zur Verminderung der beruflichen Probleme („Reha vor Rente") *119*
5.3 Palliative Maßnahmen im Rahmen der Nachbetreuung *120*
5.3.1 Lokoregionäre Probleme *120*
5.3.2 Systemische palliative Therapien *123*
5.4 Maßnahmen zur Qualitätssicherung rehabilitativer Maßnahmen (Strukturqualität, Prozessqualität und Evaluation) *125*
5.5 Wichtige Adressen *126*
Literatur *127*

Primäres Ziel aller medizinischen Maßnahmen mit kurativer Absicht ist es, die Überlebenszeit zu verlängern. Die zu diesem Ziel führenden Maßnahmen sind beim Ovarialkarzinom die Operation, die Chemotherapie und in Einzelfällen die Strahlentherapie, aber auch die **Nachsorge** im engeren Sinne. Letztere hat die Aufgabe der Rezidivprophylaxe, der Rezidivfrüherkennung und der Rezidivtherapien (s. Abb. 4.1).

Die Tumorerkrankung steht somit eindeutig im Vordergrund der Nachsorge.

In der **Rehabilitation** hingegen ist nicht die Erkrankung selbst, sondern die Verringerung der tumor- und therapiebedingten Behinderungen Ziel des therapeutischen Vorgehens. Absicht ist hierbei, die tumor- und/oder therapiebedingten negativen Auswirkungen im körperlichen, im psychischen, im sozialen und beruflichen Bereich zu beseitigen oder zumindest zu lindern (Tabelle 5.1). Weniger die Länge der Überlebenszeit als die Qualität der verbleibenden Lebensspanne soll durch sie positiv beeinflusst werden. Die hierfür notwendigen Therapiemaßnahmen sind vielfältig. Sie werden wegen der ganzheitlichen Zielsetzung nicht nur vom Arzt, sondern von einem ganzen Team (Abb. 5.1) erbracht. In ihm haben der gleichermaßen gynäkologisch-onkologisch als auch rehabilitativ erfahrene Arzt, der Psychoonkologe, der Schmerztherapeut und der Sozialarbeiter eine besondere Bedeutung. Der Bedarf der in der Rehabilitation notwendigen therapeutischen Maßnahmen richtet sich bei Ovarialkarzinompatientinnen somit primär nach dem Ausmaß der Tumor-/Therapiefolgen und nicht, wie in der Tumornachsorge, nach dem Stadium und der Prognose der Krebserkrankung.

Theoretisch lassen sich die Zielsetzungen der Tumornachsorge von denen der Rehabilitation einfach und wohldefiniert voneinander abgrenzen. In der Praxis gibt es allerdings viele Überschneidungen. Diese betreffen insbesondere die **Palliation**, die in der Nachbetreuung von Ovarialkarzinompatientinnen häufig eine zentrale Bedeutung einnimmt. Sie umfasst vorrangig supportive Maßnahmen und tumorbe-

Tabelle 5.1. Mögliche Therapieziele und deren Effektivitätsparameter in der Ovarialkarzinomrehabilitation

Therapieziel	Parameter
Schmerzlinderung	Symptomlinderung, Schmerztagebuch, Analgetikareduzierung, Schmerzskala, z. B. IHRES-MIN, Schmerzempfindungsskala (Geissner), Beschwerdeliste (v. Zerssen), Pain-Disability-Index (PDI), Brief Pain Inventory, EORTC QLQ-C 30, SE 36, SDS, RSCL (Rotterdam-Symptomenchecklist)
Verbesserung der körperlichen Leistungsfähigkeit	Karnofsky-Index, WHO- und ECOG-Performance-Status, Gehstrecke Mobilität, Vigorimeter, (EORTC) LC-13, LC-13, LCSS, QLQ-C30, Fact-L.-Testbögen ADL, Spiroergometrie, Fragebögen
Minderung zytostatisch bzw. strahlentherapeutisch bedingter Folgestörungen	Organfunktionsuntersuchungen, WHO-Toxizitätsskala, CTC-Klassifikation
Verminderung von Polyneuropathien	Fragebögen
Verminderung von Hormonausfallsstörungen	Symptomlinderung (z. B. Hitzewallungen, Schlafstörungen)
Verbesserung der kardialen Funktion	Ergometerbelastung, subjektive Wertung, klinisches Bild
Informationen über die Erkrankung und Erlernen krankheitsbeeinträchtigenden Verhaltens, Leben mit der Erkrankung, Gesundheitstraining	Fragebögen, Testbögen, ATL (Aktivitäten des täglichen Lebens)
Verbesserung der Lebensqualität	Fragebögen SF-36, SF-12, EORTC QLQ C30, QLQ BR23, FBK, IHRES
Verminderung der Pflegebedürftigkeit, Klärung und Hilfe bei der weiteren häuslichen Versorgung	Barthel-Index, erweiterter Barthel-Index, funktionaler Selbständigkeitsindex (FIM), instrumentelle Aktivitäten des täglichen Lebens, Reduzierung der Pflegestufe, Fragebögen bei Angehörigen, SKT (Syndromkurztest)
Angehörigenberatung	Testbögen
Abklärung und Verbesserung der beruflichen Leistungsfähigkeit, berufliche Wiedereingliederung	Aufnahme der beruflichen Tätigkeit, Länge der Arbeitsunfähigkeit, sozialmedizinische Stellungnahme
Eingliederung in Familie und Partnerschaft	Selbstsicherheitsskalen, Goal-attainment-Skalen
Verminderung von Angst, Depressionen	Rating-Skalen, Fragebögen (STAI, BDI, HADS-D)
Verbesserung des Selbstwertgefühls	ISKN (Selbstkonzeptskalen), Fragebogen (HADS-D)
Erlernen von Entspannungstechniken	Selbstbeurteilung, Stressverarbeitungsbogen
Krankheitsverarbeitung	Fragebögen (FKV, FKV-LIS, BEFO, TSK)

zogene Behandlungen mit dem Ziel der Tumorverkleinerung und Beschwerdelinderung; hier gibt es viele Gemeinsamkeiten mit der Rehabilitation. In den in Deutschland vorrangig von den Rentenversicherungen geführten Rehabilitationskliniken werden palliative Tumortherapien allerdings nur am Rande durchgeführt. Ausnahmen sind die wenigen in Wohnortnähe gelegenen Kliniken, die mit den Krankenkassen einen Versorgungsvertrag haben. Zu unterscheiden sind lokoregionäre und systemische palliative Maßnahmen.

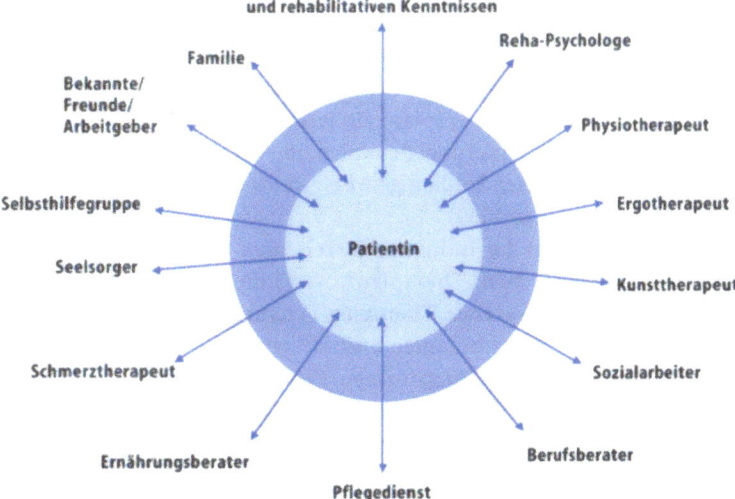

Abb. 5.1.
Rehateam für Patientinnen mit Ovarialkarzinom

5.1 Nachsorge

Nachsorgeuntersuchungen werden in diesem Kapitel deswegen weniger ausführlich kommentiert, weil die therapeutische Relevanz diagnostischer Routineuntersuchungen zur Rezidivfrüherkennung kontrovers diskutiert wird und die sich aus der Erkennung eines „Frührezidivs" ergebenden Therapien einen eher palliativen als lebensverlängernden Nutzen haben.

Im Folgenden wird den rehabilitativen und den palliativen Aspekten in der Nachbetreuung daher ein wesentlich größerer Raum als dieser „potentiell kurativen Nachsorge" eingeräumt.

5.1.1 Rezidivprophylaxe (adjuvante Radio-, Chemo- und Immuntherapien)

Adjuvante Therapien haben das Ziel, nach vollständiger Tumorresektion (R0-Resektion) okkulte Mikrometastasen auszuschalten. Sie sollen Rezidive verhindern, die Heilungsaussichten verbessern und die Überlebenszeit verlängern.

Als Rezidivprophylaxe nach erfolgter Operation (R0-Resektion) werden bei Ovarialkarzinompatientinnen die Chemotherapie, die Hochdosischemotherapie sowie die Immuntherapie in Erwägung gezogen. Die **perkutane postoperative Strahlentherapie** (Gesamtabdomenbestrahlung) wird heute kaum noch durchgeführt. Sie ist einer systemischen Chemotherapie sowohl hinsichtlich der Effektivität als auch des Nebenwirkungsrisikos unterlegen.

Beim **hochdifferenzierten epithelialen Ovarialkarzinom** (Stadium Ia und Ib (FIGO) ist nach vollständiger Entfernung des Tumors keine adjuvante Chemotherapie indiziert.

Anders hingegen bei High-risk-Patientinnen (Stadium Ia/Ib, IIB–IV, G3 und Ic–IIc sowie höhere Stadien), die eindeutig von der „adjuvanten Chemotherapie" profitieren (Arbeitsgemeinschaft gynäkologische Onkologie 2001). Bei ihnen kann durch eine „adjuvante" Chemotherapie das Rezidivrisiko reduziert und die Überlebenszeit verlängert werden. Im eigentlichen Sinne handelt es sich allerdings häufig gar nicht um eine adjuvante, sondern eher um eine additive Chemotherapie, da die meisten Patientinnen nach der Operation noch Tumorreste aufweisen.

Die **adjuvante Chemotherapie** (bzw. additive Chemotherapie) sollte möglichst innerhalb von 14–28 Tagen nach der Primäroperation erfolgen. Standard ist eine platin- und taxolhaltige Kombinationsbehandlung.

Docetaxel/Carboplatin ist in der First-line-Therapie vergleichbar wirksam wie Paclitaxel/Carboplatin bzw. Cisplatin, aber weniger neurotoxisch. Eine intraperitoneale Therapie sollte, ebenso wie Hochdosistherapien, Dreierkombinationen und Konsolidierungstherapien, nur im Rahmen kontrollierter Studien gegeben werden (Meerpohl u. du Bois 1999).

Die meisten von der Industrie derzeit angebotenen „**biologischen Therapien**" – häufig auch **immunmodulierende Therapien** genannt – sind lediglich Zusatztherapien und zählen zu den alternativen Behandlungsformen. Viele von ihnen werden weder von der Schulmedizin anerkannt noch von den Kassen bezahlt. Eine rezidivprophylaktische Wirkung dieser Therapie konnte bisher nicht nachgewiesen werden.

Therapien mit monoklonalen Antikörpern sind für die klinische Routine noch nicht zugelassen. Sie dürfen ebenso wie Gentherapien, Therapien mit MMP- und Angiogeneseinhibitoren nur im Rahmen „kontrollierter Studien" gegeben werden.

5.1.2
Nachsorgeuntersuchungen

Second-look-Operation

Die Second-look-Operation dient der Überprüfung der Ergebnisse einer primären Chemotherapie und wird heute nur noch selten durchgeführt. In einigen Therapiestudien ist sie nach wie vor Bestandteil des Therapiekonzepts, weil man durch sie eventuelle Tumorreste nach der Chemotherapie ausschließen möchte (Kuhn et al. 2001). Immerhin lassen sich hierdurch bei ca. 20% der Patientinnen im klinischen Stadium I noch Tumorresiduen sichern, die mit den gängigen Nachweisverfahren, einschließlich Tumormarker, nicht feststellbar gewesen wären. Die Second-look-Operation erübrigt sich natürlich, wenn ein erhöhter CA-125-Spiegel vorliegt.

Diagnostische Routinenachsorgeuntersuchungen mit dem Ziel der Rezidivfrüherkennung

Mit wenigen Ausnahmen ergeben sich für die Mehrzahl der Patienten selbst dann keine potentiell kurativen Therapien mehr, wenn die „Rezidive" dank der Routinediagnostik im asymptomatischen Stadium „frühzeitig" erkannt werden. Deswegen jedoch völlig auf eine Routinenachsorgediagnostik zu verzichten, ist falsch. Der Rezidivausschluss gehört mit zur Evaluation der Primärtherapie und zur Qualitätssicherung. Art und Ausmaß der Rehabilitationsmaßnahmen setzen das Wissen des aktuellen Tumorstatus voraus. Bei rechtzeitigem Erkennen der Krankheitsprogression können Komplikationen und Beschwerden früh verhindert werden. Ein weiterer Grund ist, dass die Betroffenen häufig selbst auf einen Rezidivausschluss dringen.

■ **Routinenachsorgeuntersuchungen.** Art und Intervalle der Nachsorgeuntersuchungen richten sich in erster Linie nach der Modalität der Primärtherapie, den Sekundärfolgen und den Beschwerden.

Bei der **klinischen Untersuchung** (Mosny 1999) werden neben der Gewichtsbestimmung die Umfangsmessung und die Palpation des Abdomens, die Beurteilung der Operationsnarbe, der Ausschluss eines Nierenklopfschmerzes sowie die bimanuelle gynäkologische Tastuntersuchung und die rektale Untersuchung durchgeführt. Insbesondere das Lokalrezidiv im kleinen Becken kann durch die gynäkologische Tastuntersuchung festgestellt werden. Eine Peritonealkarzinose äußert sich häufig durch eine feine Knötchenbildung im Douglasraum.

Regelmäßige Blutbildkontrollen und Bestimmungen des Tumormarkers CA 12-5 sind notwendig.

Zahlreiche **Tumormarker** werden als Rezidivindikator und Verlaufsparameter für die Ovarialkarzinomnachbetreuung angeboten. Der sensitivste und auch spezifischste Tumormarker ist CA 125. Er bietet sich sowohl als Rezidivindikator wie auch als Verlaufsparameter der Chemo- und/oder Strahlentherapie an. CA 125 kann falsch-positiv erhöht sein, was bei den Patientinnen zu unangenehmen psychischen, diagnostischen und therapeutischen Belastungen führen kann.

Falsch-positive Erhöhung des Tumormarkers CA 125

- Endometriose
- Entzündliche Erkrankungen des inneren Genitales
- Pankreatitis
- Leberzirrhose
- Nierenversagen
- Schwangerschaft
- Peritonitis

Mit der **Abdomensonographie** lassen sich zwar leicht metastatische Veränderungen in der Leber feststellen und ein Aszites sowie ein Pleuraerguss nachweisen, jedoch entziehen sich pelvine und intraabdominelle Tumoren sowie eine Peritonealkarzinosis ohne Aszitesbildung häufig dem sonographischen Nachweis.

■ **Zusatzuntersuchungen.** Tabelle 5.2 zeigt, dass der Umfang der notwendigen Routinenachsorgeuntersuchungen wesentlich geringer als früher ist. Eine apparative und laborchemische Routinediagnostik (außer der Abdomensonographie und dem Tumormarker CA 125) ist bei asymptomatischen Patientinnen nicht indiziert. Spezielle tumordiagnostische Untersuchungen (z. B. Computertomographien, MNR, PET etc.) kommen nur gezielt je nach Beschwerdebild bzw. bei Rezidivverdacht in Frage.

Auf einen möglichen Progress hinweisende Symptome, die zusätzliche apparative und laborchemische Untersuchungen in der Nachsorge rechtfertigen

- **Veränderungen der Stuhlgewohnheiten** sind bei einer peritonealen Metastasierung häufig
- **Uncharakteristische Bauchschmerzen** sind häufig einziges Zeichen für intraabdominelles Tumorwachstum. Kolikartige Schmerzen oder ein Dauerschmerz neben der Wirbelsäule und in den Rücken ausstrahlend, bisweilen auch gürtelförmig ausstrahlend, lassen an eine Ausbreitung im Retroperitonealraum denken. Krampfartige Bauchschmerzen können Warnhinweise für eine Peritonealkarzinose mit beginnendem Darmverschluss sein
- **Völlegefühl, Übelkeit, Erbrechen und plötzliche Obstipation** werden häufig bei Dünndarmileus, seltener bei Dickdarmileus geklagt
- **Gewichtsverlust:** Gewichtsverlust und Kräfteverfall trotz normaler Nahrungsaufnahme können auf eine Tumorprogression hindeuten
- **Unerklärbare Gewichtszunahme mit Zunahme des Bauchumfangs:** Neben einem Eiweißmangel und einer Herzschwäche muss man bei einer Zunahme des Bauchumfangs (Aszites und/oder Blähbauch) auch immer an eine Peritonealkarzinosis denken

Tabelle 5.2. Nachsorgeempfehlung bei Patientinnen mit Ovarialkarzinom

Untersuchung	Monate							Weiterhin
	2	5	8	12	16	20	24	jährlich
Anamnese, körperliche Untersuchung	+	+	+	+	+	+	+	+
CA 125	+	+	+	+	+	+	+	+
Abdomensonographie	+		+		+	+	+	+

— **Luftnot** kann ein erster Hinweis auf eine Pleuritis carcinomatosa mit Pleuraerguss sein

5.1.3
Aufklärung der Patientin bei Feststellung einer Krankheitsprogression

Die Prognose eines Rezidivs ist ungünstig; die Aufklärung daher besonders schwierig. Sie muss vom behandelnden Arzt im persönlichen Gespräch geschehen. Bei infauster Prognose sollten immer auch positive Aspekte erwähnt werden (z. B. Hinweis auf Fortschritte in der palliativen Therapie, bessere Schmerztherapie etc.).

Bei mehreren anerkannten Behandlungsmethoden muss der Arzt die Patientin über jeweilige Alternativen und Risiken aufklären, selbst wenn der Arzt die Methoden nicht als gleichwertig ansieht. Er muss grundsätzlich über das Verhältnis von Risiko und Folgen der notwendigen Behandlung aufklären (s. auch Kap. 8).

5.1.4
Rezidivtherapien

Lokalisation der Rezidive

Häufig ist der Tumor schon über das Ovar hinausgewachsen, hat sich **intraabdominell** ausgebreitet und das Peritoneum sowie pelvine und/oder andere abdominale Strukturen infiltriert. Die meisten Rezidive liegen intraperitoneal (Hölzel et al. 1996), führen zu Ummauerungen des Darms mit Ausbildung von Stenosen in Tumorkonglomeraten und manifestieren sich klinisch als Ileus und Subileus.

Bei einer hämatogenen Ausbreitung sind am häufigsten das Peritoneum und die Pleura, seltener die Leber, die Lunge, das ZNS und das Skelett am betroffen.

Erfolgte die Ausbreitung lymphogen, so sind die pelvinen und paraaortalen Lymphknoten im Bauchraum am häufigsten betroffen, falls sie nicht operativ entfernt wurden. Eine Ausbreitung der Tumorzellen durch die Lymphspalten des Diaphragmas oder über die retroperitonealen Lymphknoten kann zu supraklavikulären und axillären Lymphknotenmetatasen führen.

Therapeutisches Vorgehen

Bei alleiniger Erhöhung des Tumormarkers ohne klinisch oder apparativ fassbaren Befund fällt die Entscheidung für das weitere Prozedere häufig schwer. Eine eindeutige „standardisierte" Therapieempfehlung hierfür gibt es nicht (Stähle et al. 2001).

> **Mögliches Vorgehen bei ausschließlichem CA-125-Anstieg und Fehlen jeglicher klinischer Symptome**
>
> — Keine Therapie, lediglich Fortführung der Basisnachsorgediagnostik
> — Laparoskopie/Laparotomie mit nachfolgender Therapie bei Rezidivnachweis
> — Zusätzliche bildgebende Verfahren zum Rezidivnachweis mit nachfolgender Therapie bei Rezidiv
> — Zusätzliche bildgebende Verfahren zum Rezidivnachweis, jedoch Therapie erst bei Tumor >4 cm
> — Einleitung einer endokrinen Therapie, z. B. Tamoxifen
> — Einleitung einer Chemotherapie

In der Rezidivsituation kann u. U. eine gewisse Lebensverlängerung erreicht werden, eine Heilung jedoch nur in Ausnahmefällen. Die Beschwerdelinderung bzw. -verhinderung ist das primäre Therapieziel. Viele Zentren empfehlen, eine Tumortherapie nur bei einer Tumorgröße >5 cm einzuleiten bzw. bei einer Beschwerdesymptomatik oder bald zu erwartenden Beschwerden (Gore 2001; Stähle et al. 2001). Die einzuleitenden palliativen Therapien werden in Abschnitt 5.3 kommentiert.

5.2 Rehabilitative Maßnahmen im Rahmen der Nachbetreuung

Die in Tabelle 5.1 aufgeführten Rehabilitationsziele gelten sowohl für potentiell kurativ als auch für palliativ Behandelte.

Bestimmte Mindestinformationen sind für eine Erreichung der Rehabilitationsziele unentbehrlich. Hierzu zählen sowohl Informationen zur Tumorerkrankung als auch psychosoziale Angaben.

> **Mindestinformationen, die vor Beginn von Rehabilitationsmaßnahmen vorliegen sollten**
>
> — pTNM- Stadium, Grading
> — R0- oder R1- bzw. R2-Resektion
> — Neoadjuvante Chemotherapie (Welche Zytostatika und in welcher Dosierung?)
> — Adjuvante Chemotherapie (Welche Zytostatika und in welcher Dosierung?)
> — Additive Chemotherapie (Welche Zytostatika in welcher Dosierung und mit welchem Erfolg?)
> — Psychosoziale Angaben (Aussagen über den Aufklärungsgrad, eventuelle Coping- oder Complianceprobleme, Angehörigenunterstützung sowie über soziale und berufliche Probleme)

Ohne diese Informationen ist eine umfassende Rehabilitation problematisch bzw. es geht wertvolle Zeit für zusätzliche Recherchen verloren.

5.2.1 Rehabilitationsmaßnahmen zur Verminderung der körperlichen Probleme („Reha vor Invalidität")

Polyneuropathien

Neben der Chemotherapie kommen für Polyneuropathien auch andere Faktoren als Ursache in Betracht. (z. B. paraneoplastische Syndrome, Diabetes, Alkohol, Arsen, Herpes zoster, INH, Amiodoron, Diphenylhydantoin, Metronidazol, Vaskulitis, Vitamin-B_{12}-Mangel, Folsäuremangel, Elektrolytstörungen u. a.). Meist ist jedoch die Chemotherapie für die teilweise sehr beeinträchtigenden sensorischen und motorischen Störungen verantwortlich.

Zu den neurotoxisch wirkenden Zytostatika gehören besonders die Taxol- und die Platinpräparate sowie die Vinca-Alkaloide (Kath u. Bokemeyer 1999, Questhoff 2002). Die Vinca-Alkaloide und Taxolpräparate führen zu einer axonalen Degeneration, während Cisplatin eine Demyelinisierung induziert. Die Störungen können je nach appliziertem Zytostatikum dominant zentral (5-Fluorouracil), peripher (Paclitaxel), sensorisch (Cisplatin) oder sensomotorisch (Vinca-Alkaloide) sein. Bei der paclitaxelinduzierten Neuropathie handelt es sich zumeist um eine distale axonale Neuropathie. Die sensorische Neurotoxizität ist insbesondere an den Händen und Füßen lokalisiert („stockings and gloves"). Über die sensorische Neuropathie hinaus können auch motorische Affektionen auftreten (Dubois u. Schlaich 1999).

Möglich sind rein sensorische, rein motorische, gemischt sensomotorische sowie autonome Polyneuropathien. Die Parästhesien mit brennenden Schmerzen und verminderter Vibrationswahrnehmung, vor allem an Händen und Füßen, können subjektiv außerordentlich beeinträchtigend sein. Sie schränken die Mobilität und die Lebensqualität der Betroffenen manchmal über Jahre ein.

Die durch Paclitaxel, Docetaxel, Platin, Carboplatin und Vinca-Alkaloide induzierten Polyneuropathien treten vorrangig dosisabhängig auf. Gelegentlich kommt es nach Cisplatingabe, seltener nach Taxolgabe, auch noch nach Absetzen des Zytostatikums zu einer weiteren Verschlimmerung der Beschwerden (z. B. die durch Cisplatin bedingte Ototoxizität). Mit zunehmendem Alter nimmt das Risiko einer therapiebedingten Neuropathie zu. Die Rückbildung der Beschwerden erfolgt langsam.

Die bei und direkt nach Oxaliplatingabe auftretende Neuropathie, häufig mit oropharyngealen Dysästhesien kombiniert, kann durch Vermeidung einer Kälteexposition am Applikationstag weitgehend verhindert werden. Problematischer und schwerer zu verhindern ist die verzögert auftretende sensorische und motorische Polyneuropathie, die sich bei vielen Patienten nach einer kumulativen Gesamtdosis von 510 mg/m² Oxaliplatin manifestiert. Nahezu alle mit Oxaliplatin behandelten Patienten entwickeln bei dieser Dosierung eine sensorisch- motorische Neuropathie, die nicht selten zum Absetzen der Therapie zwingt. Beruhigend ist, dass diese neurologischen Störungen – im Gegensatz zu den platinbedingten Neuropathien – nach Absetzen der Chemotherapie sehr bald zurückgehen. Gabapentin (Neurontin 300–1000 mg/Tag) und Carbamazepin (Tegretal 600–1200 mg/Tag) werden am häufigsten symptomatisch eingesetzt.

Ein eindeutiger Wirksamkeitsnachweis liegt für die sehr häufig verschriebenen Pyridoxin- und Vitamin-B-Präparate nicht vor; der Einsatz von Alpha-Liponsäure ist umstritten und die Wirksamkeit des topischen Agens Capsaicin wird kontrovers beurteilt. Die prophylaktische Behandlung mit „nerve growth factor" (NGF) ist Gegenstand von Therapiestudien.

Erwiesen ist eine symptomatische Wirkung von Antiepileptika (Carbamazepin 600–1200 mg/Tag in retardierter Form und Gabapentin 1600–2400 mg/Tag). Die zusätzliche Gabe von Antidepressiva kann sinnvoll sein, ist jedoch subjektiv von einer manchmal sehr belastenden Mundtrockenheit begleitet (Amitryptilin einschleichend mit 25 mg/Tag in retardierter Form langsam aufdosiert). Amifostin und Glutamininfusionen können zur Prophylaxe und Therapie der cisplatinbedingten Neurotoxizität gegeben werden. Unbestritten ist, dass die Kombination von Carboplatin und Docetaxel geringer neurotoxisch ist als die von Cisplatin und Paclitaxel. Die tumorhemmende Wirkung beider Kombinationstherapien unterscheidet sich nicht.

Unumstritten ist die positive Wirkung von physikalischen Therapien wie z. B. dem hydroelektrischen Vollbad (Stanger-Bad) oder der Gleichstrombehandlung (Vierzellenbad). Mitunter werden auch diadynamische Ströme im Niederfrequenzbereich oder Interferenzströme empfohlen. Bei lokalen Parästhesien kann mit der transkutanen Elektrostimulation Besserung erzielt werden. Eisapplikationen oder Wechselbäder können das Wohlbefinden verbessern, wirken aber nicht lange und natürlich niemals kausal. Eine symptomatische Linderung der Schmerzen an Händen und Fingern wird durch gekörnte Sandstrukturen bewirkt.

Kardiale Komplikationen

Die vorzeitige Menopause bzw. der unphysiologische vorzeitige Hormonentzug kann zu kardialen Spätstörungen führen. Eine Hormonsubstitution ist daher – besonders bei jungen Patientinnen mit guter Prognose – indiziert (s. auch Kap. 4).

Kardial Gefährdete, die einer anthrazyklinhaltigen Chemotherapie bedürfen, sollten das PEG-liposomale Doxorubicin (Caelix`, Myocet) wegen seiner geringeren Kardiotoxizität und schwächeren Hämatotoxizität erhalten.

Renale Toxizität von Zytostatika

Platinpräparate sind nephrotoxisch. Die durch Cisplatin induzierte renale Toxizität betrifft den Tubulusapparat und ist akut sowie kumulativ, die nach Carboplatin hingegen akut und nicht kumulativ (Radermacher u. Bokemeyer 1999). Eine wichtige protektive Maßnahme stellt die ausreichende Hydratation und forcierte Diurese dar. Nephrotoxische Antibiotika sollten nicht gleichzeitig mit Platinpräparaten verabreicht werden. Anders als bei Cisplatin kann bei einer Carboplatintherapie auf eine Hydratation und eine forcierte Diurese verzichtet werden.

Die toxischen Cyclophosphamidmetaboliten, die für die hämorrhagische Zystitis und das cyclophosphamidinduzierte Sekundärmalignom an der Blase verantwortlich sind, werden durch den Einsatz von Mesna abgebunden und damit inaktiviert.

Hormonelle Ausfallstörungen und klimakterische Beschwerden

Als Folge der therapieinduzierten „Kastration" können bei jungen Frauen typische Menopausenbeschwerden auftreten (Hitzewallungen, Schlaflosigkeit, Fatigue, Depressionen, Trockenheit der Scheide, Dyspareunie und Inkontinenz). Da etwa ein Drittel aller jungen Ovarialkarzinompatientinnen geheilt werden, sind mögliche Spätstörungen wie Osteoporose und kardiovaskuläre Erkrankungen durch eine Hormonsubstitution präventiv anzugehen (s. auch Kap. 4).

Gegen eine Hormonsubstitution bei Ovarialkarzinompatientinnen gibt es heute keine überzeugenden Argumente mehr. Einflüsse auf die Rezidiventwicklung sind nicht bekannt (Ausnahme: endometroide Karzinome).

Osteoporose

Die Ausschaltung der Ovarfunktion und die vorzeitige Menopause führen zu einem erhöhten Osteoporoserisiko. Neben der Hormonsubstitution ist es sinnvoll, die Patientinnen auf die Notwendigkeit einer Vitamin-D- und kalziumreichen Kost aufmerksam zu machen. Die Frage, ob die prophylaktische Gabe von Bisphosphonaten die Osteoporoseinzidenz reduzieren kann, ist Gegenstand mehrerer noch nicht abgeschlossener Studien.

Durchfall

Diarrhoeen können völlig unterschiedliche Ursachen haben. Bei paradoxem Durchfall muss auch an einen möglichen intrabdominellen Tumorbefall gedacht und eine diagnostische Abklärung in die Wege geleitet werden.

Nach ausgedehnten Darmresektionen, vor allem von Dünndarmabschnitten, kommt es häufig zu Diarrhoeen. Wichtig ist eine individuell angepasste Ernährungsberatung.

> **Ernährungsempfehlungen nach ausgedehnten Darmresektionen**
>
> - Speisen, die die Darmbeweglichkeit anregen und die Schleimhaut reizen, sind zu meiden
> - Milch wird häufig schlecht vertragen; laktosefreie Elementardiäten sind zu bevorzugen, evtl. Anreicherung der Ernährung mit Laktase
> - Die Ernährung sollte fett-, milchzucker- und oxalatarm sein
> - Zu beachten ist, dass eventuelle Elektrolytverluste (Kalium) ausgeglichen werden. Viele Patienten nehmen zur Prophylaxe regelmäßig 3–6 Magnesium-Gelatine-Kapseln
> - Medikamentös können gallensäurehemmende Mittel sowie Bauchspeicheldrüsenfermente oder sekretionshemmende Mittel (Octreoide) gegeben werden
> - Gegen den Durchfall helfen häufig synthetische Opioide wie Loperamid, Tinctura Opii und Codeinsulphat. Sie setzen die Darmbeweglichkeit herab.
> - Die Zusatznahrung sollte isoosmolar sein. Hyperosmolare Drinks bewirken eine osmotische Diarrhoe!

Obstipation

Siehe auch Kap. 9, „Kolonkarzinom". Eine plötzliche Obstipation sollte auch an einen beginnenden Ileus infolge Peritonealkarzinosis denken lassen.

Verwachsungen

Verwachsungen im Bauchraum entstehen im allgemeinen als Folge entzündlicher oder karzinomatöser Prozesse. Manchmal sind sie auch unvermeidbarer Bestandteil der Wundheilung nach einer Operation oder einer Bestrahlung.

Bei drohendem **Ileus** sind ballaststoff- und faserhaltige Nahrungsbestandteile sowie Pilze und Nüsse zu meiden.

Verwachsungsbedingte Beschwerden können auch durch eine abnorme Gasbildung auftreten, weswegen von Kohlspeisen, gerösteten Zwiebeln und Linsen in der Ernährung abzuraten ist. Ebenso können Zuckerersatzstoffe zu einer starken Gasbildung führen. Sie werden im Darm nur unvollständig aufgenommen, gelangen unverdaut in tiefer gelegene Darmabschnitte, wo sie von Bakterien unter Bildung von Gasen abgebaut werden.

Wichtig ist, den Stuhl geschmeidig zu halten. Bei Verstopfungsneigung sind milchzuckerhaltige Abführmittel wegen der Gasbildung nicht sinnvoll.

Appetitlosigkeit, Gewichtsverlust

Fatigue, Angst und Depressionen können neben der Tumorprogression und den Folgen der Tumortherapie Ursache einer Appetitlosigkeit sein. Gelingt es, die Stimmungslage des Betroffenen zu bessern, so stellt sich manchmal auch wieder Freude am Essen ein. Gelegentlich kann eine Hormontherapie mit hochdosiertem Medroxyprogesteronacetat (2-mal 250 mg täglich) sowohl zu einer Stimmungsaufhellung als auch zu einer Appetitsteigerung mit Gewichtszunahme führen (s. auch Kap. 8).

Ernährung

Eine spezielle Diät für Patientinnen mit Ovarialkarzinom gibt es nicht. Eine solche ist nur für Patienten mit **Kurzdarmsyndrom** notwendig.

Unbeherrschbare Durchfälle, Fettstühle, Fett- und Muskelschwund, Gewichtsverlust, Übersäuerung des Magens, starker Verlust von Mineralien und Steinbildung in der Gallenblase und den Nieren sind charakteristisch für ein Kurzdarmsyndrom. Auswirkungen auf den gesamten Organismus und Gewichtsverlust sind unvermeidlich, wenn keine künstliche Ernährung durchgeführt wird.

Nach der Operation sind die Ernährungsprobleme am größten, später kann es zu einer gewissen Gewöhnung kommen. Zumindest zu Beginn ist wegen der erheblichen Flüssigkeits- und Elektrolytverluste eine **parenterale künstliche Ernährung** notwendig. Nach einigen Wochen kann eine **enterale Sondenkost** verabreicht werden, die rückstandsfrei vom verbliebenen Darm verwertet wird.

Später kann man möglicherweise sogar auch auf diese Sondenkost verzichten. Es sind allerdings lebenslang **Ernährungseinschränkungen** notwendig.

Ernährungseinschränkungen bei Patientinnen mit verkürztem Dünndarm

— Die Energiezufuhr muss wegen der verminderten Nährstoffausnutzung 25–75% über dem Sollwert von Gesunden liegen
— Die Patientinnen müssen also wesentlich mehr als Gesunde essen!
— Die Kost sollte gut verdaulich sein und gründlich gekaut werden. Dies entlastet den verbliebenen Dünndarm und erspart ihm viel Arbeit.
— Für die orale Ernährung eignen sich leicht verdauliche Diäten mit speziellen Eiweiß- und Fettkomponenten. Kohlenhydrate werden am besten und Fette am schlechtesten vertragen.
— Wichtig ist, den verbliebenen Darm während des gesamten Tages und nicht nur während der Hauptmahlzeiten zu nutzen. Dies bedeutet 8–10 kleine Mahlzeiten statt der 3 Hauptmahlzeiten.
— Bei großem Volumen wird die Darmbeweglichkeit unnötig stark angeregt, sodass die Nahrung schlechter ausgenutzt wird und es zu Durchfall kommt.
— Während der relativ kurzen Verweildauer im Restdarm muss eine möglichst optimale Durchmischung mit den Verdauungsfermenten stattfinden. Dies erreicht man unter anderem durch gründliches Kauen, da hierdurch die Verdauungsfermente aus dem Sekret der Mundspeicheldrüse freigesetzt werden. Der Verdauung kann man mit Bauchspeicheldrüsenfermenten nachhelfen.
— Die Ernährung sollte eiweißreich, kohlenhydratarm und fettarm sein.

- Der Fettanteil sollte etwa 30% betragen, wovon die Hälfte idealerweise in Form von MCT-Fetten aufzunehmen ist. Ihr Vorteil ist, dass sie auch bei eingeschränkter Gallen- und Bauchspeicheldrüsenfunktion verwertet werden.
- Nach Verlust des letzten Dünndarmabschnitts kann es zu einem Vitamin-B_{12}-Mangel und hierdurch zu einer makrozytären Anämie kommen. Vitamin B_{12} muss daher prophylaktisch in 3- bis 6-monatigen Abständen i.m. verabreicht werden.
- Da die Gallensäuren im letzten Dünndarmteil aufgenommen werden und es zu einem Übertritt und einer Schleimhautschädigung im Dickdarm kommen kann, ist bei Durchfallbeschwerden die Einnahme von Cholestyramin notwendig.

Zu den Kosten der Ernährung s. Ausführliches in Kap. 8, „Pankreaskarzinom".

Enterale Ernährung/parenterale Ernährung

Von der Ernährungsindustrie werden hochkalorische, eiweißangereicherte „Drinks" in Form aromatisierter Trinknahrungen (Astronautenkost) angeboten, die zwischen oder zusätzlich zu den Mahlzeiten einzunehmen sind. Am verträglichsten sind die Trinknahrungen mit 1 kcal/ml. Sie können eine merkliche Gewichtszunahme bewirken (Ausführlicheres s. auch Kap. 8).

Wenn die Ernährung auf oralem Wege nicht mehr in ausreichendem Maße möglich ist, kann die Nahrung als Sondennahrung über den Magen (PEG) oder über eine **perkutane endoskopische Jejunostomie** (PEJ) in den Dünndarm zugeführt werden.

Vorteilhaft ist, dass im Gegensatz zur parenteralen Ernährung bei der künstlichen enteralen Ernährung die normale Magen-Darm-Passage erhalten bleibt. Die Darmschleimhaut bleibt so intakt und bakterielle Überwucherungen treten nicht auf. Die Barriere- und Immunfunktion des Darms bleibt erhalten.

Die Durchführung einer parenteralen Ernährung bedarf einer intensiven Überwachung. Die Anlage eines Ports ist obligat. Technisch geschultes Personal sowie häufige medizinische und laborchemische Überwachungen sind notwendig.

Die Indikation zur total parenteralen Ernährung bei Tumorkachexie ist nicht unumstritten. Sie ist indiziert beim Kurzdarmsyndrom. Bei zeitlich begrenzter und lokalisierter mechanischer Behinderung durch Tumorbefall kann sie indiziert sein, bis eine PEG -(PEJ-) sonde gelegt wird.

Fertilität/Schwangerschaft

Bei jungen Patientinnen mit frühem Tumorstadium und gutem Differenzierungsgrad (Stadium FIGO IA G1) ist ein fertilitätserhaltendes Vorgehen mit Erhaltung des Uterus und der kontralateralen Adnexe vertretbar (s. auch Kap. 4).

Es gibt keine Hinweise für einen schädigenden Einfluss des Karzinomleidens auf die Entwicklung des Fetus. Mit einer Beeinträchtigung des Fetus je nach Zeitpunkt und Art der Chemotherapie ist allerdings zu rechnen.

Nach fertilitätserhaltender Operation eines Ovarialkarzinoms ist es nicht gerechtfertigt, einer Patientin von einer Schwangerschaft abzuraten (Baltzer et al. 2000).

Genetische Probleme und Risikovorsorge

Schätzungsweise 5% aller Ovarialkarzinome sind auf angeborene Keimbahnmutationen zurückzuführen; mehr als 90% aller erblichen Ovarialkarzinome beruhen auf Mutationen im BRCA1- oder BRCA2-Gen.

> **Kriterien für eine genetische Beratung und Untersuchung von Ovarialkarzinompatientinnen (Kiechle et al. 2001)**
>
> - Familien mit mindestens zwei Erkrankten an Mamma- und/oder Ovarialkarzinom, davon eine <50 Jahren (die Altersgrenze entfällt bei Familien mit drei oder mehr Erkrankten)

- Familien mit einer Erkrankten an einseitigem Mammakarzinom im Alter von 30 Jahren oder früher
- Familien mit einer Erkrankten an beidseitigem Mammakarzinom im Alter von 40 Jahren und früher
- Familien mit einer Erkrankten an Ovarialkarzinom im Alter von 40 Jahren oder früher
- Familien mit einer Erkrankten an Mamma- und Ovarialkarzinom
- Familien mit einem männlichen Erkrankten an Mammakarzinom

Die prophylaktische Eierstockentfernung unter Einbeziehung beider Eileiter stellt nach abgeschlossener Familienplanung für Hochrisikofrauen eine präventive Möglichkeit dar.

Durch eine alleinige Tubenligatur kann das Krebserkrankungsrisiko signifikant gesenkt werden.

Eine weitere präventive Möglichkeit stellen kombinierte orale Kontrazeptiva dar.

Information, Schulung (Gruppengespräche/Gesundheitstraining)

Aufklärung und Informationen sind wichtige Hilfen bei der Krankheitsbewältigung. Dazu gehört, dass die Patientin begreift, was in ihrem Körper passiert und warum eine bestimmte Therapieoption vorgeschlagen wird. Die Mehrzahl der Frauen möchte zwar nicht selbst über die Therapie entscheiden, aber sie möchte wissen, warum eine bestimmte Behandlungsstrategie verfolgt wird.

Das Gesundheitstraining sollte alternierend vom Psychologen, Sozialarbeiter und Rehabilitationsonkologen (Gynäkologen) moderiert werden. Es umfasst allgemeine Informationen über die Ovarialkarzinomerkrankung, deren Ursachen, die verschiedenen Therapiemöglichkeiten einschließlich der Alternativtherapien und der Paramedizin, über die Rezidivprophylaxe, Nachsorgeuntersuchungen, Angstbewältigung, Verhaltensweisen bei Schmerzen und Rezidivbehandlungsmöglichkeiten, Informationen über soziale Rechte und Hilfen sowie berufliche Konsequenzen. Neben Fragen der Ernährung, den postoperativen und chemotherapiebedingten Folgestörungen sowie den hormonellen Beschwerden stehen soziale Versorgungshilfen und vor allem psychische Hilfen zur Entspannung und Angstbekämpfung im Vordergrund der Gespräche. Auch auf die mögliche Vererbbarkeit prädisponierender Gene in Hochrisikofamilien ist ebenso wie auf die Möglichkeit einer genetischen Beratung z. B. bei BRCA1- und BRCA2-Genträgerinnen in speziellen humangenetischen Beratungsstellen ist hinzuweisen (Schmutzler et al. 1999; Kiechle et al. 2001).

Angehörigen sollte die Möglichkeit zur Teilnahme an diesen Gruppengesprächen geboten werden.

Den Betroffenen und ihren Angehörigen sollten die in den Gruppengesprächen vermittelten Informationen und Ratschläge auch in schriftlicher Form angeboten werden. Natürlich dürfen diese Ratgeber niemals das ärztliche Gespräch ersetzen. Sie sollten vielmehr die Grundlage für nutzbringende Gespräche mit dem behandelnden Arzt darstellen.

Zunehmend informieren sich Betroffene und Angehörige aus dem Internet. Günstig ist, wenn der betreuende Arzt der evtl. internetinteressierten Patientin Adressen mitteilt, die informativ, seriös und nutzbringend sind und das Vertrauen der Patientin in die Schulmedizin nicht erschüttern. Eine Liste von Internetadressen befindet sich am Ende dieses Kapitels.

5.2.2 Rehabilitationsmaßnahmen zur Verminderung der psychischen Probleme („Reha vor Resignation und Depression")

Die Ursachen für eine psychische Unterstützungsbedürftigkeit können sehr komplex sein. Manchmal stehen die psychischen Beeinträchtigungen im Zusammenhang mit Schmerzen,

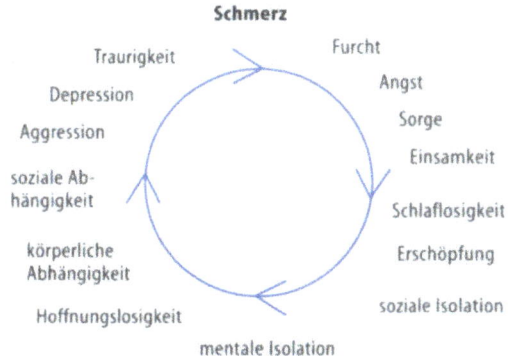

Abb. 5.2. Psychische Einflussfaktoren der Schmerzschwelle

mit Ernährungsschwierigkeiten, mit der Stomaversorgung, mit sozialen oder beruflichen Problemen etc. und legen sich nach einer erfolgreichen Behandlung. Zwischen der Höhe der Schmerzschwelle und psychosozialen Faktoren bestehen viele Interaktionen (Abb. 5.2). Häufig ist es die Angst vor der ungewissen Zukunft (Heckl u. Weis 1998) (s. auch Kap. 1).

Krankheitsverarbeitung

Allein die Diagnose „Krebs" führt – völlig unabhängig von der Schwere der Erkrankung und des therapeutischen Eingriffs – zur Angst vor der als „unheilbar" geltenden Erkrankung mit Siechtum und schmerzhaftem Krankheitsverlauf und schließlich zur Angst vor dem nahenden Tod. Hinzu kommen die Angst vor Nebenwirkungen der Therapie und die dauernde Anspannung. Mit besonderer Zuwendung, Gesprächen, „Schulterklopfen" oder sozialen Aktivitäten allein ist es hier häufig nicht getan. Vielmehr gilt es, diese Ängste anzugehen. Dies kann eine der Aufgaben eines Psychoonkologen sein. (s. Kap. 1)

Hilfen bei der Krankheitsverarbeitung, Verminderung von Angst, Depressionen, Hilflosigkeit und Hoffnungslosigkeit sowie Stärkung der Compliance sind die Hauptaufgaben der Psychoonkologie. Ein standardisiertes Vorgehen gibt es hierbei nicht und sollte es auch nicht geben, da jede Betroffene anders reagiert, anders angesprochen werden muss und anderer Unterstützung bedarf. Einige, und hierzu gehören besonders die im kirchlichen Glauben Verwurzelten, kommen durchaus ohne professionelle psychologische Hilfen aus.

> **Die wichtigsten psychosozialen Belastungen in der Phase der Nachbetreuung (nach Weis u. Koch 1999)**
>
> — Emotionale Probleme (Ängste, Depression, Aggression, Suizidneigung, Hoffnungslosigkeit und Pessimismus, Sinnverlust, Selbstwert- und Identitätsprobleme)
> — Partnerschaftliche/familiäre Probleme (Kommunikations- und Beziehungsprobleme, Rollenveränderungen, Sexualität)
> — Berufliche Probleme (Einschränkungen und Veränderung der beruflichen Situation, Frühberentung u. a.)
> — Soziale Probleme (Isolation, Unsicherheit im Umgang mit Freunden und Bekannten, Veränderung von Freizeitverhalten u. a.)
> — Complianceprobleme (Vermeidung von Vorsorgediagnostik und belastenden therapeutischen Maßnahmen)

Fatigue

Unter dem Begriff „Fatigue" wird ein Syndrom extremer (pathologischer) Müdigkeit und Erschöpfung verstanden (Weis u. Bartsch 2000). Die Ursachen dieser Müdigkeit und Erschöpfung sind multifaktoriell, wobei u. a. auch paraneoplastische Mechanismen in Frage kommen. Eine Verminderung der Fatigue-Symptomatik nach Erythropoetingabe ist bei niedrigem Hb durch eine Reihe von internationalen Studien gut belegt; bei den anderen, meist unbekannten Ursachen, sollten vor einer solch kostenaufwendigen Therapie jedoch zuerst die anderen Therapiemöglichkeiten wie die einer körperlichen Aktivierung z. B. durch Physiotherapie, psychische Hilfen, Ernährung oder Ortswechsel genutzt werden. Die Einleitung einer stationären Rehabilitationsmaßnahme ist bei Fatigue-Beschwerden sinnvoll (s. auch Kap. 4)!

Depressionen

Siehe Kap. 1, „Psychische Unterstützung und Selbsthilfegruppen".

Angst

Siehe Kap. 8. „Pankreaskarzinom".

Seelsorge

Siehe Kap. 1, „Psychische Unterstützung und Selbsthilfegruppen".

Angehörige

Siehe Kap. 1, „Psychische Unterstützung und Selbsthilfegruppen".

Vorsorgevollmacht/Patientenverfügung

Ausführlicheres s. Kap. 1, „Psychische Unterstützung und Selbsthilfegruppen".

5.2.3 Rehabilitationsmaßnahmen zur Verminderung sozialer Probleme („Reha vor Pflege")

Ausführlicheres s. auch Kap. 2, „Soziale und berufliche Hilfen".

Sicherung der häuslichen Versorgung

Durch sie soll u. a. die Gefahr einer Pflegebedürftigkeit verhindert bzw. reduziert werden. Ist eine selbständige Versorgung nicht mehr möglich, muss im eingetretenen Pflegefall für entsprechende Hilfen gesorgt werden. Dies wird häufig bei Patientinnen mit fortgeschrittenem Tumorleiden notwendig.

Erste Ansprechpartner für die Organisierung sozialer Rehabilitationsmaßnahmen sind die Sozialarbeiter in den Krankenhäusern, in den Rehabilitationskliniken, bei den Krankenkassen sowie bei den Rentenversicherungsträgern. Mit ihnen und den Angehörigen muss die weitere Versorgung besprochen werden. Versorgungshilfen wie „Essen auf Rädern", Pflegehilfen, Haushaltshilfen, häusliche Krankenpflege und unter Umständen auch eine Unterbringung in einem Pflegeheim oder einem Hospiz müssen organisiert werden. Die Vermittlung von Kontaktadressen (Selbsthilfegruppen, Stomatherapeuten, Beratungsstellen etc.) ist notwendig.

Eine ambulante psychosoziale Beratung mit Vermittlung eventueller Hilfen kann über psychosoziale Beratungsstellen geleistet werden. Hier sind insbesondere die psychosozialen Krebsberatungsstellen der freien Wohlfahrtsträger bzw. der Deutschen Krebshilfe zu nennen. Selbsthilfegruppen übernehmen einen nicht zu unterschätzenden Anteil psychosozialer Nachsorgeaufgaben, sind jedoch durch die Komplexität der anfallenden Probleme häufig überfordert und werden von den professionellen Helfern nicht allzu selten auch allein gelassen.

> **Einrichtungen und Angebote der ambulanten psychosozialen Krebsnachsorge**
>
> – Psychosoziale Beratungsstellen
> – Selbsthilfegruppen
> – Niedergelassene Psychotherapeuten
> – Gesundheitsförderung der Krankenkassen

„Kuren" mit ausschließlich roborierender Zielsetzung, in die Angehörige nicht mit einbezogen werden und in denen kein Kontakt mit eventuell in Frage kommenden Hilfs- und Pflegeinstitutionen besteht, werden den Zielen der Rehabilitation bei sozial hilfsbedürftigen Patientinnen nicht gerecht. Zur Rehabilitation dieser Patienten ist eine detaillierte Kenntnis der sozialen Hilfemöglichkeiten vor Ort unerlässlich. Deswegen empfiehlt sich grundsätzlich die Durchführung der stationären Anschlussheilbehandlung in Wohnortnähe. Vor allem müssen auch die die Angehörigen mit in die Rehabilitation einbezogen werden.

Gesetzliche Vergünstigungen, wie sie beispielsweise im Schwerbehindertengesetz festgelegt sind, sollen einige der durch die Krebserkrankung entstandenen Nachteile ausgleichen (Ausführlicheres hierzu s. Kap. 2, „Soziale und berufliche Hilfen"). Der GdB bei Ovarialkarzinompatientinnen beträgt mindestens 50%.

Ein Anspruch auf Leistungen der **Pflegeversicherung** besteht in der Regel nur dann, wenn eine Pflegebedürftigkeit über mindestens sechs Monate vorliegt. Die Begutachtung erfolgt durch den Medizinischen Dienst der Krankenkassen (MDK).

Hospiz/Palliativstationen

Eine große Bedeutung in der Terminalphase haben die Hospiz- und Palliativstationen. Das psychologische supportive Angebot ist hier größer als in den Akutkliniken. Adressen von Hospizen und Palliativstationen in der Region können in Erfahrung gebracht werden über die Deutsche Hospizhilfe, die Bundesarbeitsgemeinschaft Hospiz Omega und die IGSL (s. Adressenteil, s. auch Kap. 2).

Information und Selbsthilfegruppen

Möglichst bald im Anschluss an die Operation sollte eine stationäre Anschlussheilbehandlung in einer Krebsnachsorgeklinik (AHB-Klinik) eingeleitet werden, die sich auf die Rehabilitation gynäkologischer Krebspatientinnen spezialisiert hat. Erfahrene Ärzte, Psychoonkologen, Diätberater, andere Fachkräfte und nicht zuletzt häufig auch Betroffene mit ähnlichen Problemen geben hier ihre Erfahrungen weiter (s. Abb. 5.2).

Günstig ist, wenn Betroffene selbst ihre Erfahrungen untereinander austauschen, voneinander lernen und sich gegenseitig helfen, was in Selbsthilfegruppen geschehen kann.

Adressen regionaler Selbsthilfegruppen sind über den Bundesverband der „Frauenselbsthilfe nach Krebs" zu erfahren (s. Adressenteil).

5.2.4
Rehabilitationsmaßnahmen zur Verminderung der beruflichen Probleme („Reha vor Rente")

Siehe auch Kap. 2, „Soziale und berufliche Hilfen".

Patientinnen mit einem **inoperablen Ovarialkarzinom** und Patientinnen mit Tumoraktivität sind in der Regel nicht arbeitsfähig. Sie sollten sobald wie möglich die Erwerbsunfähigkeitsrente einreichen. Erfahrungsgemäß ist mit einer mehrmonatigen Bearbeitungsdauer des Antrags zu rechnen.

Für potentiell kurativ behandelte, also „**geheilte**" **Ovarialkarzinompatientinnen** gibt es berufliche Einschränkungen, die in erster Linie Folgen der durchgeführten Chemotherapie, der hormonellen Umstellung und der körperlichen Schwäche sind.

Die Einschränkungen der Arbeits-, Berufs- und Erwerbsfähigkeit treffen besonders auf körperlich belastende Tätigkeiten zu. Hingegen kommen Schreibtischtätigkeiten theoretisch durchaus noch in Frage.

Man sollte sich Zeit lassen mit der endgültigen sozialmedizinischen Stellungnahme zur Arbeits- und Berufsfähigkeit, zumal die Therapiefolgestörungen und das Rezidivrisiko in den ersten 12–24 Monaten nach Therapieende sehr groß sind. Es empfiehlt sich evtl. das zweite Heilverfahren in einer Rehabilitationsklinik abzuwarten, um eine für die Zukunft realistischere Leistungsbeurteilung abgeben zu können. Ausnahmen können aus psychologischen Gründen bei ausgesprochenem Arbeitswunsch gemacht werden. Diesen Patientinnen ist die stufenweise Wiederaufnahme der Arbeit zu empfehlen. Der besondere Vorteil dieser Regelung liegt darin, dass im ersten Jahr nach Abschluss der Primärbehandlung die Arbeitsbelastung auf die häufig noch verminderte Belastungsfähigkeit abgestimmt und nach einem Stufenplan gesteigert werden kann, ohne dass deswegen finanzielle Nachteile für die Betroffenen entstehen (Bundesarbeitsgemeinschaft für Rehabilitation 1991).

Leider ist diese sinnvolle berufliche Rehabilitationsmaßnahme häufig nur in Großbetrieben und im öffentlichen Dienst möglich. Auch ist zu bedenken, dass die Zeit der stufenweisen Belastung auf den insgesamt möglichen 78 Wochen andauernden Krankengeldbezug voll angerechnet wird, was für die eventuelle „Aussteuerung" bzw. den Rentenbezug wichtig ist. Seit kurzem ermöglichen auch die Träger der Rentenversicherung eine stufenweise Aufnahme der Arbeit.

Welche arbeitsplatzerhaltenden Maßnahmen, einschließlich Eingliederungshilfen, Arbeitsförderung und Berufsförderung sowie Arbeitsplatzumsetzung, in Frage kommen, wer diese finanziert, ab wann eine berufliche Neuorientierung sinnvoll und durchführbar ist und wo detaillierte Informationen erhältlich sind, kann der Krebspatient am besten in der onkologischen Rehabilitationsklinik, notfalls auch beim Rehabilitationsberater der jeweiligen Rentenversicherung erfahren.

5.3
Palliative Maßnahmen im Rahmen der Nachbetreuung

Bei den meisten Patientinnen liegt schon zum Zeitpunkt der Karzinomdiagnose eine Palliativsituation vor. Potentiell kurative Maßnahmen sind dann nicht mehr möglich. Das primäre Therapieziel besteht dann darin, Beschwerden zu lindern, zu verhindern und das Leben zu verlängern (Kuhn et al. 2001).

Die **Strahlentherapie** kann in der Palliativsituation indiziert sein bei Hirnmetastasen, bei schmerzhaften Skelettmetastasen, bei arrodierenden Metastasen am Vaginalabschluss, bei Lymphknotenmetastasen und zur Schmerzbekämpfung.

Hormone können bei Chemotherapieresistenz eingesetzt werden. Die Palliativtherapie von Ovarialkarzinomen ist jedoch eine Domäne der **Chemotherapie.**

Bevor man sich zu einer Tumortherapie entschließt, sollte man die Vor- und Nachteile dieser Behandlung abwägen. Die Beantwortung der Frage: wieviel und welche Therapie? setzt nicht nur onkologische Fachkenntnisse voraus, sondern gleichermaßen ist Kompetenz in Ethik und Kommunikation gefragt.

Auf keinen Fall darf die Therapieentscheidung ausschließlich nach dem möglichen Therapieresponse, der Remissionsquote und auch nicht nach dem kalendarischen Alter der Betroffenen getroffen werden.

Gesichtspunkte, die neben der tumorreduzierenden Wirkung vor dem Einsatz einer palliativen Tumortherapie berücksichtigt werden sollten

— In wie weit kann der Patientin eine Chemotherapie zugemutet werden?
— In wie weit hat die Patientin den Rest ihres Lebens unter den Nebenwirkungen dieser Therapie zu leiden?
— In wie weit wird die häusliche Versorgung beeinflusst?
— Kann die Therapie ambulant oder muss sie aufgrund der schlechten häuslichen Versorgung stationär durchgeführt werden?
— Wie beeinflussen Begleiterkrankungen (z. B. Diabetes, Niereninsuffizienz, kardiovaskuläre Erkrankungen, schlechter Ernährungszustand) und funktionelle Einschränkungen den Therapieerfolg?
— Beeinflussen Krankheitseinsicht, Lebenswille, Copingverhalten und soziale Versorgung die einzuschlagende Therapiestrategie?

5.3.1
Lokoregionäre Probleme

Intraabdomineller Rezidivtumor

Der Stellenwert chirurgischer Maßnahmen wird kontrovers beurteilt. Konsens besteht allgemein bzgl. des chirurgischen Vorgehens bei Früh- und Spätrezidiven.

Bei Frührezidiven (Krankheitsprogression innerhalb von ca. sechs Monaten nach Abschluss der postoperativen Chemotherapie) ist eine nochmalige Operation nur im Fall eines Ileus indiziert. Frührezidive werden chemotherapeutisch behandelt.

Klinisch fassbare Spätrezidive (rezidivfreies Intervall nach Beendigung der Primärtherapie >12 Monate) werden im Falle einer Aussicht auf R0-Resektion operativ angegangen, gefolgt von einer platin-/taxolhaltigen Chemotherapie. Die Überlebenszeit kann durch diese kombinierte Therapie verlängert werden.

Dünndarmteilresektionen oder Hemikolektomien des Colon ascendens, transversum, descendens oder sigmoideum, in Einzelfällen sogar eine Exenteration können notwendig werden. Sie sind bei mechanischem Obstruktionsileus möglicherweise sogar notfallmäßig vorzunehmen (Bender 1999, Kuhn et al. 2001). Eine Gastroenterostomie, die Anlage einer PEG oder PEJ, ein künstlicher Darmausgang und/oder eine parenterale Ernährung können in Einzelfällen indiziert sein. Näheres zur Stomaversorgung siehe Kapitel 10 Rektumkarzinom.

Lungen und/oder Lebermetastasierung

Sehr selten handelt es sich um eine solitäre Metastasierung, weswegen in der Regel keine Chirurgie, sondern eine systemische Chemotherapie in Frage kommt. Meist sind Lungenmetastasen mit einem Pleurabefall und einem Pleuraerguss vergesellschaftet.

Peritonealkarzinosis (maligner Aszites)

Bei einem Aszites ist es wichtig zu wissen, ob es sich um ein Transsudat oder Exsudat handelt. Transsudate sind meist nicht malignombedingt (z.B. dekompensierte Herzinsuffizienz, Hypoproteinämie bei nephrotischem Syndrom oder Leberzirrhose, Hypervolämie, Hyperhydratation). Der Effekt einer konservativen Therapie mit Flüssigkeitsrestriktion, Diurese, Digitalisierung etc. bei nicht tumorbedingtem Aszites ist abzuwarten.

Exsudate sind meist tumorös, können aber auch infektiös, autoimmunologisch, allergisch und traumatisch bedingt sein. Exsudate erfordern immer eine gezielte und kausale Therapie (Abenhardt et al. 2001). Ein Cholesteringehalt im Aszites von über 60 mg/dl, ein CEA-Gehalt von über 12 ng/ml sind ein starker Hinweis für Malignität ebenso wie eine Erhöhung des Tumormarkers CA 125 im Serum.

> **Differenzierung zwischen Exsudat und Transsudat**
>
> — **Exsudat:** trübe, zellreich, spezifisches Gewicht >1015, Gesamteiweiß >30 g/l (Erguss-Serum-Quotient >0,5), LDH >200 U/l (Erguss-Serum-Quotient >0,56), Cholesterin >60 mg/dl
> — **Transsudat:** klar, zellarm, spezifisches Gewicht <1015, Gesamteiweiß <30 g/l (Erguss-Serum-Quotient <0,5), LDH <200 U/l (Erguss-Serum-Quotient <0,6), Cholesterin <60 mg/dl

Der **symptomatische Aszites** ist durch Punktion oder Drainage möglichst vollständig zu entleeren. Ein Albuminersatz ist bei einem hepatisch bedingten Aszites in der Regel nicht notwendig, andernfalls muss eine parallele Albuminsubstitution (6–10 g Albumin pro Liter Aszites) erfolgen.

Leider haben Aszitespunktionen oft nur einen vorübergehenden palliativen Effekt. Sie führen zu bedeutenden Flüssigkeits- und Eiweißverlusten und begünstigen den Aggressionsstoffwechsel mit nachfolgender Kachexie. Eine systemische Chemotherapie sollte daher immer zusätzlich in die Wege geleitet werden, obwohl sie bei einer Peritonealkarzinosis wesentlich schlechter als bei anderen Metastasenlokalisationen wirkt. Bei der lokalen Therapie sind diejenigen Substanzen zu favorisieren, die erfahrungsgemäß bei der systemischen Applikation gute Ansprechraten zeigen.

Eine intraperitoneale Chemotherapie kann die Aszitesbildung u. U. für eine begrenzte Zeit einschränken. Leider ist ihre Wirkung jedoch wegen der häufigen Kammerung nur begrenzt. Die intraperitoneale Isotopentherapie mit ^{32}Phosphor und ^{90}Yttrium ist wirksam, hat jedoch bei intraabdominellen Verwachsungen ebenfalls den Nachteil einer ungleichmäßigen Verteilung der Radiokolloide. Außerdem ist ihre Wirkung im Bereich der retroperitonealen Lymphknoten gering.

Intraperitoneal wirksame Zytostatika

- Bleomycin 60 mg
- Carboplatin 300–600 mg/m^2
- CisPlatin 90–100 mg/m^2
- Mitoxantron 20–25 mg/m^2
- Paclitaxel 135–175 mg/m^2
- Mitomycin C 10 mg/m^2
- Taxol 60–125 mg/m^2

Das größere Instillationsvolumen soll im Gegensatz zur Pleurodese unerwünschte Adhäsionen verhindern. Wenn die Zytostatika intraperitoneal belassen und nicht nach mehrstündiger Einwirkzeit drainiert werden, kommt es zu einer verstärkten systemischen Resorption und Toxizität.

Das Risiko therapiebedingter Beschwerden ist nicht gering. So limitiert die chemische Peritonitis häufig die zytotostatische Behandlung. Sie geht mit abdominalen Schmerzen einher, die symptomatisch zu therapieren sind. Besonders nach Platinpräparaten muss man mit einer ausgeprägten Myelo- und Nephrotoxizität rechnen. Nach intraperitonealer Gabe von Vinblastin kann es zu einem schweren paralytischen Ileus kommen; nach Adriamycin droht eine schmerzhafte Peritonitis, weswegen man beide Substanzen nicht intraperitoneal geben sollte.

Manchmal kommt es nach der lokalen Instillation von α- und γ-Interferon in den Peritoneal- oder den Pleuraraum zum Sistieren der Ergussbildung.

Alternativen zur intraperitonealen Chemotherapie sind die intraperitoneale Gabe von radioaktivem Gold sowie ein peritoneovenöser Shunt. Aus Strahlenschutzgründen ist die früher häufig praktizierte intraabdominale Instillation von ^{198}Au oder ^{90}Y weitgehend verlassen worden.

Obstruktion/Ileus

Der **paralytische Ileus** ist eine klassische Indikation für die medikamentöse Therapie, während der **chronische Subileus** – in der Regel mechanisch bedingt – einer chirurgischen Intervention bedarf. Meist wird ein künstlicher Darmausgang angelegt, manchmal auch eine Gastroenterostomie oder eine Dünndarmfistel. Obwohl diese Eingriffe zu einer – zumindest für einige Zeit – wesentlichen Beschwerdelinderung mit guter Lebensqualität führen, werden sie nicht selten von den Patientinnen abgelehnt.

Symptome der Obstruktion sind ein aufgetriebenes Abdomen, Nausea und Emesis mit kolikartigen Abdominalschmerzen. Zum Erbrechen kommt es dann, wenn die Obstruktion im oberen Gastrointestinaltrakt liegt, seltener, wenn sie im distalen Ileum oder Kolon lokalisiert ist.

Übelkeit und Erbrechen werden mit Cyclizin (Valoid oder Marzine 50 mg alle 8 h s.c. bzw. p.o.) und Haloperidol (1 bis 2 mg alle 8 h p.o. oder s.c. therapiert. Bei **kolikartigen Schmerzen** empfiehlt sich Butylscopolamin. (z. B. Buscopan 10 mg 4-stündlich).

Eine Abnahme von Übelkeit, Erbrechen und eine Reduktion der abdominellen Schmerzen erreicht man mit Octreotid (2- bis 3-mal täglich 0,05–0,1 mg s.c. oder i.v.). Octreotid beeinflusst den Circulus vitiosus von Darmüberdehnung und Sekretion. Es kommt zu einer Abnahme der gastrointestinalen Sekretion (Magen, Galle, Pankreas), der Darmmotilität und der Splanchnikusdurchblutung sowie zu einer Zunahme der Wasser- und Elektrolytresorption aus dem Darmlumen. Indikationen für Octreotid sind neben dem inoperablen Ileus auch gastrointestinale Fisteln, das Short-bowel-Syndrom, sekretorische Diarrhoeen oder Blutungen des oberen Gastrointestinaltrakts.

Bei Schmerzen wirken am besten Spasmolytika; zur Verhinderung eines Ileus sollte der Stuhlgang geschmeidig gehalten werden.

Für eine gute Symptomenkontrolle ist die Unterscheidung wichtig, ob es sich um eine komplette oder partielle Obstruktion handelt.

Eine **inkomplette Obstruktion** erfordert die richtige Balance zwischen laxativen Maßnahmen (Gabe von Weichmachern und nicht zu aggressiv propulsiven Substanzen). Darmrelaxierende Arzneimittel und eine ausreichende Analgesie sind notwendig.

Die palliative Therapie der irreversiblen und nicht operationsfähigen **kompletten Obstruktion** hingegen zielt auf eine alleinige Symptomkontrolle ab, wobei eine durch Arzneimittel verstärkte Ileussymptomatik z. B. zur Vermeidung von Darmspasmen und Schmerzen in Kauf genommen werden kann (Husebö u. Klaschik 2001). Meist ist jedoch eine Operation möglich!

**Pleuritis carcinomatosa
und notwendige therapeutische Maßnahmen**

Eine Pleurodese erscheint nur dann sinnvoll, wenn die Beschwerden ursächlich auf den Pleuraerguss zurückgeführt werden können. Bei kleinen Ergussbildungen sollte zunächst der Effekt einer systemischen Chemotherapie abgewartet werden. Die kontinuierliche Drainage des Pleuraraums mit Hilfe einer Saugdrainage ist bei größeren Ergüssen der erste Schritt der Pleurodesebehandlung. Der Pleuraraum sollte möglichst vollständig entleert werden, um danach fibrosierende Substanzen zu instillieren.

Wird Tetracyclin (10–20 mg/kg Körpergewicht in 50 ml Volumen) appliziert, so ist eine vorherige lokale und evtl. systemische Schmerztherapie notwendig.

Die meisten intrapleural applizierten Substanzen führen über eine Fibroblastenproliferation zur Sklerosierung und Verklebung der Pleurablätter. Wenn überhaupt, so kommt es zu einem zytotoxischen Effekt nur in den obersten Zelllagen. Nachteile der lokalen Instillationstherapie sind mögliche adhäsionsbedingte atemabhängige Schmerzen und eine erneute abgekapselte Ergussbildung, deren Punktion erschwert ist. Die am häufigsten benutzten Substanzen mit Erfolgsraten zwischen 54 und 98% sind Bleomycin, Tetracyclin, Mitoxantron, Fibrin und Talkum.

Die chirurgische Pleurodese mit Verklebung des Pleuraergusses ist manchmal die einzige Möglichkeit zur Behandlung der besonders quälenden Atemnot.

Skelettmetastasen

Skelettmetastasen sind relativ selten. Gehen sie mit Schmerzen einher, ist eine Schmerzbestrahlung indiziert. Periphere Schmerzmittel wirken häufig – wenn überhaupt – nur sehr kurz, weswegen schon sehr frühzeitig Morphinpräparate eingesetzt werden sollten.

5.3.2
Systemische palliative Therapien

Chemotherapien

Die höchste Wirksamkeit haben platinhaltige Analoga und Taxolpräparate. (Wagner et al. 2001). Sie werden in der Regel als Kombinationstherapie in der „First-line-Palliativtherapie" eingesetzt. Etwa 2/3 aller Patientinnen weisen schon bei der Primärtherapie eine fortgeschrittene Tumorerkrankung in den FIGO-Stadien III und IV auf und sind Kandidatinnen für eine solche „First-line-Palliativtherapie". Trotz hoher klinischer Responseraten von 70–75% nach einer platinhaltigen primären Chemotherapie erleiden jedoch ca. 60% der so behandelten Patientinnen ein Tumorrezidiv (Thipgen et al. 1993).

Bei der Frage nach der besten Rezidivchemotherapie sind grundsätzlich die primäre antineoplastische Vorbehandlung, deren Erfolg und die Prognose zu berücksichtigen. Das ursprüngliche Ansprechen auf eine platinhaltige Primärtherapie spielt bei der Frage nach der optimalen „Second-line-Chemotherapie" eine wesentliche Rolle. Man unterscheidet daher zwischen platinrefraktären und platinsensiblen Rezidivpatientinnen.

Patientinnen mit **platinresistenten Tumoren** profitieren nicht von einer erneuten platinhaltigen Chemotherapie. Unter „Platinresistenz" versteht man den Zustand einer Tumorprogression nach platinhaltiger Primärtherapie mit sehr kurzem rezidivfreien Intervall (<6 Monate). Die Prognose dieser Patientinnen ist schlecht! Andere Chemotherapien können noch versucht werden wie z. B. Etoposid, Paclitaxel (Taxol), Docetaxel, Topotecan (Hycamtin) Treosulfan (Ovastat), Hexamathylmelamin, Vinorelbine (Navelbine), Ifosfamid, Gemcitabin u. a, die mit Ansprechraten um etwa 20% einhergehen. Kombinationsbehandlungen und Hochdosistherapien sind bei diesen platinrefraktären Patientinnen nicht erfolgreicher als Monotherapien. Sie gehen nur mit einer höheren Toxizität einher und führen zu einer Verschlechterung der Lebensqualität.

Rezidivierende Patientinnen mit **platinsensiblen Tumoren** (Therapieansprechen auf platinhaltige Substanzen in der Primärbehandlung mit Remissionen >6 Monate) sprechen mit hoher Wahrscheinlichkeit erneut auf eine platinhaltige Therapie an. Je länger das rezidivfreie Intervall, desto wahrscheinlicher ist ein Therapieansprechen und eine Remission. Die Kombination von Paclitaxel bzw. Docetaxel mit Carboplatin gilt als Standard in der Behandlung fortgeschrittener Ovarialkarzinome.

Hormontherapien

Bei platin- und taxolresistenten Karzinomen bieten sich auch die relativ nebenwirkungsarmen endokrinen Therapien als mögliche Therapiealternative an. Ihre Ansprechraten liegen allerdings in einem Bereich unter 20%. Zumindest bei Patientinnen, die eine Chemotherapie ablehnen oder denen diese wegen der Nebenwirkungen nicht mehr zugemutet werden kann, sollte an eine Behandlung mit Antiöstrogenen oder Gestagenen gedacht werden.

Neben dem krankheitsstabilisierenden Effekt der Gestagene (bei ca. 10% der Patientinnen) kann ihr roborierender Effekt beim tumorinduzierten Anorexie-/Kachexiesyndrom eine Behandlungsindikation sein.

Tamoxifen führt bei ca. 11% zu einer objektiven Tumorrückbildung und bei mehr als 20% der Fälle zu einem zeitweisen Stillstand der Erkrankung. Ein ähnlich gute Wirkung haben die GnRH-Analoga. Die Ansprechraten von Androgenen liegen unter 10%.

Immuntherapien/alternative Therapien

Hierzu sowie zu Alternativtherapien s. auch Kap. 8, „Pankreaskarzinom".

Zahlreiche Therapien werden von der Industrie angeboten, die die unspezifische Immunabwehr verbessern und die körpereigenen Abwehrkräfte gegen den Tumor aktivieren sollen (Immunstimulanzien oder Immunmodulatoren). All diese Therapien beruhen auf weitgehend spekulativen Annahmen, erscheinen aus theoretischer Sicht wenig plausibel und werden nicht von der Schulmedizin anerkannt. Ihre therapeutische Wirkung auf den Tumor ist – wenn überhaupt – minimal.

Monoklonale Antikörper (CA 125, Her2-neu, HMFG-1, antiidiotype Antikörper) eröffnen hingegen wegen ihrer hohen Tumorzellspezifität eine neue therapeutische Perspektive. Sie zeichnen sich durch einen zur Chemo- und Strahlentherapie völlig unterschiedlichen Wirkungsmechanismus aus. Leider befinden sich diese Therapien ebenso wie andere vielversprechende Therapien (z. B. Gentherapien) noch im klinischen Versuchsstadium und sollten daher nur in kontrollierten randomisierten Therapiestudien eingesetzt werden dürfen.

Schmerztherapien

Siehe auch Kap. 8, „Pankreaskarzinom".

Die Ursachen der Schmerzen, die Schmerzschwelle und die Schmerzausprägung können sehr unterschiedlich sein. Sind sie tumorbedingt, so ist – wenn Novalgintropfen nicht befriedigend wirken – an einen frühzeitigen Einsatz von Opioiden zu denken. Zusätzlich zu den Opiaten sind dann trizyklische Antidepressiva und/oder Benzodiazepine sinnvoll; besonders dann, wenn Angst die Schmerzintensität beeinflusst.

Die zusätzliche niedrigdosierte Gabe von Kortikoiden kann sich schmerzlindernd und gleichzeitig positiv auf die Psyche sowie auf evtl. Appetitlosigkeit auswirken.

Die perkutane Strahlentherapie, eventuell auch die nuklearmedizinische Schmerztherapie (Muhle et al. 2001), ist bei Skelettmetastasen in Erwägung zu ziehen.

Voraussetzung für eine erfolgreiche medikamentöse Tumorschmerztherapie ist der konsequente Einsatz der Medikamente „nach der Uhr" und nicht nach Bedarf. Ist eine orale Applikation nicht möglich, können die retardierten Morphinmedikamente auch alternativ sublingual, rektal, über die Sondennahrung oder transdermal über Hautpflaster verabreicht werden. Vorteil der transdermalen Applikation von Fentanyl und Buprenorphinpflaster ist ihre wenig belastende Anwendung und dass sie unter idealen Voraussetzungen nur alle 72 h gewechselt werden müssen. Nachteilig ist, dass sie erst nach 12–24 h ihre volle Wirkung entfalten. Kommt es zwischenzeitlich zu Schmerzen, so können diese mit kurzwirkenden Morphinen (Sevredol-Tabletten bei Fentanylpflaster und Temgesic Sublingual-Tabletten bei Buprenorphinpflaster oder die transmuköse Therapie von Morphin (Actiq) abgefangen werden (Strumpf et al. 2001; Husebö u. Klaschik 2001).

Die multifaktorielle Genese von Schmerzen macht die Beachtung psychosozialer Faktoren erforderlich, da diese das Schmerzempfinden stark mitbeeinflussen (s. Abb. 5.2). Die psychosomatische Begleitung der Patientin ist von besonderer Bedeutung auch für die Schmerzbekämpfung (Heckl u. Weis 1998).

5.4
Maßnahmen zur Qualitätssicherung rehabilitativer Maßnahmen (Strukturqualität, Prozessqualität und Evaluation)

Die stationäre Anschlussheilbehandlung (AHB) ist die wichtigste stationäre Rehabilitationsmaßnahme. Sie sollte in einer onkologisch ausgerichteten Rehabilitationsklinik und nicht in einer allgemeinen Kur- oder Rehaklinik durchgeführt werden. Theoretisch ist die rehabilitative Betreuung zwar auch ambulant oder teilstationär möglich, jedoch sind in der Regel die operativ und anschließend chemotherapeutisch behandelten Karzinompatientinnen körperlich zu geschwächt, um hiervon zu profitieren. Die adjuvante und additive Chemotherapie kann parallel zu den Rehabilitationsmaßnahmen in den meisten AHB-Kliniken durchgeführt werden.

Rehabilitative Leistungen bei Ovarialkarzinompatientinnen können nur durch ein qualifiziertes Rehabilitationsteam erbracht werden (s. Abb. 5.1). Spezielle Erfahrungen und eine spezielle Infrastruktur sind unerlässlich. Wegen der notwendigen Erfahrungen sollte die rehabilitativ tätige Institution entsprechend den Vorstellungen der Arbeitsgemeinschaft für Rehabilitation, Nachsorge und Sozialmedizin in der deutschen Krebsgesellschaft (ARNS) mindestens 80 Ovarialkarzinompatientinnen jährlich betreuen. Eine ausreichende Prozessqualität (Bartsch 2000) und deren Überprüfbarkeit durch Qualitätssicherungsprogramme der Rentenversicherungen und/oder Krankenkassen muss gewährleistet sein.

Die Evaluation von Rehabilitationsmaßnahmen bei Tumorpatienten richtet sich nicht nach Lebenszeit-, sondern nach Lebensqualitätskriterien (Delbrück 2001). Es sind vorwiegend subjektive Parameter wie Besserung von Schmerzen, Appetit, Gewicht, Beweglichkeit, Abbau von Ängsten usw., die sehr viel schwerer messbar sind als Remissionsraten und Remissionsdauer. Für diese gibt es objektive und subjektive Messparameter, mit deren Hilfe der Erfolg palliativ-onkologischer Maßnahmen beurteilt werden kann (s. Tabelle 5.1). Der grundlegende Unterschied zur Evaluation kurativer Therapien ist, dass nicht der Arzt allein, sondern der Patient selbst die Evaluation vieler Maßnahmen in der Rehabilitation und Palliation vornimmt.

Grundsätzlich wird die in der Rehabilitationsonkologie angestrebte Lebensqualität dann erreicht, wenn weniger Pflegebedürftigkeit vorliegt („Reha vor Pflege"), wenn der Patient wie-

der beruflich reintegriert werden kann („Reha vor Rente"), wenn er sich geborgen fühlt und sein Schicksal verarbeitet („Rehabilitation vor Resignation und Depression") und wenn seine körperlichen Behinderungen und Funktionseinschränkungen gering sind („Reha vor Invalidität").
Zugangswege s. Kap. 4, „Mammakarzinom".

5.5
Wichtige Adressen

- **AGO Studiengruppe Ovarialkarzinom**, Frauenklinik St. Vincentius KH Karlsruhe, Südendstr. 32, 76137 Karlsruhe, Tel.: 0721/81 08 36 97
- **AGO-Studiengruppe Ovarialkarzinom**, Studiensekretariat Univ. Frauenklinik Ulm, Tel.: 0731/5 02 76 06
- **AGO Studiengruppe Ovarialkarzinom**, Ev. Krankenhaus Gynäkologie Düsseldorf, Tel.: 0211/9 19-14 14
- **Deutsche Krebshilfe e.V.**, Thomas-Mann-Str. 40, 53111 Bonn, Tel.: 0228/72 99 00, Zentrale 0228/7 29 90-0, Härtefond 0228/7 29 90-94, Informationsdienst 0228/7 29 90-95, E-Mail: Krebshilfe.de
- **Deutsche Arbeitsgemeinschaft Selbsthilfegruppen**, Friedrichstr. 28, 35392 Gießen, Tel.: 0641/7 02 24 78
- **Deutsche Krebsgesellschaft**, Hanauer Landstr. 194, 60314 Frankfurt, Tel.: 0691/6 30 09 60
- **Deutsche Schmerzhilfe e.V.**, Woldesenweg 3, 20249 Hamburg, Tel.: 040/46 56 46
- **Deutsche Hospizhilfe e. V.**, Reit 25, 21244 Buchholz, Tel.: 04181/3 88 55
- **Deutscher Caritasverband AG Hospiz**, Karlstr. 40, 29104 Freiburg, Tel.: 0761/20 00
- **Frauenselbsthilfe nach Krebs**, Bundesverband: B6,10/11, 68159 Mannheim, Tel.: 0621/2 44 34, E-Mail: www.fsh-nach-krebs.de
- **Krebsinformationsdienst (KID)**, Postfach 10 19 49, Im Neuenheimer Feld 280, 69120 Heidelberg, Telefon 06221/41 01 21
- **Max Delbrück Zentrum für Molekulare Medizin**, Bereich Tumorgenetik, Robert-Rössle-Str. 10, 13122 Berlin, Tel.: 030/4 50 56 66 62
- **Omega (Hospizvereinigung)**, Schlesierplatz 16, 13346 Hannoversch Münden, Tel.: 0554/1 48 81

Internetadressen

- http://www.ago-ovar.de (Arbeitsgemeinschaft Gynäkologische Onkologie, Sekretariat der Studiengruppe Ovarialkarzinom)
- http://www.schmerzhilfe.de (Schmerzselbsthilfe der deutschen Schmerzhilfe e.V.)
- http://www.krebsinformationsdienst.de (Krebsinformationsdienst, KID)
- http://www.meb.uni-bonn.de/CANCERNET/deutsch/203125.html (Cancernet für epitheliale Ovarialkarzinome in deutscher Sprache)
- http://www.dsl-ev.de/ (Deutsche Schmerzliga e.V).
- http://www.medizin.uni-koeln.de/projekte/dgss/ (Deutsche Gesellschaft zum Studium des Schmerzes)
- http://www.med.uni-marburg.de/dggg (Deutsche Gesellschaft für Gynäkologie, DGGG)
- http://www.oncolinks.de (Internetservice für Ärzte, Patienten und Angehörige)

Literatur

Abenhardt W, Bosse D, Hentrich M, Brack N (2001) Behandlung maligner Ergüsse. In: Tumorzentrum München. Manual Supportive Maßnahmen und symptomorientierte Therapie in der Hämatologie und Onkologe. W. Zuckschwerdt, München

Arbeitsgemeinschaft für gynäkologische Onkologie (2001) Organkommission Ovar: Leitlinie maligne Ovarialtumoren. In: Jänicke F, Friedrichs K, Thomssen C (Hrsg) Ovarialkarzinom. State of the art. Springer, Berlin Heidelberg New York Tokyo

Baltzer J, Meerpohl HG, Bahnsen J (Hrsg) (2000) Praxis der gynäkologischen Onkologie. Thieme, Stuttgart New York

Bartsch HH, Delbrück H et al. (2000) Zur Prozessqualität in der onkologischen Rehabilitation. Rehabilitation 39:355-358

Bayerisches Staatsministerium (2001) Zu Hause pflegen – zu Hause gepflegt werden. Ein Ratgeber.[1]

Bender HG (1999) Grundsätze operativer Behandlung in der gynäkologischen Therapie. In: Bender HG, Diedrich K, Künzel W (Hrsg) Allgemeine gynäkologische Onkologie. Urban & Schwarzenberg, München, S 359

Bundesministerium für Gesundheit (2001) Die Pflegeversicherung.[2]

Delbrück H, Schmid L et al. (2000) Zur Ergebnisqualität in der onkologischen Rehabilitation. Rehabilitation 39:359-362

Delbrück H, Haupt E (Hrsg) (1998) Rehabilitationsmedizin. Ambulant – Teilstationär – Stationär. Urban & Schwarzenberg, München

Deutsche Krebsgesellschaft (1997) Alternative Behandlungsmethoden.[3]

Deutsche Krebsgesellschaft (1997) Therapie-Studien, dafür sind sie gut.[4]

Deutsche Krebsgesellschaft (1999) Leitlinien. Forum Dtsch Krebsgesellschaft 14:122-126

Deutsche Krebshilfe (2002) Wegweiser zu Sozialleistungen[5]

Deutsche Krebshilfe (2002) Hilfen für Angehörige[6]

Deutsche Krebshilfe (2002) Ihr letzter Wille[7]

Deutsche Gesellschaft für Palliativmedizin, Bundesarbeitsgemeinschaft Hospiz, Deutsche Gesellschaft zum Studium des Schmerzes (2002) Palliativmedizin 2002 – Stationäre und ambulante Palliativ- und Hospizeinrichtungen in Deutschland[8]

Dubois A, Schlaich M et al. (1999) Evaluation of neurotoxicity induced by paclitaxel second-line chemotherapy. Supp Care Cancer 7:354

Heckl U, Weis J (1998) Psychologische Aspekte der Schmerzproblematik bei Krebspatienten. In: Bartsch H, Hornstein W v (Hrsg) Interdisziplinäre Schmerztherapie bei Tumorpatienten. Karger, Basel

Gore M (2001) Relapses epithelial ovarian cancer. ASCO Educational Book, 37th Annual Meeting 2001:468-476

Hölzel D, Klamert A, Schmidt M (1996) Krebs: Häufigkeiten, Befunde und Behandlungsergebnisse. Zuckschwerdt, München, S 309

Husebö S, Klaschik E (2001) Palliativmedizin. Springer, Berlin Heidelberg New York Tokyo

Kaiser G et al. (1998) Unkonventionelle, alternative Heilverfahren in der Onkologie. Internist 11:1159-1167

Kath R, Bokemeyer C (1999) Neurotoxizität. In: Schmoll HJ, Höffken K, Possinger K (Hrsg) Kompendium Internistische Onkologie, 3. Aufl. Springer, Berlin Heidelberg New York, Tokyo, S 1385

Kiechle M, Jackisch C, Bauknecht T (2001) Genetik und Prävention des Ovarialkarzinoms. Gynäkologe 34:1013

Klie T, Student JC (2001) Die Patientenverfügung. Herder, Freiburg

Kuhn W, du Bois A, Pfisterer J (2001) Operative Eingriffe des fortgeschrittenen Ovarialkarzinoms. Gynäkologe 11:1050

Meerpohl HG, du Bois A (1999) Epitheliale Ovarialkarzinome. In: Schmoll HJ, Höffken K, Possinger K (Hrsg) Kompendium Internistische Onkologie, 3. Aufl. Springer, Berlin Heidelberg New York Tokyo, S 1355

Mosny DS (1999) Grundlagen der Tumornachsorge. In: Bender HG, Diedrich K, Künzel W (Hrsg) Allgemeine gynäkologische Onkologie. Urban & Schwarzenberg, München, S 359

Muthny F (1996) Wege der Krankheitsverarbeitung von Krebspatienten und Möglichkeiten von Hilfen. Hefte zur Krebsnachsorge. Hartmann-Bund, Bad Neuenahr

Radermacher J, Bokemeyer C (1999) Renale Toxizität. In: Schmoll HJ, Höffken K, Possinger K (Hrsg) Kompendium Internistische Onkologie, 3. Aufl. Springer, Berlin Heidelberg New York Tokyo, S 1367

Rechenberger I (1999) Umgang mit Krebskranken. In: Bender HG, Diedrich K, Künzel W (Hrsg) Allgemeine gynäkologische Onkologie. Urban & Schwarzenberg, München, S 347

Schmutzler RK, Kempe A, Kiechle M, Beckmann MW (1999) Klinische Beratung und Betreuung von Frauen mit erblicher Disposition für das Mamma- und Ovarialkarzinom. Dtsch Med Wschr 124:563

---

[1] Kostenlos zu beziehen über das Bayerische Landesamt für Versorgung und Familienförderung, Postfach 40 11 40, 80711 München.

[2] Kostenlos zu beziehen über Bundesministerium für Arbeit und Sozialordnung, Postfach 500, 53105 Bonn.

[3] Kostenlos zu beziehen über Deutsche Krebsgesellschaft e.V., Hanauer Landstr. 194, 60314 Frankfurt.

[4] Kostenlos zu beziehen über Deutsche Krebsgesellschaft e.V., Hanauer Landstr. 194, 60314 Frankfurt.

[5] Kostenlos zu beziehen über Deutsche Krebshilfe, Thomas-Mann-Str. 40, 53111 Bonn.

[6] Kostenlos zu beziehen über Deutsche Krebshilfe, Thomas-Mann-Str. 40, 53111 Bonn.

[7] Kostenlos zu beziehen über Deutsche Krebshilfe, Thomas-Mann-Str. 40, 53111 Bonn.

[8] Kostenlos zu beziehen über Mundipharma GmbH Schmerzservice, Postfach 1350, 65333 Limburg (Lahn).

Schröck R, Heimrath W, Rauthe G (2001) Nachsorge. In: Tumorzentrum München (Hrsg) Empfehlungen zur Diagnostik, Therapie und Nachsorge. Maligne Ovarialtumoren. Zuckschwerdt, München

Schöber C, Bokemeyer C, Dempke W (1999) Kardiale Toxizität. In: Schmoll HJ, Höffken K, Possinger K (Hrsg) Kompendium Internistische Onkologie, 3. Aufl. Springer, Berlin Heidelberg New York Tokyo, S 1375

Stähle A, Kühnle H, Emons G (2001) Nachsorge inklusive Hormonsubstitutionstherapie. Gynäkologe 11:1058

Thipgen JT, Vance RB, Kansur T (1993) Second line chemotherapy for recurrent carcinoma of the ovary. Cancer 71:1559

Tumorzentrum München (2001) Manual: Maligne Ovarialtumoren. Empfehlungen zur Diagnose, Therapie und Nachsorge. Zuckschwerdt, München

Wagner U, Blohmer JU, Lück HJ (2001) Medikamentöse Rezidivtherapie. Gynäkologe 11:1020

Weis J, Koch U (1999) Psychosoziale Rehabilitation nach Krebs. In: Schmoll HJ, Höffken K, Possinger K (Hrsg) Kompendium Internistische Onkologie, 3. Aufl. Springer, Berlin Heidelberg New York Tokyo

6 Bronchialkarzinom

6.1 Nachsorge *131*
6.1.1 Rezidivprophylaxe (adjuvante Radio-, Chemo- und Immuntherapien) *131*
6.1.2 Diagnostische Routinenachsorgeuntersuchungen mit dem Ziel der Rezidivfrüherkennung *134*
6.1.3 Aufklärung des Patienten nach Feststellung einer Krankheitsprogression *137*
6.1.4 Rezidivtherapien *138*
6.2 Rehabilitative Maßnahmen *139*
6.2.1 Rehabilitationsmaßnahmen zur Verminderung körperlicher Probleme („Reha vor Invalidität") *139*
6.2.2 Rehabilitationsmaßnahmen zur Verminderung psychischer Probleme („Reha vor Resignation und Depression") *147*
6.2.3 Rehabilitationsmaßnahmen zur Verminderung sozialer Probleme („Reha vor Pflege") *148*
6.2.4 Rehabilitationsmaßnahmen zur Verminderung beruflicher Probleme („Reha vor Rente") *149*
6.3 Palliative Maßnahmen *152*
6.3.1 Lokoregionäre Probleme *152*
6.3.2 Systemische palliative Therapien *155*
6.4 Maßnahmen zur Qualitätssicherung der Rehabilitation *158*
6.4.1 Strukturqualität *158*
6.4.2 Prozessqualität *159*
6.4.3 Ergebnisqualität *159*
6.4.4 Voraussetzungen zur Durchführung von Rehamaßnahmen *159*
6.5 Wichtige Adressen im Internet *160*
Literatur *160*

Primäres Ziel aller medizinischen Maßnahmen mit kurativer Absicht ist es, die Überlebenszeit zu verlängern. Die zu diesem Ziel führenden Maßnahmen sind beim Bronchialkarzinom die Operation, die Chemotherapie und die Strahlentherapie, daneben aber auch die **Nachsorge** im engeren Sinne. Letztere hat die Aufgabe der Rezidivprophylaxe, der Rezidivfrüherkennung und der Rezidivtherapien. (s. Abb. 4.1) Die Tumorerkrankung steht somit eindeutig im Vordergrund der Nachsorge.

Ganz anders in der **Rehabilitation.** Bei ihr ist nicht die Erkrankung, sondern die Verringerung der tumor- und therapiebedingten Behinderungen Ziel des therapeutischen Vorgehens. Die negativen Auswirkungen der Krebserkrankung und -therapie im körperlichen, im psychischen, im sozialen und im beruflichen Bereich sollen beseitigt oder zumindest gelindert werden (Tabelle 6.1). Weniger die Länge der Überlebenszeit als die Qualität der verbleibenden Lebensspanne soll durch sie positiv beeinflusst werden. Die hierfür notwendigen Therapien sind vielfältig. Sie werden wegen der ganzheitlichen Zielsetzung nicht nur vom Arzt, sondern von einem ganzen Rehabilitationsteam (Abb. 6.1) erbracht. In ihm haben der gleichermaßen internistisch und rehabilitationsonkologisch erfahrene Arzt, die Krankengymnastin, die Atemgymnastin, der Psychologe und der Sozialarbeiter eine herausragende Bedeutung. Der Bedarf der in der Rehabilitation notwendigen therapeutischen Maßnahmen richtet sich primär nach dem Schweregrad der Tumor- und Therapiefolgen und nicht, wie in der Nachsorge, nach der Ausdehnung und der Prognose der Krebserkrankung.

Theoretisch lassen sich die Zielsetzungen der Tumornachsorge von denen der Rehabilitation einfach und wohldefiniert abgrenzen. In der Praxis gibt es allerdings viele Überschneidungen, die insbesondere die **Palliation** betreffen. Ihr primäres Ziel ist die Beschwerdelinderung, die gerade beim Bronchialkarzinom einen wesentlichen Teil der Nachbetreuung in Anspruch

Tabelle 6.1. Mögliche Rehabilitationsziele und Effektivitätsparameter bei Bronchialkarzinompatienten

Therapieziel	Effektivitätsparameter
Verbesserung der Lungenfunktion	Spiroergometrie, Blutgasanalyse, Shutle-Walking-Test (SWT)
Verbesserung der kardialen Funktion	Ergometerbelastung, subjektive Wertung, klinisches Bild
Schmerzlinderung	Symptomminderung, Schmerztagebuch, IRES- MIN, numerische, visuelle oder verbale Rating-Skalen, Analgetikareduzierung, Schmerzempfindungsskala (Geissner), Beschwerdeliste (v. Zerssen), Pain-Disability-Index (PDI), Brief Pain Inventory, EORTC QLQ-C30, SF 36, RSCL (Rotterdam-Symptom-Checkliste), SDS
Linderung gastrointestinaler Beschwerden, Gewichtsregulierung	Symptomminderung, Gewichtszunahme, biometrische Impedanzanalyse
Verbesserung der Mobilität	Gehstrecke, Messung von Winkelgraden, Fragebögen
Linderung der Pneumonitissymptomatik	Symptomminderung, Messungen der CO_2-Diffusion, Herzfrequenz,
Verbesserung der körperlichen Leistungsfähigkeit	Karnofsky-Index, Spiroergometrie, Ergometerbelastung, Gehstrecke, Fragebogen QLQ- C30, FACT-L, (EORTC)LC-13, LCSS
Raucherberatung	Anzahl der Zigaretten, CO-Test
Minderung zytostatisch bzw. strahlentherapeutisch bedingter Folgestörungen	Organfunktionsuntersuchungen, WHO-Toxizitätsskala, CTC-Klassifikation
Verminderung von Polyneuropathien	Fragebögen
Abklärung und Verbesserung intellektueller Störungen nach ZNS-Behandlung	Fragebögen (Testbögen), Benton-Test, Rivermand-Test, Mini-Mental-Status-Tests MMST und MMSE
Eingliederung in Familie und Partnerschaft	Selbstsicherheitsskalen, Goal-Attainment-Skalen
Verminderung von Angst/Depressionen	Rating-Skalen, Fragebogen (STAI, BDI, HADS-D)
Erlernen von Entspannungstechniken, Krankheitsverarbeitung	Selbstbeurteilung, Stressverarbeitungsbogen Fragebogen (FKV, BEFO, TSK , FKV-LIS), Rating Skalen, Goal-Attainment-Skalen
Verbesserung des Selbstwertgefühls	ISKN (Selbstkonzeptskalen), Fragebogen HADS-D
Sicherung der sozialen Versorgung, Verminderung der Pflegebedürftigkeit	Barthel-Index, funktionaler Selbständigkeitsindex (FIM), iADL, Reduzierung der Pflegestufe, ECOG-Status, WHO-Performance-Status, Karnofsky-Index, Fragebögen bei Angehörigen, SKT (Syndromkurztest)
Informationen und Erlernen eines krankheitsgerechten Verhaltens, Gesundheitstraining, Leben mit der Erkrankung	Fragebögen, Testbögen, ATL (Aktivitäten des täglichen Lebens)
Abklärung der beruflichen Leistungsfähigkeit	Sozialmedizinische Stellungnahme
Berufliche Reintegration	Aufnahme der beruflichen Tätigkeit, Länge der Arbeitsunfähigkeit
Angehörigenberatung	Testbögen

nehmen kann. Hier gibt es viele Gemeinsamkeiten mit der Rehabilitation. In den in Deutschland vorrangig von den Rentenversicherungen geführten Rehabilitationskliniken werden palliative Maßnahmen allerdings nur am Rande durchgeführt. Ausnahmen sind die wenigen Kliniken, die wohnortnah gelegen sind und mit den Krankenkassen einen Versorgungsvertrag ha-

Abb. 6.1.
Rehateam für Patienten mit Bronchialkarzinom

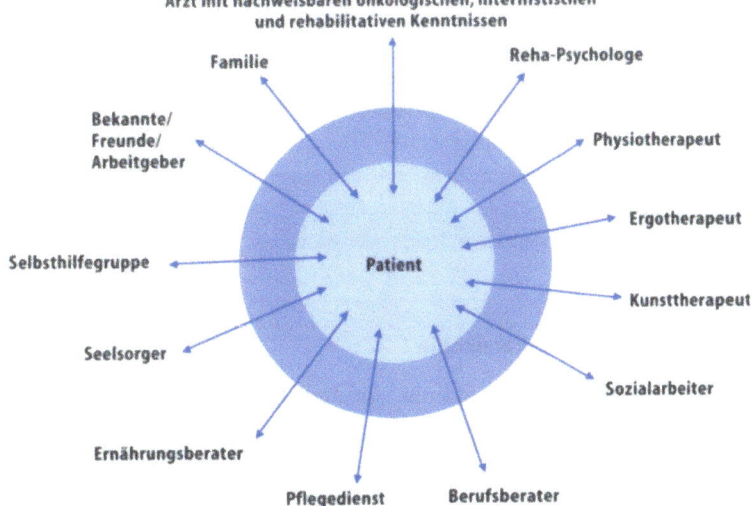

ben. Zu unterscheiden sind lokoregionäre und systemische Palliativmaßnahmen.

6.1 Nachsorge

Die Nachsorge hat beim Bronchialkarzinom eine untergeordnete Bedeutung. Der Wert adjuvanter Therapien zur Rezidivprophylaxe ist umstritten; diagnostische Routineuntersuchungen werden wegen der fehlenden therapeutischen Konsequenz kontrovers diskutiert. Rezidivtherapien haben eher einen palliativen als einen lebensverlängernden Nutzen.

6.1.1 Rezidivprophylaxe (adjuvante Radio-, Chemo- und Immuntherapien)

Voraussetzung für eine adjuvante Therapie ist eine R0-Resektion bzw. eine komplette Remission des Primärtumors. Für eine Rezidivprophylaxe bieten sich die adjuvante Bestrahlung und/oder die adjuvante Chemotherapie an. Eine Immunprophylaxe gibt es nur in Ansätzen.
Bei der Indikationsstellung zur adjuvanten Chemo- und Strahlentherapie müssen immer deren Vor- und Nachteile abgewogen werden. Zurückhaltung ist bei erheblicher Komorbidität und hohem Alter geboten. Allerdings berechtigt das kalendarische Alter allein nicht, den Patienten von einer tumorspezifischen Therapie auszuschließen, entscheidend ist vielmehr der biologische Allgemeinzustand. Um diesen zu bestimmen gibt es in der geriatrischen Onkologie Assessmentverfahren (Wedding u. Höffken 2002). Die Mehrzahl der Patienten befindet sich im fortgeschrittenen Alter und leidet unter **Zweiterkrankungen**. Viele haben eine obstruktive Bronchitis, arterielle Verschlusskrankheiten und andere Störungen, die auf den Nikotinabusus zurückgeführt werden können. Zweitkarzinome (besonders Larynxkarzinome und Blasenkarzinome) sind keine Seltenheit. Zu berücksichtigen ist auch die veränderte Pharmakokinetik im Alter.

Geriatrisches Assessment bei onkologischen Patienten (Basis-Assessment der Medizinischen Klinik I St.-Vinzenz-Hospital, Duisburg)

- Selbsthilfefähigkeit: ADL, nach Mahoney u. Barthel
- Kognition: Mini-Mental-Status nach Folstein, DEM-Tel

— Mobilität: Timed Up & Go nach Posiadlo u. Richardson
— Motilität: Test nach Tinetti, „handgrip"
— Ernährung: Mini Nutritional Assessment
— Dekubitus: Norton-Skala
— Soziale Situation: Strukturierte Anamnese, erweiterter Barthel-Index
— Depression: Geriatrische Depressionsskala nach Yesavage

Kleinzellige Bronchialkarzinome

■ **Limited Disease.** Im Stadium „limited disease" (T1–2N0M0, entsprechend Stadien I und II) wird zusätzlich zur Operation eine adjuvante Chemotherapie mit vier Behandlungskursen empfohlen. Auf eine postoperative Strahlentherapie wird verzichtet. In den **Stadien IIA und IIB (T1–2N1M0)**, also nachgewiesenem Lymphknotenbefall, ist eine postoperative Strahlentherapie notwendig (Abb. 6.2; Deutsche Krebsgesellschaft 2002)

Bei Patienten mit „limited disease", gutem Allgemeinzustand und kompletter Remission nach Abschluss der Chemo-/Strahlentherapie sollte eine zusätzliche prophylaktische Hirnbestrahlung durchgeführt werden (Dunst 2000). Ob hierdurch die Gesamtüberlebenszeit verlängert wird, ist fraglich; gesichert ist hingegen, dass damit der Zeitpunkt eines intrazerebralen Rezidivs hinausgezögert und so die Lebensqualität des „disease free survivals" verbessert wird.

■ **Extensive Disease.** Im Stadium „extensive disease", also in den **Stadien IIIA (T3N1M0 oder T1–3N2M0) und IIIB (T1–3N3M0 oder T4N0–3M0)** wird die Chemotherapie seit einigen Jahren in Ergänzung zur Chirurgie und/oder Strahlentherapie mit kurativer Zielsetzung appliziert. Ob sie tatsächlich das Rezidivrisiko zu senken vermag, ist noch nicht sicher geklärt (Abb. 6.3).

Im Stadium „extensive disease" kann die Strahlentherapie ergänzend zur Chemotherapie am „Ort der Not" angewendet werden (Abb. 6.4). Es handelt sich hierbei jedoch nicht um eine adjuvante, sondern um eine palliative Therapie. Sie gilt selbst nach Erreichen einer Vollremission nicht als Standard. Ob sie einen Einfluss auf die Überlebenszeit hat, ist nicht gesichert.

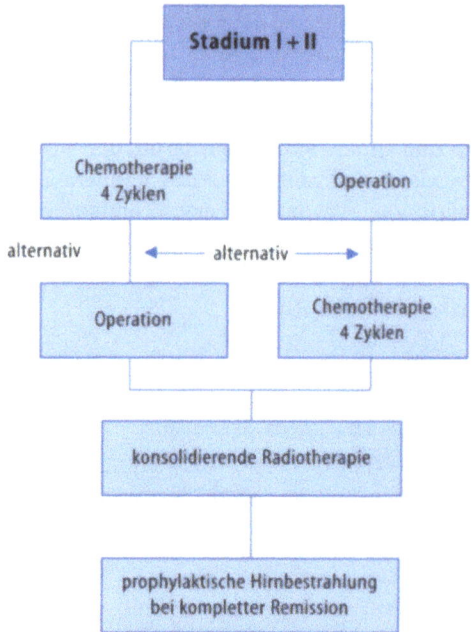

Abb. 6.2. Behandlungsstrategie in den Stadien I und II des kleinzelligen Lungenkarzinoms

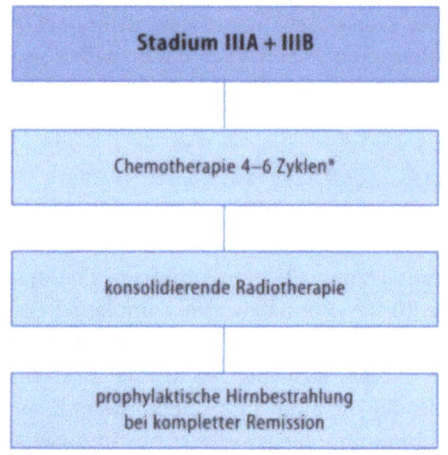

* Die Radiotherapie kann bei besonders gutem Ansprechen vorgezogen werden.

Abb. 6.3. Behandlungsstrategie in den Stadien IIIA und IIIB des kleinzelligen Lungenkarzinoms

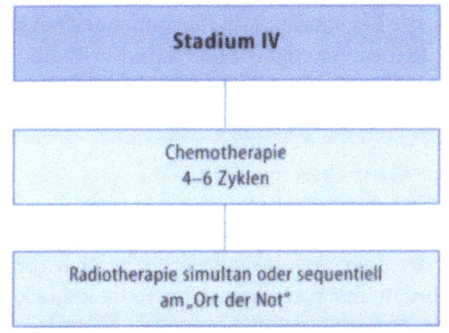

Abb. 6.4. Behandlungsstrategie in disseminierten Stadien IV des kleinzelligen Lungenkarzioms

■ **Progressive Disease.** Bei Patienten mit „progressive disease" und auch bei Patienten, bei denen die Chemotherapie „lediglich" zu einer partiellen Remission führte, ist der Wert einer **prophylaktischen Hirnbestrahlung** sehr umstritten. Diese Patienten versterben häufig schon vorher und erleben das zerebrale Rezidiv gar nicht mehr.

Nichtkleinzellige Bronchialkarzinome

■ **Lokalisierte Stadien.** Im **Stadium IA und IB** (T1–2N0M0) ist keine adjuvante Therapie notwendig – vorausgesetzt natürlich, dass der Tumor komplett reseziert wurde. Auch im Stadium T1N1 ist der Wert einer postoperativen adjuvanten Therapie sehr umstritten; viele Zentren bevorzugen allerdings bei hilärem Lymphknotenbefall eine adjuvante Strahlentherapie.

Im **Stadium IIA (T1N1M0, Stadium IIB (T2N1M0, T3N0M0)** wird eine adjuvante Strahlentherapie empfohlen (Abb. 6.5). Der Stellenwert einer adjuvanten Chemotherapie für den Patienten ist nicht klar. Metaanalysen zeigten eine geringe (5%ige) Überlebenszeitverbesserung nach zusätzlicher Chemotherapie bei diesen Patienten. Die adjuvante bzw. neoadjuvante Chemotherapie sollte nach Möglichkeit im Rahmen von Studien durchgeführt werden.

■ **Ausgedehnte Stadien.** Bei Patienten mit **mediastinaler Lymphknotenmetastasierung (pN2 und pN3)** ist eine postoperative Radiotherapie notwendig.

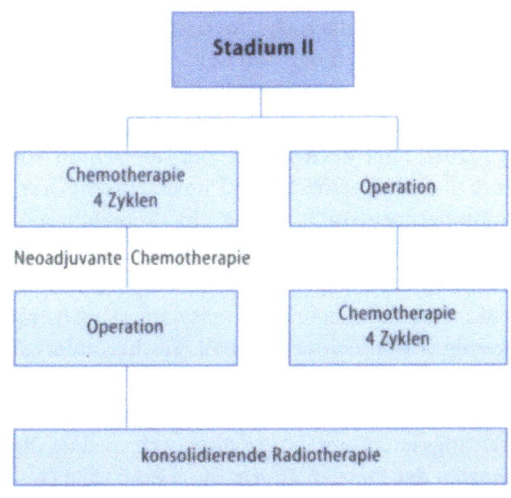

* Postoperatives FEV_1 < 1l (Kalkulation nach Spirometrie und Perfusionsszintigraphie, Globalinsuffizienz)

Abb. 6.5. Behandlungsstrategie bei nichtkleinzelligem Bronchialkarzinom Stadium IIA (T1N1M0), Stadium IIB (T2N1M0, T3N0M0)

Patienten mit **inkompletter Resektion und einem N2-Befall** sowie Patienten nach fraglicher oder nicht vollständiger Resektion eines pT3-/pT4-Tumors sollten postoperativ bestrahlt werden.

Grundsätzlich wird die Indikation für eine adjuvante Strahlentherapie in einer **T3N0-Situation** diskutiert; sie ist in Deutschland noch nicht Standardtherapie, empfiehlt sich aber bei Schwierigkeiten in der Differenzierung zwischen hilären und tracheobronchialen Lymphknotenmetastasen sowie bei der Mitresektion von Pleura parietalis und angrenzenden Strukturen der Brustwand, sofern der Sicherheitsabstand geringer als 2–3 cm ist.

Bei **gering ausgeprägtem N2-Befall** ist die Wirksamkeit einer adjuvanten Chemotherapie nicht gesichert. Ob die Chemotherapie in den lokalisierten Stadien des nichtkleinzelligen Lungenkarzinoms eine Senkung des Rezidivrisikos zu erreichen vermag, ist unklar.

Adjuvante Immuntherapien

Bislang konnte in keiner Studie mit immunstimulierenden oder -modulierenden Substanzen ein lebensverlängernder Vorteil festgestellt werden. Die meisten der von der Industrie propagierten „Immuntherapeutika" (Mistelextrakte, Enzym- und Thymuspräparate, Diäten, Schlangengifte, aber auch Interferon, Interleukin sowie andere spezifische und unspezifische „Immuntherapeutika") haben in kontrollierten Studien weder eine tumorhemmende Wirkung, noch eine Verlängerung der rezidivfreien Zeit und erst recht keine Lebenszeitverlängerung gezeigt. Dennoch sollte man bei besonderem Wunsch der Patienten nach einer Misteltherapie nicht dogmatisch ablehnend reagieren. Allerdings ist immer darauf hinzuweisen, dass die Kosten der meisten alternativen Präparate (mit Ausnahme von Mistelpräparaten) von den Kassen nicht erstattet werden, dass eine Wirkung dieser Therapien auf den Tumor von der Schulmedizin bisher nicht nachgewiesen werden konnte und dass diese Therapien in keiner Weise die schulmedizinischen Therapien ersetzen können (Fritz et al. 2001).

Vitamine/Mineralien als Zusatztherapien zur Rezidivprophylaxe

Früher hat man den antioxydativ wirkenden Vitaminen sowie Selen eine rezidivprophylaktische Wirkung zugesprochen, was heute jedoch sehr kontrovers beurteilt wird. Umstritten ist auch die Rolle von Kalzium und Selen auf das Tumorwachstum. Schädlich sind Vitamine, Kalzium und Selen jedoch nicht, es sei denn, dass sie überdosiert würden.

Unbestritten ist die notwendige Gabe von Vitaminen und Mineralstoffen bei Mangelzuständen, die bei starken Rauchern nicht selten sind. Häufig besteht ein erhöhter Vitamin-C-Bedarf.

6.1.2 Diagnostische Routinenachsorgeuntersuchungen mit dem Ziel der Rezidivfrüherkennung

Mit wenigen Ausnahmen ergeben sich für die Mehrzahl der Patienten selbst dann keine kurativen Therapiemöglichkeiten mehr, wenn die „Rezidive" dank der Routinediagnostik im asymptomatischen Stadium „frühzeitig" erkannt werden. (ESMO 2001). Deswegen jedoch in der Nachbetreuung völlig auf rezidivorientierte diagnostische Maßnahmen zu verzichten, wäre insofern falsch, weil der Rezidivausschluss mit zur Evaluation der Primärtherapie gehört, weil Art und Ausmaß der Rehabilitationsmaßnahmen und der Palliation vom Wissen des aktuellen Tumorstatus abhängig sind, weil bei frühzeitigem Erkennen der Krankheitsprogression eventuelle Komplikationen und Beschwerden unter Umständen verhindert werden und nicht zuletzt auch, weil die Betroffenen häufig selbst auf einen Rezidivausschluss drängen. Die Nachsorgeuntersuchungen beim Bronchialkarzinom sollten im Wesentlichen symptomorientiert sein und im Rahmen einer Therapieevaluation erfolgen. Nicht die Feststellung einer Remission, nicht die Erkennung eines Rezidivs, sondern das Erkennen einer Therapieresistenz sind Ziele der Nachsorgediagnostik bei diesen Patienten.

Die Tabelle 6.2 zeigt, dass der Umfang der **notwendigen Routinenachsorgeuntersuchun-**

Tabelle 6.2. Nachsorgeempfehlung bei Patienten mit Bronchialkarzinom

Untersuchung	Monate nach radikaler Resektion oder kurativer Radiotherapie[a]						
	1,5	3	9	12	alle 3 Mon. bis 24 Mon.	alle 6 Mon. bis 60 Mon.	weiterhin einmal jährlich
Anamnese, körperliche Untersuchung	+	+	+	+	+	+	+
BKS, Hb, Leukozyten, AP, GGT, LDH	+	+	+	+	+	+	+
Röntgenthorax in 2 Ebenen	+	+	+	+	+	+	+
Ultraschall Abdomen		+	+	+			

[a] Untersuchungen beim kleinzelligen Bronchialkarzinom im 1. Jahr alle sechs Wochen.

gen gering ist. Eine aufwendige apparative Diagnostik (Computertomographie, NMR, PET) erübrigt sich bei unauffälligen körperlichen Untersuchungsbefunden oder bei Beschwerdefreiheit. Eine starre, zeitlich und im Umfang fixierte Nachsorgediagnostik ist abzulehnen.

Nach wie vor wichtig ist die körperliche Untersuchung, bei der es gilt, die Narbenverhältnisse zu beachten, eine „Interkostalneuralgie" auszuschließen, auf eventuelle Skelettherde und Lymphknotenmetastasen sowie auf das Vorliegen einer oberen Einflussstauung und auf neurologische Herdbefunde zu achten.

Eine im Verlauf aufgetretene perkutorische Dämpfung und auskultatorische Seitendifferenz, fehlendes Atemgeräusch und einseitiges Giemen führen zu zusätzlichen Untersuchungen (evtl. Thoraxwandbeteiligung, Pleuraerguss, poststenotische Pneumonie).

Blutbildkontrollen, Bestimmung der Transaminase und eine Eiweißelektrophorese sind Bestandteil der laborchemischen Basisuntersuchungen.

Zahlreiche **Tumormarker** werden als Rezidivindikator und Verlaufsparameter für die Bronchialkarzinomnachsorge angeboten. Wenn überhaupt, dann hat lediglich das CEA einen gewissen Wert. CEA-Bestimmungen in ca. sechsmonatigen Abständen reichen bei asymptomatischen Patienten in der Regel aus.

Regelmäßige Röntgenthoraxübersichtsaufnahmen sind nicht nur wegen des möglichen Hinweises auf eine lokale Tumorausbreitung sinnvoll, sondern sollen auch eventuelle bronchopulmonale und kardiale Komplikationen erkennen helfen. Zu den Routineuntersuchungen zählt auch eine Abdomenultraschalluntersuchung zum Ausschluss von Lebermetastasen.

Zusätzliche **apparative und laborchemische Untersuchungen**, wie z.B. Sputumzytologie, Bronchoskopie, Computertomographie, NMR etc., sollten nur gezielt bei Beschwerden (s. Übersicht) und bei Rezidivverdacht eingeleitet werden. Die Indikation hierfür besteht beispielsweise zur differentialdiagnostischen Abklärung eines Rezidivs und einer Pneumonitis.

Auf einen möglichen Progress des Bronchialkarzinoms hinweisende Symptome, die zusätzliche laborchemische und apparative Untersuchungen rechtfertigen

- Husten, besonders Reizhusten
- Plötzliche Heiserkeit
- Plötzliches Anschwellen des Halses, Erweiterung der Halsvenen
- Unklare Knochenschmerzen
- Unklares Fieber
- Nachtschweiß
- Hämoptoe
- Schmerzen beim Durchatmen und Luftnot, zunehmende Dyspnoe
- Oberbauchschmerzen
- Plötzliche Kopfschmerzen, die mit oder ohne Nüchternbrechen einhergehen
- Schwindel, Krampfanfälle, Doppelbilder
- Lymphknotenvergrößerungen

Die wenigsten dieser Beschwerden sind tumorspezifisch; die meisten können auch therapiebedingt sein. „Husten" oder Schmerzen bedürfen immer differentialdiagnostischer Nachfragen (s. Übersichten unten). Blutiger Auswurf muss nicht auf ein Rezidiv hindeuten, sondern kann z.B. auch durch ein Fadengranulom nach der Operation oder durch Tuberkulose bedingt sein. **Paraneoplastische Symptome** sind beim kleinzelligen Bronchialkarzinom häufig (Kaspar u. Pesic 2001).

Paraneoplastische Syndrome

- Osteoarthropathie mit Trommelschlägelfingern
- Endokrinopathien wie ACTH-Syndrom, Cushing
- Autoimmunhämolytische Anämie
- Störungen der Hämostase
- Störungen der Hämatopoese
- Hypoglykämie
- Eaton-Lambert-Syndrom

- Pruritus
- Fieber
- Acanthosis nigricans, Akrokeratose, Erythema gyratum repens, Hypertrichosis,
- Torre-Muir-Syndrom, Dermatomyositis
- Hyperkalzämie
- Schwartz-Bartter-Syndrom
- Neurologische Symptome wie Polyneuropathien, Myastheniesyndrom

Die vom Arzt in der Routinenachsorge von Lungenkrebspatienten gestellten Fragen

- Ist eine Änderung Ihres subjektiven Befindens oder Ihrer Leistungsfähigkeit seit dem letzten Nachsorgetermin eingetreten?
- Haben sich Essgewohnheiten, Appetit und Gewicht seit dem letzten Nachsorgetermin verändert?
- Haben Sie verstärkt Neigung zu Husten, Atemnot? Sind Herzbeschwerden, Pulsunregelmäßigkeiten aufgetreten? Haben Sie Auswurf? Bekommen Sie rascher Atemnot bei körperlicher Belastung? Schlafen Sie zunehmend mit angehobenem Oberkörper oder in einer bestimmten Seitenlage?
- Haben Sie Schmerzen? Sind sie erstmals aufgetreten oder sind es die Ihnen längst bekannten „Rheumaschmerzen"? Sind Sie atem- oder bewegungsabhängig? Haben sich Intensität, Häufigkeit und Art der Schmerzen geändert? Strahlen Sie in eine bestimmte Region aus?
- Haben Sie Beschwerden an den Knochen oder in der Muskulatur bemerkt?
- Haben Sie Kopfschmerzen, Schwindelzustände oder Gefühlsstörungen? Bemerken Sie ein Schwächegefühl in Armen, Beinen oder sonstigen Körperregionen?
- Bemerken Sie vermehrt Müdigkeit, allgemeine Schwäche, Leistungsminderung, Antriebslosigkeit? Haben Sie sich seit dem letzten Nachsorgetermin einmal richtig krank gefühlt?

Fragen, die man beim Symptom „Schmerzen" stellen sollte

- Wann und wo sind die Schmerzen aufgetreten? Sind sie lokalisiert, z. B. auf die Narbe, auf Rippen, in der Tiefe oder oberflächlich?
- Wie lange dauern die Schmerzen an? Sind sie bei Belastung stärker? Dauern sie auch nachts an?
- Wie sind die Schmerzen (dumpf, bohrend, tief, krampfartig, ständig, lokalisiert oder diffus)?
- Strahlen die Schmerzen aus, z. B. in den Hals, in die Arme, in den Bauchraum oder in die Oberschenkel?
- Besteht eine Abhängigkeit von der Atmung, also treten die Schmerzen z. B. beim Einatmen oder Ausatmen auf oder nur bei der Armbewegung?
- Sprechen die Schmerzen auf Medikamente an? Wenn ja, auf welche Medikamente?
- Haben Sie Kopfschmerzen? Gehen diese Kopfschmerzen mit Schwindel, Doppelbildern oder Übelkeit einher?

Fragen, die man bei dem Symptom „Husten" stellen sollte

- Hüsteln Sie? Räuspern Sie? Haben Sie Hustenstöße? Haben Sie Hustenattacken?
- Klingt der Husten eher resonant, weniger resonant, verschlossen, resonanzlos?
- Geht der Husten mit Auswurf einher? Haben Sie „trockenen" Husten?
- Haben Sie viel oder wenig Auswurf?
- Ist der Auswurf zäh, klebrig, schleimig, schaumig, sagokornartig, klumpig, beschichtet, grün-gelblich-verfärbt, enthält er Blutbeimischungen?
- Ist das Blut hellrot oder dunkelrot? Ist das Blut fadenförmig?
- Haben Sie Fieber?
- Werden Sie häufiger in liegender Stellung oder nachts vom Husten überfallen?
- Welche Medikamente nehmen Sie, z. B. Theophyllin-Präparate oder ACE-Hemmer?

6.1.3
Aufklärung des Patienten nach Feststellung einer Krankheitsprogression

Unbestritten ist, dass der Patient immer dann umfassend aufgeklärt werden muss, wenn – auch bei insgesamt infauster Prognose – Behandlungsmöglichkeiten angeboten werden. Schwieriger ist die Situation, wenn bei infauster Prognose Behandlungsmöglichkeiten fehlen.

Die Pflicht zur Aufklärung bedeutet nicht, dass dem Patienten die volle Tragweite schonungslos quasi aufgezwungen werden muss (Weber et al. 1999). „Ärztliche Aufklärung bedeutet keinesfalls eine in jeder Situation radikale, schonungslose Aufklärung, wie ohnehin Wahrhaftigkeit im Gespräch mehr meint als Übermittlung von Fakten" (Volkenandt et al. 1995).

Ebenso wichtig wie die Frage, ob man aufklärt, ist die Frage, wie man aufklärt. Eine Aufklärung ohne gleichzeitiges Angebot von Perspektiven und Hilfen ist schlecht.

Auch wenn die Aufklärung bislang gesetzlich nicht eindeutig geregelt ist und in Einzelfällen sicherlich auch Gründe gegen die Mitteilung prognostisch ungünstiger, ja infauster Befunde sprechen, so verpflichtet § 8 der Musterberufsordnung für Ärzte doch zu bestimmten Grundsätzen der Aufklärung. Abgesehen von diesen berufsrechtlichen Verpflichtungen erwarten zunehmend Krebskranke auch eine Aufklärung über ihre Erkrankung und die therapeutischen Möglichkeiten, zumal Gefühle von Unsicherheit und Ungewissheit sowie die mit ihnen verbundenen Phantasien auf Dauer nur schwer auszuhalten sind. Was in einem Fall sinnlose Grausamkeit sein kann, kann im zweiten Fall mit Erleichterung und als Klärung aufgenommen werden (Gerdes 1986).

Aufzuklären ist in der Regel der Patient. Die Aufklärung von Angehörigen ist in der Regel unzulässig, es sei denn, dass der Patient ausdrücklich zugestimmt hat.

Sinnvoll ist, dem Patienten das Aufklärungsgespräch vorher anzukündigen und vorher zu klären, ob er hierzu Angehörige oder andere ihm nahe stehende Personen einbeziehen möchte. Wenn weitere Personen hinzugezogen werden sollen, muss der Patient vorab zugestimmt haben.

Das Gespräch sollte in angenehmer Umgebung (Einzelzimmer, Arztzimmer) stattfinden (Schulz von Thun 2001).

Umstände für Aufklärungsgespräch

- Nicht vor anderen Patienten
- Nicht auf dem Stationsflur
- Nicht „zwischen Tür und Angel"
- Ohne Unterbrechung durch Telefonate oder Piepser
- Wenn irgend möglich nicht telefonisch
- Möglichst nicht am Abend
- angemessene Sitzordnung oder Distanz
- ausreichender Blickkontakt

In dem Gespräch sollten dem Patienten zwar die Ernsthaftigkeit und auch Tragweite der Befunde mitgeteilt werden, jedoch niemals zeitliche Angaben zur Prognose gemacht werden. Dies umso mehr, weil Erkrankungen nicht selten einen unvorhersehbaren Verlauf nehmen können. Bei infauster Prognose sollten immer auch positive Aspekte erwähnt werden (z. B. Hinweise auf Fortschritte in der palliativen Therapie, heute bessere Schmerzbekämpfung, dass der Erstickungstod bei Bronchialkarzinompatienten heute die absolute Ausnahme darstellt, Angebot der ständigen ärztlichen/psychischen Begleitung etc.).

Die Unerträglichkeit einer Zukunftsperspektive birgt die Gefahr, dass Patienten sich in die Arme der Scharlatanerie begeben. Schon allein deswegen sollte auch über die Zukunft gesprochen werden.

Es kann sinnvoll sein, dem Patienten eine gegen den Krebs selbst gerichtete Therapieoption anzubieten, auch wenn die Erfolgsaussichten gering sind. Voraussetzung ist allerdings, dass die Verträglichkeit dieser Therapie gut ist, dass seitens des Patienten tatsächlich ein Therapiewunsch besteht und der Arzt den palliativen Charakter dieser Therapie betont.

Häufig sind die kognitiven Fähigkeiten des Patienten eingeschränkt und der Betroffene kann weitreichende Informationen nur begrenzt aufnehmen und verarbeiten. Es ist deshalb wichtig, immer wieder Gesprächsbereitschaft zu signalisieren, zuzuhören und sich zu vergewissern, was der Patient verstanden hat und welche Bedeutung er den Aufklärungsinhalten gibt. Der Wunsch des Patienten, das Problem vorübergehend oder auch anhaltend zu verdrängen, ist zu respektieren.

Der Arzt sollte – sofern der Patient zustimmt – Angehörige und/oder nahe stehende Personen in die Aufklärung und Therapieentscheidungen aktiv mit einbeziehen. Eine gemeinsame Aufklärung mit den Angehörigen erleichtert die Kommunikation in der Partnerschaft und Familie und unterstützt damit die gemeinsame Krankheitsbewältigung

Die Aufklärung muss vom behandelnden Arzt im persönlichen Gespräch geschehen. Vorformulierte, pauschalierte Einwilligungserklärungen sind ebenso unwirksam wie die Delegation an Pflegepersonal, Psychologen und auch den AIP. Angehörige als Informationsvermittler zwischen Arzt und Patienten sind zu vermeiden. Bei mehreren anerkannten Behandlungsmethoden muss der Arzt den Patienten über jeweilige Alternativen und Risiken aufklären, selbst wenn der Arzt die Methoden nicht als gleichwertig ansieht. Er muss grundsätzlich über Risiken und Folgen der Maßnahme aufklären.

Der Arzt hat in den Krankenunterlagen zu dokumentieren, dass er den Patienten persönlich aufgeklärt hat.

6.1.4
Rezidivtherapien

Häufigste **Rezidivlokalisationen** sind beim kleinzelligen Bronchialkarzinom das Skelett, die Leber, das Gehirn, die Nebennieren, retroperitoneale Lymphknoten, Pleura und Peritoneum. Beim nichtkleinzelligen Karzinom sind das Mediastinum, die supraklavikulären Lymphknoten und die Leber am häufigsten betroffen.

Lediglich die sehr seltenen Rezidive am oralen Resektionsrand (Anastomosenrezidiv) können potentiell kurativ auf chirurgischem Wege angegangen werden. Bei allen anderen Rezidiven ist die Beschwerdelinderung das primäre Therapieziel. Die bei diesen Patienten notwendigen **Therapien** werden im Abschnitt 6.3 kommentiert.

Bei der Frage, welche Therapien bei Tumorprogression erfolgen sollen, (Abb. 6.6) ist immer zu berücksichtigen, ob und wie der/die Betroffene von der Therapie profitiert, ob und wie er/sie unter der krebs- und/oder therapiebedingten Morbidität leiden würde. Begleiterkrankungen (z. B. Diabetes, Niereninsuffizienz, kardiovaskuläre Erkrankungen, chronisch obstruktive Lungenerkrankung (COPD) schlechter Ernährungszustand, funktionelle Einschränkungen) beeinflussen ebenso wie die Krankheitseinsicht, der Lebenswille, das Copingverhalten und die soziale Versorgung die einzuschlagende Therapiestrategie. Zu bedenken sind die unterschiedliche Pharmakokinetik

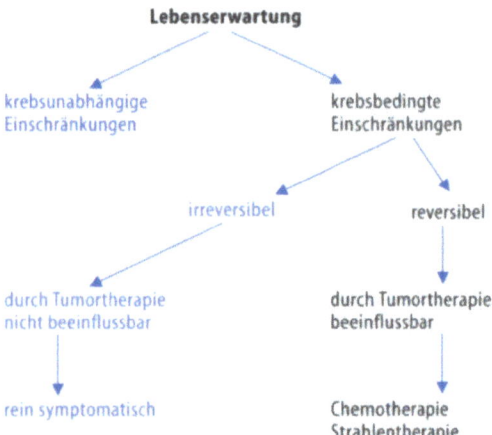

Abb. 6.6. Fragen vor Indikation einer Tumortherapie

und -verträglichkeit der Zytostatika bei jungen und alten Patienten. Viele der empfohlenen Chemo- und Strahlentherapiestandards wurden in Therapiestudien bei wesentlich jüngeren Patienten erprobt, bei denen neben dem Alter ein guter Allgemeinzustand und fehlende Zweiterkrankungen Bedingungen für die Aufnahme in die Studie waren. Derartige Therapiestudienergebnisse lassen sich nur bedingt übertragen. Die individuellen Besonderheiten jedes Patienten sind bei der Wahl der Therapiestrategie ebenfalls zu berücksichtigen.

6.2 Rehabilitative Maßnahmen

Rehabilitationsmaßnahmen kommen sowohl für potentiell kurativ als auch für palliativ behandelte Patienten in Frage.

Bestimmte Mindestinformationen (s. unten) sind für eine Erreichung der Rehabilitationsziele (s. Tabelle 6.1) unentbehrlich. Ohne diese Informationen ist eine umfassende Rehabilitation erschwert; wertvolle Zeit geht für zusätzliche Recherchen verloren.

> **Mindestinformationen vor Einleitung von Rehabilitationsmaßnahmen**
>
> — Tumorklassifikation, einschließlich Histologie, Grading
> — Lokalisation des Tumors
> — R0-, R1- oder R2-Resektion
> — Neoadjuvante, adjuvante, additive Chemo- und/oder Strahlentherapie, inklusive Dosierung
> — Psychosoziale Angaben (z. B. Aussagen über den Aufklärungsgrad, eventuelle Coping- und Complianceprobleme, Angehörigenunterstützung, soziale und/ oder berufliche Probleme etc.).

6.2.1 Rehabilitationsmaßnahmen zur Verminderung körperlicher Probleme („Reha vor Invalidität")

Art und Ausmaß der Funktionsausfälle hängen u. a. davon ab, ob eine ausschließliche Operation, eine Strahlen- und/oder Chemotherapie durchgeführt wurden. Je nach dem, ob eine Segmentresektion, Lobektomie/Pneumonektomie oder parenchymsparende Resektionen mit oder ohne bronchoplastische Eingriffe vorgenommen wurden, ist die Rehabilitationsbedürftigkeit unterschiedlich. Eine große Bedeutung haben Vor- und Begleiterkrankungen. Natürlich nehmen auch die zusätzliche Chemo- und die Strahlentherapie auf die Funktionsstörungen Einfluss.

Einschränkungen der Lungenfunktion

■ **Ursachen.** Die **Resektionsbehandlung** und die Strahlentherapie führen zu einem Verlust von Lungengewebe. Zusätzlich besteht meist eine obstruktive Funktionseinschränkung, die vor der Operation klinisch weniger symptomatisch war, jetzt jedoch im Vordergrund der Beschwerdesymptomatik steht. Lungenfunktionsuntersuchungen zur Abschätzung der Funktionsfähigkeit des verbliebenen Lungengewebes und Abschätzung der restriktiven und obstruktiven Komponente sind notwendig. Die Verlaufsbeurteilung und der Erfolg der antiobstruktiven Therapie lässt sich mit der Lungenfunktionsprüfung am besten objektivieren.

Durch eine Lobektomie und Bilobektomie gehen in der Regel 25 bzw. 30% der vorherigen Atemkapazität und durch die Pneumonektomie – je nachdem, ob links- oder rechtsseitig – zwischen 40 und 60% verloren (Tabelle 6.3; Steveling u. Konietzko 1999).

Durch die Strahlen- und/oder Chemotherapie kann sich die Lungenfunktion noch mehr verschlechtern. Da sich die Adaptationsmechanismen des kardiorespiratorischen Systems nach einer Pneumonektomie, und erst recht nach einer zusätzlichen adjuvanten Chemo-

Tabelle 6.3. Postoperative Änderung kardiopulmonaler Funktionsparameter nach thoraxchirurgischen Eingriffen zwischen 6. und 12. Monat. (Aus Stereling u. Konietzko 1999)

Messgröße	Lobektomie [%]	Pneumonektomie [%]
Vitalkapazität (Abnahme)	10–20	30–40
Verhältnis Residualvolumen/Totalkapazität (Zunahme)	10–20	30–40
Arterieller O_2-Partialdruck	0	0
Maximale O_2-Aufnahme (Abnahme)	20–30	20–40
Pulmonalarteriendruck (Zunahme)	10–30	10–20

und/oder Strahlentherapie, über mindestens sechs Monate erstrecken, kann frühestens nach dieser Zeit eine Aussage über die langfristige Einschränkung der respiratorischen Leistungsfähigkeit gemacht werden.

Chemotherapiebedingte pulmonale Schäden treten besonders auf bei Applikation von zwei oder mehr Substanzen und gleichzeitiger Bestrahlung. Die klinische Symptomatik zytostatisch bedingter Störungen ähnelt der anderer interstitieller Lungenerkrankungen. Sie ist charakterisiert durch trockenen Husten, Dyspnoe und Tachykardie, Zyanose, Fieber, bilaterales basales Entfaltungsknistern sowie gelegentliches Pleurareiben. Man erkennt auf der Thoraxröntgenübersicht eine feinfleckige oder retikuläre Zeichnung besonders in den Unterfeldern. Die Lungenfunktion ist eingeschränkt. Abhängig vom Medikament kann die Schädigung sofort nach Beginn der zytostatischen Therapie oder erst im Verlauf der Behandlung, ja sogar noch mehrere Wochen nach Beendigung der Therapie, auftreten.

■ **Therapien.** Antiobstruktive **physikalische Therapiemaßnahmen** in Form von Giebelrohr, Flutter, SMI-Atemtherapie, Inhalationen, Atemschulung und Atemgymnastik etc. sind zur Verbesserung der Lungenfunktion notwendig. Schleimlösende Medikamente (Mukolytika) sollten zur Verringerung der obstruktiven Ventilationseinschränkungen oral gegeben und inhaliert werden. Physiotherapeutische Maßnahmen sind notwendig. Die Krankenkassen übernehmen im Allgemeinen zur dauernden häuslichen Nutzung die Kosten für ein Inhaliergerät. Die Patienten müssen in die Benutzung der Inhalationsgeräte eingewiesen werden, um den Inhalationseffekt maximal zu nutzen.

Durch apparative Atemhilfen wie die SMI-Atemtherapie soll die Lungenentfaltung beim Einatmen verbessert werden. Die Ansammlung von Sekret wird so verhindert und die Sauerstoffaufnahme verbessert.

Für den Patienten ermöglicht das **Peak-Flow-Meter** neben einer Selbstkontrolle der Lungenfunktion und einer Verbesserung der Mitarbeit auch eine Medikamentenanpassung und eine Kontrolle des Krankheitsverlaufs.

Atemnot und Sauerstoffmangel lassen sich häufig auf ein schon vor der Erkrankung bestehendes Emphysem bei **chronischer Bronchitis** zurückführen. Einer Verschlimmerung muss vorgebeugt werden, wozu auch das **Einstellen des Rauchens** gehört (s. Übersicht S. 145).

Atemgymnastische Übungen sind als Einzel- oder Gruppentherapien einsetzbar. Einer der Gründe für die Einleitung einer stationären Rehabilitationsmaßnahme kann das Erlernen der Atemgymnastik sein (Abb. 6.7), durch die es zu einer Verbesserung der Zwerchfellatmung, der Atemarbeit und des Gasaustausches kommt.

Es gibt sehr unterschiedliche atemgymnastische Übungen, die individuell je nach Bedürfnis und Zielen eingesetzt werden sollten. Einige Übungen tragen zur Entspannung bei, andere zu einer koordinierten und wirksamen Atmung sowie zur Ökonomisierung der Atemarbeit. Sie kräftigen die Atemhilfsmuskulatur und bewirken eine koordinierte und wirksamere Atemarbeit. Durch die bewusste Bauchatmung wird das Atemvolumen vermehrt und die Atemfrequenz vermindert.

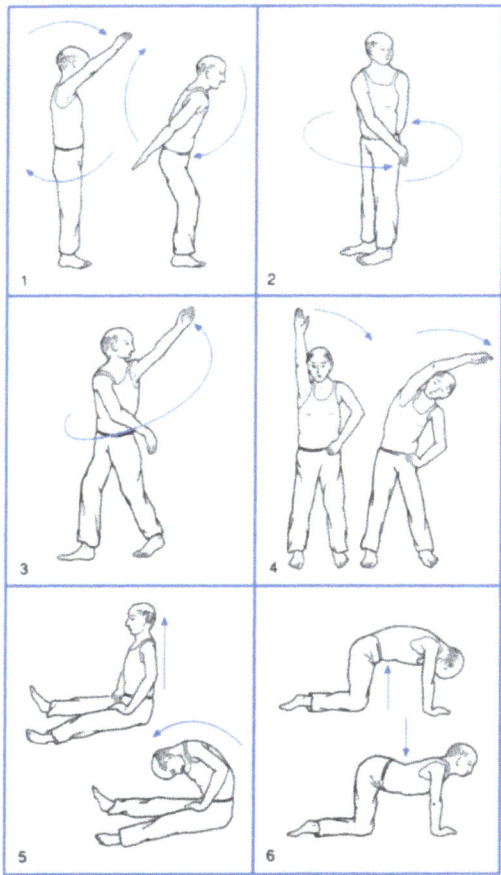

Abb. 6.7. Atemgymnastische Übungen

Atemgymnastische Übungen
für Bronchialkarzinompatienten

— Therapeutische Körperstellungen
— Wahrnehmung von Atembewegungen
— Manuelle Techniken am Oberkörper
— Atemtechniken (Ein-/Ausatmungstechniken, kombinierte Techniken)
— Hustentechnik
— Bewegungstechniken

Pneumonitis

Gegen Ende der Bestrahlung, aber auch noch mehrere Wochen danach, kann es zu einer Pneumonitis kommen. Ihr **Schweregrad** korreliert mit der Gesamtdosis, der Dosisfraktionierung, dem Ausmaß des bestrahlten Lungenvolumens, der evtl. verabreichten Chemotherapie und mit eventuellen Zweiterkrankungen wie Diabetes mellitus. Rauchen wird zum Teil als Risikofaktor für eine schwere Pneumonitis angesehen (Schulz 1994; Riesenbeck u. Herrmann 2001). Es existieren mehrere Pneumonitisklassifikationen, die auf klinischen Symptomen, radiologischen Kriterien oder der Kombination beider Methoden basieren (Tabelle 6.4).

Bei einigen Patienten kündigt sich die Strahlenreaktion schon frühzeitig durch Fieber, Frösteln, Dyspnoe, Reizhusten oder Hüsteln sowie eine Tachykardie an. Die Röntgenthoraxaufnahme kann zu diesem Zeitpunkt unauffällig sein. Die röntgenologischen Veränderungen können den Symptomen durchaus nachhinken. Andere Patienten merken die Entzündung selbst dann nicht, wenn sie auf dem Röntgenbild eindeutig erkennbar ist. Die Röntgenaufnahme zeigt häufig als erstes Zeichen eine geringgradige feinfleckige Zeichnungsvermehrung und anschließend eine milchglasartige Trübung des bestrahlten Abschnitts. Mit Übergang in die Strahlenfibrose entwickelt sich eine mehr harte, streifige oder grobfleckige Verschattung mit zunehmender Schrumpfungstendenz des umgebenden Lungengewebes. Schwierigkeiten kann manchmal die Zuordnung der röntgenologischen Veränderungen zu Tumoraktivität, Pneumonie oder anderen Begleiterkrankungen bereiten.

Ein Risiko für eine **Zytostatikapneumonitis** mit nachfolgendem Übergang in eine Fibrose besteht nach Gabe von Bleomycin >400 mg, Methotrexat, Cytarabin, Mitomycin, Procarbacin und alkylierenden Substanzen.

Der Nachweis einer Pneumonitis erfolgt über die bildgebenden Verfahren hinaus durch Abnahme der Diffusionskapazität für CO (DCO). Auch kann die zytologische Untersuchung der bei der Lavage entnommenen Zellen Aufschluss darüber geben, ob es sich um eine infektiöse oder allergische Entzündung oder gar um Tumorgewebe handelt.

Tabelle 6.4. Klassifikationssysteme der Pneumonitis

Schweregrad	CTC	RTOG/EORTC	WHO (nach Seegenschmidt 1998)
Grad 0	Keine Veränderungen	Keine Veränderungen	Normal
Grad I	Röntgenzeichen ohne Symptome	Leichter/intermittierender Reizhusten, leichte Belastungsdyspnoe	Geringe Symptome
Grad II	Geringe Symptome, Steroide nötig	deutlicher/persistierender Reizhusten, deutliche Belastungsdyspnoe	Belastungsdyspnoe
Grad III	Starke Symptomatik, Sauerstoff nötig	Schwerer, therapieresistenter Reizhusten, Ruhedyspnoe, radiolog. Pneumonitiszeichen	Ruhedyspnoe
Grad IV	Assistierte Beatmung nötig	Persistierende schwere respiratorische Insuffizienz	Strenge Bettruhe nötig

Die **Therapie** der Pneumonitisbeschwerden erfolgt durch Bettruhe. Bronchodilatoren können die Dyspnoe lindern. Zu Beginn sollte Kortison hochdosiert verabreicht und danach schrittweise und langsam reduziert werden (z. B. Prednisolon 60 mg für 5 Tage und danach alle 2 Tage 5 mg weniger). Kortison sollte nicht abrupt abgesetzt werden, da es sonst zu einem Rückfall mit noch stärkeren Beschwerden der radiogenen Lungenschädigung kommen kann. Die zusätzliche Gabe von Theophyllin, inhalative Beta-Sympathomimetika und evtl. eine Digitalisierung wird von einigen Zentren zur Behandlung empfohlen. Antibiotika nach Resistogramm sind bei klinischen Hinweisen auf bakterielle Superinfektionen indiziert.

Bei schwerer Pneumonitis besteht ein Risiko für Rechtsherzversagen. Die Gabe von Sauerstoff kann notwendig sein. Im Falle einer Grad-IV-Pneumonitis mit schwerer respiratorischer Insuffizienz kann sogar eine assistierte Beatmung nötig werden.

Kardiale/hämodynamische Funktionsausfälle

Die Hemipneumonektomie, die Strahlen- und/oder Chemotherapie sowie kardiale Vorschädigungen sind die Ursachen für die häufigen Herz-Kreislauf-Komplikationen und folgendem **Herzversagen**. Klinisch verdächtig sind eine Dyspnoe sowie eine Lebervergrößerung als Zeichen des Rechtsherzversagens. Zu beachten ist, dass eine postoperative Verziehung des Mediastinums zu Abknickungen großer intrathorakaler Venen führen und damit eine beginnende Einflussstauung vortäuschen kann.

Nach einer Hemipneumonektomie kommt es nahezu immer reaktiv zu einer **Tachykardie** als Kompensationsmechanismus für die verlorene Gasaustauschfläche. Zu beachten ist, dass die Strahlenpneumonitis ebenfalls mit einer Tachykardie einhergeht. Herzfrequenzen bis 110/min in Ruhe bei Pneumonitis sind noch akzeptabel; nur bei einer sehr hohen Herzfrequenz sollten Betablocker eingesetzt werden.

Die Schwellendosis für eine **strahleninduzierte Herzschädigung** liegt bei 40 Gy in vier Wochen, wenn ein größerer Teil des Herzens im Strahlenfeld liegt. Die strahlenbedingte Herzschädigung manifestiert sich meist als akute **Perikarditis** mit Symptomen wie Fieber, Tachykardie, substernalen Schmerzen und Dyspnoe. Die radiogene Perikarditis zeigt sich in 40% der Fälle als asymptomatischer Erguss. Zu einer konstriktiven Perikarditis kommt es in weniger als der Hälfte aller Fälle. Seltener als eine Perikardschädigung ist die strahleninduzierte **Myokardfibrose** mit oder ohne Herzinsuffizienz.

Das Risiko kardialer Strahlenschädigungen ist bei Hypertonikern und nach Anthrazyklingabe (Adriamycin, Epirubicin) besonders hoch und wird durch eine zusätzliche Mediastinalbestrahlung noch verstärkt (s. auch Kap. 5, „Ovarialkarzinom"). Kardial fassbare Strahlenfolgezustände treten häufig erst nach langen Latenzzeiten auf: Störungen der Erregungsleitung nach bis zu elf Jahren, eine koronare Herzerkrankung nach bis zu fünfzehn Jahren und eine Perikarditis nach bis zu zwei Jahren (Schulz 1994; Riesenbeck u. Herrmann 2001).

Die in der Chemotherapie verwandten Anthrazykline sind herzschädigend. Bei kardial vorgeschädigten Patienten, die dringend einer anthrazyklinhaltigen Chemotherapie bedürfen, sollte das Anthrazyklin in peguliertet, liposomaler Form verabreicht werden (Caelix, Myocet). Die kardiologischen und hämatologischen Nebenwirkungen sind hiernach wesentlich geringer als nach Gabe anderer Anthrazykline.

Nichttumorbedingter Gewichtsverlust

Die Gewichtsabnahme gehört zu den häufigsten Beschwerden. Die Ursachen hierfür sind komplex. Ursächlich kommen neben dem Tumorleiden auch die Therapiefolgestörungen in Frage.

> Ursachen für nicht tumorbedingten Gewichtsverlust bei Bronchialkarzinompatienten
>
> — Positionsveränderung von Speiseröhre, Magen und Duodenum nach Pneumonektomie
> — Gestörte Koordination des Schluckaktes infolge nervaler Störungen
> — Radiogen- oder chemotherapiebedingte Ösophagitis und/oder Gastritis
> — Appetitlosigkeit aus psychischen Gründen

Von der Ernährungsindustrie werden zur Gewichtsanhebung hochkalorische, eiweißangereicherte Getränke in Form aromatisierter Trinknahrungen (Astronautenkost) angeboten, die man zwischen oder zusätzlich zu den Mahlzeiten einnehmen kann. Am verträglichsten sind die Trinknahrungen mit 1 kcal/ml, die eine merkliche Gewichtszunahme bewirken können.

Bei einer **radiogen bedingten Ösophagitis** sind scharfe Gewürze und säurehaltige Lebensmittel (Essig, Obstsäfte, Rhabarber) zu meiden, da die Schleimhäute besonders empfindlich sind. Bei Schluckbeschwerden ist auf feste Nahrung zu verzichten.

Allgemeine Ernährungsempfehlungen

Ein Lungenkrebskranker braucht keine besondere Ernährung; dennoch ist für viele Patienten und deren Angehörige die diätetische Führung und Beratung von großer Bedeutung. Generell sollte die Kost leicht verdaulich, abwechslungsreich sowie ausgewogen sein und muss den Energie- und Nährstoffbedarf decken. Raucher haben einen erhöhten Bedarf an antioxydativ wirksamen Vitaminen (Vitamine A, C, E und die Karotinoide).

Ein guter Ernährungszustand ist nicht mit Übergewicht gleichzusetzen! Mit Nachdruck muss hiervor gewarnt werden.

Mehrere Studien haben unabhängig voneinander ergeben, dass die tägliche Einnahme von Betacarotin-Tabletten das Lungenkrebsrisiko nicht reduziert. Offensichtlich bedarf es des Zusammenwirkens von Betacarotin mit anderen in Lebensmitteln enthaltenen Schutzstoffen. Karotten essen ist also wesentlich gesünder als Vitamintabletten zu schlucken! Vitamin E in Form von Tabletten oder Spritzen zu verabreichen, ist nur in Ausnahmefällen notwendig, denn eine gesunde Mischnahrung enthält genügend Vitamin E. Der tägliche Vitamin-C-Bedarf sollte primär durch den Verzehr von frischem Obst und Gemüse gedeckt werden.

Grundsätzlich ist für Lungenkrebspatienten die zusätzliche Einnahme von **Vitaminen** bei einer ausgewogenen Ernährung nicht notwendig. Eine Ausnahme sind Unterernährung und Fehlernährung sowie Raucher. Raucht der Patient weiter, sollte er prophylaktisch Vitamin C in Tablettenform einnehmen.

Zur **Appetitlosigkeit** siehe auch Kap. 8, „Pankreaskarzinom".

Infektionsanfälligkeit

Mit jeder Infektion wird die durch das Tumorleiden, durch Operation, Strahlen- und/oder Chemotherapie beeinträchtigte Lungenfunktion noch mehr geschwächt. Infektionen müssen verhindert und gegebenenfalls frühzeitig antibiotisch angegangen werden.

Nicht nur die jährlichen Grippeimpfungen, sondern auch eine Impfung gegen Pneumokokken ist notwendig. Seit kurzem steht ein in Analogie zum konjugierten Haemophilus-influenzae- (Hib-)Impfstoff neu entwickelter 7-valenter Pneumokokkenkonjugatimpfstoff (7 VPnC) zur Verfügung.

Bei gestörter Immunabwehr kann eine alte **Tuberkulose** leicht exazerbieren. Zu beachten ist, dass bei einer Hypo- oder Anergie der Tine- oder Mendel-Mantoux-Test trotz klinisch manifester Tuberkulose negativ ausfallen kann. Sicherer sind daher Antikörperbestimmungen und bakteriologische Untersuchungen der Bronchiallavage.

Bei Fieberschüben muss man immer auch an einen möglichen Abszess in der Wundhöhle, eventuell auch an eine Fistel denken. Eine hohe BSG verstärkt den Verdacht, der durch Computertomographie und evtl. Bronchoskopie ausgeräumt werden kann. Nach Manschettenresektion kann es (allerdings selten) zu Schrumpfungen mit Narbenkonstriktionen kommen. Tritt Fieber auf, so muss auch an ein Empyem mit oder ohne Bronchusfistel gedacht werden. Die Letalität beim Postpneumonektomieempyem liegt bei etwa 40%.

Eitriges Sputum kann Folge einer Sekretverhaltung bei zu langem Bronchusstumpf, einer Bronchiektase der Restlunge in Folge von Verziehungen und Stenosen am Bronchus, einer inneren Bronchusfistel oder eines Fadengranuloms sein.

Interkostalneuralgien

Rippen- und Nervendurchtrennungen können zu beträchtlichen Schmerzen führen. Wenn Quaddeln nicht hilft und Carbamazepin wirkungslos ist, muss man u. U. morphinhaltige Schmerzmittel einsetzen. Eine paravertebrale Nervenblockade führt manchmal zu Beschwerdefreiheit. Bei Narbenschmerzen hilft eine lokale Ultraschalltherapie.

Polyneuropathien

Bestimmte Zytostatika (besonders Vinca-Alkaloide, Taxane und Platinderivate) führen zu hartnäckigen Polyneuropathien.

Manchmal lohnt sich ein Therapieversuch mit Vitamin-B-haltigen Medikamenten. Glutamin 3-mal 10 g/Tag – prophylaktisch gegeben – soll die taxoltypischen Myalgien und Arthralgien reduzieren. Ein eindeutiger Wirksamkeitsnachweis dieser sehr häufig eingesetzten Medikamente konnte allerdings bislang weder für die Therapie noch für die Prophylaxe der Neuropathien erbracht werden (s. auch Kap. 5).

Antidepressiva und Antikonvulsiva können zur Beschwerdelinderung eingesetzt werden. Unumstritten ist die positive Wirkung von physikalischen Therapien wie z. B. dem hydroelektrischen Vollbad (Stanger-Bad) oder der Gleichstrombehandlung (Vierzellenbad). Es können auch diadynamische Ströme im Niederfrequenzbereich oder Interferenzströme versucht werden. Zurückhaltung ist mit diesen Therapien bei Schrittmacherträgern geboten!

Postoperative Verdauungsstörungen

Magenschmerzen und Verdauungsbeschwerden lassen sich mitunter mit der veränderten Zwerchfell-/Magenverziehung und -beweglichkeit erklären. Sodbrennen und Magengeschwüre sind häufig, weswegen zumindest in den ersten Monaten nach der Operation Schleimhautschutzmittel und Säureblocker gegeben werden.

Nach einer **Hemipneumonektomie** verändert sich die Atembeweglichkeit der jeweiligen Zwerchfellhälfte. Auswirkungen auf die Speiseröhre und den Magen sind möglich. Durch die Verziehung der Speiseröhre kann der Schluckakt gestört werden. Der Magen wird teilweise nach oben und teilweise zur Seite gedrängt. Wenn die linke Seite operiert wurde, rückt der Magen häufig dem nach oben gerückten Zwerchfell nach. Hierdurch kann es zu einer unvollständigen Mischung des Speisebreis kommen. Es entstehen Blähungen, manchmal auch Geschwüre.

Durch häufigere und kleinere, möglichst fettarme Mahlzeiten sowie gründliches Kauen lassen sich viele Beschwerden lindern!

Bei ausgedehnten Operationen am mittleren Brustfell werden manchmal Nerven geschädigt, die für die Koordination des Schluckakts und einen harmonischen Ablauf der Verdauung verantwortlich sind. Insbesondere der Nervus vagus ist betroffen. Eine verkürzte, seltener eine verlängerte Passagezeit kann hierauf zurückgeführt werden. Gelegentlich kommt es zu einer sekundären Pankreasinsuffizienz. Eine fettarme Ernährung, u. U. auch die Gabe von Pankreasenzymen, ist in dann notwendig.

Mögliche Organverschiebungen nach Entfernung des rechten Lungenflügels

– Verlagerung der Luftröhre zur operierten Seite
– Speiseröhrenverziehung
– Herzverlagerung
– Zwerchfellhochstand und Leberhochstand
– Wirbelsäulenverbiegung

Raucherberatung

Ob ein Bronchialkarzinompatient in der Nachbetreuung weiterraucht oder nicht, ändert wahrscheinlich nichts am Verlauf der Krebserkrankung selbst. Dennoch sollten Raucher zur Tabakentwöhnung motiviert werden. Kaum eine Körperfunktion wird nicht durch das Rauchen negativ beeinflusst. In vielen Tumornachsorgekliniken werden Nichtraucherkurse und Hilfen für Abgewöhnungswillige angeboten. Rauchende Angehörige sollten ebenfalls zur Tabakentwöhnung motiviert werden, da die Nikotinabstinenz dem Patienten dann leichter fällt.

Es gibt die verschiedensten Raucherentwöhnungsprogramme- von der Hypnose, über die Akupunktur bis hin zu einem auf wissenschaftlicher Basis aufgebauten 84-Tage-Programm mit Nikotinpflaster (s. unten). Entscheidend ist die Willensstärkung des Patienten, die in Einzelgesprächen, in Gruppe und durch Angehörige gefördert werden muss.

Mögliche Therapien zum Nikotinentwöhnung

– **Suggestivmethoden:** Hierzu zählen die Hypnose, Akupunktur, Handauflegen etc. Nicht jedem Raucher liegen diese Methoden. Auch ist sehr umstritten, ob derartige Entwöhnungsmethoden langfristig erfolgreich sind.
– **Medikamentöse Behandlungen:** Auch hierbei handelt es sich weitgehend um Suggestivmethoden. Nicht so sehr die Wahl des Medikaments als die Art und Weise, wie das Medikament in suggestiver Weise verordnet wird, ist für den Erfolg dieser medikamentösen Behandlung entscheidend.
– **Aversionstherapie:** Sie soll unangenehme, aversive Konsequenzen des Rauchens bewirken. Das Rauchen soll seiner „positiven psychotropen (d. h. auf die Seele einwirken) Wirkung" enthoben werden. Zu der Aversionstherapie gehören Elektroschocks und Übelkeit hervorrufende Medikamente. Wenngleich sich nicht bestreiten lässt, dass diese Methoden zumindest häufig eine kurzfristige Wirksamkeit entfalten, so ist der langfristige Effekt doch fraglich.
– **Verhaltenstherapie:** In Kombination mit der Nikotinsubstitution wird dieser Methode derzeit die größte Erfolgschance eingeräumt. Sie basiert darauf, dass der Raucher sich mit seinem Rauchverhalten intensiv auseinandersetzt und so eine längerfristige Entwöhnung stattfindet. Mittels Selbstkontrollmethoden wird das Rauchen nicht schlagartig beendet, sondern schrittweise.
– **Nikotinsubstitution:** Seit 1984 ist in der Bundesrepublik Deutschland Nikotin ein zur

> Entwöhnung zugelassenes Medikament. Nikotin selbst ist nämlich kaum gesundheitsschädlich im Gegensatz zu vielen der 2000 Schadstoffe, die im Tabakrauch vorhanden sind und u. a. krebserzeugend wirken.
> Nikotin selbst ist in der Lage, die Raucherentzugsbeschwerden zu reduzieren und auch das Verlangen zu rauchen zu verringern. Schon seit geraumer Zeit werden Nikotinkaugummis von der Industrie zur Raucherentwöhnung angeboten. Mittels Pflaster wird Nikotin durch die Haut zugeführt und dadurch ein gleichmäßiger Nikotinspiegel während des gesamten Tagesablaufs und der Nacht erreicht. Die Wirksamkeit dieser Pflaster ist daher relativ hoch, die Verträglichkeit im Gegensatz zu anderen Nikotindarreichungsformen sehr gut.
> Durch eine Kombination der Nikotinsubstitution mit Verhaltenstherapie versprechen Nikotinpflaster heute die größten Erfolgsraten bei der Raucherentwöhnung.

Information, Motivation, Schulung (Gruppengespräche und Gesundheitstraining)

Immer mehr Patienten können sich aus der Literatur, dem Internet und anderen Medien über die Prognose ihrer Erkrankung informieren. Weitergehende erklärende Informationen und vor allem Hilfen bei der Verarbeitung dieser Informationen sind notwendig.

Aufklärung und Information sind wichtige Hilfen bei der Krankheitsbewältigung. Dazu gehört, dass der Patient begreift, was in seinem Körper passiert und warum eine bestimmte Therapie vorgeschlagen wird. Die Mehrzahl der Patienten möchte zwar nicht selbst über die Tumortherapie entscheiden, jedoch wissen, warum eine bestimmte Behandlungsstrategie eingeschlagen wird.

Aufgabe des Gesundheitstrainings ist, die Patienten über die Möglichkeiten und Grenzen der Schulmedizin zu informieren, sie vor schädigenden Alternativtherapien zu schützen und ihnen den Sinn und die Notwendigkeit von Nachsorgeuntersuchungen zu vermitteln. Hierfür eignen sich Einzel- und Gruppengespräche, an denen auch Angehörige teilnehmen können.

Inhalt der Gruppengespräche sind allgemeine Informationen über die Lungenkrebserkrankung und deren Ursachen, über Vorsichtsmaßnahmen und Therapiemöglichkeiten, über Rezidivprophylaxe, Nachsorgeuntersuchungen, postoperative, strahlen- und chemotherapeutische Folgestörungen, über gesunde Ernährung, über Verhaltensweisen bei Schmerzen, Rezidivbehandlungsmöglichkeiten, über sozialrechtliche Themen und Hilfen sowie berufliche Konsequenzen. Als sehr sinnvoll hat sich in diesen Gruppen der Einbezug der Betroffenen durch Fragen/Antworten erwiesen. Hierdurch werden auch passiv orientierte Patienten und Angehörige zum Fragen und zur Auseinandersetzung angeregt.

Als günstig hat sich erwiesen, wenn Patienten mit kurz zurückliegender Behandlung mit anderen Betroffenen zusammengebracht werden, deren Erkrankung schon mehrere Jahre zurückliegt.

Den Betroffenen und ihren Angehörigen sollten die in den Gruppengesprächen vermittelten Informationen und Ratschläge auch in schriftlicher Form (z. B. in Form differenzierter und industrieunabhängiger Ratgeber; Delbrück 1999; Scherer 2002) angeboten werden. Natürlich dürfen diese Ratgeber niemals das ärztliche Gespräch ersetzen. Sie sollen vielmehr die Grundlage für Gewinn bringende Gespräche mit dem behandelnden Arzt darstellen.

Wichtig ist, dass die Betroffenen lernen, unbefangen mit anderen Betroffenen und ihren Angehörigen über ihre Erkrankung und ihre Probleme zu sprechen. Dies kann sehr gut in Gruppengesprächen erreicht werden, die während der stationären/teilstationären und der ambulanten Nachbetreuung angeboten werden.

6.2.2 Rehabilitationsmaßnahmen zur Verminderung psychischer Probleme („Reha vor Resignation und Depression")

Manchmal stehen die psychischen Beeinträchtigungen im Zusammenhang mit Luftnot, Schmerzen, Bewegungseinschränkungen, Appetitlosigkeit, Gewichtsabnahme etc. und legen sich bei erfolgreicher Behandlung dieser Beschwerden. Hinter Depressionen und psychischen Auffälligkeiten können sich mitunter ein zerebraler Befall, manchmal auch ein beginnendes Hyperkalzämiesyndrom verbergen. Depressionen sind bei Schmerzpatienten wesentlich häufiger anzutreffen als bei Patienten ohne Schmerzen. Eine effektive Schmerztherapie hat daher einen sehr positiven Einfluss auf die Psyche (s. auch Kap. 1).

Depression

Depressionen und Angst vor der ungewissen Zukunft sind häufig. Nicht selten zermürben den Patienten Schuldgefühle, seine Erkrankung und die hierdurch bedingten Probleme durch falsche Verhaltensweisen verschuldet zu haben. Die Mitbetreuung durch einen in der Betreuung von Tumorpatienten erfahrenen Psychologen (Psychoonkologen) ist dann sehr hilfreich (s. Kap. 1).

Gefühlvolle Aufklärung, sachliche Informationen über die Erkrankung und deren Folgen können zwar manchmal die zermürbende Ungewissheit, Zweifel und Schuldgefühle lindern, ersetzen jedoch nicht spezielle von Psychoonkologen geleistete Hilfen. Im Gegensatz zu anderen Tumorerkrankten (z. B. Mammakarzinompatientinnen) entziehen sich Bronchialkarzinompatienten allerdings gern der fachpsychologischen Hilfe, sind wenig gesprächsbereit und „öffnen sich" ungern.

Ist die Indikation für Antidepressiva gegeben, dann sind trizyklische Antidepressiva die Medikamente der ersten Wahl. Ihre Dosis muss langsam auf 75–150 mg gesteigert werden, um einen antidepressiven Effekt zu erreichen (Tabelle 6.5). Zu beachten ist, dass der antidepressive Wirkungseintritt im Gegensatz zur Sedierung bis zu zwei Wochen dauert.

Im Spätstadium ist der Nutzen von Antidepressiva begrenzt. Die Nebenwirkungen, u. a. Sedierung und Mundtrockenheit, sind dann möglicherweise dominanter und schränken den Nutzen der antidepressiven Therapie ein (Husebö u. Klaschik 2001).

Hilfen bei der Krankheitsverarbeitung

Verminderung von Angst, Depression, Hilflosigkeit und Hoffnungslosigkeit, Stärkung der Compliance und Verbesserung des Copings sind die Hauptaufgaben der Psychoonkologie. Ein standardisiertes Vorgehen gibt es hierbei nicht, und sollte es auch nicht geben, da jeder Betroffene anders reagiert, anders angesprochen werden muss und anderer Hilfen bedarf. Einige, und hierzu gehören besonders häufig im kirchlichen Glauben Verwurzelte, kommen durchaus ohne professionelle psychologische Hilfen aus. Grundsätzlich sollte dem Patienten das Gefühl vermittelt werden, in Problemsituationen einen Ansprechpartner zu haben, an den er sich stets wenden kann und dem gegenüber er auch seine Ängste, Sorgen und Probleme offen äußern kann.

Viele der vegetativen Symptome, die bei einer Depression zu beobachten sind (Schlaflosigkeit, Appetitlosigkeit, Anorexie, Verlust der Konzentrationsfähigkeit und Energie, Hoffnungslosigkeit und Angst), sind normale und zu erwartende Folgen einer lebensbedrohlichen Krankheit. Die Diagnostik und die Therapie

Tabelle 6.5. Antidepressiva bei Tumorpatienten

Medikament	Dosierung [mg]	Verabreichungsform
Amitriptylin	10–150	p.o., i.m., rektal
Imipramin	12,5–150	p.o., i.m.
Bupropion	200–450	p.o.
Mapropilin	50–75	p.o.
Lithium	600–1200	p.o.
Dextroamphetamin	5–40	p.o.

müssen daher immer auf einer Gesamtbeurteilung der Situation beruhen. Die psychoonkologische Betreuung darf niemals isoliert von der somatischen und sozialen Betreuung erfolgen. In der Auseinandersetzung mit der tödlichen Bedrohung gibt es verschiedene Formen der Bewältigung (Coping), die in unterschiedlicher Weise geeignet sind (Muthny 1996). Unterstützt werden sollten Verhaltensweisen, die eine aktive Form der Auseinandersetzung darstellen. Die in der Vergangenheit häufig während der „Krebskuren" geförderte Krankheits- und Realitätsverleugnung bei maximaler Distanz zum Geschehen entspricht nicht den Konzepten der Rehabilitationspsychoonkologie, die auf eine Auseinandersetzung mit dem Schicksal abzielt (Weis et al.1999). Letztendlich ist jedoch nach wie vor ungeklärt, welche Strategie der Krankheitsbewältigung als die effektivste anzusehen ist und bei welchem Bewältigungsverhalten psychologische Interventionen indiziert sind.

Fatigue

Viele Ursachen kommen für ein Fatigue-Syndrom in Frage. Bei Bronchialkarzinompatienten ist nicht selten ein Sauerstoffmangel die Ursache. Die beste Behandlung des Fatigue-Syndroms ist dann eine Verbesserung der Lungenfunktion (s. auch Kap. 4).

Angst

Siehe Kap. 8, „Pankreaskarzinom".

Seelsorge

Siehe Kap. 1, „Psychische Unterstützung und Selbsthilfegruppen".

Angehörige

Die Angehörigenberatung schließt auch Handlungsanleitungen dazu ein, was in Notfällen zu tun ist (s. auch Kap. 1).
Häufig bitten Angehörige darum, die Betroffenen nicht über ihr bösartiges Leiden aufzuklären, obwohl diese meist mehr wissen als ihre Angehörigen vermuten. Hierauf sollte man sich nicht einlassen; im Übrigen ist dies auch ungesetzlich. Die Vor- und besonders die Nachteile eines derartigen Verhaltens müssen mit den Angehörigen ausführlich besprochen werden.

Vorsorgevollmacht/Patientenverfügung

Siehe Kap. 1, „Psychische Unterstützung und Hilfen".

6.2.3
Rehabilitationsmaßnahmen zur Verminderung sozialer Probleme („Reha vor Pflege")

Durch sie soll u. a. die Pflegebedürftigkeit verhindert bzw. reduziert werden. Ist eine selbständige Versorgung nicht mehr möglich, muss im eingetretenen Pflegefall für entsprechende Hilfen gesorgt werden. Bei Patienten mit fortgeschrittenem Tumorleiden ist dies häufig notwendig. Wegen der körperlichen Schwäche und der zu erwartenden Leistungsminderung im Verlauf der Erkrankung, wegen der Therapiefolgestörungen und der Zweiterkrankungen hat die professionelle Sozialarbeit eine große Bedeutung in der Nachbetreuung (s. auch Kap. 2 und 3).

Häusliche Versorgung

Grundsätzlich müssen mit den Angehörigen – natürlich nur mit dem Einverständnis der Betroffenen – der zu erwartende weitere Krankheitsverlauf und die notwendige **Versorgung zu Hause** besprochen werden. Versorgungshilfen wie „Essen auf Rädern", Haushaltshilfen, häusliche Krankenpflege, Pflegehilfen und unter Umständen auch eine Unterbringung in einem Pflegeheim oder einem Hospiz müssen organisiert werden. Die Vermittlung von Kontaktadressen (Selbsthilfegruppen, Beratungsstellen etc.) ist notwendig.
Eine psychosoziale Beratung mit Vermittlung eventueller Hilfen kann über psychosoziale Beratungsstellen geleistet werden. „Kuren" mit ausschließlich roborierender Zielsetzung,

in denen Angehörige nicht mit einbezogen werden, in denen keine Kenntnis und keine Kontakte zu den möglichen Hilfs- und eventuell auch Pflegeinstitutionen vor Ort bestehen, werden den Aufgaben der Rehabilitation bei sozial hilfsbedürftigen Patienten nicht gerecht.

Eine detaillierte Kenntnis der Situation und Abhilfemöglichkeiten vor Ort sind unerlässlich. Deswegen empfiehlt sich bei sozialen Rehabilitationszielen grundsätzlich die ambulante – teilstationäre – stationäre Rehabilitation in der Nähe des Wohnortes.

Pflegebedürftigkeit

Ein Anspruch auf Leistungen der Pflegeversicherung besteht in der Regel nur dann, wenn eine Pflegebedürftigkeit über mindestens sechs Monate vorliegt. Die Begutachtung erfolgt durch den Medizinischen Dienst der Krankenkassen (MDK; s. auch Kap. 2 und 3).

Schwerbehindertenvergünstigung

Gesetzliche Vergünstigungen wie sie beispielsweise im **Schwerbehindertengesetz** festgelegt sind, sollen einige der durch die Krebserkrankung entstandenen Nachteile ausgleichen. Für die meist älteren Bronchialkarzinompatienten bestehen die Hilfen allerdings lediglich in geringen finanziellen, besonders steuerlichen Vorteilen, es sei denn, dass zusätzliche Merkziffern gewährt werden. Der GdB liegt bei Bronchialkarzinompatienten bei mindestens 50%, in der Regel je nach Einschränkungen bei 80–100% (s. auch Kap. 2 und 3).

Hospiz/Palliativstationen

Siehe Kap. 2 und 3.

6.2.4
Rehabilitationsmaßnahmen zur Verminderung beruflicher Probleme („Reha vor Rente")

Siehe auch Kap. 2 und 3.

Beruflich bedingte krebsfördernde Noxen

Besteht ein Verdacht auf einen Zusammenhang zwischen einer – auch in der Vergangenheit – ausgeübten beruflichen Tätigkeit und der Lungenkrebserkrankung, so muss eine entsprechende Meldung an die Berufsgenossenschaft erfolgen. Diese wiederum betreibt von sich aus das Verfahren zur Feststellung oder zum Ausschluss einer Berufserkrankung. Bei einer Mesotheliomerkrankung ist die ärztliche Anzeige einer Berufserkrankung obligat. Sie muss der Berufsgenossenschaft also auch dann gemeldet werden, wenn keine „Berufsanamnese" besteht (Norpoth et al. 1999).

Im Rahmen des Verfahrens werden – falls dies für länger zurückliegende Arbeitsperioden überhaupt möglich ist – Expositionsdaten zu dem möglicherweise krebsfördernden Stoff ermittelt. Parallel hierzu erfolgt eine gutachterliche Beurteilung des klinischen Krankheitsbildes. Besonders gefährdet sind Berufsgruppen mit einer Asbestexposition und Tätigkeiten mit Einwirkung von kristallinem Siliziumdioxid bei nachgewiesener Quarzstaublungenerkrankung (s. folgende Übersichten und Tabelle 6.6).

Grundsätzlich unterscheiden sich berufsbedingte Bronchialkarzinome nicht von solchen ohne berufliche Belastung. Jeder Zelltyp ist möglich, also sowohl kleinzellige als auch nichtkleinzellige Bronchialkarzinome. Auch die Lokalisation in Bezug auf die verschiedenen Lappen und die Verteilung von peripheren und zentralen Bronchialkarzinomen differieren nicht.

Berufliche Tätigkeiten mit häufiger Asbestexposition

— Tätigkeiten im Schiffbau
— Tätigkeiten im Baugewerbe
— Tätigkeiten in Asbestminen
— Tätigkeiten im Heizstoffhandel

Tabelle 6.6. Krebserzeugende Noxen mit gesichertem oder vermutetem Kausalzusammenhang bei Tumoren des Atemtraktes (Woitowitz 1995)

Noxen	I	II	III	IV
Arsentrioxid und Arsenpentoxid, arsenige Säuren, Arsensäure und ihre Salze			+	
Asbestfaserstaub (Chrysotil, Krokydolith, Arnosit, Antophyllit, Tremolit)		+	+	+
Bis(chlormethyl)ether (Dichlordimenethylether)			+	
Eichen- und Buchenholzstaub	+			
Monochloridmethylether (technisch mit bis zu 7% Dichlordimethylether)			+	
Nickel (in Form atembarer Stäube/Aerosole von Nickelmetall, Nickelsulfid und sulfidischen Erzen, Nickeloxid und Nickelkarbonat, wie sie bei der Herstellung und Weiterverarbeitung auftreten können)		+	+	
Polyzyklische aromatische Kohlenwasserstoffe (PAH), insbesondere Pyrolyseprodukte		+	+	
Radioaktive Stoffe: Radon, Uran, Thorium			+	
Schweißrauche (bei Schweißern mit Chrom-Nickel-Elektroden, sog. Mantelektroden)			+	
Senfgas (β,β-Dichlordiethylsulfid)			+	
Stickstofflost (β,β-Dichlordiethylalkylamin)				
Lostgruppe (β,β-Dichlordiethylgruppe)				
Pyrolyseprodukte, insbes. in Braunkohlenteer, Steinkohlenteer, Steinkohlenteerpech, Steinkohlenteerölen und Kokereirohgasen		+	+	
Zinkchromat		+	+	
Quarzstaub (nach Entwicklung silikotischer Schwielen)			+	

Berufsgruppen, die lungengängigen Quarzstäuben ausgesetzt sind

- Erz- und Uranerzbergleute
- Tunnelbauer
- Gussputzer
- Sandstrahler
- Ofenmaurer und Former in der Metallindustrie
- Mitarbeiter in feinkeramischen Betrieben
- Mitarbeiter in Dentallabors

Einschränkungen der beruflichen Tätigkeit

Nach bisherigem Kenntnisstand hat – abgesehen von den oben erwähnten beruflichen Noxen – Arbeit weder Einfluss auf das Tumorwachstum noch auf das Rezidivrisiko. Dennoch sollten die meisten Patienten, bei denen keine potentiell kurative Therapie durchgeführt wurde, eine Erwerbsunfähigkeitsrente einreichen. Erfahrungsgemäß ist mit einer mehrmonatigen Bearbeitungsdauer zu rechnen.

Patienten mit **inoperablen Bronchialkarzinomen** bzw. mit Rezidiv sind grundsätzlich nicht arbeitsfähig. Sie sollten sobald wie möglich die Erwerbsunfähigkeitsrente einreichen. Erfahrungsgemäß ist mit einer mehrmonatigen Bearbeitungsdauer des Antrags zu rechnen. Bei nichtoperablen Bronchialkarzinompatienten gilt grundsätzlich eine MdE von 100 v. H.

Für **potentiell kurativ therapierte Bronchialkarzinompatienten** (ohne Tumoraktivität) gibt es zahlreiche berufliche Einschränkungen, die in erster Linie Folgen der durchgeführten Therapie und der obstruktiven Bronchitis sind.

Körperlich belastende Tätigkeiten sind für operierte und/oder strahlen- und/oder chemotherapierte Patienten nur noch selten zumutbar (s. folgende Übersicht). Durch physiotherapeutische Maßnahmen und bei konsequenter Behandlung der häufig gleichzeitigen chronisch-obstruktiven Bronchitis lässt sich zwar oft eine erstaunliche Adaptation kardiopulmonaler Funktionsparameter mit Leistungssteigerung erzielen, die jedoch nur in Ausnahmefällen die präoperative Ausgangssituation erreicht. Hingegen sind Schreibtischtätigkeiten durchaus noch möglich.

> **Arbeitsbelastungen, die Pneumonektomierte meiden sollten**
>
> — Schwere körperliche Belastungen (dazu gehören Hebearbeiten, Überkopfarbeiten, Arbeiten, die mit starken Erschütterungen verbunden sind)
> — Ungünstige Arbeitshaltung (z.B. Arbeiten in der Hocke oder im Liegen)
> — Keine Tätigkeiten, die mit extremen oder häufig schwankenden Temperaturen verbunden sind
> — Ungünstige Arbeitszeit (Schicht- und Nachtarbeit)
> — Taktgebundene Arbeiten: Eine individuelle Pause muss eingeleg werden können, ohne den Arbeitsfluss der Kollegen zu stören. Keine Akkordarbeit
> — Tätigkeiten in Staubberufen, bei starker Luftverschmutzung, Lufttrockenheit oder starker Geruchsbelastung. Keine Tätigkeiten in chemischen Laboratorien

Schon kurz nach der Abschluss der Therapie sollten entsprechende Überlegungen zur weiteren beruflichen Tätigkeit konkretisiert werden. Einige Autoren empfehlen, die MdE beim operierten Bronchialkarzinompatienten in den ersten beiden Jahren mit 100 v. H. zu bewerten (Steveling u. Konietzko 1999).

Bei R_0-**Pneumonektomierten unter 55 Jahren**, die vor der Krebserkrankung körperlich belastende Tätigkeiten durchführten, sollte man so früh wie möglich eine Arbeitsplatzumsetzung anstreben. Gesicherte oder vermutete Kausalzusammenhänge von Lungenkrebs mit Arbeitsstoffen (s. Tabelle 6.6) sind bei der Wahl des neuen Arbeitsplatzes zu berücksichtigen (Norpoth u. Woitowitz 1994).

Ist eine Arbeitsplatzumsetzung nicht möglich, so muss bei jungen Patienten (unter 43 Jahren) und guter Prognose auch eine berufliche Neuorientierung in Erwägung gezogen werden. Die weit überwiegende Anzahl der potentiell kurativ behandelten Lungenkarzinompatienten gehört allerdings zu der Gruppe der schwer zu Vermittelnden, die den beruflichen Belastungen der Arbeitsmarktes nicht mehr gewachsen sind und leider allzu häufig auch an einer beruflichen Wiedereingliederung wenig interessiert sind.

Nach einer **potentiell kurativen Lobektomie und/oder Bilobektomie** kann es zu einer Adaptation mit guter Leistungssteigerung kommen. Bei ihnen sollte man die Zeit der möglichen Krankschreibung vor einer endgültigen gutachterlichen Stellungnahme zur Erwerbsfähigkeit zur Stabilisierung nutzen. Das zweite Heilverfahren in einer pneumologisch-onkologisch ausgerichteten Rehaklinik ist abwarten, um eine für die Zukunft realistische Leistungsbeurteilung abgeben zu können. Die stufenweise Wiederaufnahme der Arbeit ist bei diesen Patienten zu begrüßen.

Welche arbeitsplatzerhaltenden Maßnahmen, einschließlich Eingliederungshilfen, Arbeitsförderung und Berufsförderung sowie Arbeitsplatzumsetzung, in Frage kommen, wer diese finanziert, ab wann eine berufliche Neuorientierung sinnvoll und durchführbar ist und wo detaillierte Informationen erhältlich sind, kann der Krebspatient am besten in der onkologischen Rehabilitationsklinik, notfalls auch beim Rehabilitationsberater der jeweiligen Rentenversicherung erfahren. Jeder Krebspatient im erwerbsfähigen Alter muss im Rahmen der stationären Anschlussheilbehandlung diesbezüglich beraten und betreut werden.

6.3 Palliative Maßnahmen

Der Entschluss zur Durchführung einer Therapie nach Feststellung einer Krankheitsprogression sollte gemeinsam mit dem Patienten gefasst werden. Für und Wider der Therapien sowie eventuelle Alternativen müssen mit ihm besprochen werden. Zunehmend machen die Patienten ihre Zustimmung zur Chemo- und/oder Strahlentherapie abhängig von der Beantwortung bestimmter Fragen (s. Übersicht). Der betreuende Arzt sollte diese sachlich, ausführlich, nach besten Wissen und Gewissen beantworten und sie nicht als einen lästigen Eingriff in seine Entscheidungsfreiheit ansehen.

> **Fragen, die der Patient vor einer Therapieentscheidung an den Arzt richten sollte**
>
> — Soll durch die Therapie eine Heilung oder eine Lebensverlängerung oder Lebensqualitätsverbesserung erzielt werden?
> — Soll durch die Therapie ein Fortschreiten bzw. ein Wiederaufflackern (ein Rezidiv) der Erkrankung verhindert werden?
> — Sollen durch die Therapie Symptome vermindert weben (z. B. Schmerzen, Gefühlsstörungen, Leistungsabfall, Gewichtsabnahme Verbesserung der Mobilität, Verhinderung von Infektionen etc.)?
> — Kann die Behandlung ambulant oder stationär erfolgen?
> — Wird die Krankenkasse sämtliche Kosten (einschließlich Taxikosten, Kosten für Medikamente) übernehmen?
> — Wie lange wird die Behandlung voraussichtlich dauern?
> — Mit welchen subjektiven Beeinträchtigungen (z. B. Brechreiz, Appetitveränderungen) und mit welchen psychischen und objektiven Nebenwirkungen (z. B. Abfall der Anzahl der roten und weißen Blutkörperchen, Haarverlust, Organstörungen, Appetitveränderungen etc.) geht die Behandlung einher?
> — Welchen Einfluss hat die Therapie auf die berufliche Tätigkeit und Freizeit?
> — Welche Nachsorgeprogramme sind notwendig?
> — Handelt es sich um eine experimentelle oder um eine etablierte Therapie? Wird die Therapie in Form einer Studie durchgeführt?

Remissionskriterien dürfen niemals der einzige Entscheidungsfaktor für eine bestimmte Therapie sein. Die Tumorreduktion hat in der Palliativsituation eine andere Wertigkeit als in der kurativen Tumortherapie. Die Beantwortung der Frage „Wie viel und welche Therapie?" setzt nicht nur onkologische Fachkenntnisse voraus. Kompetenz in Ethik und Kommunikation ist gleichermaßen gefragt.

6.3.1 Lokoregionäre Probleme

Chirurgische Maßnahmen erfolgen häufig kombiniert mit Radiotherapie, Stentimplantation und anderen Verfahren.

> **Indikationen für einen palliativen chirurgischen Eingriff**
>
> — Tumorblutungen
> — Poststenotische Komplikationen
> — Unbeeinflussbare Schmerzen bei Tumoreinbruch in die Brustwand nach Versagen anderer Therapieverfahren
> — Bei drohender oder eingetretener pathologischer Fraktur (z. B. als stabilisierende Operation im Bereich der Extremitäten)
> — Hirnmetastasen

Eine **Bestrahlung** beim rezidivierenden **kleinzelligen Bronchialkarzinom** beschränkt sich auf die Palliation „am Ort der Not" (s. folgende Übersicht). Dabei muss das Ausmaß jedweder therapeutischen Intervention grundsätzlich auf den Allgemeinzustand und auf die voraussichtliche Lebenserwartung des Patienten abgestimmt werden.

In der palliativen Situation kommen durchaus auch hypofraktionierte Behandlungsschemata mit höheren Einzeldosen in Frage. Diese haben den Vorteil einer schnelleren Verbesserung der klinischen Symptomatik und einer geringeren zeitlichen Belastung, was angesichts der eingeschränkten Lebenserwartung sehr wichtig ist. Die Angst vor möglichen unerwünschten Spätschäden der Bestrahlung ist von sekundärer Bedeutung. Die verbleibende Lebenszeit der meisten Patienten ist zu kurz, um mögliche radiogene Spätschäden noch zu erleben (Latz u. Wannemacher 1998).

> **Indikationen für eine palliative Strahlentherapie bei kleinzelligen Bronchialkarzinomen (Niederle et al. 1999)**
>
> — Lokale Tumorprogression unter Chemotherapie
> — Lokales Rezidiv (besonders, wenn nicht vorbestrahlt)
> — Symptomatische Metastasen u. a. des Skelettsystems
> — Hirnmetastasen und spinale Metastasen
> — Singultus in Folge Phrenikusreizung
> — Vena-cava-superior-Syndrom (nach primärer Chemotherapie)
> — Bronchusstenosen mit Retentionspneumonie (alternativ oder zusätzlich endobronchiale Kleinraumbestrahlung, u. U. nach endobronchialer Lasertherapie)
> — Ablehnung einer Chemotherapie durch den Patienten

Endoprothesen

Mit ambulant durchführbaren endoskopischen interventionellen Maßnahmen lässt sich manchmal bei tumorbedingten Stenosen der zentralen Atemwege eine prompte Beschwerdefreiheit ermöglichen. Auch die tumorbedingte Blutung aus den zentralen Atemwegen kann bronchiologisch effektiv angegangen werden.

> **Möglichkeiten der endoskopischen Therapie**
>
> — Bronchoskopie
> — Verlegung durch Sekret: Absaugung
> — Abszedierende postobstruktive Pneumonie: Drainage durch Katheter/ Stents
> — Blutung
> — Mechanische Kompression; Laserkoagulation
> — Lokale Applikation von Vasokonstriktiva und Gerinnungskomponenten
> — Endobronchiale Blockade
> — Verlegung der Atemwege durch Tumor
> — Mechanische Eröffnung, Kryosonden, Hochfrequenzdiathermie, Laser
> — Endoprothesen/Stents
> — Aerodigestive Fisteln: Endoprothesen/ Stents
> — Endoluminale Hochdosisradiotherapie
> — Photodynamische Lasertherapie

Verschiedene bronchiale **Endoprothesen** stehen zur Verfügung. Neben den klassischen Silikonstents haben sich vor allem die Maschendrahtstents bewährt. Die meisten Maschendrahtstents können relativ einfach, eventuell sogar im Rahmen einer flexiblen Bronchoskopie platziert werden. Der Fremdkörperreiz ist gering und das Risiko einer Dislokation im Vergleich zu Silikonstents wesentlich geringer. Wächst der Tumor in die Prothese hinein, so kann das einwachsende Tumorgewebe bronchoskopisch reseziert werden. Auch ist eine Brachytherapie in Verbindung mit dem Maschendrahtstent möglich.

Verschluss der Atemwege

Durch eine Laserung und/oder Strahlentherapie kann eine prompte, aber leider nur für eine beschränkte Zeit, subjektive und objektive Verbesserung der Atemnot erreicht werden. Die wesentliche Voraussetzung für die **Lasertherapie** ist endobronchiales Tumorgewebe. Bei allen Formen von Stenosen durch peribronchiales Tumorwachstum und hieraus resultierender Kompression oder Impression bei intakter Bronchialschleimhaut ist die endobronchiale Lasertherapie kontraindiziert und kommt eher eine externe Bestrahlung in Frage.

Kurzstreckige Verschlüsse sind für eine Lasertherapie besonders geeignet. Weitere Indikationen für eine Lasertherapie bestehen bei einer Retentionspneumonie sowie seltener bei Hämoptoe aufgrund einer Blutung aus einem endobronchial wachsendem Tumor. Mit der Brachytherapie (endobronchiale Kleinraumbestrahlung mit „Afterloading-Verfahren") gelingt es, auch auf submuköses und peribronchiales Tumorgewebe einzuwirken. Auch langstreckige Stenosen können eine Indikation für die Brachytherapie sein. Im Gegensatz zur Lasertherapie setzt der Therapieerfolg verzögert ein; auch sind mehrere Sitzungen notwendig.

Lebermetastasen

Extrem selten handelt es sich um eine solitäre Lebermetastasierung, weswegen weder von einer chirurgischen Metastasenoperation noch von einer isolierten regionalen Chemotherapie, Embolisation oder Thermotherapie eine signifikante Lebensverlängerung zu erwarten ist. Eine systemische kombinierte Chemotherapie kann zu Remissionen führen und sich beschwerdelindernd auswirken. Bei Schmerzsymptomatik ist eine adäquate Schmerztherapie notwendig.

Pleuritis carcinomatosa

Eine Pleurodese erscheint nur dann sinnvoll, wenn die Symptomatik des Patienten ursächlich auf den Pleuraerguss zurückzuführen ist. Bei **kleinen Ergussbildungen von kleinzelligen Karzinomen** ist zunächst der Effekt einer systemischen Chemotherapie abzuwarten.

Die kontinuierliche Drainage des Pleuraraumes mit Hilfe einer Saugdrainage ist der erste Schritt der Pleurodesebehandlung. Der Pleuraraum sollte möglichst vollständig entleert werden, um danach zusätzlich fibrosierende Substanzen zu instillieren.

Die meisten intrapleural applizierten Substanzen führen über eine Fibroblastenproliferation zur Sklerosierung der Pleurablätter. Es handelt sich also weniger um einen zytotoxischen Effekt der applizierten Chemotherapie. Etablierte, eine Pleurodese induzierende Substanzen mit Erfolgsraten zwischen 54 und 98% sind Bleomycin, Tetracyclin, Mitoxantron, Fibrin und Talkum.

Peritonealbefall

Weder chirurgische noch strahlentherapeutische Interventionen haben bei einem Peritonealbefall lebensverlängernde und lebensqualitätsverbessernde Effekte. Eine Chemotherapie kann versucht werden, obwohl sie bei einer Peritonealkarzinosis wesentlich schlechter als bei anderen Metastasenlokalisationen wirkt. Zur Verhinderung eines Ileus sollte der Stuhlgang geschmeidig gehalten werden. Ein Aszites sollte abpunktiert und danach verklebende Substanzen instilliert werden. (s. Kap. 5, „Ovarialkarzinom").

Schwer behandelbar kann ein **Singultus** aufgrund eines Zwerchfellreizes oder eines Zwerchfellhochstands bei Aszites oder Hepatomegalie sein. Die klassischen Hausmittel (Luft anhalten, eine kalte Schüssel auf den Rücken legen, viele kleine Schlucke Wasser hintereinander trinken oder auf der falschen Seite des Glases trinken) helfen meist nicht. Metoclopramid, Nifedipin oder Baclofen können versuchsweise gegeben werden. Am wirksamsten ist eine spezifische Tumortherapie.

Hirnmetastasen

Bei **kleinzelligen Tumoren** wird man in der Regel eine Ganzhirnbestrahlung durchführen, da es sich nur sehr selten um eine solitäre Metastasierung handelt. Bei **nichtkleinzelligen Tumoren** ist bei solitärer Tumorabsiedlung eine lokalisierte chirurgische oder Strahlenbehandlung (Gammaknife) in Erwägung zu ziehen.

Beschwerden als Folge des Hirndrucks, epileptische Anfälle sowie Agitiertheit und Depressionen sprechen häufig prompt, allerdings nur zeitlich begrenzt, auf eine Kortisontherapie an (Dexamethason 4 mg p.o. 4-mal täglich, zusätzlich Furosemid p.o. 40 mg 1- bis 3-mal täglich). Gelegentlich ist Mannitol (bei intakter Nierenfunktion) nötig (z. B. Mannitol 10% oder 20% i.v.). Bei einem epileptischen Anfall empfiehlt sich Diazepam (10–50 mg i.v./rektal/i.m.). Im Status epilepticus Phenytoin 250 mg langsam i.v., dann Infusion 5 mg/h, als Erhaltungsdosis je nach Blutspiegel Phenytoin 100–400 mg/Tag.

Skelettmetastasen

Bisphosphonate führen eindeutig zu einer Verhinderung bzw. Normalisierung einer Hyperkalzämie, zu einer Schmerzlinderung, zu selteneren pathologischen Frakturen und wahrscheinlich auch zu einer zeitlichen Verzögerung von Knochenmetastasen. Die analgetische Wirksamkeit von Bisphosphonaten ist besonders ausgeprägt bei osteolytischen Metastasen. Die intravenöse Gabe ist prompter, sicherer und subjektiv besser verträglich als die orale Einnahme. Bisphosphonate der neuen Generation (Ibandronat, Zolendronat) wirken rasch und effektiv.

Bei Frakturgefährdung ist eine konsiliarische Vorstellung mit der Frage notwendig, ob eine chirurgisch-orthopädische Stabilisierung und/oder eine lokalisierte Strahlentherapie notwendig und sinnvoll ist. Durch osteosynthetische Eingriffe lässt sich bei **nichtkleinzelligen Karzinomen** häufig noch eine monatelang anhaltende Beschwerdefreiheit erzielen, sodass Pflegebedürftigkeit und Siechtum verhindert werden können. Sie sind indiziert bei pathologischen Frakturen von Femur, Tibia und Azetabulum sowie bei instabilen Wirbelfrakturen und progredienten spinalen oder radikulären Kompressionen.

Bei **kleinzelligen Karzinomen** wird man sich häufig mit einer alleinigen Strahlentherapie nicht nur wegen der höheren Strahlensensibilität, sondern auch wegen der raschen Disseminierung auf andere Skelettherde begnügen. Bei Schmerzsymptomatik ist die Strahlentherapie sehr effektiv.

Husten

Symptomatisch wirkt Dihydrocodein (DHC 60–120 mg/Tag) sehr gut und lange.

Sind eine Deformation des Bronchialbaums, eine Lymphangiosis, eine Atelektase oder eine poststenotische Pneumonie die Ursache, so ist an eine Lumeneröffnung durch Stenteinlage, Laserung oder Bestrahlung zu denken. Bei pleuralem Reiz kann man eine Pleurapunktion mit 1% Lokalanästhetikum 5–10 ml vornehmen.

6.3.2 Systemische palliative Therapien

Chemotherapie

Die Indikation hierzu ist unter Berücksichtigung der Symptomatik, des Allgemeinzustandes und der Aussicht auf eine verbesserte Lebensqualität in Absprache mit dem Patienten zu stellen.

Beim **nichtkleinzelligen Bronchialkarzinomrezidiv** kann man mit der Rezidivtherapie bis zum Eintritt von Symptomen warten, beim **kleinzelligen Karzinom** sollte man hingegen möglichst bald, also schon im asymptomatischen Stadium, mit der Behandlung beginnen. Erfahrungsgemäß kommt es sonst sehr rasch zu einer Krankheitsprogression mit schwer zu beeinflussenden Beschwerden.

Zweifach- und Dreifachkombinationen haben sich bewährt, wobei die Vorteile einer Erhaltungstherapie nach wie vor nicht belegt sind. Die Chance eines Therapieresponse auf eine „Second-line-Chemotherapie" ist umso höher, je besser der Patient auf die initiale Chemotherapie angesprochen hat und je länger die hierdurch induzierte Remission anhielt. Bei älteren Patienten bzw. bei reduziertem Allgemeinzustand empfiehlt sich eine Monotherapie; bei gutem Allgemeinzustand orientiert sich die Therapie an den Kombinationen, die auch im Stadium „limited disease" etabliert sind. Die in der Tabelle 6.7 aufgeführten Substanzen unterscheiden sich nicht nur in ihrer Wirksamkeit, sondern auch hinsichtlich ihrer Verträglichkeit. Wenn der Allgemeinzustand es erlaubt, sollte die Therapie ambulant vorgenommen werden.

Mit den relativ gut verträglichen und ambulant einsetzbaren Zytostatika wie beispielsweise den Taxanen, Vinorelbine, Cisplatin und Gemcitabin kann bei einem großen Teil der Patienten mit nichtkleinzelligen Lungenkarzinomen und Fernmetastasen (Stadium IV nach UICC bzw jedes T, jedes NM1) eine Symptomlinderung und damit eine Verbesserung der Lebensqualität erzielt werden.

Im nichtbestrahlungsfähigen Stadium IIIB (jedes TN3M0, T4, jedes NM0) und im Stadium IV (jedes T, jedes N und M1) kann die Chemotherapie die Überlebenszeit der Patienten um ca. 10% erhöhen, zumindest jedoch eine Verbesserung der tumorassoziierten Symptomatik bewirken. Ob man eine Monotherapie oder eine intensive Kombinationstherapie einsetzt oder gar gänzlich auf eine Chemotherapie verzichtet, muss im Einzelfall von der Beschwerdesymptomatik, dem Allgemeinzustand und nicht zuletzt auch der Akzeptanz des Patienten abhängig gemacht werden. Unklar ist die Frage, ob der Therapiebeginn bereits bei Feststellung des Krankheitsprogresses oder erst bei Eintritt von Tumorsymptomen erfolgen sollte.

Zu der Erkenntnis, dass die Chemotherapie beim fortgeschrittenen nichtkleinzelligen Bronchialkarzinom besser als eine alleinige supportive Therapie („best supportive care") zu einer signifikanten Überlebensverlängerung und Lebensqualitätsverbesserung beiträgt, hat die Entwicklung neuer und wirksamer Substanzen und Kombinationen beigetragen (Wolf et al. 2002).

Nach einer Polychemotherapie ist die Remissionswahrscheinlichkeit zwar wesentlich höher, bedeutet jedoch nicht zwangsläufig auch eine Verlängerung der Überlebenszeit.

Tumorschmerztherapie

Die Ursachen der Schmerzen und ihre Ausprägung können sehr unterschiedlich sein, wobei die Tumorerkrankung selbst manchmal gar nicht die Ursache der Beschwerden ist. Eine differenzierte Schmerztherapie setzt eine ebensolche Schmerzdiagnostik voraus. Hierbei ist die Selbstbeurteilung durch den Patienten wesentlich (Tabelle 6.8; Ausführlicheres s. Kap. 8).

Bei tumorbedingten Beschwerden sollte kausal behandelt werden (z. B. Strahlentherapie oder Chemotherapie). Falls eine kausale Therapie nicht möglich bzw. nicht ausreichend wirksam ist, muss eine symptomatische Schmerzbehandlung gemäß den Grundlagen der WHO-Richtlinien durchgeführt werden. Ziel der Behandlung ist eine individuell angemessene Schmerzlinderung.

Ängste, Schlaflosigkeit und Verkrampfungen sowie Verspannungen wirken sich negativ auf die Schmerzschwelle aus (s. Abb. 5.2). Entspannungstechniken, Gesprächstherapien und psy-

Tabelle 6.7. Zytostatika mit klinisch relevantem Ansprechen bei kleinzelligem Bronchialkarzinom

Substanz	Remissionsraten [%]
Adriamycin	30–40
Epirubicin	30–40
Cisplatin	50
Carboplatin	50
Vincristin	40
Vinblastin	30
Vindesin	30
Etoposide (i.v. und p.o.)	40–75
Teniposid (VM 26)	60–75
Cyclophosphamid	40
Ifosfamid	50–70
Methotrexat	35
Paclitaxel	35–45
Gemcitabin	25
Topotecan	30–40
Irinotecan	45
Trofosfamid	17

Tabelle 6.8. Empfehlungen zur Standarddiagnostik von Schmerz (Slangen 2001)

Bereiche	Verfahren	Bemerkungen
Schmerzerleben und -verhalten	Schmerztagebuch	→ Inhaltliche Ausgestaltung und Dauer des Einsatzes abhängig von Fragestellung; keine Standardform
	Numerische Rating-Skala (NRS; Werte 1–10): Einschätzung der Schmerzstärke; 3fach: augenblicklich/durchschnittlich/maximal, bezogen auf die letzten 3 Monate	→ Schmerzbelastung und selbstbezogenes Schmerzkonzept
	Schmerzempfindungsskala (SES, Geissner 1996)	⇒ Qualität der Schmerzen; Auskunft auch über Verarbeitung der Schmerzstörungen
Kognitive Schmerzverarbeitung und -bewältigung	Fragebogen zur Erfassung der Schmerzverarbeitung (FESV, Geissner 1992)	→ multidimensional; ökonomisch (38 Items); erbringt zusätzliche Infos über schmerzbezogene affektive Beeinträchtigung
Schmerzbezogene Beeinträchtigung (Behinderung)	Pain Disability Index (PDI, Dillmann et al. 1994)	→ ökonomisch, valide; wesentlich für Diagnostik und Evaluation von Therapieerfolg
Schmerzassoziierte psychologische Dimension	Allgemeine Depressionsskala (ADS, Hautzinger u. Bailer 1995)	→ hohe Testgüte, ökonomisch; Screening auf notwendige, gezielte Depressionsdiagnostik
	Beschwerdenliste (B-L, von Zerssen 1975)	→ Kann als allgemeiner Gesundheits-/ Belastungsindex gelten; kann Veränderung unspezifischer Beschwerden durch eine Schmerztherapie widerspiegeln

chosoziale Hilfen erhöhen die Schwelle der Schmerzempfindung. Bei Ängsten beeinflussen mentale Behandlungen, wie z. B. das autogene Training, die progressive Muskelrelaxation, Visualisierungsübungen, Selbsthypnose oder Psychotherapie die Schmerzschwelle. Unter Umständen sollten Anxiolytika eingesetzt werden.

Bei **viszeralen Schmerzen** sind, wenn Zytostatikatherapien nicht mehr in Frage kommen und Novalgin (0,5–1 g/Tag) nicht hilft, frühzeitig Schmerzmittel auf Morphinbasis einzusetzen. Opiate hemmen zwar den Reflex des CO_2- Atemantriebs und können daher atemdepressorisch wirken, in der Praxis ist dies bei Bronchialkarzinompatienten jedoch sehr selten ein Hindernis.

Die Medikamentenauswahl orientiert sich an der pathophysiologischen Schmerzursache und dem Schmerzwert. Bei neuropathischen Schmerzen mit einschießender Schmerzkomponente wie z. B. bei Nerveninfiltrationen und -kompressionen, insbesondere bei Deafferenzierungsschmerzen, sind Antikonvulsiva wie Carbamazepin (Anfangsdosis 200 mg/Tag, ED 3-mal 200 mg) indiziert. Kortikoide (z. B. Dexamethason-Fortecortin, Anfangsdosis 40 mg und Erhaltungsdosis 4–8 mg/Tag) können indiziert sein. Die analgetische Wirkung tritt häufig verzögert ein.

Ist der Schmerzcharakter eher dauerhaft, brennend, dysästhetisch oder hyperalgetisch wirken besser trizyklische Antidepressiva. (Clomipramin (ED 10–25 mg, eher aufhellend) oder Amitriptylin (Anfangsdosis 25 mg/Tag, ED 10–25 mg) und Doxepin (ED 10–25 mg, eher sedierend).

Bei tumorbedingter Übelkeit und Erbrechen, bei Angst und Schlaflosigkeit wirken Haloperidol und/oder Metoclopramid recht gut. Haloperidol in niedriger Dosierung wird auch gern bei **opioidbedingter Übelkeit** gegeben. Ist die Übelkeit chemotherapie bedingt, sollten Serotoninantagonisten (z. B. Zofran, Navobane) gegeben werden.

Periphere Schmerzmittel (z. B. ASS, Diclofenac und andere NSAR) wirken recht gut bei Schmerzen von **Skelettmetastasen**. Wegen ihrer gastrointestinalen Nebenwirkungen sind dann gleichzeitig Protonenpumpenhemmer zu geben. H_2-Blocker reduzieren lediglich die Schmerzen, nicht jedoch das Ulkus- und Blutungsrisiko. Durch die parenterale Gabe von Bisphosphonaten (z. B. Bondronat oder Zoleta) kann – vor allem bei osteolytischen Skelettmetastasen – anhaltende Schmerzfreiheit bei gleichzeitiger Frakturprophylaxe erzielt werden. Primär sollte jedoch bei lokalisiertem Skelettbefall immer an eine lokalisierte Schmerzbestrahlung gedacht werden.

Bei **schmerzhaftem Reizhusten** hat sich DHC (60–120 mg) bewährt.

Bei **Leberkapselschmerz** kann sich die zusätzliche niedrigdosierte Gabe von Kortikoiden (30 mg Hydrokortison/Tag) schmerzlindernd und gleichzeitig positiv auf die Psyche und die Appetitlosigkeit auswirken.

Schmerzen als Folge eines **Rückenmarkbefalls** oder einer **Reizung der Nervenwurzeln** sollten eine gezielte Schmerzbestrahlung zur Folge haben. Nicht nur Schmerzen, sondern auch Lähmungen können hierdurch reduziert werden.

Nicht selten treten Schmerzen im Zusammenhang mit einer **Schonhaltung bzw. Fehlbelastung der Wirbelsäule** auf. Eine qualifizierte Krankengymnastik und Anpassung orthopädischer Hilfsmittel sind dann notwendig.

Bevorzugt werden sollten grundsätzlich retardierte Schmerzmittel, die nach einem festen Zeitplan einzunehmen sind. Die körperliche und geistige Leistungsfähigkeit von Patienten mit tumorbedingten Schmerzen nimmt unter Opioiden – entgegengesetzt der Volksmeinung – eher zu als ab. Ist eine orale Applikation nicht möglich, können die retardierten Morphinmedikamente auch alternativ sublingual, rektal, über die Sondennahrung oder kontinuierlich parenteral verabreicht werden. Vorteil der transdermalen Applikation von Fentanylpflaster (Durogesic) oder Buprenorphinpflaster (Trans Flex) ist ihre wenig belastende und potentiell nebenwirkungsarme Anwendung. Schmerzspitzen (Durchbruchschmerzen) können mit kurzwirkenden Morphinpräparaten (z. B. Sevredol bzw. Temgesic sublingual) beim Buprenorphinpflaster oder auch Fentanylsticks (Actiq) kupiert werden. Die Pflaster brauchen nur alle 48–72 h gewechselt zu werden.

In der Terminalphase sind Schmerpflaster häufig wenig geeignet, da die benötigte Morphindosis sehr schwanken kann. Die subkutane Opioidapplikation wird dem schwankendem Bedarf eher gerecht. Bei Dehydration ist eine geringere Morphindosis notwendig, eine Hyperkalzämie hingegen verstärkt die Schmerzen und bedingt höhere Morphindosen. Bei Kreislaufzentralisierung sollte das Morphin körperstammnah (z. B. Oberarm) gegeben werden.

In der Terminalphase besteht häufig eine Rasselatmung, bedingt durch nicht abgehustetes Bronchialsekret. Differentialdiagnostisch kommt auch eine pulmonale Stauung oder ein pulmonaler Infekt infrage. Anticholinergika (Scopolaminum hydrobromicum s.c. 0,4–0,6 mg), Butylscopolamin (Buscopan) oder Glycopyrronium bromid (Ronul) können das terminale Rasseln lindern.

6.4 Maßnahmen zur Qualitätssicherung der Rehabilitation

6.4.1 Strukturqualität

Die stationäre Anschlussheilbehandlung (AHB) ist die für operierte Bronchialkarzinompatienten wichtigste stationäre Rehabilitationsmaßnahme. Sie sollte in einer onkologisch ausgerichteten Rehabilitationsklinik und nicht in einer allgemeinen Kur- oder Rehaklinik durchgeführt werden. Sowohl wohnortnahe als auch wohnortferne Kliniken kommen infrage. Für eine wohnortnahe Rehabilitation sprechen soziale und medizinische Gründe sowie die Nähe zu den vor- und nachbehandelnden Ärzten. Argumente für die wohnortferne Rehabilitation sind hingegen die häufig besseren psychischen Entspannungsmöglichkeiten, der Abstand vom häuslichen Stress und die häufig angenehmere Umgebung. Theoretisch ist die rehabilitative Betreuung zwar auch ambulant oder teilstationär möglich, jedoch sind in der Regel die Bronchialkarzinompatienten körperlich zu geschwächt, um hiervon zu profitieren.

6.4.2
Prozessqualität

Rehabilitative Leistungen bei Bronchialkarzinompatienten können nur durch ein qualifiziertes Rehabilitationsteam erbracht werden. (s. Abb. 6.1). Spezielle Erfahrungen und eine spezielle Infrastruktur der Rehabilitationsinstitution sind unerlässlich. Wegen der notwendigen Erfahrungen sollte die rehabilitativ tätige Institution mindestens 50 Bronchialkarzinompatienten jährlich betreuen (Schmidt 2001). Eine ausreichende Prozessqualität (Bartsch et al. 2001) und deren Überprüfbarkeit durch Qualitätssicherungsprogramme der Rentenversicherungen und/oder Krankenkassen muss gewährleistet sein.

6.4.3
Ergebnisqualität

Die Evaluation von Rehabilitationsmaßnahmen bei Patienten mit Bronchialkarzinom richtet sich nicht nach Lebenszeit-, sondern nach Funktionsparametern und Lebensqualitätskriterien (Delbrück 2001). Für diese gibt es objektive und subjektive Messparameter, mit deren Hilfe der Erfolg durchgeführter somatischer und psychosozialer Rehabilitationsmaßnahmen beurteilt werden kann. Die meisten Lebensqualitätsstudien bei Bronchialkarzinompatienten wurden allerdings im Zusammenhang mit Tumortherapien durchgeführt, deren Einfluss auf die Lebensqualität der behandelten Patienten untersucht werden sollte (Gridelli et al. 2001). Einige von ihnen sind in Tabelle 6.1 aufgeführt (Tamburini 2001). Die Patientenzufriedenheit – also die Wertung der Ergebnisse durch die Betroffenen selbst – ist Bestandteil der Evaluation.

Die in der Rehabilitation angestrebte Lebensqualitätsverbesserung wird dann erreicht, wenn weniger Pflegebedürftigkeit vorliegt („Reha vor Pflege"), wenn der Patient wieder beruflich reintegriert werden kann („Reha vor Rente"), wenn er sich geborgen fühlt und sein Schicksal verarbeitet („Rehabilitation vor Resignation und Depression") und wenn seine körperlichen Behinderungen und Funktionseinschränkungen gering sind („Reha vor Invalidität").

6.4.4
Voraussetzungen zur Durchführung von Rehamaßnahmen

Auch für Betroffene außerhalb des Erwerbslebens werden Rehamaßnahmen bezahlt. Für die Krankenkassen gilt als wesentliches Bewilligungskriterium die Aussicht auf Verhinderung einer Pflegebedürftigkeit sowie die Notwendigkeit der Nachbetreuung. Der überweisende Arzt sollte nur bei bestehender Rehabilitationsbedürftigkeit, bei Rehabilitationsfähigkeit und bei Rehabilitationsbereitschaft der Betroffenen eine stationäre Rehabilitationsmaßnahme einleiten. Allgemein ist die Rehabilitationsbedürftigkeit nach Abschluss der Primärtherapie am größten; weswegen die Anschlussheilbehandlung (AHB) besonders wichtig ist. Sie darf nur in AHB-Kliniken durchgeführt werden, die nicht mehr als maximal 100 Kilometer vom Heimatkrankenhaus entfernt sein dürfen. Sie muss spätestens zwei Wochen nach Krankenhausentlassung oder nach Abschluss der ambulanten Chemotherapie angetreten werden. Die wohnortnahe Rehabilitation ermöglicht den ständigen Kontakt mit vor- und nachbehandelnden Institutionen, die Einbindung der Angehörigen in das Rehabilitationskonzept und direkte Kontaktmöglichkeiten des Sozialarbeiters z. B. zu Pflegediensten und Ämtern (s. auch Kap. 1).

Die Regeldauer aller stationären Rehamaßnahmen beträgt drei Wochen, kann jedoch je nach Rehabedürftigkeit auch verlängert bzw. verkürzt werden.

Kliniken, die nicht den Qualitätskriterien der Deutschen Krebsgesellschaft (Bartsch et al. 2000; Delbrück et al. 2000; Schmid et al. 2000) entsprechen, sollten nicht belegt werden, da von ihnen keine qualifizierte Rehabilitation erwartet werden kann. Unabdingbar für eine Rehaklinik, die Lungenkarzinompatienten betreut, ist ein leitender Arzt, der in der Rehabilitationsmedizin ausgebildet wurde und zusätzlich über nachweisbare onkologische und pneumologische Kenntnisse verfügt. Aufgrund der notwendigen psychosozialen Rehabilitationsziele sind Sozialarbeiter unentbehrlich.

6.5
Wichtige Adressen im Internet

- http://www.oncolink.org/disease/small_cell_lung/ (Informationsdienst „Onkolink" der Universität von Pennsylvania bzgl. kleinzelliger Bronchialkarzinome)
- http://www.krebsinfo.de/ki/daten/lunge/bas1lun.html (Krebsregister des Tumorzentrums München)
- http://www.eortc.be/home/qol (EORTC-Lebensqualitätsfragebogen)
- http://www.facit.org (Fragebogen Functional Assessment of Cancer Therapy)
- http://www.uni-duesseldorf.de/WWW/AWMF/II/chtho001.htm (Leitlinien für das Bronchialkarzinom)
- http://www.cochrane.ls/Lcg (Cochrane lung cancer group)

Literatur

Ärztlicher Arbeitskreis Sterbebegleitung bei der Ärztekammer Westfalen Lippe in Zusammenarbeit mit der Hospizbewegung Münster e.V. (2000) Patientenverfügung und Vorsorgevollmacht – Ein Leitfaden für Patienten und Angehörige[1]

Bartsch HH, Delbrück H, Kruck P, Schmid L (2000) Zur Prozessqualität in der onkologischen Rehabilitation. Rehabilitation 39:355–358

Bayerisches Staatsministerium (1999) Zu Hause pflegen – zu Hause gepflegt werden. Ein Ratgeber.[2]

Bundesministerium für Gesundheit (2001) Die Pflegeversicherung[3]

Bundesministerium für Arbeit und Soziales (2001) Ratgeber für Behinderte[4]

Bezirksärztekammer Südwürttemberg (Hrsg) (2000) Schriftenreihe „Therapieempfehlungen" des ITZ Tübingen: Aufklärung von Tumorpatienten. Tumorzentrum Tübingen

Delbrück H (1993) Krebsschmerz. Rat und Hilfe für Betroffene und Angehörige. Kohlhammer, Stuttgart

Delbrück H (Hrsg) (1995) Krebsnachsorge und Rehabilitation, Bd 5: Der Krebskranke in der Arbeitswelt. Zuckschwerdt, München

Delbrück H (1997) Standards und Qualitätskriterien beruflicher Rehabilitationsmaßnahmen bei Krebspatienten. In: Delbrück H (Hrsg) Standards und Qualitätskriterien in der onkologischen Rehabilitation. Zuckschwerdt, München, S 37

Delbrück H (1999a) Lungenkrebs. Rat und Hilfe für Betroffene, 2. Aufl. Kohlhammer, Stuttgart

Delbrück H (1999b) Ernährung nach Krebs. Rat und Hilfe für Betroffene. Kohlhammer, Stuttgart

Delbrück H, Schmid L et al. (2000) Zur Ergebnisqualität in der onkologischen Rehabilitation. Rehabilitation 39:359–362

Delbrück H, Haupt E (Hrsg) (1998) Rehabilitationsmedizin. Ambulant – Teilstationär – Stationär. Urban & Schwarzenberg, München

---

[1] Kostenlos zu beziehen über Ärztekammer Westfalen Lippe, Gartenstraße 210, 48147 Münster.
[2] Kostenlos zu beziehen über Bayerisches Landesamt für Versorgung und Familienförderung, Postfach 401140, 80711 München.
[3] Kostenlos zu beziehen über Bundesministerium für Arbeit und Sozialordnung, Postfach 500, 53105 Bonn.
[4] Kostenlos zu beziehen über Bundesministerium für Arbeit und Sozialordnung, Postfach 500, 53105 Bonn.

Delbrück H, Schmid L, Bartsch H, Kruck P (2000) Zur Ergebnisqualität in der onkologischen Rehabilitation. Rehabilitation 39:359–362

Deutsche Krebsgesellschaft 1999) Alternative Behandlungsmethoden.[1]

Deutsche Krebsgesellschaft (2000) Therapie-Studien, dafür sind sie gut.[2]

Deutsche Krebsgesellschaft (1999) Leitlinien. Forum Dtsch Krebsgesellsch 14:122–126

Deutsche Krebshilfe (2001) Wegweiser zu Sozialleistungen.[3]

Deutsche Krebshilfe (2002) Hilfen für Angehörige.[4]

Deutsche Krebshilfe (2000) Ihr letzter Wille.[5]

Deutsche Gesellschaft für Palliativmedizin/Bundesarbeitsgemeinschaft Hospiz/Deutsche Gesellschaft zum Studium des Schmerzes (2002) Palliativmedizin 2002 – Stationäre und ambulante Palliativ- und Hospizeinrichtungen in Deutschland.[6]

Dunst J (2000) Prophylaktische Schädelbestrahlung und Überleben beim kleinzelligen Bronchialkarzinom. Onkologe 6:65

Drings P (1996) Therapeutische Standards. Lungenkarzinom. Qualitätssicherung in der Onkologie. Zuckschwerdt, München

ESMO (2001) Minimum clinical recommendations for diagnosis, treatment and follow up of small cell cancer. Ann Oncol 12:1049–1051

Fritz P, Mürdter TE, Siegle I et al. (2001) Therapie mit Mistelextrakten in der Onkologie. Onkologe 7(11):1252

Gerdes K (1986) Der Sturz aus der normalen Wirklichkeit und die Suche nach dem Sinn. In: Schmidt W (Hrsg) Jenseits der Normalität. Leben mit Krebs. Chr. Kaiser, München

Gridelli C, Perrone F, Nelli F et al. (2001) Quality of life in lung cancer patients. Ann Oncol 12(3):21

Husebö S, Klaschik E (2001) Palliativmedizin. Springer, Berlin Heidelberg New York Tokyo

Kaspar C, Pesic K (2001) Behandlung paraneoplastischer Symptome und Syndrome (PNS). In: Tumorzentrum München (Hrgs) Manual. Supportive Maßnahmen und symptomatisch orientierte Therapien. Zuckschwerdt, München, S 19

Kaiser G et al. (1998) Unkonventionelle, alternative Heilverfahren in der Onkologie. Internist 11:1159–1167

Klie T, Student JC (2001) Die Patientenverfügung. Herder, Freiburg

Latz D, Wannemacher MF (1998) Palliative Strahlentherapie in der Behandlung des kleinzelligen Bronchialkarzinoms. Onkologe 11:1048

Muhle C, Brunner W, Kampen WU, Czech N, Henze E (2001) Nuklearmedizinische Schmerztherapie von Skelettmetastasen. Tumordiagn Ther 22:41–47

Muthny F (1996) Wege der Krankheitsverarbeitung von Krebspatienten und Möglichkeiten von Hilfen. Hefte zur Krebsnachsorge. Hartmann-Bund. Bad Neuenahr

Niederle N, Weidmann B, Budach V, Schirren J (1999) Kleinzelliges Bronchialkarzinom. In: Schmoll HJ, Höffken K, Possinger K (Hrsg) Kompendium internistische Onkologie. Springer, Berlin Heidelberg New York Tokyo, S 711–751

Norpoth K, Woitowitz HJ (1994) Beruflich verursachte Tumoren. Deutscher Ärzte Verlag, Köln

Norpoth K, Woitowitz HJ (1999) Beruflich verursachte Tumoren. In: Schmoll HJ, Höffken K, Possinger K (Hrsg) Kompendium internistische Onkologie. Springer, Berlin Heidelberg New York Tokyo, S 242

Riesenbeck D, Herrmann T (2001) Lunge und Bronchialsystem. In: Dörr W, Zimmermann JS, Seegenschmidt MH (Hrsg) Nebenwirkungen in der Radioonkologie. Urban & Vogel, München, S 165

Scherer E (2002) Strahlenbehandlung und Radioonkologie. Ein Ratgeber für Patienten und Angehörige. Zuckschwerdt, München

Schmid L, Delbrück H, Bartsch H, Kruck P (2000) Zur Strukturqualität in der onkologischen Rehabilitation. Rehabilitation 39:350–354

Schulz U (1994) Akute und chronische Nebenwirkungen der Strahlentherapie. Erkennung und Behandlung. In: Delbrück H (Hrsg) Tumornachsorge, 3. Aufl. Thieme, Stuttgart New York, S 65–87

Schulz von Thun F (2001) Miteinander reden. Rowohlt Reinbeck, Band 1–3

Scottish Cancer Therapy Network (1998) Management of lung cancer. Scottish Intercollegiate Guidelines Network, Edinburgh

Seegenschmiedt M (1998) Nebenwirkungen in der Onkologe. Springer, Berlin Heidelberg New York Tokyo

Slangen K (2001) Erfassung von Schmerz und beruflichen Belastungen. NRW-Verbund, Bielefeld

Steveling H, Konietzko N (1999) Die Begutachtung des Bronchialkarzinoms als Berufserkrankung. Med Sach 95(4):121

---

[1] Kostenlos zu beziehen über: Deutsche Krebsgesellschaft e. V. Hanauer Landstr. 194, 60314 Frankfurt.
[2] Kostenlos zu beziehen über: Deutsche Krebsgesellschaft e. V. Hanauer Landstr. 194, 60314 Frankfurt.
[3] Kostenlos zu beziehen über: Deutsche Krebshilfe, Thomas-Mann-Str. 40, 53111 Bonn.
[4] Kostenlos zu beziehen über Deutsche Krebshilfe, Thomas-Mann-Str. 40, 53111 Bonn.
[5] Kostenlos zu beziehen über: Deutsche Krebshilfe, Thomas-Mann-Str. 40, 53111 Bonn.
[6] Kostenlos zu beziehen über Mundipharma GmbH Schmerzservice, Postfach 1350, 65333 Limburg/Lahn.

Strumpf M, Junger S, Dertwinkel R, Zenz M (2001) Schmerztherapie in der Onkologie. In: Siewert JR, Harder F, Rothmund M (Hrsg) Praxis der Viszeralchirurgie. Springer, Berlin Heidelberg New York Tokyo

Schmoll HJ, Höffken K, Possinger K (1999) Kompendium Internistische Onkologie, 3. Aufl. Springer, Berlin Heidelberg New York Tokyo

Tamburini M (2001) Health related quality of life measures in cancer. Ann Oncol 12 (Suppl 3): 7

Volkenandt M, Borasio GD, Atzpodien J (1995) Überlegungen zur ärztlichen Aufklärung von Patienten mit unaufhaltsam progredienten Erkrankungen. Z Med Ethik 41:117

Weber M, Werner A, Nehrung C, Tentrup FJ (1999) Die Übermittlung schlechter Nachrichten. Med Klein 94: 453

Wedding U, Höffken K (2002) Funktionsstatus. In: Höffken K, Kolb G, Wedding U (Hrsg) Geriatrische Onkologie. Springer, Berlin Heidelberg New York Tokyo, S 129

Weiss J, Koch U (1999) Psychosoziale Rehabilitation nach Krebs. In: Schmoll HJ, Höffken K, Possinger K (Hrsg) Kompendium Internistische Onkologie, 3. Aufl. Springer, Berlin Heidelberg New York Tokyo

Wolf M, Havemann K, Schneider P, Vogt-Moykopf I, Budach V (1999) Nichtkleinzelliges Bronchialkarzinom. In: Schmoll HJ, Höffken K, Possinger K (Hrsg) Kompendium internistische Onkologie. Springer, Berlin Heidelberg New York Tokyo, S 752–805

Woitowitz H (1995) Krebs als gesetzliche Berufserkrankung in Deutschland. Forum 10:74

Zanker H, Donner A (1993) Schwerbehindertenrecht. Ratgeber für die Praxis. F. Rehm, München

Zenz M, Jurna I (Hrsg) (2001) Lehrbuch der Schmerztherapie – Grundlagen, Theorie und Praxis für Aus- und Weiterbildung, 2. Aufl. Wissenschaftliche Verlagsgesellschaft, Stuttgart

KAPITEL 7

7 Magenkarzinom

7.1	Nachsorge	165
7.1.1	Adjuvante Therapien zur Rezidivprophylaxe	165
7.1.2	Diagnostische Routinenachsorgeuntersuchungen mit dem Ziel der Rezidivfrüherkennung	166
7.1.3	Aufklärung des Patienten nach Feststellung einer Krankheitsprogression	167
7.1.4	Rezidivtherapien	167
7.2	Rehabilitative Maßnahmen	167
7.2.1	Rehabilitationsmaßnahmen zur Verminderung körperlicher Probleme („Reha vor Invalidität")	168
7.2.2	Rehabilitationsmaßnahmen zur Verminderung psychischer Probleme („Reha vor Resignation und Depression")	178
7.2.3	Rehabilitationsmaßnahmen zur Verminderung sozialer Probleme („Reha vor Pflege")	179
7.2.4	Rehabilitationsmaßnahmen zur Verminderung beruflicher Probleme („Reha vor Rente")	180
7.3	Palliative Maßnahmen	181
7.3.1	Lokoregionäre Probleme und Therapien	182
7.3.2	Systemische palliative Therapien	182
7.4	Maßnahmen zur Qualitätssicherung	183
7.4.1	Strukturqualität	183
7.4.2	Prozessqualität	183
7.4.3	Ergebnisqualität	183
7.5	Wichtige Adressen	184
	Literatur	185

Primäres Ziel aller medizinischen Maßnahmen mit kurativer Absicht ist es, die Überlebenszeit zu verlängern. Die zu diesem Ziel führenden Maßnahmen sind beim Magenkarzinom die Operation und Chemotherapie, daneben aber auch die **Nachsorge** im engeren Sinne. Letztere hat die Aufgabe der Rezidivprophylaxe, der Rezidivfrüherkennung und der Rezidivtherapien (s. Abb. 4.1). Die Tumorerkrankung steht somit eindeutig im Vordergrund der Nachsorge.

In der **Rehabilitation** hingegen ist nicht die Erkrankung selbst, sondern die Verringerung der tumor- und therapiebedingten Behinderungen Ziel des therapeutischen Vorgehens. Absicht ist hierbei, die negativen Auswirkungen der Krebserkrankung und -therapie im körperlichen, psychischen, sozialen und beruflichen Bereich zu beseitigen oder zumindest zu lindern (Tabelle 7.1). Weniger die Länge der Überlebenszeit, als die Qualität der verbleibenden Lebensspanne soll durch die Rehabilitation positiv beeinflusst werden. Die hierfür eingesetzten Therapiemaßnahmen sind vielfältig; sie werden wegen der ganzheitlichen Zielsetzung nicht nur vom Arzt, sondern von einem ganzen Rehabilitationsteam (Abb. 7.1) erbracht. In ihm hat der Ernährungsberater eine besondere Bedeutung. Der Bedarf der in der Rehabilitation notwendigen therapeutischen Maßnahmen richtet sich somit primär nach dem Schweregrad der Tumor- und Therapieauswirkungen und nicht, wie in der Nachsorge, nach der Ausdehnung und Prognose der Krebserkrankung.

Theoretisch lassen sich die Zielsetzungen der Nachsorge von denen der Rehabilitation einfach und wohldefiniert voneinander abgrenzen. In der Praxis gibt es allerdings viele Überschneidungen, die insbesondere die **Palliation** betreffen. Ihr primäres Ziel ist die Beschwerdelinderung. Hier gibt es viele Gemeinsamkeiten mit der Rehabilitation. In den in Deutschland vorrangig von den Rentenversicherungen geführten Rehabilitationskliniken werden palliative Maßnahmen allerdings nur am Rande durchgeführt. Ausnahmen sind die wenigen

Tabelle 7.1. Mögliche Rehabilitationsziele und deren Effektivitätsparameter bei potentiell kurativ behandelten Magenkarzinompatienten

Therapieziel	Evaluationsparameter
Verbesserung des Ernährungszustandes	Gewichtmessungen, Messungen des Gesamteiweißes, Albuminkonzentration, biometrische Impedanzanalyse
Abklärung und Linderung von Gewichtsverlust	Gewichtsmessung, biometrische Impedanzanalyse
Medikamenteneinstellung nach veränderten Resorptionsbedingungen nach Gastrektomie (z. B. Antiepileptika)	Medikamentenspiegel
Abklärung und Linderung von Maldigestion, Malassimilation	Stuhluntersuchungen, Gewichtsmessung, Eiweißelektrophorese
Neueinstellung eines Diabetes nach Gastrektomie	Blutzuckertagesprofil, HbA1
Abklärung und Linderung von Diarrhoeen	Stuhlfrequenz, Pankreaselastase, Stuhlvisite (Farbe), Stuhlgewicht
Abklärung und Linderung von Dumpingbeschwerden	Fragebogen, Blutzuckeruntersuchungen, RR, Puls
Abklärung und Linderung von Refluxbeschwerden, Dysphagien	Gastroskopie, Fragebogen, QLQ-C30
Abklärung, Vorbeugung und Therapie einer Osteopathie	Bildgebende Verfahren, Histologie, alkalische Serumphosphatase, Ca-Spiegel
Abklärung und Linderung von Anämie	Blutbildveränderungen
Verbesserung der körperlichen Leistungsfähigkeit	Gehstrecke, (Spiro-) Ergometrie, Vigorimeter, Fragebogen, QLQ-C30
Schmerzlinderung	Schmerztagebuch, numerische, visuelle, verbale Schmerzskalen (IRES-MIN), Analgetikareduzierung, Schmerzempfindungsskala (Geissner), Beschwerdeliste (v. Zerssen), Pain Disability Index (PDI), QLQ-C30
Krankheitsverarbeitung	Fragebogen (FKV, FKV-LIS, BEFO, TSK)
Verminderung von Angst, Depressionen	Rating-Skalen, Fragebögen (STAI, BDI, HADS-D), PAF, BSI
Erlernen von Entspannungstechniken	Selbstbeurteilung, Stressverarbeitungsbogen
Abklärung und Verbesserung der beruflichen Leistungsfähigkeit	Sozialmedizinische Stellungnahme, Länge der Arbeitsunfähigkeit
Verminderung der Pflegebedürftigkeit, Klärung und Hilfe bei der weiteren häuslichen Versorgung	Reduzierung der Pflegestufe, Barthel-Index, funktionaler Selbständigkeitsindex (FIM), instrumentelle Aktivitäten des täglichen Lebens
Angehörigenberatung	Testbögen

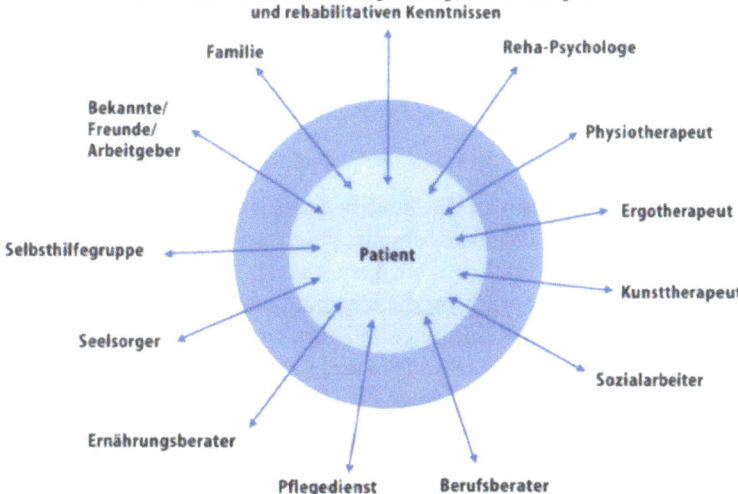

Abb. 7.1.
Das Rehateam für Patienten mit Magenkarzinom

wohnortnah gelegenen Kliniken, die mit den Krankenkassen einen Versorgungsvertrag haben. Zu unterscheiden sind lokoregionäre und systemische palliative Maßnahmen.

7.1 Nachsorge

Die Nachsorgemaßnahmen im engeren Sinne werden in diesem Kapitel deswegen weniger ausführlich diskutiert, weil beim Magenkarzinom der rezidivprophylaktische Wert adjuvanter Therapien sehr umstritten ist und die therapeutische Konsequenz von Routineuntersuchungen zur Rezidivfrüherkennung kontrovers diskutiert wird. Rezidivtherapien haben eher einen palliativen als lebensverlängernden Nutzen.

7.1.1 Adjuvante Therapien zur Rezidivprophylaxe

Adjuvante Therapien haben das Ziel, nach vollständiger Tumorresektion (R0-Resektion) okkulte Mikrometastasen auszuschalten. Sie sollen Rezidive verhindern, die Heilungsaussichten verbessern und die Überlebenszeit verlängern.

Für eine Rezidivprophylaxe wurden bislang in vorwiegend nichtrandomisierten Studien überprüft: die perkutane (Hallissey et al. 1994) und die intraoperative Bestrahlung (Sindelar u. Kinsella 1998), die postoperative intraperitoneale Therapie (Kelsen 1998), die präoperative neoadjuvante Chemotherapie (Wilke et al. 1990) und die postoperative adjuvante Chemotherapie (Hallissey et al. 1994; Wilke 2001) allein oder in Kombination mit einer Strahlentherapie (Macdonald et al. 2001).

Trotz einer mehr oder minder starken tumorreduzierenden Wirkung hat sich bislang keines der erwähnten Verfahren durchgesetzt, was u. a. auch auf die therapiebedingte Toxizität mancher adjuvanten Therapie bei den zumeist älteren und im schlechten Allgemeinzustand befindlichen Patienten zurückzuführen ist. (Siewert et al. 2001; Wilke 2001). Adjuvante Therapien sollten daher ausschließlich in Form von kontrollierten Studien durchgeführt werden.

Eine Immunprophylaxe gibt es nur in Ansätzen. Sie hat ebenso wie andere alternative Therapien bislang lediglich im paramedizinischen Bereich eine Anwendung gefunden.

7.1.2 Diagnostische Routinenachsorgeuntersuchungen mit dem Ziel der Rezidivfrüherkennung

Notwendige Routinenachsorgeuntersuchungen

Leider haben sich die in die Routinenachsorgediagnostik des Magenkarzinoms gesetzten Hoffnungen nicht erfüllt. Mit wenigen Ausnahmen ergeben sich nämlich für die Mehrzahl der Patienten selbst dann keine potentiell kurativen Therapiemöglichkeiten mehr, wenn die „Rezidive" dank der Routinediagnostik im asymptomatischen Stadium frühzeitig erkannt werden (Delbrück u. Frehoff 1992; Zieren et al. 1995; Hölscher u. Bauer 2000; Siewert et al. 2001). Deswegen jedoch in der Nachbetreuung asymptomatischer Patienten völlig auf diagnostische Maßnahmen zu verzichten ist falsch. Der Rezidivausschluss gehört mit zur Evaluation der Primärtherapie. Art und Ausmaß der Rehabilitationsmaßnahmen sind vom Wissen des aktuellen Tumorstatus abhängig. Bei frühzeitigem Erkennen der Krankheitsprogression können Komplikationen und Beschwerden verhindert werden. Die Betroffenen dringen häufig selbst auf einen Rezidivausschluss.

Die Tabelle 7.2 zeigt jedoch, dass der Umfang der notwendigen rezidivorientierten Nachsorgeuntersuchungen wesentlich reduziert wurde. Nachsorgeuntersuchungen beim Magenkarzinom sollten im Wesentlichen symptomorientiert sein und nach einer R1-Resektion bzw. bei einer palliativen Chemotherapie ausschließlich zur Verlaufsbeurteilung dienen. Eine aufwendige apparative Diagnostik (Computertomographie, NMR, PET u. a.) erübrigt sich bei unauffälligen körperlichen Untersuchungsbefunden und bei Beschwerdefreiheit.

Regelmäßige Blutbildkontrollen, Kontrollen der Transaminasen und eine Eiweißelektrophorese sind nicht nur wegen des möglichen Hinweises auf einen Befall der Leber sinnvoll, sondern helfen auch, eventuelle Ernährungsstörungen oder Therapiefolgestörungen zu erkennen.

Regelmäßige Röntgenthoraxaufnahmen sollen helfen, mögliche bronchopulmonale und kardiale Komplikationen nachzuweisen. Die Labordiagnostik, einschließlich der Eiweißelektrophorese hat – abgesehen von der Rezidivdiagnostik – eine wichtige Bedeutung für die Erkennung therapiebedingter Ernährungsstörungen.

Zusätzliche apparative und laborchemische Untersuchungen

Diese Untersuchungen sollten nur gezielt je nach Beschwerdebild bzw. anamnestischen Hinweisen vorgenommen werden, es sei denn, dass es sich um die Nachsorge von Magenlymphompatienten (Höffken 1991), Stromatumoren oder um eine Therapiestudie handelt. Einige der Beschwerden, die einer intensiveren diagnostischen Abklärung bedürfen, sind in der folgenden Übersicht zusammengefasst.

Tabelle 7.2. Routinenachsorgeempfehlung zur Rezidivdiagnostik bei Magenkarzinompatienten in asymptomatischem Stadium

Untersuchung	Monate									
	2	5	8	12	16	20	24	30	36	Alle 6 Monate
Beschwerdesymptomatik	+	+	+	+	+	+	+	+	+	+
Körperliche Untersuchung	+	+	+	+	+	+	+	+	+	+
Sonographie Abdomen	+	+	+	+	+	+	+	+	+	+
Blutbild, BSG, Transaminasen	+	+	+	+	+	+	+	+	+	+
CEA, CA72-4	+	+	+	+	+	+	+	+	+	+

Auf einen möglichen Krankheitsprogress hinweisende Symptome, die zusätzliche apparative und laborchemische Untersuchungen in der Nachsorge rechtfertigen

— Nicht erklärbarer Gewichtsverlust
— Ikterus
— Aszites
— Hämatemesis
— Hb-Erniedrigung
— Tastbare Resistenzen
— Lymphknotenvergrößerungen

7.1.3 Aufklärung des Patienten nach Feststellung einer Krankheitsprogression

Siehe Kap. 8, „Pankreaskarzinom", und Kap. 6, „Bronchialkarzinom".

7.1.4 Rezidivtherapien

Häufig ist der Tumor schon bei der Diagnose weit fortgeschritten, inoperabel und hat die umliegenden Organe infiltriert oder Fernmetastasen gebildet. Die dann notwendigen palliativen Maßnahmen werden im Abschnitt 7.3 erwähnt.

Lokalisation

Lokoregionäre Rezidive sind an drei Stellen möglich: intraluminal im Bereich der Anastomose, extraluminal im Bereich des Tumorbettes und im Bereich des Lymphabflussgebiets.

Bei einer hämatogenen Aussaat sind beim Intestinaltyp primär die Leber und die Lunge betroffen, beim diffusen Typ hingegen das Peritoneum. Weitere häufige Lokalisation bei einer hämatogenen Metastasierung ist das Skelett, seltener das Gehirn.

Auf dem Lymphweg werden nicht nur die Lymphknoten des großen und kleinen Netzes, sondern auch die Lymphknoten um den Truncus coeliacus und damit der Retroperitonealraum bevorzugt befallen.

Per continuitatem kann der Tumor die Leber, das Pankreas, die Milz und das Colon transversum infiltrieren. Bei Frauen sind Abtropfmetastasen auf den Ovarien (Kruckenberg-Tumoren) keine Seltenheit.

Therapie

Lediglich Rezidive am oralen Resektionsrand (Anastomosenrezidiv) können durch potentiell kurativ chirurgische Maßnahmen angegangen werden. Alle anderen Rezidive sind einer potentiell kurativen Therapie nicht mehr zugänglich, weswegen bei diesen Patienten die Palliation das primäre Therapieziel sein muss. Da die Chemo- und Strahlentherapie bei Magenkarzinomrezidiven ausschließlich palliativen Charakter hat, wird sie in Abschnitt 7.3 kommentiert.

Bei metastasierenden Stromatumoren kann mit Tyrosinkinaseinhibitoren (Glivec) noch in einem hohen Prozentsatz eine Remission eingeleitet werden.

7.2 Rehabilitative Maßnahmen

Rehabilitationsmaßnahmen kommen sowohl für potentiell kurativ als auch für palliativ Behandelte in Frage. Bestimmte Mindestinformationen sind Voraussetzung für den Beginn von Rehabilitationsmaßnahmen.

Mindestinformationen vor Beginn von Rehabilitationsmaßnahmen bei Magenkarzinompatienten

— Tumorklassifikation einschließlich Grading und R0-, R1-, R2-Resektion
— Operationsverfahren (z.B. mit oder ohne Ersatzmagen bzw. Koloninterponat)
— Kurativer oder palliativer Therapieansatz
— Psychosoziale Angaben (z.B. Aussagen über den Aufklärungsgrad, über eventuelle

Ohne derartige Informationen werden die Rehabilitationsbemühungen nicht zum Erfolg führen oder es geht wertvolle Zeit für zusätzliche Recherchen verloren. Der aktive Einbezug von Angehörigen in die Rehabilitation ist unverzichtbar (s. Abb. 7.1), insbesondere deshalb sollte die Rehabilitation nach Möglichkeit wohnortnah durchgeführt werden.

Darüber hinaus muss eine rehabilitationsorientierte Diagnostik erfolgen.

Nachsorge- und Rehabilitationsfragen, die bei operierten Magenkarzinompatienten im Rahmen der Diagnostik berücksichtigt werden müssen

- Medizinische Fragen
  - Liegt Tumoraktivität vor? Welche Beschwerden werden hierdurch verursacht?
  - Liegen Postgastrektomiebeschwerden vor (Refluxösophagitis, Refluxgastritis, Dumping, Schlingensyndrome, Diarrhö, Schmerzen, Übelkeit, Blähungen, Schluckbeschwerden)? Können diese dem Operationsverfahren zugeordnet werden?
  - Besteht Untergewicht und was sind die Gründe dafür?
  - Bestehen abhängig bzw. unabhängig von der Nahrungsaufnahme Übelkeit oder Schmerzen?
  - Bestehen Zeichen einer Pankreasfunktionsstörung (Blähungen, Diarrhöen)? Sind diese durch Fettstühle zu objektivieren?
- Psychosoziale Fragen
  - Wie ist die subjektiv empfundene Stimmungslage (z.B. Nervosität, Schlaflosigkeit, Ängstlichkeit, Grübeln, Schreckhaftigkeit, Mutlosigkeit, Aggressionen)?
  - Wie empfindet der Patient selbst seine Leistungsfähigkeit? (Kann er z.B. selbst den Haushalt versorgen?)
  - Coping- und Complianceprobleme, Angehörigenunterstützung, soziale und berufliche Probleme etc.)
  - Ist zukünftig mit Versorgungsproblemen zu rechnen? (Kümmern sich die Angehörigen um den Betroffenen?)
  - Ist eine soziale Institution für die weitere soziale Versorgung und Begleitung eingeschaltet?
  - Ist der Patient über den bösartigen Charakter der Erkrankung aufgeklärt?
  - Sollte der Betroffene dem Psychologen vorgestellt werden?
  - Sollte der Betroffene dem Sozialarbeiter vorgestellt werden?
- Berufliche Fragen
  - Besteht ein Arbeitsverhältnis?
  - Kann der Patient seine zuletzt ausgeübte berufliche Tätigkeit wieder aufnehmen, bzw. wird hierbei mit Beschwerden zu rechnen sein?
  - Ist zu erwarten, dass er später einmal seine zuletzt ausgeübte berufliche Tätigkeit wieder aufnehmen kann?
  - Ist eine Arbeitsplatzumsetzung sinnvoll?
  - Erscheint eine berufliche Neuorientierung sinnvoll?
  - Wie sieht der Patient selbst seine berufliche Zukunft?
  - Sollte eine Erwerbsunfähigkeitsrente in Erwägung gezogen werden?
  - Sind beruflich-rehabilitative Hilfen sinnvoll und erfolgversprechend?
  - Wurden beruflich-rehabilitative Hilfen schon eingeleitet (Schwerbehindertenausweis, Betriebsarzt, Arbeitsplatzumsetzung, Rentenantrag)?

7.2.1 Rehabilitationsmaßnahmen zur Verminderung körperlicher Probleme („Reha vor Invalidität")

Ernährung und Ernährungsberatung

Magenteilresezierte haben in der Regel andere und geringere Schwierigkeiten als Gastrektomierte (s. folgende Übersicht). Anastomosenkarzinome gehen mit vergleichsweise geringen Problemen einher. Bei einer oberen Teilresektion überwiegen andere Probleme als nach einer Billroth-I- oder -II-Resektion. Bei Gastrektomierten kann die durchgeführte Operationstechnik Art und Ausmaß der Beschwerden beeinflussen. Ohne Kenntnis des Operationsverfahrens kann der Ernährungsberater daher keine kompetente Beratung durchführen.

Beschwerden und Folgeerkrankungen nach partieller Resektion und totaler Gastrektomie

- Magenentleerungsstörungen
- Dumpingsyndrom
- Syndrom der zuführenden Schlinge
- Refluxösophagitis
- Gewichtsverlust
- Maldigestion
- Malassimilation
- Diarrhoe
- Refluxgastritis
- Anämie
- Osteopathie

Allgemeine Ernährungsempfehlungen reichen häufig für die Linderung der individuellen Probleme nicht aus.

Allgemeine Ernährungsempfehlungen nach Gastrektomie

- Langsam essen
- Gut kauen
- 6–10 Mahlzeiten/Tag
- Speisen mit geringem Volumen, aber hoher Energiedichte bevorzugen
- Flüssigkeiten immer zwischen den Mahlzeiten
- Meiden von
  - Zu heißen und zu kalten Speisen
  - Stark geräucherten, gepökelten und gegrillten Speisen
  - Sehr süßen/salzigen Speisen
- Verwendung von hygienisch einwandfreier Ware
- Aufnahme von mindestens 50 kcal/kg Körpergewicht
- Vitamin C und kalziumreiche Kost
- Bevorzugung komplexer Kohlenhydrate (ca. 50%)
- Bevorzugung leicht verdaulicher Eiweiße (ca. 20%)
- Bevorzugung fettarmer Lebensmittel und Zubereitungen (ca. 30% Fett und evtl. mittelkettige Triglyzeride)

Typisches Beispiel für eine nicht ausreichende Ernährungsberatung ist der häufig gehörte pauschale Rat zu häufigen kleinen Mahlzeiten ohne sonstige Einschränkungen. Derartige Empfehlungen werden den je nach anatomischen Verhältnissen unterschiedlichen Beschwerden nicht gerecht.

Zusammenhänge zwischen bestimmtem Ernährungsverhalten und erhöhtem Magenkarzinomerkrankungsrisiko sind sehr wahrscheinlich. Dass diese Zusammenhänge jedoch auch für das Rezidivrisiko gelten, ist unwahrscheinlich. Daher sollte man in der Magenkarzinomnachbetreuung die Ernährungsberatung nicht primär nach Gesichtspunkten der allgemeinen „gesunden krebsverhütenden Ernährung" ausrichten, sondern vielmehr die individuelle Beschwerdesymptomatik nach Magenverlust zur Grundlage der Beratung machen.

Gewichtsverlust

Bei vielen magenoperierten Patienten ist es schon vor der Operation zu einem Gewichtsverlust gekommen. Nach der Gastrektomie ist eine Gewichtsabnahme fast obligat und beträgt ca. 18% des Ausgangsgewichts ein Jahr vor der Operation. Sie ist nach Gastrektomie ausgeprägter als nach einer partiellen Resektion. Bei Letzterer kommt es im späteren Verlauf häufig zu einem Wiederanstieg des Gewichts, in einigen Fällen sogar zum Normalgewicht. Nach Gastrektomie tritt eine Gewichtszunahme – wenn überhaupt – wesentlich zögerlicher ein.

Das ehemalige Normalgewicht wird bei Gastrektomierten nur ausnahmsweise wieder erreicht.

Für die Gewichtsabnahme sind viele Faktoren verantwortlich (Lübke et al. 1991; Abb. 7.2).

> Mögliche Ursachen für eine Gewichtsabnahme bei potentiell kurativ gastrektomierten Magenkarzinompatienten
>
> — Verminderte Nahrungsaufnahme wegen Appetitmangel, wegen postprandialer Schmerzen oder restriktiver diätetischer Empfehlungen
> — Malassimilation
> — Zu schnelle Passagezeit des Speisebreis
> — Bakterielle Fehlbesiedlung des Dünndarms
> — Gestörte exokrine Pankreasfunktion
> — Tumorrezidiv

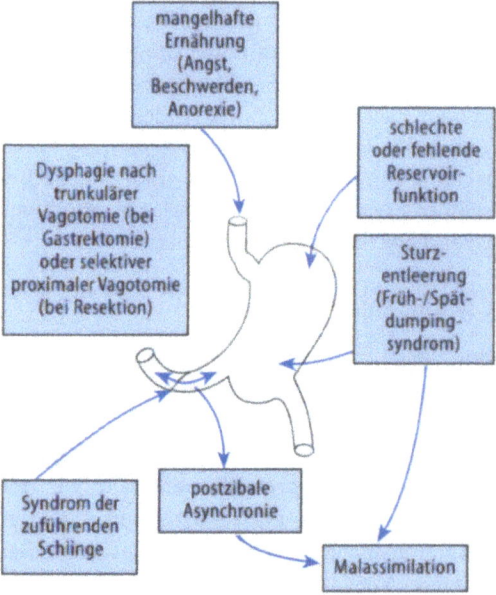

Abb. 7.2. Ursachen der Gewichtsabnahme und Mangelernährung nach Magenresektion (nach Domschke 1987)

Die ernährungstherapeutische Führung und Beratung sind von großer Bedeutung, um den Gewichtsverlust zu begrenzen. Eine ausschließlich im Hinblick auf größtmögliche Kalorienzufuhr erfolgende Ernährungsberatung ist gefährlich. Vielmehr muss die Zusammensetzung der Nahrungsmittel im Hinblick auf Eiweiß-, Fett-, Kohlenhydrat-, Vitamin- und Mineralstoffgehalt stimmen. Die durchschnittliche Energiezufuhr sollte mindestens 35–50 kcal/kg Körpergewicht betragen, wobei dem vermehrten Bedarf an Kalzium, Eisen und Vitaminen Rechnung getragen werden muss. Eine vermehrte Fettzufuhr führt wegen der asynchronen Pankreasenzymausschüttung und Speisepassage (pankreozibale Asynchronie) eher zu einer Gewichtsabnahme als zu einer -zunahme. Fette erschweren die Nahrungsverwertung, weswegen gerade nach der Operation die Fettaufnahme so gering wie möglich gehalten werden muss.

Die Gewichtsabnahme gehört zu den häufigsten subjektiven Beschwerden.

Der Gewichtsverlust und die veränderte Medikamentenresorption, die Pharmakokinetik und der in Folge der pankreozibalen Asynchronie veränderte Insulinspiegel haben häufig eine Neueinstellung des Diabetes zur Folge. Nicht selten kann man Patienten mit Typ-2-Diabetes sogar auf die oralen Antidiabetika verzichten. Beim Typ-1-Diabetes schwankt der Blutzuckerspiegel stärker als vorher; häufigere Blutzuckermessungen sind notwendig und ein intensiviertes Insulinschema empfiehlt sich auf jeden Fall.

Als Folge der Gewichtsabnahme passen Zahnprothesen häufig nicht mehr; sie verursachen Schmerzen und beeinträchtigen die Nahrungsaufnahme. Bei allen gastrektomierten Patienten sollte daher eine Prothesenanpassung erfolgen.

Magenentleerungsstörungen

Motilitätsstörungen oder gar eine Magenatonie sind vor allem in der frühen postoperativen Phase zu beobachten, in der sich Motorik, Sekretion und Resorption des Magen-Darm-

Trakts noch nicht an die postoperativ veränderte Situation angepasst haben.

Differentialdiagnostisch muss immer auch an eine mögliche Stenosierung im Anastomosenbereich und im proximalen Jejunum gedacht werden. Sie kann organischer, aber auch funktioneller Natur sein und sowohl in der frühen als auch in der späteren postoperativen Phase auftreten.

Grundsätzlich muss vor der Therapie abgeklärt werden, ob eine mechanische Verlegung, ein Peritonealbefall oder eine verlängerte primäre Atonie vorliegt. Bei einer mechanischen Verlegung muss das Hindernis endoskopisch oder ggf. operativ beseitigt werden. Bei einer verlängerten primären Atonie sollten motilitätswirksame Mittel, bei einer Peritonealkarzinose Zytostatika versucht werden.

Dumpingsyndrom

Unter dem Begriff „Dumpingsyndrom" werden zwei Beschwerdekomplexe zusammengefasst, die sich hinsichtlich Symptomatik, Ätiologie und zeitlichem Auftreten unterscheiden:
- das so genannte Frühdumpingsyndrom, auch postalimentäres Frühsyndrom genannt,
- das Spätdumpingsyndrom, besser als reaktive postalimentäre Hypoglykämie bezeichnet.

Beide treten häufiger bei gastrektomierten als bei teilresezierten Patienten auf, ihre Häufigkeit und Intensität sind darüber hinaus vom postoperativen Zeitintervall beeinflusst. Nach einer Teilresektion sind die Größe des Restmagens und die Weite der Anastomose von Bedeutung.

■ **Frühdumping.** Je kleiner der Restmagen, desto größer das Frühdumpingrisiko. Ein Blutdruckabfall wegen unphysiologisch raschem Flüssigkeitseinstrom in dem mit Speisebrei gefüllten Dünndarm ist schuld an den Frühdumpingbeschwerden.

Symptome bei Frühdumping

— Völlegefühl/Bauchschmerzen
— Blutdruckabfall
— Schweißausbruch
— Tachykardie
— Hitzewallungen
— Übelkeit
— Ohnmachtsanfall
— Durchfall

Von zentraler Bedeutung sind diätetische Maßnahmen (Mestrom 1998a, b; Delbrück 1998, 1999). Sie richten sich beim Frühdumping gegen die beschleunigte Magenentleerung und/oder gegen den zu hohen osmotischen Reiz der Nahrung. Bei stark ausgeprägter Symptomatik empfiehlt es sich unter Umständen, das Essen im Liegen aufzunehmen oder sich unmittelbar nach dem Essen hinzulegen, um einen zu schnellen Transport des Speisebreis im Dünndarm zu verhindern. Beim oder unmittelbar nach dem Essen sollte nicht getrunken werden.

Diätetische Ratschläge bei Dumpingsyndrom (nach Delbrück 1997)

— Vorsicht vor
 — Flüssigkeitsaufnahme während oder kurz nach der Mahlzeit
 — Hastigen Mahlzeiten
 — Körperlicher Aktivität nach der Mahlzeit
 — Starken kohlensäurehaltigen Getränken
 — Konzentrierten Zucker-, Kochsalzlösungen
 — Leicht aufschließbaren Kohlenhydraten
 — Voluminösen Mahlzeiten
 — Heißen und eiskalten Getränken und Speisen
 — Milch bei Milchzuckerunverträglichkeit

- Empfehlungen
  - Flüssigkeitsaufnahme vor oder zwischen den Mahlzeiten
  - Langsam essen, gründlich kauen
  - Ruhen nach dem Essen (horizontale Körperlage mit erhöhtem Kopfende)
  - „Stilles Wasser" und Tee
  - Eiweißreiche Kost
  - 6–8 kleine Mahlzeiten
  - Bei Milchzuckerunverträglichkeit: Quark, Käse, Joghurt

■ **Spätdumping.** Als Ursache für das Spätdumping werden ein Abfall des Blutzuckerspiegels infolge eines reaktiven temporären Hyperinsulinismus und die Beteiligung anderer Hormone, wie GIP oder Enteroglukagon, diskutiert. Primär kommt es zu einer schnellen Füllung des Dünndarms mit großen, vor allem leicht resorbierbaren Kohlenhydratmengen und konsekutiver unphysiologischer Hyperglykämie mit vermehrter Insulinausschüttung. Die Symptome sind ähnlich denen des Frühdumpings. Ein „Heißhunger" ist eher selten.

Beim Spätdumping wird eine Verminderung der Beschwerden durch Vermeidung der Einnahme leicht resorbierbarer Kohlenhydrate erreicht, zumindest sollte ihr Anteil an den einzelnen Mahlzeiten reduziert werden. Theoretisch hilft die Einnahme von Ballaststoffen, wie Pektin oder Guar, weil die Glukoseresorption dadurch verzögert wird. In der Praxis werden allerdings Ballaststoffe und Acarbose von Gastrektomierten häufig schlecht vertragen. Sinnvoll ist die Einnahme einer Zwischenmahlzeit eine Stunde nach den Mahlzeiten, um einer eventuellen Hypoglykämie vorzubeugen.

Eine Pankreatinsubstitution in Granulatform ist sowohl beim Früh- als auch beim Spätdumping aufgrund der zu späten bzw. unzureichend einsetzenden exokrinen Pankreasfermentsekretion bei zu kurzer Verweildauer der Nahrung im Dünndarm indiziert.

Zwar ist kein wesentlicher Einfluss auf die dumpingspezifische Beschwerdesymptomatik zu erwarten, jedoch können hierdurch die infolge der pankreozibalen Asynchronie zwangsläufig auftretenden Nahrungsverwertungsstörungen und Mangelzustände gemildert werden.

Syndrom der zuführenden Schlinge

Die Beschwerden sind kommen nur bei B2-resezierten Patienten vor. Zwei Syndrome sind zu unterscheiden: das Syndrom der zuführenden Schlinge vom Typ I und das Syndrom der blinden Schlinge vom Typ II.

Beide Syndrome können insbesondere bei partiell, weniger bei gastrektomierten Patienten zu erheblichen Beschwerden führen.

Die Therapie besteht in der Beseitigung der Ursache. Häufig muss eine Umwandlung des Billroth II in einen Billroth I erfolgen oder eine Braun-Anastomose angelegt werden.

Refluxösophagitis

Beinahe die Hälfte aller gastrektomierten Patienten gibt Schluckbeschwerden, Schmerzen beim Schluckakt und Sodbrennen an. Auch wenn von den anderen keine Beschwerden angegeben werden, so besteht doch bei ihnen nahezu immer eine klinisch okkulte Refluxproblematik, die bei der Ernährung und bei alltäglichen Verhaltensweisen berücksichtigt werden muss.

Total Gastrektomierte sind stärker gefährdet als partiell resezierte Patienten. Während bei partiell resezierten Patienten häufig ein magensäurebedingter Reflux (saure Refluxösophagitis) vorliegt (aber nicht muss), handelt es sich nach einer totalen Magenentfernung grundsätzlich um einen Reflux der Galle und Bauchspeichel enthaltenden Dünndarmsäfte (alkalische Refluxösophagitis). Bei proximaler Resektion ist eine saure Refluxösophagitis extrem häufig.

Eine Chronifizierung der Refluxösophagitis führt zur Fibrosierung, Vernarbung und schließlich Stenosierung der Speiseröhre; die Speisepassage wird immer schwieriger und schließlich unmöglich.

Die Ursache der Refluxsymptomatik liegt im Verlust der wichtigen Antirefluxbarrieren des unteren Ösophagussphinkters und des Pylorus; jedoch hat auch die manometrisch quantifizierbar gestörte Motilität der verbleibenden Speiseröhre eine ursächliche Bedeutung.

Eine dritte Variante der Refluxösophagitis, die ätiologisch und vor allem therapeutisch zu unterscheiden ist, ist bedingt durch den Rückfluss, der sich aus Magensekret und/oder Duodenalinhalt mit Galle- und Pankreassekret infolge einer Stenose oder einer Duodenalatonie bildet. Die Stenose kann organischer, aber auch funktioneller Natur sein.

Die Beachtung diätetischer Ratschläge sowie nichtmedikamentöser Allgemeinmaßnahmen (Delbrück 1997, 1998; Mestrom 1998a,b) stellt die Grundlage der Behandlung aller drei Varianten der Refluxösophagitis dar. H2-Blocker helfen nicht; es sei denn, es handelt sich um eine Beschwerdeproblematik nach proximaler Teilresektion. Die Einnahme von Reisschleim, vermischt mit etwas Wasser und einen Beutel eines säurebindenden Antazidums (z. B. Maaloxan), lindert die akuten Schmerzen. Durch das Gemisch bildet sich ein Schutzfilm auf der Schleimhaut. Gastroprokinetika (Metoclopramid) helfen dann, wenn die Ösophagitis Folge eines verlangsamten Speisetransports ist. Metoclopramid sollte ca. 20 min vor dem Essen eingenommen werden.

Diätetische Ratschläge bei Sodbrennen/Refluxösophagitis

- Vorsicht vor
  - Mahlzeiten vor dem Hinlegen oder im Liegen
  - Voluminösen Mahlzeiten
  - Süßen und sauren Speisen
  - Sehr heißen und kalten Speisen
  - Kohlensäurehaltigen und hochprozentigen alkoholischen Getränken
  - Fruchtsäften
  - Stark gewürzten Speisen
  - Stark gesalzenen Nahrungsmitteln
  - Pfeffer, Paprika, Muskat, Zimt, Pfefferminz
  - Nikotin, Kaffee, Rieslingweine
  - Senf
- Empfehlungen
  - Fettarme Nahrungsmittel und Zubereitungsverfahren
  - ca. 6 Mahlzeiten am Tag – abends nur eine kleine Mahlzeit
  - Fein vermahlenes Getreide/Brot
  - Leicht verdauliche weiche Speisen
  - Nur zerkleinertes und gekochtes Obst und Gemüse
  - Milde Fruchtsäfte
  - zum Würzen: Thymian, Lorbeer, Oregano, Basilikum
  - Mild gewürzte Speisen
  - Kräutertees: Anis, Fenchel, Malve
  - Reisschleim

Ist eine Stenose die Ursache, sind Gastrokonetika kontraindiziert. Es muss bougiert werden. Fehlt der ösophagogastrale Verschlussmechanismus, wie z. B. nach einer proximalen Resektion oder einer Gastrektomie, so kann allein das Hochstellen des Bettkopfendes (Keilkissen) um mindestens 10–15 cm bei vielen Patienten die Beschwerden lindern.

Zur Verhinderung des alkalischen Refluxes bei Gastrektomierten ist die ungehinderte Ableitung des Duodenalsekrets von entscheidender Bedeutung. Diese kann entweder durch eine Roux-Y-Anastomose oder durch ein mindestens 40 cm langes Jejunuminterponat, in dem sich der Reflux erschöpft, erreicht werden. Seit der Einführung der Roux-Y-Rekonstruktionstechnik mit Ableitung des Duodenalinhalts ist die alkalische Refluxösophagitis als Spätkomplikation der Gastrektomie wesentlich seltener geworden.

Von großer Bedeutung ist die Länge der ausgeschalteten Jejunumschlinge bzw. die Länge des Interponats und damit die Distanz zwischen Papilla Vateri und Ösophagus.

Refluxgastritis

Die operative Entfernung des Pylorus erhöht zwangsläufig das Risiko eines Refluxes von aggressivem Duodenalinhalt in den Restmagen.

Besonders charakteristisch für diese Refluxgastritis ist die morgendliche Übelkeit, teilweise auch das Erbrechen von bitterer, klarer gelber Flüssigkeit. Im Verlauf des Tages nehmen die Beschwerden im Allgemeinen ab.

Diät und die Einnahme möglichst vieler kleiner Mahlzeiten haben eine vorrangige Bedeutung für die Linderung der Beschwerden. Mitunter empfiehlt es sich, auch nachts eine Zwischenmahlzeit einzulegen. Bei Persistenz der Beschwerden können motilitätssteigernde Präparate (z. B. Metoclopramid) oder gallensäureneutralisierende Medikamente (z. B. Colestyramin) versucht werden.

Maldigestion, Malabsorption

Blähungen sind meist Folge einer unvollständigen Nahrungsverwertung. Durchfall und beizend riechender Stuhl weisen auf unvollständige Fettverdauung hin.

Der Fettverlust über den Stuhl liegt bei total Gastrektomierten bei 9-24%, der Stickstoffverlust, als Maß einer Proteinresorptionsstörung, bei 6-26%, was insgesamt einem Kalorienverlust von 65 bis maximal 500 kcal entspricht. Zahlreiche Arbeiten weisen auf eine Malabsorption von Nahrungsbestandteilen hin. Als pathologische Mechanismen für die gestörte Verdauungsfunktion kommen neben einer bakteriellen Fehlbesiedlung des Dünndarms und einer zu schnellen Passage der Nahrungsbestandteile auch eine gestörte exokrine Pankreasfunktion in Frage.

Pankreasfermente sollten – in Form von Granulat – zu Beginn der Nahrungsaufnahme eingenommen werden. Wegen des Säuremangels werden Kapseln möglicherweise nicht resorbiert, es sei denn, sie werden aufgebrochen. In der Regel ist eine Pankreasfermentsubstitution zumindest während der ersten acht postoperativen Monate sinnvoll; danach entscheiden die klinische Symptomatik und die Labordiagnostik. Ein einfaches Mittel, um eine zeitgerechte Pankreasfermentsektion und eine Durchmischung des Speisebreis zu erreichen, ist der „Mestrom-Fettapéritif". Etwa 5 Minuten vor der Speiseneinnahme kaut der Gastrektomierte einen dünn mit Butter bestrichenen Zwieback.

Dass Säureblocker nach einer Gastrektomie nicht wirken können, ergibt sich aus dem Magenverlust. Schwieriger zu beantworten ist die Frage nach einer möglicherweise veränderten Arzneimittelresorption und -kinetik nach einer partiellen und/oder totalen Gastrektomie. Es gibt erstaunlich wenig Untersuchungen hierzu. Im Einzelfall muss man den Medikamentenspiegel im Blut bestimmen.

Durch die verringerte bzw. völlig sistierende Säuresektion nach totaler bzw. partieller Magenresektion ist die Arzneimittelresorption entweder reduziert (z. B. bei schwachen Säuren) oder gesteigert (z. B. im Falle von säurelabilen Substanzen). Dies und die veränderte Verweildauer von oral zugeführten Substanzen kann zu Auswirkungen auf die Resorption und Interaktion von Azneimitteln führen. Gesichert ist, dass man orale Antibiotika mit normalerweise raschem Blutspiegelanstieg bei Gastrektomie vermeiden sollte (Nell 1991).

Diarrhoeen

Mehrere Faktoren kommen als Ursache der bei Gastrektomierten häufig auftretenden Diarrhoeen in Frage. Hierzu gehören das Dumpingsyndrom, die Laktoseintoleranz, Nahrungsmittelunverträglichkeiten, die fehlende Säurebarriere, eine reflektorische Hyperperistaltik und die unzureichende Fettaufspaltung infolge pankreozibaler Asynchronie. Die Passagezeit von Speisen ist in der Regel auch dann beschleunigt, wenn diese Fette oder Proteine enthalten, die normalerweise die Entleerung verzögern. Häufigkeit und Ausmaß der Diarrhoeen korrelieren mit der Dauer des postoperativen Zeitintervalls.

Bei der Behandlung sind die Ursachen der Diarrhoe zu berücksichtigen. Eine gute diätetische Führung ist häufig der beste Beitrag zur Prophylaxe und Therapie (s. Übersicht). Eine fettarme Ernährung und die Gabe von Pankreasfermenten empfiehlt sich, wenn eine pankreozibale Asynchroniedie Ursache ist. Durch eine laktosearme Diät kann dann Besserung erzielt werden, wenn eine sekundäre Laktoseintoleranz vorliegt. Diese manifestiert sich relativ häufig erst nach einer Magenresektion und ist durch die verkürzte Transitzeit des Speisebreis im Dünndarm bedingt.

Diätetische Ratschläge bei Durchfällen

- Vorsicht
  - Keine abführenden Nahrungsmittel
  - Feine Getreide und Teigwaren
  - Keine frischen und groben Brotsorten
  - Kein ungeschälter Reis
  - Getränke nicht während der Mahlzeiten
  - Keine Trockenpflaumen, Feigen
  - Keine Sauerkonserven
  - Keine stark gesüßten Speisen
  - Keine kohlensäurehaltigen Getränke
  - Kein Alkohol, Kaffee, Nikotin
  - Keine laktosereichen bzw. -haltigen Nahrungsmittel
- Empfehlungen
  - fettarme Nahrung
  - Verwendung stopfender Nahrungsmittel
  - feine Getreide- und Teigwaren
  - Geschälter Reis, gekochte Kartoffeln
  - Bananen, geriebener Apfel, Apfelmus, Fruchtmark
  - Gekochte Gemüse (v. a. Möhren, Sellerie, gelbe Rüben)
  - Antidumpingkost
  - Reichlich Flüssigkeitszufuhr, jedoch zwischen den Mahlzeiten
  - Ausgleich entstehender Mineralstoff- und Vitaminmängel

Eine häufige Ursache der postoperativ auftretenden Diarrhoe ist die Entfernung des Nervus vagus. Diese Art der Diarrhoe ist in den ersten Wochen nach der Operation sehr häufig, verschwindet aber mit zunehmendem Abstand von der Operation meist spontan. Nach Ausschöpfung der diätetischen Maßnahmen und persistierenden Diarrhoeen können Codeintropfen, Loperamid oder andere motilitätsverlangsamende Präparate indiziert sein.

Anämie

Etwa ein Drittel bis zur Hälfte aller Patienten nach partieller Magenresektion und nahezu 100% aller Patienten nach Gastrektomie entwickeln im Laufe der Zeit eine **hyperchrome makrozytäre Anämie,** wenn nicht eine Substitution mit Vitamin B_{12} erfolgt (Preiß 1991).

Ob und wann es zu der Anämie kommt, hängt bei Magenoperierten vom Ausmaß der Resektion ab, von der Menge des präoperativen B_{12}-Speichervorrats, vom Atrophiezustand der verbliebenen Magenschleimhaut und davon, ob eine Anastosomitis vorliegt oder nicht.

Bei jedem gastrektomierten Patienten muss Vitamin B_{12} i.m.-substituiert werden. Die orale Gabe ist sinnlos! Bei partiell resezierten Patienten ist dies nur dann notwendig, wenn präoperativ eine atrophische Gastritis vorlag (was relativ häufig ist) oder wenn der Restmagen sehr klein ist. Die Vitamin B_{12}-Gabe ist lebenslang in ca. 3-monatigen Abständen durchzuführen. Regelmäßige Blutbildkontrollen sind notwendig.

Die Reservekapazität eines magengesunden Erwachsenen für Vitamin B_{12} beträgt 3 bis 5 Jahre; sie ist bei der Mehrzahl der Magenkarzinompatienten jedoch wesentlich kürzer. Einer der Gründe hierfür ist die häufig schon präoperativ bestehende atrophische Gastritis.

Hypochrome Anämien sind meist Folge des chronischen Blutverlusts durch den Tumor oder Folge der Operation. Eine Eisengabe ist nur bei Eisenmangel, bei leerem Eisenspeicher und gleichzeitig gesicherter Malabsorption von Nahrungseisen notwendig. Eine vorherige Bestimmung von Serumeisen, Serumferritin und eine endoskopische Untersuchung zum Ausschluss von Blutungen sind daher unerlässlich. Postoperativ kommt es bei den meisten Patienten auch ohne Eisensubstitution zu einer baldigen Normalisierung des vorher erniedrigten Serumeisenspiegels.

Osteopathien

Erkrankungen des Skeletts als mögliche Spätfolgen von Magenresektionen sind seit vielen Jahren bekannt (Leicht u. Langer 1991). Während nach der Magenresektion bei etwa 25% der Kalksalzgehalt des Radius nach 10 Jahren herabgesetzt ist, beträgt der Prozentsatz nach Gastrektomie sogar 56%. Frauen sind im Allgemeinen stärker betroffen als Männer.

Wichtigste Ursache der Osteomalazie ist ein Mangel an Vitamin D. Er beruht auf der gestörten Fettresorption und damit auch der Resorption von fettlöslichen Vitaminen. Zusätzlich dürfte die häufige Unverträglichkeit von Milch und Milchprodukten mit konsekutivem Kalziummangel eine Rolle spielen.

Eine gute diätetische Führung und Beratung tragen wesentlich zur Prophylaxe bei. Milch und Milchspeisen sind besonders kalziumreich. Da viele Gastrektomierte postoperativ einen klinisch relevanten Laktasemangel entwickeln und Milchspeisen nicht vertragen, müssen diese das Kalzium aus anderen Nahrungsmitteln, wie z. B. aus Käseprodukten, Vollmilchjoghurt, Buttermilch, Kefir beziehen. Die Milchverträglichkeit kann durch Gabe von Laktase (Kerulac) verbessert werden.

Zur Prophylaxe einer Avitaminose wird die intramuskuläre Injektion fettlöslicher Vitamine (z. B. Adek-Falk) bei allen Totalgastrektomierten in drei- bis sechsmonatigen Abständen empfohlen.

Ist die Kalziumzufuhr nicht ausreichend, empfiehlt sich die Substitution mit Kalziumtabletten zwischen 800 und 1500 Milligramm pro Tag. Darüber hinaus empfehlen wir die tägliche Prophylaxe mit 500 Einheiten Vitamin D (1 Vigantolette/Tag ist ausreichend).

Polyneuropathien

Siehe auch Kap. 5, „Ovarialkarzinom".

Einige der neoadjuvanten, additiven und adjuvanten Chemotherapien sind neurotoxisch, führen zu Neuropathien und können die Lebensqualität der Betroffenen erheblich beeinträchtigen. Ein eindeutiger Wirksamkeitsnachweis von Vitamin-B-Präparaten konnte weder für die Therapie noch für die Prophylaxe dieser Chemotherapie-induzierten Neuropathien erbracht werden. Eine Elektrotherapie (Stanger-Bäder) kann eine zumindest zeitweilige Linderung bewirken.

Physiotherapie

Physikalische Therapien spielen bei Magenkarzinompatienten zwar eine – gegenüber Diätetik, Substitutionstherapien und supportiv wirkenden Maßnahmen – untergordnete Bedeutung, können jedoch mit zum körperlichen Wiederaufbau beitragen und sind Teil eines ganzheitlichen Konzepts in der stationären Magenkarzinomnachbetreuung (Bökel 1991).

Durch Narbenmassage nach den Techniken der Bindegewebsmassage lassen sich Verbackungen der Narbe mit dem Unterhautgewebe vermeiden. Durch Ultraschallbehandlung kann eine günstige Wirkung auf die Narbenbildung erreicht werden.

Bei der Krankengymnastik werden schrittweise Elemente des Krafttrainings in das Beweglichkeitstraining eingebaut. Man beginnt zunächst mit isometrischen Kraftübungen, führt langsam steigernd ein auxotonisches bzw. isotonisches Muskeltraining durch, vor allem im Bereich der Extremitäten, um mit zunehmender Kräftigung und Rekonvaleszenz Koordinationsübungen in das krankengymnastische Programm einzuführen.

Anspannungen der Bauchmuskulatur und damit die Gefahr eines Refluxes von Dünndarminhalt in die Speiseröhre sollten vermieden werden. Nach Gastrektomie wird am besten im Sitzen massiert, im Liegen sollte der Oberkörper etwas angehoben werden.

Informationen, Motivation, Schulung (Gesprächsgruppen und Gesundheitstraining)

Aufklärung und Information sind wichtige Hilfen bei der Krankheitsbewältigung. Dazu gehört, dass der Patient versteht, was in seinem Körper passiert und warum eine bestimmte Therapie vorgeschlagen wird. Die Mehrzahl der Patienten möchte nicht selbst über die Tumortherapie entscheiden, aber sie möchte wissen, warum eine bestimmte Behandlungsstrategie verfolgt wird.

Bei Magenkarzinompatienten ist das Gesundheitstraining von besonderer Bedeutung. Die intensive Einbeziehung der Patienten in die Gestaltung des Gesundheitstrainings ist erfahrungsgemäß motivationsfördernd. Schwerpunkt sollten wie bei allen Tumorpatienten weniger allgemein-präventive als magenkrebsspezifische Programme sein.

Aufgabe des Gesundheitstrainings ist es, den Patienten die Möglichkeiten und Grenzen der Schulmedizin zu erläutern, sie vor schädigenden Alternativtherapien zu schützen und ihnen den Sinn und die Notwendigkeit von Nachsorgeuntersuchungen zu vermitteln. Hierfür eignen sich Einzel- und Gruppengespräche, an denen auch Angehörige teilnehmen können.

Das Gesundheitstraining findet in Gruppen statt, in denen alternierend der Psychologe, der Ernährungsberater, der Arzt und der Sozialarbeiter die Moderation übernehmen.

Unabhängig vom Gesundheitstraining sollte für die Gastrektomierten und deren Angehörige ein Schulungsprogramm unter der Leitung eines in der Ernährungstherapie erfahrenen Arztes oder Ernährungsberaters stattfinden (Abb. 7.3).

Als günstig hat sich erwiesen, wenn Patienten mit kurz zurückliegender Operation mit anderen Betroffenen zusammengebracht werden, deren Operation schon mehrere Jahre zurückliegt.

> **Gesundheitstraining bei Magenkarzinompatienten**
>
> Informationen über
> — Ursachen der Magenkrebserkrankung
> — Verschiedene Therapiemöglichkeiten, einschließlich alternativer Therapien
> — Nachsorgeuntersuchungen
> — Postgastrektomiesyndrom
> — Rezidivprophylaxe
> — Angstbewältigung
> — Verhaltensweisen bei Schmerzen
> — Rezidivbehandlungsmöglichkeiten
> — Soziale Rechte und Hilfen
> — Berufliche Konsequenzen und Hilfen

1. Woche	Min.	2. Woche	Min.	3. Woche	Min.
• Anamnese	30	• Schluckstörungen Erbrechen – Nausea	45	• Laktasedefizit Osteoporoseprophylaxe	45
• Anatomie/Physiologie des Verdauungstraktes	45	• Spätdumping	45	• Frühdumping Reflux	45
• Rekonstruktionsvariablen Kauproblematik	45	• Biliopankreokibale Asynchronie	45	• Nahrungszubereitung Vitamine + Mineralien	45
• Appetit und verändertes Geschmacksempfinden	45	• Nahrungszubereitung Vitamine + Mineralien	45	• Hilfslosigkeit	60
• Nahrungszubereitung	45	• Zusatznahrung	45	• Biliopankreokibale	45
• Einzelgespräche	20	• Einzelgespräche	20	• Einzelgespräche	20
• Erwartungen/Aufgaben der Rehabilitation • Anatomie	60	• Nachsorge – Fürsorge • Entstehung und Therapie von Magentumor	60	• Medikamente • Alternative Heilmethoden	50
Unterrichtseinheiten/Woche	5		6		5

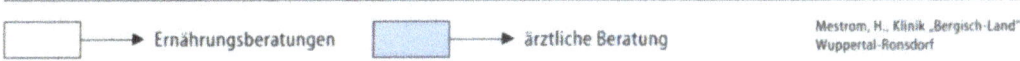

□ ⟶ Ernährungsberatungen   ▨ ⟶ ärztliche Beratung   Mestrom, H., Klinik „Bergisch-Land", Wuppertal-Ronsdorf

Abb. 7.3. Lehrplan für ernährungsmedizinische Beratungen bei Zustand nach Gastrektomie in der Anschlussheilbehandlung (AHB)

Sinnvoll ist, wenn den Patienten und deren Angehörigen die im Gesundheitstraining vermittelten Informationen und Ratschläge auch in schriftlicher Form (z. B. in Form von differenzierten und industrieunabhängigen Ratgebern; Delbrück 1997; Mestrom 1998a,b) zur Verfügung gestellt werden. Natürlich dürfen diese Ratgeber niemals das ärztliche Gespräch ersetzen. Sie sollten vielmehr die Grundlage für nutzbringende Gespräche mit dem behandelnden Arzt darstellen.

Dem interessierten Patienten und seinen Angehörigen sollten auch Internetadressen empfohlen werden, die nach Meinung des behandelnden Arztes informativ, nutzbringend und seriös sind. Einige Internetadressen für Laien mit Informationen über das Magenkarzinom befinden sich am Ende des Kapitels.

7.2.2
Rehabilitationsmaßnahmen zur Verminderung psychischer Probleme („Reha vor Resignation und Depression")

Neben dem existenzbedrohenden Tumorleiden und der Angst vor einem Rezidiv sind häufig Ernährungsprobleme die Ursache von Depressionen. Viele psychischen Beeinträchtigungen stehen im Zusammenhang mit der Postgastrektomieproblematik und können bei einer guten Ernährungsberatung gelindert werden. Spezielle psychotherapeutische Hilfen durch den Psychoonkologen können jedoch in Einzelfällen notwendig werden.

Besonders häufig findet man bei potentiell kurativ behandelten Magenkarzinompatienten „Befindlichkeitsstörungen" wie Resignation, Depression, Flucht in die Isolation, Antriebsschwäche und Kontaktarmut (Delbrück et al. 1993; s. auch Kap. 1).

Complianceförderung, Coping und Aktivierung sind die Hauptaufgaben der Psychoonkologie bei Magenkarzinompatienten. Es gilt, Geduld zu üben und die resignative Grundeinstellung der Betroffenen zu lindern. Dem Patienten muss das Gefühl und die Fähigkeit vermittelt werden, noch einen Platz in der Familie und in der Gesellschaft zu haben, noch Verantwortung übernehmen und Freude bereiten zu können (Muthny 1996).

Immer mehr Patienten können sich aus der Literatur, aus dem Internet und anderen Medien über die infauste Prognose der Erkrankung informieren. Weitergehende, erklärende Informationen und vor allem Hilfen bei der Verarbeitung dieser Informationen sind notwendig. Diese Hilfen können immer weniger von der Familie geleistet werden, die im Übrigen nicht selten selbst der psychosozialen Unterstützung bedarf.

Fatigue

Bei Beschwerden im Sinne eines Fatigue-Syndroms ist in erster Linie an Folgen der körperlichen Schwäche und weniger an psychische Ursachen zu denken. Bei der Behandlung ist daher weniger der Psychoonkologe als der Arzt und der Ernährungsberater gefordert (s. auch Kap. 4).

Angst

Siehe Kap. 8, „Pankreaskarzinom".

Depressionen

Siehe Kap. 1, „Psychische Unterstützung und Selbsthilfegruppen".

Vorsorgevollmacht/Patientenverfügung

Siehe Kap. 1, „Psychische Unterstützung und Selbsthilfegruppen".

Seelsorge

Siehe Kap. 1, „Psychische Unterstützung und Selbsthilfegruppen".

Angehörige

Siehe Kap. 1, „Psychische Unterstützung und Selbsthilfegruppen".

7.2.3 Rehabilitationsmaßnahmen zur Verminderung sozialer Probleme ("Reha vor Pflege")

Durch sie soll u. a. die Gefahr einer Pflegebedürftigkeit verhindert bzw. reduziert werden. Ist eine selbständige Versorgung nicht mehr möglich, muss im eingetretenen Pflegefall für eine entsprechende Unterstützung gesorgt werden (s. auch Kap. 2 und 3).

Häusliche Versorgung

Die Organisierung von Fremdhilfe und Unterstützung ist – nicht nur bei fortgeschrittenem Tumorleiden – häufig notwendig. Die professionelle Sozialarbeit hat gerade in der Nachbetreuung dieser zumeist älteren Menschen einen hohen Stellenwert. Häufig konnten diese Patienten schon altersbedingt vor der Erkrankung ihren Haushalt nur unter Mühen versorgen; durch die zusätzlichen erkrankungs- und therapiebedingten Belastungen kommt es nicht selten zu einer weiteren Gefährdung der häuslichen Versorgung.

Unter Einbeziehung auch der Angehörigen müssen **Versorgungshilfen** wie "Essen auf Rädern", Haushaltshilfen, Pflegehilfen, häusliche Krankenpflege und unter Umständen auch eine Unterbringung in einem Pflegeheim oder einem Hospiz organisiert werden. Die Vermittlung von Kontaktadressen (Selbsthilfegruppen, Beratungsstellen etc.) ist notwendig.

Anschlussheilbehandlung/Kuren

Erste Ansprechpartner hierfür sind die Sozialarbeiter in den Krankenhäusern, den Rehabilitationskliniken, bei den Krankenkassen sowie den Rentenversicherungsträgern.

Allen Patienten ist im Anschluss an den Krankenhausaufenthalt ein stationärer **Rehabilitationsaufenthalt** (AHB) zu empfehlen. "Kuren" mit ausschließlich roborierender Zielsetzung, in denen Angehörigen nicht mit in die Planung der weiteren häuslichen Versorgung einbezogen werden können und in denen keine Kenntnis und Kontakte zu den möglichen Hilfs- und eventuell auch Pflegeinstitutionen bestehen, werden den Zielen der Rehabilitation bei sozial hilfsbedürftigen Patienten nicht gerecht. Eine detaillierte Kenntnis der sozialen Situation und Abhilfemöglichkeiten vor Ort ist unerlässlich. Es empfiehlt sich daher grundsätzlich die Durchführung der stationären Anschlussheilbehandlung in Wohnortnähe.

Schwerbehindertenvergünstigungen

Gesetzliche Vergünstigungen, wie sie beispielsweise im Schwerbehindertengesetz festgelegt sind, sollen einige der durch die Krebserkrankung entstandenen Nachteile ausgleichen. Für die meist älteren Magenkarzinompatienten bestehen sie allerdings häufig lediglich in geringen finanziellen, besonders steuerlichen Vorteilen (Delbrück 1998). Der Grad der Behinderung (GdB) liegt nach einer totalen Gastrektomie bei etwa (80%), bei Teilresektion bei etwa 60% und bei Tumorprogredienz bei 100%. Zusätzliche Merkzeichen sind je nach Behinderung zu beantragen. Sie gewähren je nach Einschränkungen der Mobilität, der Hörfähigkeit und der Pflegebedürftigkeit besondere Vergünstigungen.

Pflegebedürftigkeit

Ein Anspruch auf Leistungen der Pflegeversicherung besteht in der Regel nur dann, wenn eine Pflegebedürftigkeit über mindestens sechs Monate vorliegt. Die Begutachtung erfolgt durch den Medizinischen Dienst der Krankenkassen (MDK; Ausführlicheres s. in Kap. 2 und 3).

Hospiz/Palliativstationen

Siehe Kap. 2 und 3.

Kosten

Die Zuzahlungen für Rezeptgebühr, Fahrtkosten und Zusatznahrung können einen Härtefall darstellen, weswegen Magenkarzinompatienten häufig von den Zuzahlungen befreit werden (Ausführlicheres zu Härtefallregelung und finanzielle Unterstützungsmöglichkeiten s. Kap. 2 und 3; Ausführlicheres zu den Kosten für spezielle Ernährung s. Kap. 8).

7.2.4 Rehabilitationsmaßnahmen zur Verminderung beruflicher Probleme („Reha vor Rente")

Zusammenhänge zwischen bestimmten beruflichen Noxen und Magenkarzinomerkrankungen sind nicht bekannt (s. auch Kap. 2 und 3).

Arbeitsfähigkeit bei Tumoraktivität

Nach dem bisherigen Kenntnisstand hat Arbeit keinerlei Einfluss auf das Tumorwachstum bzw. auf das Rezidivrisiko. Dennoch sind Patienten mit **inoperablen Tumoren** und/oder Tumoraktivität grundsätzlich nicht arbeitsfähig. Sie sollten so bald wie möglich die Erwerbsunfähigkeitsrente einreichen. Erfahrungsgemäß ist mit einer mehrmonatigen Bearbeitungsdauer zu rechnen.

Für „geheilte" Magenkrebspatienten gibt es zahlreiche berufliche Einschränkungen, die in erster Linie Folgen der Magenresektion sind.

Es sollten daher zumindest bei potentiell kurativ **Totalgastrektomierten** schon kurz nach der Operation entsprechende Überlegungen zur weiteren beruflichen Tätigkeit angestellt und eventuell auch Konsequenzen eingeleitet werden. Die Einschränkungen der Arbeits-, Berufs- und Erwerbsfähigkeit treffen besonders auf die Tätigkeiten zu, die mit körperlichen Belastungen einhergehen.

Schon allein wegen des Gewichtsverlusts und der körperlichen Schwäche kommen viele Tätigkeiten für total, aber auch für viele partiell Magenresezierte nicht mehr in Frage (Tabelle 7.3). Tätigkeiten in häufig wechselnder, stehender oder bückender Stellung sind wegen der Refluxgefahr für total gastrektomierte Magenkarzinompatienten nicht möglich. Die Notwendigkeit häufigerer Mahlzeiten schränkt bei Gastrektomierten das Spektrum der potentiellen Tätigkeiten noch weiter ein. Hingegen sind Schreibtischtätigkeiten durchaus noch möglich,

Tabelle 7.3. Einschränkungen der Arbeitsfähigkeit total gastrektomierter Magenkarzinompatienten

Einschränkungen	Grund der Einschränkungen
Keine Arbeit, die mit häufigem Bücken verbunden ist	Gefahr der Refluxösophagitis (Entzündung der Speiseröhre)
Keine körperlich schweren Arbeiten, kein Heben oder Tragen schwerer Lasten	Untergewicht, Gewichtsabnahme, eingeschränkte Belastbarkeit der Bauchwand mit Risiko einer Hernie, Gefahr der Refluxösophagitis
Keine Arbeiten, die Schwindelfreiheit voraussetzen (z. B. Dachdecker)	Dumpingsymptomatik bzw. Beschwerden durch Unterzuckerung
Keine Arbeit, die permanente Aufmerksamkeit erfordert	Häufige Störungen des Wohlbefindens mit gelegentlichen Konzentrationsbeschwerden
Keine Tätigkeiten in der ersten sechs postoperativen Monaten, danach je nach Grad der Beschwerden	Relativ langsame Adaption an die veränderte Magen-Darm-Passage
Keine Tätigkeiten, die mit Geruchsbelastungen	Provokation von Erbrechen, Übelkeit und Durchfall oder ätzenden Dämpfen einhergehen
Verbot von Nacht- und Schichtarbeit	Geringere Reizschwelle für Stress
Keine Arbeit, in der nicht häufiger betriebsunübliche Pausen möglich sind	Häufigere Einnahme von kleinen Mahlzeiten notwendig
Ungeeignet als Berufskraftfahrer	Häufigere betriebsunübliche Pausen notwendig, psychischer und physischer Stress, Risiko eines Dumpingsyndroms mit Konzentrationsschwächen

obwohl mit vermehrten Konzentrationsstörungen bei Gastrektomierten zu rechnen ist.

Arbeitsfähigkeit nach potentiell kurativer Gastrektomie

Die weit überwiegende Anzahl der gastrektomierten Magenkarzinompatienten ist älter als 50 Jahre und fühlt sich den beruflichen Belastungen nicht mehr gewachsen. Da bei ihnen auch langfristig nicht mit einer erheblichen Verbesserung der Leistungsfähigkeit zu rechnen ist, sollte deswegen sowie auch im Hinblick auf das hohe Rezidivrisiko schon frühzeitig an die Einleitung einer Erwerbsunfähigkeitsrente gedacht werden. Bei **Gastrektomierten unter 50 Jahren** mit prognostisch günstigen Formen sollte man dann so früh wie möglich eine Arbeitsplatzumsetzung anstreben, wenn vorher körperlich belastende Tätigkeiten durchgeführt wurden. Ist eine Arbeitsplatzumsetzung nicht möglich, so muss bei **jungen Patienten** (<43 Jahren) und guter Prognose auch eine berufliche Neuorientierung in Erwägung gezogen werden. Tätigkeiten mit leichter körperlicher Belastung im Dienstleistungsgewerbe sind zu bevorzugen.

Arbeitsfähigkeit nach partieller Magenresektion

Bei partiell Magenoperierten kann es zu einer späteren Adaptation mit Leistungssteigerung kommen. Es empfiehlt sich, mit der sozialmedizinischen Beurteilung bei ihnen etwa ein Jahr abzuwarten, um eine für die Zukunft realistische Leistungsbeurteilung abgeben zu können. Die stufenweise Wiederaufnahme der Arbeit ist zu empfehlen.

Welche arbeitsplatzerhaltenden Maßnahmen, einschließlich Eingliederungshilfen, Arbeitsförderung und Berufsförderung sowie Arbeitsplatzumsetzung in Frage kommen, wer diese finanziert und in welchen Fällen eine berufliche Neuorientierung sinnvoll und durchführbar ist, kann der Krebspatient am besten in der onkologischen Rehabilitationsklinik, notfalls auch beim Rehabilitationsberater der jeweiligen Rentenversicherung erfahren. Jeder Krebspatient im erwerbsfähigen Alter muss im Rahmen der stationären Anschlussheilbehandlung diesbezüglich beraten und betreut werden.

7.3 Palliative Maßnahmen

Der Entschluss für eine Rezidivtherapie unter palliativen Gesichtspunkten sollte gemeinsam mit dem Patienten gefasst werden. Für und Wider von Tumortherapien sowie eventuelle Therapiealternativen müssen besprochen werden.

Krebsunabhängige Einschränkungen und Begleiterkrankungen (z. B. Diabetes, Niereninsuffizienz, kardiovaskuläre Erkrankungen, die veränderte Pharmakokinetik aufgrund altersbedingter und/oder therapiebedingter Organveränderungen, schlechter Ernährungszustand und funktionelle Einschränkungen) müssen ebenso wie Krankheitseinsicht, Lebenswille, Copingverhalten und soziale Versorgung die einzuschlagende Therapiestrategie beeinflussen. Das Tumorassessment muss durch ein zusätzliches „Patientenassessment" ergänzt werden und mit in die Therapieentscheidung einfließen.

Die Beantwortung der Frage „Wie viel und welche Therapie?" setzt nicht nur onkologische Fachkenntnisse, sondern auch Kompetenz in Ethik und Kommunikation voraus. Das Durchschnittsalter von Magenkarzinompatienten liegt bei mehr als 65 Jahren; häufig besteht eine erhebliche Komorbidität. Viele der beim Magenkarzinomrezidiv empfohlenen „Chemotherapiestandards" wurden jedoch in Therapiestudien bei wesentlich jüngeren Patienten erprobt, bei denen ein guter Allgemeinzustand mit fehlenden Zweiterkrankungen Vorbedingungen für die Aufnahme in die Studie waren. Diese Therapiestudienergebnisse sind wegen der Selektion behandelter Patienten immer besser als bei „Nichtstudienpatienten". Die individuellen Besonderheiten jedes Patienten sind in der Palliativtherapie zu berücksichtigen.

7.3.1
Lokoregionäre Probleme und Therapien

Verschluss der Magen-Darm-Passage

Durch Bougierung, eventuell durch eine Laserung, eine Tubusanlage, notfalls auch durch eine Bypassoperation, perkutane endoskopische Gastrostomie (PEG) oder Zufuhr von Sondennahrung über das Jejunum (FKJ: Feinnadelkatheterjejunostomie) kann über eine beschränkte Zeit die Ernährung gewährleistet werden.

Lebermetastasierung

Extrem selten handelt es sich um eine solitäre Lebermetastasierung, weswegen weder von einer chirurgischen Metastasenoperation noch einer isolierten regionalen Chemotherapie oder Embolisation eine signifikante Lebensverlängerung zu erwarten ist. Eine systemische kombinierte Chemotherapie kann sich beschwerdelindernd auswirken.

Peritonealkarzinosis

Weder chirurgische noch strahlentherapeutische Interventionen haben lebensverlängernde und lebensqualitätsverbessernde Effekte. Eine Chemotherapie kann versucht werden, obwohl sie bei einer Peritonealkarzinosis erfahrungsgemäß schlechter als bei anderen Metastasenlokalisationen wirkt. Eine intraperitoneale Chemotherapie kann die Aszitesbildung für eine begrenzte Zeit einschränken, wirkt jedoch – wenn überhaupt – wegen der Kammerung häufig nur lokal. Bei Schmerzen wirken am besten Spasmolytika. Zur Verhinderung eines Ileus sollte der Stuhlgang geschmeidig gehalten werden.

7.3.2
Systemische palliative Therapien

Chemotherapie

Im Vergleich zur alleinigen supportiven Therapie („best supportive care") trägt die Chemotherapie nach neueren Erkenntnissen zu einer signifikanten Überlebensverlängerung und Lebensqualitätsverbesserung bei (Glimelius et al. 1997; Wilke et al. 2001).

In Anbetracht der Erfahrungen, dass bei einer Metastasierung sehr bald Beschwerden eintreten, wird zunehmend empfohlen, eine Chemotherapie schon im asymptomatischen Stadium einzuleiten. Leber- und Lungenmetastasen sprechen im Allgemeinen gut, eine Peritonealkarzinosis schlecht auf Chemotherapie an. Hoch effektiv sind bei metastasierenden Stromatumoren des Magens die Tyrosinkinaseinhibitoren (z. B. Glivec). Durch sie kann eine Remission mit weitgehender Beschwerdefreiheit selbst bei ausgedehnter Leber- und Peritonealmetastasierung ermöglicht werden.

Relativ wirksam sind beim fortgeschrittenen Magenkarzinom 5-Fluorouracil mit oder ohne zusätzliche Folinsäure, Etoposid, die Taxane, Mitomycin C, Oxaliplatin, Irinotecan und Cisplatin. Als Monosubstanz gegeben, induzieren sie Remissionsraten um 20%. Nach einer Polychemotherapie ist die Remissionswahrscheinlichkeit wesentlich höher. Bei Patienten mit hochgradig eingeschränktem Allgemeinzustand (Karnofsky <60%) ist über den Einsatz dieser subjektiv und objektiv belastenden Therapie im Einzelfall zu entscheiden.

Bei der Entscheidung des Therapieregimes sollte neben der Response- und Remissionsrate immer auch die Verträglichkeit berücksichtigt werden. Als gut verträglich mit relativ hoher Remissionsrate haben sich die Kombinationen von 5-Fluorouracil mit Leucoverin sowie Etoposid mit Leucovorin und 5-Fluorouracil (ELF) erwiesen.

Tumorbedingte Schmerztherapie

Sind die Schmerzen tumorbedingt, so ist an einen frühzeitigen Einsatz von zentral wirkenden Schmerzmitteln zu denken; periphere Schmerzmittel sind bei Magenoperierten häufig mit beträchtlichen Nebenwirkungen belastet.

Bei **Leberkapselschmerz** kann die zusätzliche niedrigdosierte Gabe von Kortikoiden schmerzlindernd sein und sich gleichzeitig positiv auf die Psyche und die Appetitlosigkeit auswirken (s. auch Kap. 8).

Voraussetzung für eine erfolgreiche Schmerztherapie ist der konsequente Einsatz der Medikamente „nach der Uhr" und nicht nach Bedarf.

Bevorzugt werden sollten langwirkende Morphine. Vorteil der transdermalen Applikation von Fentanyl (Durogesic) oder Buprenorphin (Transtec) ist ihre nebenwirkungsarme Anwendung. Schmerzspitzen bei transdermaler Fentanylapplikation können mit kurzwirkenden Morphinpräparaten (z. B. Sevredol) bzw. entsprechend mit Temgesic sublingual beim Buprenorphinpflaster oder Actiq koupiert werden (Strumpf et al. 2001). Bei morphinbedingter Übelkeit helfen häufig MCP-Tropfen und/ oder Haloperidol.

7.4 Maßnahmen zur Qualitätssicherung

7.4.1 Strukturqualität

Die stationäre Anschlussheilbehandlung (AHB) ist die für operierte Magenkarzinompatienten wichtigste stationäre Rehabilitationsmaßnahme. Sie sollte in einer onkologisch ausgerichteten Rehabilitationsklinik und nicht in einer allgemeinen Kur- oder Rehaklinik durchgeführt werden. Theoretisch ist die rehabilitative Betreuung zwar auch ambulant oder teilstationär möglich, jedoch sind in der Regel die Magenkarzinompatienten körperlich zu geschwächt, um hiervon zu profitieren.

Rehabilitative Leistungen bei Magenkarzinompatienten können nur durch ein qualifiziertes Rehabilitationsteam erbracht werden (s. Abb. 7.1). Spezielle Erfahrungen und eine spezielle Infrastruktur der Rehabilitationsinstitution sind unerlässlich. Wegen der notwendigen Erfahrungen sollte die rehabilitativ tätige Institution mindestens 100 Magenkarzinompatienten jährlich betreuen (Schmid et al. 2000).

Strukturqualität einer für Magenkarzinompatienten geeigneten Rehabilitationsklinik

- Der leitende Arzt muss nachweisbare Kenntnisse in der Onkologie und Gastroenterologie sowie die Zusatzbezeichnung „Reha-Wesen" und/oder „Sozialmedizin" haben.
- Mindestens ein ernährungsbeauftragter Arzt
- Mindestens ein Diätberater und mehrere Diätassistentinnen
- Möglichkeiten des Gruppenunterrichts
- Mindestens 100 zu rehabilitierende Magenkarzinompatienten jährlich
- Möglichkeiten der Sozialberatung
- Enge Zusammenarbeit mit abdominalchirurgischen Akutabteilungen
- Möglichkeiten der Endoskopie
- Möglichkeiten der Röntgendarstellung des oberen Gastrointestinaltrakts
- Bougierungsmöglichkeiten
- Möglichkeiten der pH-Metrie

7.4.2 Prozessqualität

Eine ausreichende Prozessqualität (Bartsch et al. 2001) und deren Überprüfbarkeit durch Qualitätssicherungsprogramme der Rentenversicherungen und/oder Krankenkassen muss gewährleistet sein.

7.4.3 Ergebnisqualität

Die Evaluation von Rehabilitationsmaßnahmen bei Tumorpatienten richtet sich nicht nach Lebenszeit-, sondern nach Lebensqualitätskriterien (Delbrück 2000). Die Bandbreite bisheriger Versuche, diese Lebensqualität zu operationalisieren, ist sehr groß (Herschbach 1991). Es gibt zahlreiche Selbst- und Fremdeinschätzungsskalen, die diese dokumentieren und zur Verlaufsbeurteilung und Evaluation herangezogen werden sollen. Sowohl subjektive Parameter (z. B. Besserung von Schmerzen, Appetit, Gewicht, Beweglichkeit, Abbau von Ängsten, Krankheitsverarbeitung oder auch Patientenzufriedenheit) als auch objektive Parameter (z. B. Verbesserung des Gewichtsverlusts und des Ernährungszustandes, Verminderung der Anämie usw.; s. Tabelle 7.1; Vickery et al. 2000) werden verwandt..

Die Evaluation dieser rehabilitativen und supportiven Maßnahmen ist sehr viel schwerer als die der in der Nachsorge üblichen Interventionen (Länge der Rezidivfreiheit, Feststellung eines „Frührezidivs") und erst recht die der kurativen Maßnahmen in der Primärtherapie (z. B. Remissionsraten und Remissionsdauer). Einige Messparameter, mit deren Hilfe der Erfolg palliativ-onkologischen und rehabilitationsonkologischer Interventionen beurteilt werden kann, finden sich in Tabelle 7.1. Die Besonderheit ist, dass in die Beurteilung vieler rehabilitativer Maßnahmen weniger der Arzt als der Patient selbst einbezogen wird (Herschbach 1991).

Die in der Rehabilitation angestrebte Lebensqualitätsverbesserung wird dann erreicht, wenn weniger Pflegebedürftigkeit vorliegt („Reha vor Pflege"), wenn der Patient wieder beruflich reintegriert werden kann („Reha vor Rente"), wenn er sich geborgen fühlt und sein Schicksal verarbeitet („Rehabilitation vor Resignation und Depression") und wenn seine körperlichen Behinderungen und Funktionseinschränkungen gering sind („Reha vor Invalidität").

Zur Voraussetzung der Durchführung von Rehabilitationsmaßnahmen, dem zeitlichen Ablauf der Rehabilitationsmaßnahmen und Koordination sowie zu Zugangswegen zur Rehabilitation siehe die Kap. 2 und 3.

7.5
Wichtige Adressen

- **Studienleitung EORTC/AIO-Studie 40953**, Prof. Dr. Wilke, Kliniken Essen-Mitte, Fax: 0201/1 74-12 55
- **Deutsche Gesundheitshilfe Magen/Darm**, Postfach 94 03 03, 60329 Frankfurt, Tel.: 069/7 89 47 47
- **Deutsche Gesellschaft für Ernährung**, Godesberger Allee 18, 53175 Bonn, Tel.: 0228/37 76-600

Internet

- http://www.aco.at/manual/magen/ (Manual der Österreichischen Arbeitsgemeinschaft für Chirurgische Onkologie)
- http://http://oncolink.upenn.edu/disease/gastric/ (Informationsdienst der Universität von Pennsylvania)
- http://www.krebsgesellschaft.de/ISTO/Standards/Magen.PDF (Leitlinien der Deutschen Krebsgesellschaft)
- http://www.dkfz.de/Patienteninfo/magen.htm (Patienteninformationen zum Magenkrebs)
- http://www.medizin.uni-tuebingen.de/itz/pdfinhal/magen.pdf (Leitlinien des Tumorzentrums Tübingen)
- http://www.ruhr-uni-bochum.de/ago-dgvs/idxmagen.htm (Studien zum Magenkarzinom der Arbeitsgemeinschaft Gastroenterologische Onkologie)
- http://www.ruhr-uni-bochum.de/ago-dgvs/ (Arbeitsgemeinschaft Gastroenterologische Onkologie)
- http://www.krebsinformation.de/body_vitamine_und_spurenelemente.html (Informationen zu Vitaminen und Spurenelementen)

Literatur

Bartsch HH, Delbrück H, Kruck P, Schmid L (2000) Zur Prozessqualität in der onkologischen Rehabilitation. Rehabilitation 39:355-358

Bökel R (1991) Aufgaben und Möglichkeiten der physikalischen Therapie nach Gastrektomie. In: Delbrück H (Hrsg) Krebsnachsorge und Rehabilitation. Zuckschwerdt, München

Delbrück H, Aghabi E (1993) Subjektive Befindlichkeitsstörungen bei Magenkarzinom- und Ösophaguskarzinompatienten in der Nachsorge. Rehabilitation 32:232-235

Delbrück H (Hrsg) (1995) Krebsnachsorge und Rehabilitation, Bd 5. Der Krebskranke in der Arbeitswelt. Zuckschwerdt, München

Delbrück H, Frehoff H (1992) Zur Effektivität und Relevanz der rezidivorientierten Routinediagnostik (Tumornachsorgepässe) in der Nachsorge von Magenkarzinompatienten. Tumordiagnostik 12(5): 181-185

Delbrück H (1997) Standards und Qualitätskriterien beruflicher Rehabilitationsmaßnahmen bei Krebspatienten. In: Delbrück H (Hrsg) Standards und Qualitätskriterien in der onkologischen Rehabilitation. Zuckschwerdt, München, S 37

Delbrück H, Lokossou R (1997) Einschränkungen der Arbeits- und Erwerbstätigkeit von geheilten Magenkarzinompatienten. In: Delbrück H (Hrsg) Tumornachsorge und Rehabilitation, Bd 5. Zuckschwerdt, München

Delbrück H (1998) Magenkrebs. Rat und Hilfe für Betroffene. Kohlhammer, Stuttgart

Delbrück H, Haupt E (Hrsg) (1998) Rehabilitationsmedizin. Ambulant – Teilstationär – Stationär. Urban & Schwarzenberg, München

Delbrück H (1999) Ernährung nach Krebs. Rat und Hilfe für Betroffene. Kohlhammer, Stuttgart

Delbrück H (1999) Begutachtung der Leistungsfähigkeit bei Patienten mit Tumoren des Gastrointestinaltrakts. Med Sach 95(4): 125-129

Delbrück H, Wilke H (2000) Rehabilitation von Patienten mit Magenkarzinom. Onkologe 6: 6-13

Delbrück H, Schmid L, Bartsch H, Kruck P (2000) Zur Ergebnisqualität in der onkologischen Rehabilitation. Rehabilitation 39: 359-362

Domschke S (1987) Therapie von Mangelzuständen nach partieller Magenresektion. In: Bünte H, Demling L, Domschke S, Langhans H (Hrsg) Folgeerkrankungen in der Ulcuschirurgie. Edition Medizin VCH, Weinheim

Glimelius B, Ekstrom E, Hoffmann K et al. (1997) Randomized comparison between chemotherapy plus best supportive care with best supportive care in advanced gastric cancer. Ann Oncol 8: 163-168

Hallissey MT, Dunn JA, Ward LC, Allum WH (1994) The second British Stomach Cancer Group trial of adjuvant radiotherapy or chemotherapy in resectable gastric cancer: Five year follow up. Lancet 343:1309-1312

Herschbach P (1991) Möglichkeiten und Erfassung von Lebensqualität bei gastroenterologischen Krebspatienten. In: Delbrück H (Hrsg) Krebsnachsorge und Rehabilitation. Magenkarzinom. Zuckschwerdt, München, S 118

Höffken K (1991) Besonderheiten in der Nachsorge und Rehabilitation von Patienten mit malignen Lymphomen des Magens. In: Delbrück H (Hrsg) Krebsnachsorge und Rehabilitation. Zuckschwerdt, München

Hölscher AH, Bauer TH (2000) Nachsorge und Rehabilitation noch zeitgemäß? Aus der Sicht der chirurgischen Onkologie. Tumordiagn Ther 21:39-44

Leicht E, Langer HJ (1991) Die Postgastrektomie-Osteopathie. In: Delbrück H (Hrsg) Krebsnachsorge und Rehabilitation. Magenkarzinom. Zuckschwerdt, München, S 90

Lübke HJ, Kalde S, Enck P (1991) Auswirkungen der partiellen und totalen Gastrektomie auf die Physiologie der Verdauung. In: Delbrück H (Hrsg) Krebsnachsorge und Rehabilitation. Magenkarzinom. Zuckschwerdt, München, S 49

Macdonald JS, Smalley SR et al. (2001) Chemotherapy after surgery compared with surgery alone for adenocarcinoma of the stomach or gastroesophageal junction. N Engl J Med 345:725

Mestrom H (1998) Essen und Trinken nach Magenentfernung. Ars bonae curae, Sprockhövel

Mestrom H (1998) Ernährung nach Gastrektomie. In: Delbrück H (Hrsg) Ernährung nach Krebs. Deimling, Wuppertal

Muthny F (1996) Wege der Krankheitsverarbeitung von Krebspatienten und Möglichkeiten von Hilfen. Hefte zur Krebsnachsorge. Hartmann-Bund, Bad Neuenahr

Nell G (1991) Auswirkungen der partiellen und der totalen Gastrektomie auf die Resorption und Interaktion von Arzneimitteln. In: Delbrück H (Hrsg) Krebsnachsorge und Rehabilitation. Magenkarzinom. Zuckschwerdt, München

Preiß J (1991) Auswirkungen der partiellen und totalen Gastrektomie auf Störungen der Blutbildung. In: Delbrück H (Hrsg) Krebsnachsorge und Rehabilitation. Magenkarzinom. Zuckschwerdt, München, S 80

Siewert JR, Sendler A, Fink U (2001) Magenkarzinom. In: Siewert JR, Harder F, Rothmund M (Hrsg) Praxis der Viszeralchirurgie. Springer, Berlin Heidelberg New York Tokyo

Schmid L, Delbrück H, Bartsch H, Kruck P (2000) Zur Strukturqualität in der onkologischen Rehabilitation. Rehabilitation 3p:350-354

Sindelar WF, Kinsella T (1998) Randomized trial of resection and intraoperative radiotherapy in locally advanced gastric cancer. Proc Assoc Clin Oncol 16:91

Strumpf M, Junger S, Dertwinkel R, Zenz M (2001) Schmerztherapie in der Onkologie. In: Siewert JR, Harder F, Rothmund M (Hrsg) Praxis der Viszeralchirurgie. Springer, Berlin Heidelberg New York Tokyo

Vickery CW, Blazeby JM, Conroy T et al. (2000) Development of an EORTC module to improve quality of life assessment in patients with gastric cancer. Br J Surg 87:362

Wilke H, Preusser P, Fink U (1990) New developments in the treatment of gastric carcinoma. Semin Oncol 17:61

Wilke H, Stahl M, Meyer HJ, Achterrath W, Preusser P, Vanhoefer U (2001) Chemotherapie des Magenkarzinoms. Onkologe 7:632

Zieren HU, Müller JM, Rawalski A, Pichlmaier H (1995) Wert schematisierter Nachsorgeuntersuchungen nach Resektion eines Magenkarzinoms. DMW 120:315

8 Pankreaskarzinom

8.1 Nachsorge 189
8.1.1 Rezidivprophylaxe (adjuvante Radio-, Chemo- und Immuntherapien) 189
8.1.2 Diagnostische Routinenachsorgeuntersuchungen mit dem Ziel der Rezidivfrüherkennung 190
8.1.3 Aufklärung des Patienten nach Feststellung einer Krankheitsprogression 192
8.1.4 Rezidivtherapien 193
8.2 Rehabilitative Maßnahmen im Rahmen der Nachbetreuung 193
8.2.1 Rehabilitationsmaßnahmen zur Verminderung der körperlichen Probleme („Reha vor Invalidität") 194
8.2.2 Rehabilitationsmaßnahmen zur Verminderung psychischer Probleme („Reha vor Resignation und Depression") 202
8.2.3 Rehabilitationsmaßnahmen zur Verminderung sozialer Probleme („Reha vor Pflege") 204
8.2.4 Rehabilitationsmaßnahmen zur Verminderung der beruflichen Probleme („Reha vor Rente") 207
8.3 Palliative Maßnahmen im Rahmen der Nachbetreuung 207
8.3.1 Lokale/lokoregionäre Probleme 208
8.3.2 Systemische palliative Therapien 209
8.4 Maßnahmen zur Qualitätssicherung rehabilitativer Maßnahmen (Strukturqualität, Prozessqualität und Evaluation) 217
8.5 Adressen 218
Literatur 220

Primäres Ziel aller medizinischen Maßnahmen mit kurativer Absicht ist es, die Überlebenszeit zu verlängern. Die zu diesem Ziel führenden Maßnahmen sind beim Pankreaskarzinom die Operation, die Chemo- und die Strahlentherapie, daneben aber auch die **Nachsorge** im engeren Sinne. Letztere hat die Aufgaben der Rezidivprophylaxe, der Rezidivfrüherkennung und der Rezidivtherapien. (s. Abb. 4.1). Die Tumorerkrankung steht somit eindeutig im Vordergrund der Nachsorge.

In der **Rehabilitation** hingegen ist nicht die Erkrankung selbst, sondern die Verringerung der tumor- und therapiebedingten Behinderungen Ziel des therapeutischen Vorgehens. Absicht ist hierbei, die negativen Auswirkungen der Krebserkrankung und -therapie im körperlichen, im psychischen, im sozialen und beruflichen Bereich zu beseitigen oder zumindest zu lindern (Tabelle 8.1). Weniger die Länge der Überlebenszeit, als die Qualität der verbleibenden Lebensspanne soll durch sie positiv beeinflusst werden. Die hierfür eingesetzten Therapiemaßnahmen sind vielfältig. Sie werden wegen der ganzheitlichen Zielsetzung nicht nur vom Arzt, sondern von einem ganzen Rehabilitationsteam (Abb. 8.1) erbracht. In ihm haben der gleichermaßen rehabilitationsonkologisch als auch gastroenterologisch erfahrene Arzt, der Ernährungsberater, der Psychologe, der Schmerztherapeut und der Sozialarbeiter eine herausragende Bedeutung. Der Bedarf der in der Rehabilitation notwendigen therapeutischen Maßnahmen richtet sich somit primär nach dem Schweregrad der Tumor-/Therapiefolgen und nicht wie in der Nachsorge nach dem Stadium und der Prognose der Krebserkrankung.

Theoretisch lassen sich die Zielsetzungen der Nachsorge von denen der Rehabilitation einfach und wohldefiniert voneinander abgrenzen. In der Praxis gibt es allerdings viele Überschneidungen. Dies betrifft insbesondere die **Palliation**, die in der Nachbetreuung von Pan-

Tabelle 8.1. Mögliche Rehabilitationsziele und Effektivitätsparameter bei Pankreaskarzinompatienten

Therapieziel	Effektivitätsparameter
Verbesserung des Ernährungszustands	Gewichtsmessungen, Gesamteiweiß, Albuminkonzentration, biometrische Impedanzanalyse
Verbesserung der diabetischen Stoffwechsellage	Blutzuckermessungen, HbA1c, Diabetestagebuch, Fragebogen
Schmerzlinderung	Symptomlinderung, Schmerztagebuch, Analgetikareduzierung, IRES-MIN, Beschwerdeliste nach v. Zerssen, Pain Disability Index (PDI), SF-12 Schmerz-Hem, numerische/verbale und visuelle Rating-Skala, EORTC QLQ C 30, SF 36
Körperliche Roborierung	Karnofsky-Index, WHO- und ECOG-Performance-Status, Verbesserung der Gehfähigkeit/Mobilität, Vigorimeter, Schmerzskalen, Testbögen ADL, Spiroergometrie, Fragebögen
Abklärung und Linderung von Diarrhoeen	Stuhlfrequenz, Stuhlvisite, Stuhluntersuchungen
Abklärung und Linderung von Dumping-	Symptomatik, Fragebogen, Blutzuckerbestimmungen beschwerden
Ernährungsberatung	Testbögen
Abklärung und Linderung von Maldigestion und Malassimilation	Stuhluntersuchungen, Eiweißelektrophorese, Albumin, Elektrolyte
Verbesserung der exokrinen Pankreasfunktion	Symptomatik, Stuhlfrequenz, Stuhlfettausscheidung, Stuhlvolumen, Körpergewicht, Laborchemie (Elastase)
Verminderung chemo-/strahlentherapeutisch bedingter Folgestörungen	Organfunktionsuntersuchungen, Schmerzskala, WHO-Toxizitätsskala, CTC-Klassifikation
Verminderung von metastatisch bedingten Beschwerden	Schmerzskalen Mobilität, Fragebögen, Beschwerdeliste nach Zerssen, Pain Disability Index (PDI)
Angehörigenberatung	Testbögen
Informationen und Schulung, Leben mit der Erkrankung	Fragebögen, Testbögen, ADL
Eingliederung in Familie und Partnerschaft	Selbstsicherheitsskalen, Goal-attainment-Skalen
Verminderung von Angst und Depression	Rating-Skalen, Fragebögen (z. B. HADS-D, BDI, STAI)
Verbesserung des Selbstwertgefühls	ISKN (Selbstkonzeptskalen), Fragebogen HADS-D
Erlernen von Entspannungstechniken	Selbstbeurteilung, Stressverarbeitungsbogen, Rating-Skalen
Krankheitsverarbeitung	Fragebogen (FKV, BEFO-Skalen, Goal-attainment-Skalen)
Abklärung und Therapie von Fatigue	Selbstbeurteilung, Rating-Skalen
Berufliche Wiedereingliederung	Sozialmedizinische Beurteilung, Aufnahme der beruflichen Tätigkeit, Länge der Arbeitsunfähigkeit
Häusliche Versorgung (soziale Versorgung), Verminderung bzw. Abklärung der Pflegebedürftigkeit	Reduzierung der Pflegestufe bzw. Ausmaß der Fremdhilfen, Barthel-Index, funktionaler Selbständigkeitsindex (FIM), iADL, ECOG-Status, WHO-Performance-Status, Karnofsky-Status

Abb. 8.1.
Rehateam einer Klinik, die auf Nachsorge und Rehabilitation von Pankreaskarzinompatienten spezialisiert ist

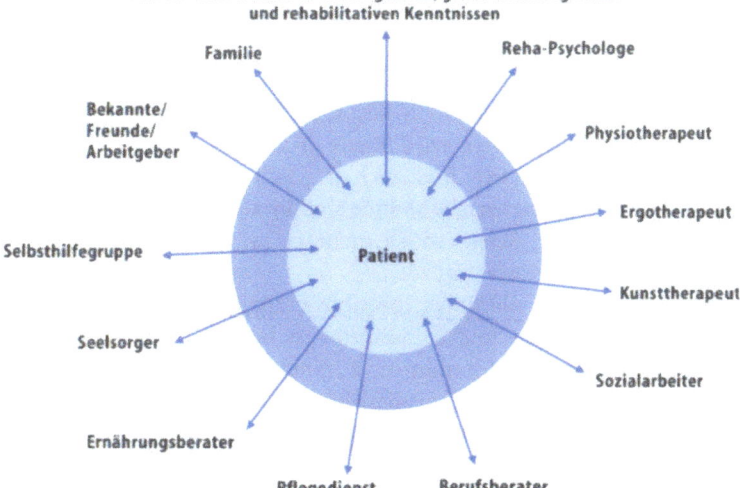

kreaskarzinompatienten eine zentrale Bedeutung einnimmt. Sie umfasst vorrangig die supportive Behandlung mit dem Ziel der Beschwerdelinderung. Hier gibt es viele Gemeinsamkeiten mit der Rehabilitation. In den in Deutschland vorrangig von den Rentenversicherungen geführten Rehabilitationskliniken werden palliative Maßnahmen allerdings nur am Rande durchgeführt, es sei denn, dass diese wohnortnah gelegen sind und mit den Krankenkassen einen Versorgungsvertrag haben. Zu unterscheiden sind lokoregionäre und systemische palliative Maßnahmen.

8.1
Nachsorge

Sie hat beim Pankreaskarzinom eine untergeordnete Bedeutung. Der Wert adjuvanter Therapien zur Rezidivprophylaxe ist sehr umstritten und die therapeutische Konsequenz diagnostischer Routineuntersuchungen wird kontrovers diskutiert; Rezidivtherapien verfolgen eher palliative als lebensverlängernde Ziele.

8.1.1
Rezidivprophylaxe (adjuvante Radio-, Chemo- und Immuntherapien)

Adjuvante Therapien haben das Ziel, nach vollständiger Tumorresektion (R0-Resektion) okkulte Mikrometastasen auszuschalten. Sie sollen die Heilungsaussichten verbessern und die Überlebenszeit verlängern.

Rezidivprophylaxe

Als Rezidivprophylaxe kommen zumindest theoretisch in Frage: die perkutane postoperative Bestrahlung, die postoperative intraperitoneale Chemotherapie, die postoperative adjuvante Chemotherapie und die postoperative Immuntherapie.

Nach keiner dieser Therapien konnte in den bisher durchgeführten randomisierten Therapiestudien eine längere Rezidivfreiheit oder gar ein Überlebensvorteil gegenüber nichtadjuvant behandelten Patienten nachgewiesen werden. Adjuvante Therapien – gleichgültig ob medikamentös, radiologisch oder „biologisch/immunologisch" – sollten daher ausschließlich in Form von kontrollierten und randomisierten Studien durchgeführt werden.

Vitamine/Mineralien als Zusatztherapien zur Rezidivprophylaxe

Früher hat man den antioxydativ wirkenden Vitaminen und Selen eine prophylaktische Wirkung zugesprochen. Dies wird heute jedoch sehr kontrovers beurteilt und auch die Rolle von Kalzium ist umstritten. Schädlich sind Vitamine, Kalzium und Selen jedoch nicht, es sei denn, dass sie überdosiert würden.

Unbestritten ist allerdings die notwendige Gabe von Vitaminen und Mineralstoffen bei Mangelzuständen. Ein Vitamin- und Mineralienmangel ist bei Patienten mit Bauchspeicheldrüsenkrebs relativ häufig. Viele nach „Whipple" operierte Patienten benötigen alle sechs Monate die parenterale Gabe der fettlöslichen Vitamine A, D, E und K. Werden diese Vitamine nicht verabreicht, so können Mangelerscheinungen auftreten.

Alternativtherapien

Die meisten der von der Industrie angebotenen „biologischen Therapien" – häufig auch immunmodulierende Therapien genannt – sind lediglich Zusatztherapien und zählen zu den alternativen Behandlungsformen.

Die Alternativmedizin wird häufig synonym mit vielen anderen Begriffen gebraucht (beispielsweise komplementäre-, biologische-, Ganzheits- und Erfahrungsmedizin), die Positives suggerieren sollen. Ihre theoretischen Erklärungsansätze beruhen meist auf spekulativen Denkmodellen bzw. unbewiesenen physikalischen Theorien.

Wenn auch manche der in der Alternativmedizin angepriesenen „biologischen Therapien" und „Immuntherapien" eine messbare Veränderung bestimmter Lymphozytensubpopulationen verursachen, so sind doch krebshemmende Wirkungen danach nicht bekannt. Da nicht zuletzt auch mit großen Schwierigkeiten bei der Kostenerstattung durch die Kassen gerechnet werden muss, sind alternativmedizinische Behandlungen sehr kritisch zu beurteilen. Den Patienten, die allzu sehr auf die Verschreibung dieser Therapien insistieren, sollte gesagt werden, dass durch die „immunstimulierenden Therapien" nicht nur die positiv, sondern auch die negativ wirkenden Immunzellen angeregt werden und so den Krankheitsprozess beschleunigen können.

Oftmals wird die Alternativmedizin (Sauer et al. 2001) fälschlicherweise mit Naturheilkunde gleichgesetzt. Die klassischen Naturheilverfahren (Hydrotherapie und Balneotherapie, klassische Thermotherapie, Lichttherapie und Klimaheilkunde, Bewegungstherapie, Ernährungstherapie, Phytotherapie, Ordnungstherapie) üben zwar genauso wie die alternativen Heilmethoden keinen Einfluss auf das Tumorwachstum aus, können aber durchaus das körperliche und subjektiv Wohlbefinden positiv beeinflussen.

8.1.2
Diagnostische Routinenachsorgeuntersuchungen mit dem Ziel der Rezidivfrüherkennung

Mit wenigen Ausnahmen ergeben sich für die Mehrzahl der Patienten selbst dann keine kurativen Therapiemöglichkeiten mehr, wenn die Rezidive dank der Routinediagnostik im asymptomatischen Stadium „frühzeitig" erkannt werden. Deswegen jedoch in der Nachbetreuung völlig auf rezidivorientierte diagnostische Maßnahmen zu verzichten, wäre falsch, weil der Rezidivausschluss mit zur Evaluation der Primärtherapie gehört, weil Art und Ausmaß der Rehabilitations- und Palliationsmaßnahmen vom Wissen des aktuellen Tumorstatus abhängig sind, weil bei frühzeitigem Erkennen der Krankheitsprogression möglicherweise Komplikationen und Beschwerden verhindert werden und nicht zuletzt auch, weil die Betroffenen häufig selbst auf einen Rezidivausschluss dringen.

Notwendige Routinenachuntersuchungen

Die Tabelle 8.2 zeigt, dass der Umfang der notwendigen Routinenachsorgeuntersuchungen heute wesentlich geringer ist als früher. Nachsorgeuntersuchungen beim Pankreaskarzinom

Tabelle 8.2. Routinenachsorgeempfehlung zur Rezidivdiagnostik bei Pankreaskarzinompatienten in asymptomatischem Stadium

Untersuchung	Monate									
	2	5	8	12	16	20	24	30	36	alle 6 Monate
Beschwerdesymptomatik	+	+	+	+	+	+	+	+	+	+
Körperliche Untersuchung	+	+	+	+	+	+	+	+	+	+
Sonographie Abdomen	+	+	+	+	+	+	+	+	+	+
Blutbild, BSG, Transaminasen	+	+	+	+	+	+	+	+	+	+
CEA	+	+	+	+	+	+	+	+	+	+

sollten im Wesentlichen symptomorientiert sein und eher zur Verlaufsbeurteilung als zur Rezidiverkennung dienen. Eine aufwendige apparative Diagnostik (Computertomographie, NMR, PET u. a.) erübrigt sich bei unauffälligen körperlichen Untersuchungsbefunden und bei Beschwerdefreiheit.

Regelmäßige Blutbildkontrollen, Kontrollen der Transaminasen und eine Eiweißelektrophorese sind nicht nur wegen des möglichen Hinweises auf einen Leberbefall sinnvoll, sondern helfen auch, eventuelle Ernährungsstörungen oder Therapiefolgestörungen zu erkennen.

Zahlreiche **Tumormarker** werden als Rezidivindikator und Verlaufsparameter für die Pankreaskarzinomnachbetreuung angeboten. Relativ sensitiv, leider jedoch gerade beim Pankreaskarzinom relativ unspezifisch, ist das CA 19-9. Nach einer Whipple-Operation, einem Stent und/oder Anlage einer biliodigestiven Anastomose ist das CA 19-9 häufig reaktiv erhöht. Das CEA ist tumorspezifischer.

Mit der **Abdomensonographie** können leicht metastatische Veränderungen in der Leber und eine Aszitesbildung erkannt werden. Die Peritonealkarzinosis entzieht sich hingegen häufig dem sonographischen Nachweis.

Zusätzliche Nachsorgeuntersuchungen

Zusätzliche apparative und laborchemische Untersuchungen sollten nur gezielt je nach Beschwerdebild bzw. anamnestischem Rezidivverdacht erfolgen, es sei denn, dass es sich um eine Therapiestudie handelt. Einige der Beschwerden, die einer intensiveren diagnostischen Abklärung bedürfen, sind in der folgenden Übersicht zusammengefasst.

> Auf einen möglichen Progress eines Pankreaskarzinoms hinweisende Symptome, die zusätzliche apparative und laborchemische Untersuchungen in der Nachsorge rechtfertigen
>
> — Schmerzen
> — Ikterus
> — Gewichtsverlust
> — Thrombosen
> — Aszites
> — Störungen der Magen-Darm-Passage

Uncharakteristische Bauchschmerzen sind häufig das einzige Symptom für intraabdominelles Tumorwachstum. Kolikartige Schmerzen oder ein Dauerschmerz neben der Wirbelsäule und in den Rücken ausstrahlend, bisweilen auch gürtelförmig ausstrahlend, lassen an eine Ausbreitung im Retroperitonealraum denken. Sie treten meist unabhängig von der Nahrungsaufnahme auf. Gelegentlich werden sie bei vornüber gebeugtem Oberkörper im Sitzen gelindert, manchmal auch umgekehrt bei gestrecktem Oberkörper. Die durch Tumore im Pankreaskopfbereich bedingten Schmerzen strahlen häufiger in die rechte, Tumore des Pankreaskörpers und des -schwanzes häufig in die linke Seite aus.

Krampfartige abdominelle Beschwerden können Warnhinweise für einen beginnenden Darmverschluss sein.

Fieber, Schmerzen und Gelbsucht sind typische Symptome für eine mögliche Abflussbehinderung im Bereich der Gallenwege. Der Stuhl und der Urin verfärben sich dann. Der Ikterus kann, aber muss nicht tumorbedingt sein, zwingt jedoch zur sofortigen Abklärung.

Thrombosen: Bei einer tiefen Beinvenenthrombose oder gar einer Lungenembolie muss immer an die Möglichkeit eines Fortschreitens der Krankheit gedacht werden. Besonders der Pfortaderbereich ist thrombosegefährdet.

Erbrechen sollte an eine Stenosierung des Magens bzw. des Zwölffingerdarms denken lassen. Die Einengung kann funktionell, aber auch maligne bedingt sein. Durch eine endoskopische oder radiologische Untersuchung lässt sich die Ursache der Enge feststellen.

Gewichtsverlust und Kräfteverfall trotz normaler Nahrungsaufnahme können darauf hindeuten, dass die Nahrungsstoffe unzureichend vom Darm aufgenommen werden und/oder sich die Krebserkrankung bereits ausdehnt. Nach einer Whipple-Operation kommt es häufig in den ersten Wochen/Monaten nach der Operation zu einem Gewichtsverlust, ohne dass Tumoraktivität vorliegt.

Unerklärbare Gewichtszunahme mit Zunahme des Bauchumfangs: Neben einem Eiweißmangel und einer Herzschwäche muss man bei einer Zunahme des Bauchumfangs (Aszites und/oder Blähbauch) auch an eine Peritonealkarzinosis denken.

8.1.3
Aufklärung des Patienten nach Feststellung einer Krankheitsprogression

Trotz der schlechten Prognose eines Rezidivs spricht mehr für als gegen eine Aufklärung. Ohne die möglichen Vorteile einer Verdrängung bei Krebspatienten leugnen zu wollen, hat diese doch auch wesentliche Nachteile. Dies bedeutet allerdings nicht, dass die volle Tragweite schonungslos dem Patienten quasi aufgezwungen werden muss (Weber 1999; s. auch Kap. 6). Eine umfassende Information ist im Übrigen die Voraussetzung für jegliche Art von Tumortherapie.

So manche mit der Erkrankung verbundenen Ängste erwachsen daraus, dass der Betroffene nicht weiß, wie er die Situation einschätzen soll oder was ihn erwartet. Auf jeden Fall ist es besser, wenn der Patient durch den behandelnden Arzt als durch die „Regenbogenpresse", „Gesundbeter", „Geschäftemacher" oder auch unkommentierte Zahlen im Internet aufgeklärt wird. Heute hat jeder Laie durch das Internet und die Fachliteratur Zugang zu Fachinformationen, so auch zu Daten zur Lebenserwartung von Patienten mit Pankreaskarzinom. Bedauerlich ist, dass diese häufig jedoch zu Missverständnissen Anlass geben und – mindestens ebenso schlimm – Betroffene mit diesen Informationen allein gelassen werden.

Viel wichtiger als die Frage, ob man aufklärt, ist die Frage, wie man aufklärt. Eine Aufklärung ohne gleichzeitiges Angebot von Perspektiven und Hilfen ist schlecht.

Aufklärung beinhaltet zwar im Wesentlichen Informationsvermittlung, entscheidend ist jedoch die gleichzeitig vermittelte emotionale Unterstützung bei der Verarbeitung der Information. Leider besprechen manche Ärzte die essentiellen Fragen der Lebenserwartung mit den Betroffenen und deren Angehörigen nur dann, wenn sie von diesen aufgefordert werden.

Sinnvoll ist, dem Patienten das Aufklärungsgespräch vorher anzukündigen und im Vorfeld zu klären, ob er hierzu Angehörige oder andere ihm nahe stehende Personen einbeziehen möchte. Wenn weitere Personen hinzugezogen werden sollen, muss der Patient dem vorab zugestimmt haben.

In dem Gespräch sollten dem Patienten zwar die Ernsthaftigkeit und auch die Tragweite der Befunde mitgeteilt, jedoch niemals zeitliche Angaben zur Prognose gemacht werden. Dies umso mehr, weil Erkrankungen nicht selten einen unvorhersehbaren Verlauf nehmen können. Bei infauster Prognose sollten immer auch positive Aspekte erwähnt werden. (z. B. Hinweise auf Fortschritte in der palliativen Therapie, heute bessere Schmerzbekämpfung, Angebot der ständigen ärztlichen/psychischen Begleitung etc.).

Es ist wichtig, immer wieder Gesprächsbereitschaft zu signalisieren, zuzuhören und sich zu vergewissern, was der Patient verstanden hat und welche Bedeutung er den Aufklärungsinhalten gibt. Der aus seinem Verhalten oft ablesbare Wunsch, das Problem vorübergehend oder auch anhaltend zu verdrängen, ist zu respektieren. Das Gespräch sollte in ruhiger Atmosphäre stattfinden (Schulz von Thun 2001).

8.1.4
Rezidivtherapien

Lokalisation

Häufig ist der Tumor schon über die Bauchspeicheldrüse hinausgewachsen und hat per continuitatem das Duodenum, das Peritoneum, die Mesenterialwurzel oder den Magen infiltriert.

Bei einer **hämatogenen Ausbreitung** sind die Leber (75%), die Lunge (15%), das Bauchfell und das Skelett (5%) am häufigsten betroffen.

Kommt es zu einer **lymphogenen Ausbreitung**, so werden die Lymphknoten im Bauchraum und danach die Leber am häufigsten befallen.

Bei einer **peripankreatischen Ausbreitung** sind das vordere Bauchfell, das Retroperitoneum oder der Magen/Darm am häufigsten betroffen.

Die **retroperitoneale Ausbreitung** mit Befall des Nervenplexus ist besonders gefürchtet, weil sich dort angesiedelte Tumoren schlecht erkennen und behandeln lassen und häufig mit starken Schmerzen einhergehen. Manchmal liegen die Tumoren vor der Aorta oder der Vena mesenterica, wo sie sich schlecht operieren lassen.

Therapie

Rezidive sind nur in Ausnahmefällen einer potentiell kurativen Therapie zugänglich, weswegen bei Rezidiven die Beschwerdelinderung das primäre Therapieziel sein muss. Die bei diesen Patienten notwendigen Therapien werden im Abschnitt 8.3 kommentiert.

8.2
Rehabilitative Maßnahmen im Rahmen der Nachbetreuung

Bestimmte Mindestinformationen sind Voraussetzung für den Beginn von Rehabilitationsmaßnahmen.

> **Mindestinformationen vor Einleitung von Rehabilitationsmaßnahmen**
>
> — Lokalisation des Tumors (Pankreaskopf, -körper, -schwanz?),
> — Tumorklassifikation, einschließlich Grading
> — Operationsverfahren (z. B. Whipple-Operation mit oder ohne Magenerhalt, neoadjuvante Chemo- oder Strahlentherapie)
> — Kurativer oder palliativer Therapieansatz, R0-, R1- oder R2- Resektion.
> — Psychosoziale Angaben (z. B. Aussagen über den Aufklärungsgrad, über eventuelle Coping- und Complianceprobleme, Angehörigenunterstützung, soziale und berufliche Probleme etc.)

Ohne diese Informationen geht wertvolle Zeit für zusätzliche Recherchen verloren und die Rehabilitationsmaßnahmen drohen, nicht zum Erfolg zu führen. Die Ernährungsberatung ist problematisch, die psychische Begleitung sehr unbefriedigend und eine sozialmedizinische Beurteilung mit Einleitung sozialer und beruflichen Hilfen von fraglicher Relevanz.

Die aktive Einbeziehung von Angehörigen in die Rehabilitation ist unverzichtbar. Dies ist einer der Gründe, weswegen die ambulante/teilstationäre/stationäre Rehabilitation wohnortnah durchgeführt werden sollte.

8.2.1
Rehabilitationsmaßnahmen zur Verminderung der körperlichen Probleme („Reha vor Invalidität")

Die in Tabelle 8.1 aufgeführten Rehabilitationsziele kommen sowohl für potentiell kurativ als auch für palliativ Behandelte infrage.

Art und Ausmaß der Funktionsausfälle und Behinderungen hängen u. a. davon ab, ob eine ausschließliche Operation, eine Strahlen- und/oder Chemotherapie oder gar nur eine ausschließliche Überwachung erfolgten.

Störungen nach einer totalen Pankreatektomie

Immer kommt es zu einem insulinbedürftigen Diabetes, da insulin- und glukagonbildende Zellen nicht mehr vorhanden sind.

Pankreatektomierte Patienten sind in hohem Maße insulinempfindlich. Die Blutzuckerregulation ist extrem labil, da nicht nur das blutzuckersenkende Insulin, sondern auch das blutzuckersteigernde Glukagon fehlt. Die stark variierenden Blutzuckerwerte sind auch durch die schwankende Aufnahme von Kohlenhydraten bei bestehender Verdauungsstörung verursacht. Im Vergleich zu Patienten mit Typ-I-Diabetes fallen die hohen postprandialen Blutzuckerwerte innerhalb der ersten 40 min nach der Nahrungsaufnahme auf, die durch die gleichzeitige partielle Magenresektion bei der Whipple-Operation bedingt sind. Nachts besteht eine ausgeprägte Hypoglykämieneigung.

Schon kleinste Mengen Insulin führen zu einem prompten und anhaltenden Abfall des Blutzuckerspiegels. Nur relativ geringe Insulineinheiten sind notwendig. Der Insulinbedarf ist mit durchschnittlich 27 IE pro Tag (0,30–0,50 IE/kg Körpergewicht) gering.

In der Regel sollte man sich bei total pankreatektomierten Patienten mit einem gering erhöhten Blutzuckerspiegel zufrieden geben, da die Gefahr der Unterzuckerung größer ist als die einer Überzuckerung. Diabetische Spätkomplikationen werden an Blutgefäßen, Nieren oder Augen trotz des häufig erhöhten Blutzuckerspiegels relativ selten beobachtet.

Bei Infekten und Stress muss häufig eine Korrektur der Insulindosis erfolgen, da die Gefahr einer Entgleisung der Blutzuckerspiegels besonders hoch ist. Sehr wichtig ist, dass Pankreatektomierte die Symptome der Unter- und Überzuckerung kennen, selbst die Höhe des Blutzuckerspiegels bestimmen und daraus folgende therapeutische Konsequenzen ziehen lernen. Die Beherrschung der intensivierten Insulintherapie ist notwendig. Die Insulinmenge muss ständig neu angepasst werden können.

Neben den endokrinen Funktionsstörungen treten zwangsläufig auch Auswirkungen des **exokrinen Enzymmangels** auf. Sie können jedoch auf ein Minimum reduziert werden, wenn Bauchspeicheldrüsenfermente gegeben und regelmäßig fettlösliche Vitamine gespritzt werden.

Da die Fette unzureichend aufgenommen, jedoch manche Vitamine nur gemeinsam mit Fett vom Darm aufgenommen und verarbeitet werden, drohen Vitaminmangelstörungen, es sei denn, dass die fettlöslichen Vitamine A, D, E, K regelmäßig intramuskulär zugeführt werden.

Wichtige Nahrungsbestandteile wie Kalzium, Magnesium oder Eisen können dem Organismus verloren gehen. Auswirkungen auf den Knochenstoffwechsel als Folge des Vitamin-D- und Kalziummangels müssen deshalb beachtet und behandelt werden. Wadenkrämpfe entstehen nicht selten wegen des Magnesiummangels. Ebenso wie nach der Whipple-Operation werden bei der totalen Pankreatektomie 2/3 des

---

Substitutionstherapien für total Pankreatektomierte

— Insulinsubstitution
— Komplette Enzymsubstitution
— Ersatz des sichtbaren Speisefetts durch mittelkettige Triglyzeride
— Monatliche Injektionen der fettlöslichen Vitamine
— Monatliche Injektionen von Vitamin B_{12}
— Gabe von Kalzium, Magnesium und Eisen (nach Bedarf)

Magens, der Zwölffingerdarm und die Gallenblase entfernt und der Gallengang in eine andere Dünndarmschlinge neu eingepflanzt. Viele Symptome lassen sich als Folgestörungen dieser Eingriffe erklären.

Störungen nach einer teilweisen Bauchspeicheldrüsenentfernung mit Bauchspeicheldrüsenkopfentfernung (Whipple-Operation)

In der Regel werden bei der **klassischen Whipple-Operation** nicht nur der Pankreaskopf und ein mehr oder minder großer Teil des Bauchspeicheldrüsenkörpers, sondern auch zwei Drittel des Magens entfernt. Bei der „**modifizierten Whipple-Operation**", bleibt hingegen der Magen mit dem Magenschließmuskel erhalten. Grundsätzlich wird bei der Whipple-Operation die Verbindung vom Magen zum Zwölffingerdarm unterbrochen und die Mündung des Bauchspeicheldrüsengangs und der Gallengänge vom Zwölffingerdarm weg in einen anderen Teil des Dünndarms (Jejunum) verlegt. Diese anatomischen Veränderungen sind die Ursache vieler funktioneller Beschwerden.

> **Symptome bei Mangel an Verdauungsenzymen**
> — Blähungen
> — Durchfall
> — Fettstuhl (Fettablagerungen auf dem Stuhl)
> — Beizender Gestank des Stuhls
> — Voluminöser und gelblich-weißer Stuhl
> — Schmerzen
> — Gewichtsverlust

Einige Beschwerden hängen mit dem Mangel an Verdauungsenzymen zusammen (s. oben). Die Pankreasinsuffizienz kann sowohl absolut als auch relativ sein. „Absolut" dann, wenn die Enzymproduktion in der verbliebenen Bauchspeicheldrüse unzureichend ist; „relativ", wenn es trotz ausreichender Enzymproduktion nicht zu einer ausreichenden Durchmischung des Speisebreis mit Verdauungsenzymen kommt. Grund für einen solchen relativen Mangel ist der asynchrone Eintritt des Speisebreis in den Dünndarm nach einer Whipple-Operation. Wegen der Entfernung des Magenschließmuskels gelangt der Speisebrei schon so früh in den Dünndarm, dass die Bauchspeicheldrüse mit der Enzymproduktion und -abgabe nicht mehr nachkommt.

Eine weitere Ursache für den reaktiven Enzymmangel ist der Verlust des Zwölffingerdarms. Dies führt zu einer verminderten Freisetzung der Hormone **Sekretin** und **Pankreozymin**, die eine Bedeutung bei der Regulation der exokrinen Bauchspeicheldrüsenenzyme haben. Erst nach einiger Zeit übernimmt der obere Dünndarm diese Aufgabe des Zwölffingerdarms. Ein Grund mehr, zumindest in den ersten Monaten nach der Whipple-Operation Verdauungsenzyme zu verschreiben.

Langfristig droht ein **Vitaminmangel**, besonders der fettlöslichen Vitamine. Grund ist die gestörte Fettverdauung, weswegen die Vitamine (Vitamin A, D, E und K) regelmäßig (ca. alle sechs Monate) gespritzt werden müssen.

Wegen der Magenteilentfernung kann es bei einigen Patienten zu einem Mangel von Vitamin B_{12} kommen. **Störungen der Blutbildung und Nervenschmerzen** drohen. Vitamin B_{12} muss daher zusätzlich zu den fettlöslichen Vitaminen in regelmäßigen Abständen künstlich zugeführt werden. Nach einer „modifizierten, d.h. magenerhaltenden Whipple-Operation" ist dies nicht notwendig.

Die in der Bauchspeicheldrüse produzierten Enzyme sind nicht nur für die Fett- und Eiweißverdauung verantwortlich, sondern unterstützen auch die Aufspaltung von Kohlenhydraten. Dies ist eine der Ursachen, weswegen Bauchspeicheldrüsenoperierte häufig über **Blähungen** und **Schmerzen** klagen. Bei ihnen gelangt die Nahrung unverdaut in den Dickdarm, wo sie bakteriell zersetzt wird und es zu einer Gasbildung kommt. Gut kauen, viele kleine Mahlzeiten und eine Enzymsubstitution wirken den Beschwerden entgegen.

Die bei der Whipple-Operation übliche partielle Magenresektion kann zu einem „**Früh- und/oder Spätdumping**" führen. Ursache des Frühdumpings ist die kürzere Verweildauer des Speisebreis im Magen und ein überstürzter Abfluss der Nahrung aus dem Restmagen in den Dünndarm mit Überdehnung dieser Darmabschnitte. Ursache des Spätdumpings ist eine Regulationsstörung der Insulinausschüttung. Es kommt zu Symptomen wie Kollapsneigung und Schweißausbruch. Bei strikter Befolgung von Ernährungsrichtlinien können sowohl Früh- als auch Spätdumpingbeschwerden weitgehend verhindert werden.

Nicht nur die exokrine, sondern auch die endokrine Bauchspeicheldrüsenfunktion kann gestört sein. Es kann zu einem **Diabetes** kommen. Ob es nach einer Whipple-Operation zu einem Diabetes kommt, hängt nicht nur davon ab, wie viel von der Bauchspeicheldrüse bzw. wie viele Inselzellen entfernt wurden, sondern auch davon, inwieweit die endokrine Regulation aufgehoben ist. Praktisch kann es wegen der aufgehobenen Regulation schon nach dem Verlust weniger Inselzellen zu einem manifesten Diabetes kommen. Die Gabe oraler Antidiabetika nutzt wenig, in der Regel muss Insulin substituiert werden.

Whipple-Operierte neigen an der Nahtstelle von Restmagen und Dünndarm zu **Entzündungen** und **Anastomosenulzera**, weswegen sich die prophylaktische Einnahme von Säureblockern empfiehlt. Grund für das erhöhte Ulkusrisiko sind die schleimhautschädigenden Säuren und die Galle, die bei fehlendem Pylorus ungehindert in den Restmagen zurückfließen. Nicht nur in diesem Fall, sondern auch bei magenerhaltend operierten Patienten sollten wegen der Ulkusgefährdung säureblockierende Medikamente verschrieben werden.

Ein weiterer Grund für die prophylaktische Einnahme von Säureblockern ist, dass die Bauchspeicheldrüsenfermente ihr Wirkungsoptimum bei einem pH von 6–7 haben. Da bei Whipple-Operierten der Magenschließmuskel entfernt wird und so der saure Mageninhalt schnell und ungehindert in den Dünndarm übertritt, ist die Bauchspeicheldrüse häufig mit der Enzymproduktion überfordert und die Durchmischung des Speisebreis mit Bauchspeicheldrüsen- und Gallensäften unzureichend, weshalb die Einnahme von Säureblockern notwendig ist.

Gelegentlich kommt es zu einer Enge im Bereich der Verbindung zwischen Magen und Dünndarm und zu einer **Magenentleerungsstörung**. Eine narbige Schrumpfung oder ein Ödem entstehen an der Nahtstelle. Auch funktionelle Ursachen sind möglich. Aufstoßen, Völlegefühl nach Nahrungsaufnahme und Erbrechen sind typische Symptome, die an eine solche Enge denken lassen sollten. Zur Behebung dieser Komplikation ist ein endoskopischer Eingriff oder eine Laserung notwendig. Differentialdiagnostisch muss immer auch an tumorbedingte Stenosierungen im Anastomosenbereich und im proximalen Jejunum gedacht werden.

Häufig ist eine **Magenatonie**. Sie kann mit ähnlichen Beschwerden wie bei einer Magenentleerungsstörung einhergehen. Den Patienten sollte empfohlen werden, langsam zu essen, gründlich zu kauen und fettreiche Kost zu meiden. Notwendig sind mehrere, jedoch kleinere Mahlzeiten.

Postoperative Magenentleerungsstörungen sind nach einer magenerhaltenden Whipple-Operation häufiger (ca. 30–50%) als nach einer Standard-Whipple-Operation (ca. 10%). Medikamente, die die Magenmotorik anregen (z. B. Metoclopramid-Tropfen), können beschwerdelindernd wirken. Sie helfen bei einem Verschluss nicht, sondern sind sogar kontraindiziert.

Durch die Verlagerung der Gallengänge mit Entfernung der Papille können leicht Keime aus dem Darm in die Gallengänge eindringen und dort eine **aszendierende Cholangitis** hervorrufen. Fieberschübe mit Schüttelfrost, Oberbauchschmerzen und Gelbsucht sind typische Symptome. Eine Cholangitis muss unverzüglich antibiotisch behandelt werden.

Störungen nach einer Pankreasschwanzentfernung (Linksentfernung)

Zu einem exokrinen Enzymmangel kommt es seltener; jedoch ist das Risiko eines insulinbedürftigen Diabetes größer, da sich die für die Insulinbildung zuständigen Inselzellen überwiegend im Pankreasschwanz befinden.

Bei der Linksentfernung wird häufig die Milz mitentfernt, weswegen eine Pneumokokkenimpfungen (Pneumovac) und jährliche Grippeimpfungen notwendig sind. Die Impfungen wirken nachhaltiger, wenn sie schon vor der Operation erfolgen, was jedoch in den seltensten Fällen möglich ist.

Weiterhin kann es nach der Milzentfernung zu eine Thrombozytose und zu Thrombosen kommen. Die Gabe von Aspirin kann sinnvoll sein. Innerhalb von drei Monaten pendeln sich die Thrombozytenzahlen allerdings meist wieder auf Normwerte ein.

Exokrine Pankreasinsuffizienz

Nach einer totalen Entfernung der Bauchspeicheldrüse müssen Verdauungsenzyme lebenslang eingenommen werden. Bei Whipple-Operierten ist die Enzymgabe von der Beschwerdesymptomatik (s. Übersicht S. 195) und den Funktionstests abhängig zu machen. Die Elastase – ein relativ sensitiver Marker für die exokrine Pankreasfunktion – ist in den ersten sechs Monaten nach der Whipple-Operation meistens erniedrigt. Zumindest in dieser Zeit sollten Pankreasenzyme eingenommen werden. Die Gabe von Pankreasenzymen ist auch danach notwendig, wenn die Patienten häufig Durchfall haben und die tägliche Stuhlfettausscheidung über 15 g liegt. Die Bestimmung der Elastasen kann auch während der Fermentsubstitution erfolgen.

In der Regel ist die Gabe von Bauchspeicheldrüsenfermenten nicht notwendig, wenn der Stuhl eine dunkle Farbe aufweist und der Betroffene nicht unter Durchfall sowie Gewichtsabnahme leidet.

Die Bauchspeicheldrüsenfermente sollten kurz vor dem Essen, am besten gleichzeitig mit den ersten Bissen eingenommen werden. Werden die Bauchspeicheldrüsenfermente erst danach eingenommen, so ist ihre Wirkung herabgesetzt. Zweckmäßig ist die Einnahme in Form von Granulat.

Die Dosierung kann je nach vorhandener Restfunktion der Bauchspeicheldrüse unterschiedlich hoch sein. Das einzelne Präparat sollte möglichst viel Lipase enthalten, um so die täglich notwendige Gesamtzahl an Beuteln bzw. Kapseln in Grenzen zu halten. Geeignet sind Pankreatin-Fertigarzneien mit mindestens 10.000 FIP Einheiten Lipase.

Durchfall

Eine häufige Ursache ist eine zu hohe Fettzufuhr bzw. eine unzureichende Fettverdauung als Folge des Enzymmangels. Nach Reduzierung der Fettzufuhr und/oder zusätzlicher Einnahme von Enzympräparaten kommt es zu einer prompten Besserung.

Gelegentlich können auch eine zu schnelle Umstellung auf MCT-Fette oder auch zu grobe Ballaststoffe in der Ernährung die Ursache des Durchfalls sein.

Manchmal ist eine Sturzentleerung des Speisebreis in den Dünndarm (Dumping) die Ursache. Sie führt zu einer reflektorisch verstärkten Aktivität der unteren Darmabschnitte (gastrokolischer Reflex).

Ein weiterer Grund kann eine Unverträglichkeit von Milch und Milchspeisen sein; Beschwerden, wie sie nach einer Magenresektion nicht selten sind. Insbesondere frische Milch wird von Whipple-operierten Patienten häufig nicht vertragen. Der Verzicht auf Milch oder die Gabe von Laktase kann eine Linderung bewirken. Im Handel sind Milchsäureenzyme erhältlich (Lactrase), die man bei Milchunverträglichkeit in Milch, Sahne, Eiscreme, Joghurt und Käse rührt.

Ein weiterer Grund kann die Entfernung oder Verletzung des Nervus vagus bei der Operation sein. Die hierdurch besonders in den ersten Monaten nach der Operation bestehende Durchfallneigung legt sich im Allgemeinen spontan. Codeintropfen bzw. Imodium wirken lindernd.

Gelegentlich kommt es zu einer „bakteriellen Fehlbesiedlung" im Darm. In diesem Fall sollten Tetrazykline eingenommen werden. Unter Umständen muss eine Umwandlungsoperation erfolgen.

Ursächlich kann auch eine Peritonealkarzinosis in Frage kommen. Sie macht sich dann durch paradoxe Durchfälle bemerkbar. „Darmberuhigende Medikamente" (z. B. Imodium), manchmal auch Spasmolytika können die Beschwerden lindern.

Störungen an der biliodigestiven Anastomose

Manchmal kann die Anastomose schrumpfen. Es kommt dann zu erschwertem Galleabfluss und nachfolgendem Ikterus.

Manchmal ist genau das Gegenteil der Fall, nämlich eine zu weite Öffnung. Wenn Luft hierdurch in die Gallengänge gelangt (Aerobilie), so ist das weniger schlimm, als wenn Nahrungsreste oder gar Krankheitskeime eindringen. Letztere führen zu einer Cholangitis, die unverzüglich antibiotisch behandelt werden muss. Leberabszesse drohen.

Kolikartige Schmerzen sollten immer an Probleme im Gallengangsbereich denken lassen. Eine baldige diagnostische Abklärung ist in diesem Fall notwendig!

Störungen nach Anlage einer inneren Gallendrainage (bilioduodenale Prothese/Stent)

Dies ist eine häufige Komplikation. Wenn die Patienten berichten, dass der Stuhl grauweiß und der Urin dunkel wird, muss die Prothese unverzüglich endoskopisch ausgewechselt werden. Plötzliche Fieberschübe hängen meist zusammen mit einem Verschluss und nachfolgender Cholestase.

Blähungen

Meist ist eine unzureichenden Durchmischung des Speisebreis mit Verdauungsenzymen die Ursache. In der Folge gelangt die Nahrung unzureichend verdaut in den Dickdarm, wodurch es zu einer atypischen Keimbesiedlung mit Gärungsbildung und Blähbeschwerden kommt.

Die Einnahme von Verdauungsenzymen, häufigeren und kleineren Mahlzeiten sowie gründliches Kauen verhindern die Blähneigung und vermindern die Bauchschmerzen. Wichtig ist, blähende Speisen generell zu vermeiden.

Manchmal besteht ein Zusammenhang mit der Einnahme von laktulosehaltigen Abführmitteln, die blähend wirken können.

Appetitlosigkeit

Fatigue, Angst, Depressionen sowie Therapiefolgestörungen können neben der Tumorprogression Ursache der Appetitlosigkeit sein. Gelingt es, die Stimmungslage des Betroffenen zu verbessern, so stellt sich gelegentlich wieder Freude am Essen ein. Die Wirkung vieler appetitanregender Tropfen beruht auf deren Alkoholgehalt, da hierdurch die „Magensäureproduktion" angeregt wird.

Bauchspeicheldrüsenerkrankte sollten mit der Einnahme solcher alkoholhaltigen Tropfen zurückhaltend sein. Im Übrigen setzt ihre Wirkung eine intakte Magenfunktion voraus, was nach einer Whipple-Operation meist nicht der Fall ist. Appetitanregend wirken bitterstoffhaltige Teesorten wie z. B. Wermut, Bitterklee, Schafgarbe, Salbei und Gewürze.

Manchmal lässt sich durch eine Geschmacksveränderung der Speisen ein Widerwillen gegen das Essen überwinden. Mit Aromastoffen ist dies leicht möglich. Aromastoffe sind in Apotheken und Drogerien erhältlich. Die Akzeptanz der verschiedenen im Handel erhältlichen und von vielen Betroffenen als monoton empfundenen Zusatznahrungen wird nach Zugabe solcher Aromastoffe manchmal verbessert.

Wenn alle diätetischen Maßnahmen erfolglos waren, kann man einen Behandlungsversuch mit Hormonen (Gestagene, Kortison oder Androgene) unternehmen. Sie können den Appetit verbessern und zu einer Gewichtssteigerung führen. Während Kortikoide (z. B. Prednison 10–30 mg/Tag oder Dexamethason 2–4 mg/Tag) einen für 2–4 Wochen befristeten appetitsteigernden und roborierenden Effekt haben und danach die kortisontypischen Nebenwirkungen überwiegen, hält die gewichtssteigernde Wirkung nach Megestrolacetat (zwischen 160 und 480 mg/Tag) wesentlich länger an (Clemm et al. 2001).

Kortison beeinflusst allerdings den Zuckerstoffwechsel und sollte bei Pankreasresezierten, und erst recht bei Diabetes bzw. latentem Diabetes, nur sehr zurückhaltend gegeben werden.

Bei Gestagenen ist zu beachten, dass es hiernach zu Wassereinlagerungen im Gewebe und so einer fälschlichen Gewichtszunahme kommen kann. Auch wird die Thromboseneigung gefördert.

Auch durch Psychopharmaka – insbesondere durch trizyklische Antidepressiva – lässt sich der Appetit beeinflussen. Die appetitanregende Wirkung mancher Hormone (z. B. Gestagene) beruht auch auf der positiven Beeinflussung der Psyche.

Die pharmazeutische Industrie entwickelt gegen die tumorbedingte Appetitlosigkeit zurzeit spezielle Medikamente, die eine „Immunonutrition" oder eine „Organprotektion" bewirken oder das hypothalamische Sättigungszentrum inaktivieren sollen. In den USA schwören manche Ärzte auf die Appetitsteigerung von Cannabis. In Deutschland bevorzugt man eher appetitanregende Hormone.

Angehörige tun manchmal gut daran, mit den Patienten möglichst wenig über bevorstehende Mahlzeiten zu reden, um hierdurch die Angst vor der nächsten Nahrungsaufnahme und dem Auftreten einer unterschwelligen Übelkeit zu vermeiden. „Kranke dürfen auf keinen Fall zum Essen gezwungen werden"! Feste Essenszeiten müssen nicht sein. Der Betroffene sollte immer dann essen können, wenn er gerade Appetit hat.

Gewichtsverlust

Die Gewichtsabnahme gehört zu den häufigsten Beschwerden. Schon vor der Operation haben viele Bauchspeicheldrüsenkarzinompatienten erheblich an Gewicht abgenommen. Nach der Operation, durch die Therapie und nicht zuletzt durch das Tumorleiden kommt es zu einer weiteren Gewichtsabnahme.

Die Ursachen hierfür sind sehr komplex und müssen nicht unbedingt tumorbedingt sein. Die ernährungstherapeutische Führung und Beratung sind von großer Bedeutung, um den Gewichtsverlust zu begrenzen.

Enterale Ernährung

■ **Allgemeine Ernährungsempfehlungen/Zusatznahrungen.** Vorausgesetzt, dass kein Diabetes vorliegt, ist eine leicht abgewandelte Vollkost zu empfehlen. Die Mahlzeiten sollten fettarm zubereitet sein. Die Ernährung eines Whipple-Operierten entspricht weitgehend der nach einer Magenoperation.

> Häufigste Gründe für eine nicht tumorbedingte Gewichtsabnahme von Pankreaskarzinompatienten
>
> — Verminderte Nahrungsaufnahme
> — Zu geringe Enzymproduktion im Restpankreas
> — Relativer Enzymmangel wegen beschleunigter Dünndarmpassage bei pankreokibaler Asynchronie
> — Störungen des Gallenstoffwechsels
> — Bakterielle Überwucherung des Dünndarms
> — Falsche Ernährung
> — Psychische Ursachen, Angst vor dem Essen
> — Schmerzen

> **Allgemeine Ernährungsempfehlungen nach einer Whipple-Operation wegen Krebs**
>
> — Langsam essen
> — Gut kauen
> — Leicht verdauliche, fettarme und gut bekömmliche Speisen
> — Mehrere kleine Mahlzeiten täglich statt drei Hauptmahlzeiten
> — Meiden von zu heißen, zu kalten, stark gewürzten, gepökelten und gegrillten, sehr süßen/salzigen Speisen
> — Bevorzugung komplexer Kohlenhydrate, jedoch blähungsarmer Nährstoffe
> — Bevorzugung fettarmer Kost
> — Striktes Alkoholverbot
>
> — Manchmal ist Ballaststoffmangel die Ursache des Durchfalls. In diesem Fall können ballaststoffreiche Zusatznahrungen gegeben werden
> — Insbesondere Whipple-operierte Patienten vertragen die in der Zusatznahrung enthaltenen Fette sehr schlecht und reagieren mit Durchfall. Bei ihnen sollten Trink- und Sondennahrungen mit hohem MCT-Anteil verabreicht werden. Es gibt spezielle Zusatznahrungen mit hohem MCT-Fettanteil
> — Wenn die Temperatur der Sondenkost zu niedrig ist, sollte sie vor Einnahme der Sondenkost erhöht werden

Von der Ernährungsindustrie werden hochkalorische, eiweißangereicherte „Drinks" in Form aromatisierter Trinknahrungen (**Astronautenkost**) angeboten, die man zwischen oder zusätzlich zu den Mahlzeiten einnehmen kann. Am verträglichsten sind die Trinknahrungen mit 1 kcal/ml. Sie können eine merkliche Gewichtszunahme bewirken.

Leider klagen viele Menschen über eine Unverträglichkeit der „Astronautenkost". Mehrere Ursachen kommen in Frage (s. Übersicht).

> **Ursachen für Unverträglichkeit von Astronautenkost**
>
> — Zu einem Durchfall kommt es häufig, wenn zu viel von der Astronautenkost auf einmal oder wenn sie zu schnell getrunken wird
> — Einige, besonders Whipple-operierte Patienten mit partieller Magenresektion, bekommen nach einer hyperosmolaren Zusatznahrung Durchfall und Dumpingbeschwerden. In diesem Fall kann die Zusatznahrung mit Tee um die Hälfte verdünnt werden. Es gibt auch Zusatznahrungen mit unterschiedlicher Osmolarität

■ **Sondenernährung.** Wenn die Ernährung auf oralem Weg (z. B. bei Magenausgangsstenose) nicht mehr in ausreichendem Maße möglich ist, kann sie als Sondennahrung über eine perkutane endoskopische Jejunostomie (**PEJ**) in den Dünndarm zugeführt werden.

Der Vorteil gegenüber der **parenteralen Ernährung** besteht darin, dass bei der künstlichen enteralen Ernährung die normale Magen-Darm-Passage erhalten bleibt. Die Darmschleimhaut bleibt so intakt, bakterielle Überwucherungen treten nicht auf und die Barriere- und Immunfunktion des Darms bleibt erhalten.

Die Sondenernährung ist problemloser, komplikationsärmer und preiswerter als die parenterale Ernährung. Wichtig ist, dass die Sondenkost immer frisch verabreicht wird. Geöffnete Flaschen dürfen nur im Kühlschrank und dort auch nur maximal einen Tag aufbewahrt werden. Die Sondennahrung ist bei Zimmertemperatur einzunehmen. Ihre Menge sollte langsam gesteigert werden, da es sonst zu Durchfall kommt.

Typische Ernährungsfehler (z. B. zu schnelle Zufuhrgeschwindigkeit, zu geringe Flüssigkeitszufuhr) und ernährungsabhängige Komplikationen (z. B. Obstipation, Diarrhoe, Völlegefühl usw.) können vermieden werden. Ist der Katheter verstopft, hilft manchmal das Durchspülen mit Coca Cola.

■ **Parenterale Ernährung.** Eine parenterale Ernährung kommt immer dann in Betracht, wenn eine enterale Ernährung nicht mehr möglich ist, nicht ausreicht oder die Nahrung im Magen-Darm-Trakt nicht genügend verarbeitet und verwertet werden kann (Clemm et al. 2001). Durch eine parenterale Ernährung kann ein Ernährungsdefizit sehr viel schneller als auf enteralem Wege ausgeglichen werden.

Die Durchführung einer parenteralen Ernährung bedarf einer intensiven Überwachung. Die Anlage eines Ports ist obligat.

Seit einigen Jahren besteht die Möglichkeit zur parenteralen Heimernährung. Hiervon wird aus Gründen der besseren Lebensqualität Betroffener, aber auch aus Kostengründen zunehmend Gebrauch gemacht. Die parenterale Heimernährung ist in der Regel an die Zusammenarbeit von Krankenhaus- und Hausärzten mit einem kommerziellen Anbieter von Serviceleistungen gebunden.

Diese kommerziellen Anbieter versorgen den Patienten mit den zur Behandlung notwendigen Infusionslösungen, entsprechend der ärztlichen Verordnung. Zu Hause wird die Ernährung engmaschig von Fachkräften dieser kommerziellen Anbieter, in der Regel von Ernährungsschwestern, überwacht. Die Patienten und deren Angehörige werden in der Regel intensiv geschult, die Pflege des Katheterinfusionssystems zu übernehmen. Die Flüssigkeitszufuhr und der notwendige Aminosäuren-, Kohlenhydrat-, Eiweiß-, Kalorien-, Fett- sowie Elektrolytgehalt müssen dem sich ständig ändernden Bedarf angepasst werden.

Die Indikation zur parenteralen Ernährung in der Palliativsituation, besonders bei Tumorkachexie, ist nicht unumstritten (Ollenschläger 1996). Sie ist indiziert bei Beschleunigung der postoperativen Erholung, bei Kurzdarmsyndrom und ansonsten guter Prognose, bei zeitlich begrenzter mechanischer Behinderung der Magen-Darm-Passage, bis eine PEJ-Sonde gelegt wird.

Information, Schulung (Gesundheitstraining/Gesprächsgruppen)

Aufklärung und Information sind wichtige Hilfen bei der Krankheitsbewältigung. Dazu gehört, dass der Patient versteht, was in seinem Körper passiert und warum eine bestimmte Therapie vorgeschlagen wird. Die Mehrzahl der Patienten möchte nicht selbst über die Therapie entscheiden, aber möchte wissen, warum eine bestimmte Behandlungsstrategie verfolgt wird.

Aufgabe des Gesundheitstrainings ist, die Patienten über die Möglichkeiten und Grenzen der Schulmedizin zu informieren, sie vor schädigenden Alternativtherapien zu schützen und ihnen den Sinn und die Notwendigkeiten von Nachsorgeuntersuchungen zu vermitteln. Hierfür eignen sich Einzel- und Gruppengespräche, an denen auch Angehörige teilnehmen können.

Neben Fragen der Ernährung, der Diabetikerschulung und den postoperativen Folgestörungen stehen soziale Versorgungshilfen und psychische Hilfen zur Entspannung und Angstbekämpfung im Vordergrund der Gruppengespräche. Es werden allgemeine Informationen gegeben über die Pankreaskarzinomerkrankung, deren Ursachen, über die verschiedenen Therapiemöglichkeiten, die Rezidivprophylaxe, über Nachsorgeuntersuchungen, Angstbewältigung, Schmerzen, Informationen über soziale Rechte und Hilfen sowie berufliche Konsequenzen. Angehörigen sollte die Möglichkeit zur Teilnahme an diesen Gruppengesprächen angeboten werden.

Alternierend übernehmen der Ernährungsberater, der Psychologe, der Sozialarbeiter und der Arzt die Moderation der Gesprächsrunde.

Den Betroffenen und ihren Angehörigen sollten die in den Gruppengesprächen vermittelten Informationen und Ratschläge auch in schriftlicher Form angeboten werden (z.B. in Form von differenzierten und industrieunabhängigen Ratgeberbüchern; Delbrück 1999, 2002). Natürlich dürfen diese Ratgeber niemals das ärztliche Gespräch ersetzen, sondern sollten vielmehr die Grundlage für nutzbringende Gespräche mit dem behandelnden Arzt darstellen.

Das Internet stellt eine zunehmende Informationsquelle für Betroffene wie Angehörige da. Für den Laien ist häufig nicht erkennbar, ob die hier vermittelten Informationen seriös sind. Sinnvoll ist, wenn der Arzt von sich aus bestimmte Internetprogramme empfiehlt, die er für seriös, informativ und hilfreich hält. Eine Auswahl möglicher Internetprogramme findet sich im Adressteil.

8.2.2 Rehabilitationsmaßnahmen zur Verminderung psychischer Probleme („Reha vor Resignation und Depression")

Manchmal stehen die psychischen Probleme im Zusammenhang mit Schmerzen, mit Ernährungsschwierigkeiten und Gewichtsverlust, mit sozialen sowie beruflichen Beeinträchtigungen und legen sich nach erfolgreicher Behandlung dieser Beschwerden (s. auch Kap. 1).

Häufig existieren jedoch **Depressionen** und die **Angst** vor der ungewissen Zukunft. Die Mitbetreuung durch einen in der Behandlung von Tumorpatienten erfahrenen Psychologen (Psychoonkologe) ist in solchen Situationen sehr hilfreich.

Immer mehr Patienten können sich aus der Literatur, aus dem Internet und anderen Medien über die Prognose der Erkrankung informieren. Weitergehende, erklärende Informationen und vor allem Hilfen bei der Verarbeitung dieser Informationen sind notwendig. Diese Hilfen können häufig von der Familie nicht geleistet werden, die im Übrigen nicht selten selbst der psychosozialen Unterstützung bedarf.

Hilfen bei der Krankheitsverarbeitung, Verminderung von Angst, Depression, Hilflosigkeit und Hoffnungslosigkeit sowie Stärkung der Compliance sind die Hauptaufgaben der Psychoonkologie. In der Auseinandersetzung mit der tödlichen Bedrohung gibt es verschiedene Formen der Bewältigung (Coping), die in unterschiedlicher Weise geeignet sind, dieses Ziel zu erreichen (Muthny 1996). Unterstützt werden sollten hierbei Verhaltensweisen, die eine aktive Form der Auseinandersetzung darstellen.

Krankheitsverleugnung und Distanz

Die in der Vergangenheit häufig während der „Krebskuren" geförderte Krankheitsverleugnung und Distanz zum Geschehen entspricht nicht den modernen Konzepten der Rehabilitation. Letztendlich ist jedoch nach wie vor ungeklärt, welche Strategie der Krankheitsbewältigung als effektiv anzusehen ist und bei welchem Bewältigungsverhalten psychologische Interventionen indiziert sind. Ein standardisiertes Vorgehen gibt es nicht, und sollte es auch nicht geben, da jeder Betroffene anders reagiert, anders angesprochen werden muss und anderer Hilfen bedarf. Einige, und hierzu gehören besonders häufig im kirchlichen Glauben Verwurzelte, kommen durchaus ohne professionelle psychologische Hilfen aus.

Grundsätzlich sollte dem Patienten das Gefühl vermittelt werden, in Problemsituationen einen Ansprechpartner zu haben, an den er sich stets wenden und demgegenüber er seine Ängste, Sorgen und Probleme offen äußern kann.

Die wichtigsten psychosozialen Belastungen in der Phase der Nachbetreuung (nach Weis u. Koch 1999)

- Emotionale Probleme (Ängste, Depression, Aggression, Suizidneigung, Hoffnungslosigkeit und Pessimismus, Sinnverlust, Selbstwert- und Identitätsprobleme)
- Partnerschaftliche/familiäre Probleme (Kommunikations- und Beziehungsprobleme, Rollenveränderungen, Sexualität)
- Berufliche Probleme (Einschränkungen und Veränderung der beruflichen Situation, Frühberentung u. a.)
- Soziale Probleme (Isolation, Unsicherheit im Umgang mit Freunden und Bekannten, Veränderung von Freizeitverhalten u. a.)
- Complianceprobleme (Vermeidung von Vorsorgediagnostik und belastenden therapeutischen Maßnahmen)

Depression

Siehe Kap. 1, „Psychische Unterstützung und Selbsthilfegruppen".

Angst

Viele Patienten haben Angst vor einem Fortschreiten der Erkrankung sowie davor, die Kontrolle über den weiteren Verlauf zu verlieren und/oder ihre Autonomie und Integrität aufgeben zu müssen.

Stressfreie Gespräche in ruhiger Umgebung, sich Zeit zu nehmen, zuzuhören und Vertrauen zu vermitteln, sind wichtige Grundlagen der Angsttherapie. Die Mitarbeit des Sozialarbeiters ist gegebenenfalls ebenso wichtig wie die professionelle Hilfe eines Psychologen. Je besser die psychosoziale Betreuung, desto überzeugender können Gespräche gegen die Angst sein. Der Einbezug der Familie ist von großer Bedeutung.

Steht die Angst im Zusammenhang mit medizinischen Problemen, kann durch Aufklärung, Informationen und Beratung manchmal eine Verminderung der Angst erreicht werden.

Wenn Angst durch Schmerzen hervorgerufen wird, macht erst eine adäquate Schmerzbekämpfung eine Psychotherapie möglich.

Medikamentös lässt sich die Angst durch Anxiolytika, vor allem Benzodiazepinen beeinflussen. Benzodiazepine sind wegen ihrer guten Verträglichkeit, der geringen Nebenwirkungen und der großen therapeutischen Breite anderen Substanzen vorzuziehen. Kurzwirkende Substanzen wie Lorazepam, Midazolam und Oxazepam haben sich besonders bewährt. Treten Angstzustände bereits wieder auf, bevor die nächste Dosis eingenommen wird, sollte zu langwirkenden Benzodiazepinen übergegangen werden (z. B. Diazepam oder Clonazepam).

Auch Neuroleptika haben gute anxiolytische Eigenschaften. Hier ist vor allem Haloperidol zu erwähnen, das bei gleichzeitiger **Verwirrtheit** oder **Halluzinationen** gerne eingesetzt wird. Trizyklische Antidepressiva kommen vor allem dann in Betracht, wenn die Angst mit Depressionen verbunden ist. Allerdings kann der Wirkungseintritt bis zu zwei Wochen dauern. Falls nach längerer Gabe von Anxiolytika ein Absetzen dieser Medikamente erwogen wird, sollte dies stufenweise innerhalb von 2 bis 3 Tagen erfolgen, um Entzugserscheinungen vorzubeugen.

Neuropsychiatrische Zustände

Delirante Zustände (Verwirrtheit, Desorientierung und Halluzinationen) treten bevorzugt in der Terminalphase auf. Vor Einleiten einer symptomatischen Therapie müssen stets (behandelbare) medikamentöse oder erkrankungsbedingte Ursachen ausgeschlossen werden (z. B. Hyperkalzämie). Zur symptomatischen Therapie eignen sich Neuroleptika, bei delirantem Syndrom z. B. Haloperidol, Benzodiazepine bei ausgeprägten Angstzuständen sowie bei Agitation und motorischer Unruhe (z. B. Lorazepam, Midazolam).

Fatigue

Siehe Kap. 4, „Mammakarzinom".

Seelsorge

Siehe Kap. 1, „Psychische Unterstützung und Selbsthilfegruppen".

Angehörige

Siehe Kap. 1, „Psychische Unterstützung und Selbsthilfegruppen".

Vorsorgevollmacht/Patientenverfügung

Mit der Vorsorgevollmacht (Klie u. Student 2001) gibt der Patient einem bestimmten Menschen das Recht, über seine Lebensgestaltung zu entscheiden, wenn dies sein Krankheitszustand erfordert. Häufig sollen in einer Vorsorgevollmacht sehr persönliche Verhältnisse geregelt werden. Zu ihnen gehört neben wirtschaftlichen Entscheidungen auch die Entscheidungsbefugnis zur Einwilligung in ärztliche Untersuchungen, Heilbehandlungen oder ärztliche Eingriffe, die mit der begründeten Gefahr verbunden sind, dass der Betreute stirbt oder schwere gesundheitliche Schäden erleidet.

Für den behandelnden Arzt ist von Bedeutung, dass er eine Behandlung ablehnen kann, die an bestimmte, in dieser Vollmacht geäußerte Wünsche und Vorstellungen gebunden sind.

Im Gegensatz zur Vorsorgevollmacht wendet sich die **Patientenverfügung** direkt an den behandelnden Arzt und an das Pflegepersonal. Sie soll den Willen des Verfügenden im Hinblick auf eine medizinische Behandlung oder Nichtbehandlung für den Fall ausdrücken, dass der Patient seine Behandlungswünsche aufgrund seiner physischen und psychischen Situation nicht mehr äußern kann.

Für den betreuenden Arzt ist auch diese Patientenverfügung nicht bindend; erst recht ist sie für ihn unzulässig und rechtlich unverbindlich, wenn in ihr Anweisungen zu einer gezielten Lebensverkürzung, d. h. zu einer „aktiven Sterbehilfe", gemacht werden.

Eine „passive Sterbehilfe" zielt auf ein menschenwürdiges Sterbenlassen ab, indem bei einem unheilbar kranken Menschen, der sich im Sterben befindet, keine lebensverlängernden Behandlungen mehr durchgeführt werden. Eine solche passive Sterbehilfe setzt das – z.B. in einer wirksamen Patientenverfügung erteilte – mutmaßliche Einverständnis voraus und ist rechtlich sowie ethisch zulässig. Zwischen rechtmäßig und unrechtmäßig liegt jedoch häufig nur ein ganz schmaler Grat.

Bei Fragen bzgl. Dokumentation des letzten Willens (Testament) sollte man u. a. auf die ausführliche Informationsbroschüre der Deutschen Krebshilfe (s. Literatur) verweisen.

8.2.3
Rehabilitationsmaßnahmen zur Verminderung sozialer Probleme („Reha vor Pflege")

Durch sie soll u. a. die Pflegebedürftigkeit verhindert bzw. reduziert werden. Ist eine selbständige Versorgung nicht mehr möglich, muss im eingetretenen Pflegefall für entsprechende Hilfen gesorgt werden, was bei Patienten mit fortgeschrittenem Tumorleiden häufig notwendig ist (s. auch Kap. 2 und 3).

Die Organisierung von Fremdhilfe und sozialer Unterstützung ist bei Pankreaskarzinompatienten mit meist rascher Krankheitsprogression und zunehmender körperlicher Leistungsminderung eine besonders wichtige Aufgabe in der Nachbetreuung. Die professionelle Sozialarbeit hat in der Nachbetreuung dieser zumeist älteren Menschen einen sehr hohen Stellenwert.

Weitere Versorgung

Die Planung der weiteren Versorgung muss gemeinsam mit den Angehörigen erfolgen. Versorgungshilfen wie „Essen auf Rädern", Haushaltshilfen, häusliche Krankenpflege, Pflegehilfen und u.U. die Unterbringung in einem Pflegeheim oder einem Hospiz müssen organisiert werden. Die Vermittlung von Kontaktadressen (Selbsthilfegruppen, Beratungsstellen etc.) ist notwendig.

Erste Ansprechpartner hierfür sind die Sozialarbeiter in den Krankenhäusern, den Rehabilitationskliniken, den Krebsberatungsstellen, den Krankenkassen sowie den Rentenversicherungsträgern.

Schwerbehindertenvergünstigungen

Gesetzliche Vergünstigungen wie sie beispielsweise im **Schwerbehindertengesetz** festgelegt sind, sollen einige der durch die Krebserkrankung entstandenen Nachteile ausgleichen. Sie gelten auch für Patienten außerhalb des Erwerbslebens, jedoch ermöglichen sie für die meist älteren Pankreaskarzinompatienten lediglich geringe finanzielle, besonders steuerliche Vorteile (Ausführlicheres hierzu s. Kap. 2 und 3). Mehr Vorteile gewähren die zusätzlichen Merkziffern, die allerdings nur bei besonderen Behinderungen gewährt werden. Der Grad der Behinderung (GdB) liegt bei Pankreaskarzinompatienten in der Regel zwischen 80 und 100.

Psychosoziale Beratung

Eine psychosoziale Beratung mit Vermittlung eventueller Hilfen erfolgt über psychosoziale Beratungsstellen. Hier sind insbesondere die psychosozialen Krebsberatungsstellen der freien Wohlfahrtsträger bzw. der Deutschen Krebshilfe zu nennen, die hinsichtlich der Versorgungsdichte allerdings starke regionale Unterschiede aufweisen. Selbsthilfegruppen übernehmen einen nicht zu unterschätzenden Anteil psychosozialer Nachsorgeaufgaben, sind jedoch durch die Komplexität der anfallenden Probleme häufig überfordert.

> **Einrichtungen und Angebote der ambulanten psychosozialen Krebsnachsorge**
> - Psychosoziale Beratungsstellen
> - Selbsthilfegruppen
> - Niedergelassene Psychotherapeuten
> - Gesundheitsförderung der Krankenkassen

Stationäre Rehabilitation/Kuren

Kuren mit ausschließlich roborierender Zielsetzung, in denen Angehörige nicht mit in die Planung der weiteren häuslichen Versorgung einbezogen werden, in denen keine Kenntnis und keine Kontakte zu den möglichen Hilfs- und eventuellen Pflegeinstitutionen bestehen, werden den Zielen der Rehabilitation bei sozial hilfsbedürftigen Patienten nicht gerecht. Eine detaillierte Kenntnis der sozialen Situation und der Abhilfemöglichkeiten vor Ort ist unerlässlich. Es empfiehlt sich daher grundsätzlich die Durchführung der stationären Anschlussheilbehandlung in Wohnortnähe. Grundsätzlich müssen die Angehörigen in die Rehabilitation mit einbezogen werden.

Pflege/Pflegebedürftigkeit

Ein Anspruch auf Leistungen der **Pflegeversicherung** besteht nur dann, wenn eine Pflegebedürftigkeit über mindestens sechs Monate vorliegt. Die Begutachtung erfolgt durch den Medizinischen Dienst der Krankenkassen (MDK; s. Kap. 2 und 3).

Hospiz/Palliativstationen

Eine große Bedeutung haben die Hospiz- und Palliativstationen (Bausewein 2001). In ihnen stehen die Pflege, supportive Hilfen, einschließlich einer adäquaten Schmerztherapie, und die psychologische Begleitung, weniger hingegen die onkologische Betreuung im Vordergrund der Bemühungen.

Adressen von Hospizen und Palliativstationen in der Region können in Erfahrung gebracht werden über die Deutsche Hospizhilfe, die Bundesarbeitsgemeinschaft Hospiz **Omega** und die IGSL (s. Adressenteil; s. auch Kap. 2 und 3).

Die Hospizidee findet sowohl bei den Politikern als auch in der breiten Öffentlichkeit eine große Zustimmung und ideelle Unterstützung. In der Realität, d.h. im Einzelfall, beobachtet man jedoch bei Betroffenen und Angehörigen dann große Zurückhaltung, wenn eine Verlegung in ein Hospiz vorgeschlagen wird. Die Vorstellung, ärztlich aufgegeben zu werden und nicht mehr um das Überleben zu kämpfen, ist offensichtlich schwer mit der Mentalität unserer westlichen Welt vereinbar.

Information und Selbsthilfegruppen

Möglichst bald im Anschluss an die Operation sollte eine stationäre Anschlussheilbehandlung in einer **Krebsnachsorgeklinik (AHB-Klinik)** eingeleitet werden, wo u. a. die Informationsvermittlung und Beratung als eine wesentliche Aufgabe angesehen wird. Erfahrene Ärzte, Psychologen und Sozialarbeiter geben hier ihre Erfahrungen, Informationen und Ratschläge weiter.

Günstig ist, wenn Betroffene selbst ihre Erfahrungen untereinander austauschen, voneinander lernen und sich gegenseitig helfen. Pankreasoperierte sollten daher einer Selbsthilfegruppe beitreten.[1]

Kosten der Ernährung

Die Versorgung mit Nahrungs- oder Lebensmitteln gehört grundsätzlich nicht zu den Aufgaben der gesetzlichen Krankenkassen. Dies gilt selbst dann, wenn sie auch geeignet sind, eine Krankheit zu heilen oder zu lindern.

In Ausnahmefällen können jedoch dann Mehraufwendungen durch die Krankenkassen übernommen werden, wenn die Kosten der ärztlich verordneten Ernährung die üblicherweise verwendeten Nahrungsmittel in einem wirtschaftlich nicht zumutbaren Maße übersteigen.

Nach den Arzneimittelrichtlinien sind grundsätzlich nicht verordnungsfähig: Genussmittel, Weine, Mineral-, Heil- oder andere Wässer, Saftzubereitungen, Würz- und Süßstoffe, Krankenkost- und Diätpräparate.

Sondennahrungen sind verordnungsfähig. Wenn die Notwendigkeit der Sondenkost medizinisch indiziert und ärztlich verordnet wurde, wird die Kasse die Kosten übernehmen. Bei der Sondenkost handelt es sich zwar auch um ein zum Verzehr für den Menschen bestimmte Nahrung. Diese Art Kost fällt jedoch so weit aus dem Rahmen einer üblichen Ernährung, dass mit einer Übernahme der Kosten durch die Kasse gerechnet werden kann.

Ist die Sondennahrung als Arzneimittel rezeptiert, erklären sich die Krankenkassen in der Regel zur Übernahme der Kosten für die künstliche Ernährung bereit. Dies tun sie nicht zuletzt auch deswegen, weil möglicherweise ein stationärer Krankenhausaufenthalt verhindert werden kann.

Im Allgemeinen stellt der Krankenhausarzt die Bescheinigung aus. Einige Krankenkassen fordern zusätzlich während des Verlaufs einer ambulanten Ernährungstherapie eine weitere Bescheinigung. Wichtig ist, dass der Arzt nicht nur die Notwendigkeit der Sondenernährung bescheinigt, sondern darüber hinaus auch die medizinische Indikation zur Sondenernährung darlegt.

Die notwendige Elementardiät wird nach den Arzneimittelrichtlinien von den Krankenkassen übernommen. Gleiches gilt für Infusionslösungen.

Oft herrscht große Unsicherheit wegen eines möglichen Arzneimittelregresses im Rahmen der Wirtschaftlichkeitsprüfung nach § 6 SGB V. Die Behandlung besonderer Patienten, die bei einem anderen Arzt der Vergleichsebene nicht gegeben ist und im Einzelfall hohe Arzneimittelkosten verursacht, gilt als Praxisbesonderheit. In der Regel werden die Kosten der ambulanten Infusionen zu Hause bei einer eventuellen Wirtschaftlichkeitsprüfung immer als Praxisbesonderheit berücksichtigt.

Diätetika – und dazu zählen hochkalorische Trinknahrungsmittel (Astronautenkost) als **Zusatznahrung** – können gemäß den Arzneimittelrichtlinien in besonders begründeten Einzelfällen zu Lasten der gesetzlichen Krankenversicherungen (GKV) verordnet werden. Allerdings ist die frühere Bestimmung hinfällig, dass Diätetika zuzahlungsfrei sind. Pro Verordnung muss der Patient – sofern er sich nicht hat befreien lassen – eine Zuzahlung leisten.

Die gesetzliche Krankenversicherung wird die Kosten jedenfalls dann übernehmen, wenn die Zusatznahrung zu erheblichen finanziellen Belastungen des Patienten führt. Dabei kann die Frage, ob unzumutbare finanzielle Belastungen anzunehmen sind, nur nach Lage des Einzelfalls beantwortet werden.

---

[1] Die Adresse der nächstgelegenen Selbsthilfegruppe für Pankreaserkrankte kann man erfahren über den Arbeitskreis für Pankreatektomierte e.V., Krefelder Str. 3, 41539 Dormagen, Tel.: 02133/4 23 29, Fax: 02133/4 26 91.

8.2.4 Rehabilitationsmaßnahmen zur Verminderung der beruflichen Probleme („Reha vor Rente")

Beruflich bedingte Schadstoffe, die einen Einfluss auf die Entstehung Pankreaskarzinomerkrankungen haben, sind nicht bekannt.

Die Beurteilung der beruflichen Leistungsfähigkeit ist abhängig von der Tumorlokalisation, ob eine R0- oder R1-Resektion durchgeführt wurde, vom Umfang der Pankreasresektion, von Begleiterkrankungen, der eventuellen Durchführung von adjuvanten Therapien und nicht zuletzt von der körperlichen Leistungsfähigkeit des Betroffenen (s. auch Kap. 2 und 3).

Patienten mit einem inoperablen Pankreaskarzinom bzw. mit Rezidiv sind grundsätzlich nicht arbeitsfähig. Sie sollten sobald wie möglich die Erwerbsunfähigkeitsrente einreichen. Erfahrungsgemäß ist mit einer mehrmonatigen Bearbeitungsdauer des Antrags zu rechnen. Ausnahmen können – aus psychologischen Gründen – bei ausgesprochenem Arbeitswunsch gemacht werden. In diesen Fällen ist die stufenweise Wiederaufnahme der Arbeit zu empfehlen. Meist werden sich die Patienten während dieses „Arbeitsversuchs" bald bewusst, dass sie den beruflichen Anforderungen nicht mehr in gewohnter Weise gewachsen sind.

Für potentiell kurativ behandelte und „geheilte" Bauchspeicheldrüsenkrebspatienten (R0-Operation) gibt es zahlreiche berufliche Einschränkungen, die in erster Linie im Zusammenhang mit der postoperativen körperlichen Schwäche stehen.

Körperlich belastende Tätigkeiten sind nicht mehr möglich. Hingegen kommen Schreibtischtätigkeiten theoretisch durchaus noch in Frage.

Da auch bei potentiell kurativ Behandelten langfristig nicht mit einer erheblichen Verbesserung der Leistungsfähigkeit zu rechnen ist, sollten sie – auch wegen des hohen Rezidivrisikos – schon frühzeitig an die Einleitung einer Erwerbsunfähigkeitsrente denken.

Welche arbeitsplatzerhaltenden Maßnahmen, einschließlich Eingliederungshilfen, Arbeitsförderung und Berufsförderung sowie Arbeitsplatzumsetzung, in Frage kommen, wer diese finanziert, ab wann eine berufliche Neuorientierung sinnvoll und durchführbar ist, wo detaillierte Informationen erhältlich sind, kann der Krebspatient am besten in der onkologischen Rehabilitationsklinik, notfalls auch beim Rehabilitationsberater der jeweiligen Rentenversicherung erfahren. Jeder Krebspatient im erwerbsfähigen Alter muss im Rahmen der Rehabilitation diesbezüglich beraten werden.

8.3 Palliative Maßnahmen im Rahmen der Nachbetreuung

Bei den meisten Patienten liegt schon zum Zeitpunkt der Diagnose eine Palliativsituation vor. Die dann durchzuführenden Tumortherapien haben nicht das Ziel der Heilung, sondern das der Lebensverlängerung bei weitgehendem Erhalt einer guten Lebensqualität. Der Wert dieser palliativen Tumortherapien darf niemals mit Remissionskriterien evaluiert werden. Mag die Überlebenszeit ein messbares und reproduzierbares Kriterium für den Wirksamkeitsnachweis der Primärbehandlung sein, so ist dies in der Palliativsituation nur eines von vielen Erfolgskriterien.

Über die Frage, ob, und wenn ja, welche Tumortherapie durchzuführen ist, entscheiden auch der Patientenwunsch, sein funktionaler Status, psychosoziale Gesichtspunkte etc. Bei der Frage, welche Tumortherapien bei einer Krankheitsprogression einzuleiten sind, ist immer zu bedenken, ob und wie der/die Betroffene von der Therapie profitiert, ob und wie er/sie unter der krebs- und/oder therapiebedingten Morbidität leiden würde. Begleiterkrankungen (z.B. Diabetes, Niereninsuffizienz, kardiovaskuläre Erkrankungen, schlechter Ernährungszustand und funktionelle Einschränkungen) beeinflussen ebenso wie Krankheitseinsicht, Lebenswille, Copingverhalten und soziale Versorgung die einzuschlagende Therapiestrategie. Die Beantwortung der Frage „Wie viel und welche Therapie?" setzt nicht nur onkologische Fachkenntnisse voraus, sondern auch Kompetenz in Ethik und Kommunikation. Viele der beim Pankreaskarzinomrezidiv empfohlenen „Chemotherapiestandards" wurden in Therapiestudien bei jüngeren Patienten erprobt, bei denen ein guter Allgemeinzustand und fehlende Zweiterkrankungen Vorbedingungen für die Aufnahme in die Studie waren. Die individuellen Besonderheiten jedes Patienten sind bei der Therapieentscheidung zu berücksichtigen.

8.3.1
Lokale/lokoregionäre Probleme

Lokoregionäre Ausbreitung mit Schmerzsymptomatik

Die Strahlentherapie hat Priorität bei der Symptomlinderung einer **lokoregionären Ausbreitung**. Sie sollte vor dem Einsatz einer systemischen Schmerztherapie erwogen werden. Die kombinierte Radio-/Chemotherapie ist der alleinigen Radiotherapie bzw. der alleinigen Chemotherapie überlegen.

Bei rein viszeralen Schmerzen haben lokale Schmerztherapien einen hohen Stellenwert. Hierzu zählt die Blockade des Ganglion coeliacus. Sie kann intraoperativ oder perkutan mittels CT-gesteuerter Injektion von 30–40 ml Phenol oder 99%igem Ethanol durchgeführt werden. Die Komplikationsrate liegt bei ca. 1–3% bei einer Wirkdauer von Wochen bis Monaten.

Neurodestruktive Schmerztherapien (Neurolysen, Chordotomie, Myelotomie, DREZ-Läsion, Dorsal-Root-Entry-Zone Koagulation und Thermoläsionen des Ganglion Gasseri) können bei schwerwiegenden Akutbeschwerden (z. B. Blasen-/Mastdarmstörung) oder Spätkomplikationen (Deafferenzierungsschmerzen) in Frage kommen.

Lebermetastasierung

Extrem selten handelt es sich um eine solitäre Lebermetastasierung, weswegen weder von einer chirurgischen Metastasenoperation noch von einer isolierten regionalen Chemotherapie oder Embolisation eine signifikante Lebensverlängerung zu erwarten ist. Eine systemische kombinierte Chemotherapie kann beschwerdelindernd wirken; bei Schmerzsymptomatik ist eine adäquate Schmerztherapie indiziert.

Peritonealkarzinosis

Weder chirurgische noch strahlentherapeutische Interventionen haben lebensverlängernde und lebensqualitätsverbessernde Folgen. Eine Chemotherapie kann versucht werden, obwohl sie bei einer Peritonealkarzinosis noch schlechter als bei anderen Metastasenlokalisationen wirkt. Eine intraperitoneale Chemotherapie kann die Aszitesbildung u. U. für eine begrenzte Zeit einschränken, wirkt jedoch – wenn überhaupt – wegen der Kammerung nur lokal und kurze Zeit. Der symptomatische Aszites ist durch Punktion oder Drainage zu entlasten (Abenhardt et al. 2001), erst danach sollten zentrale Schmerzmittel eingesetzt werden. Bei Schmerzen wirken am besten Spasmolytika; zur Verhinderung eines Ileus sollte der Stuhlgang geschmeidig gehalten werden.

Eine Gastroenterostomie, die Anlage einer PEJ, ein künstlicher Darmausgang und/oder eine parenterale Ernährung können bei einer Verschlusssymptomatik indiziert sein und lebensverlängernd wirken.

Magenausgangsstenose

Wegen der im Krankheitsverlauf häufig auftretenden Magenausgangsstenose befürworten einige Zentren die prophylaktische Gastroenteroanastomose (**Gastroenterostomie, Gastrojejunostomie**). Andere machen die Indikation hierzu abhängig von Symptomen. Die perkutane endoskopisch oder radiologisch interventionell angelegte Gastrostomie (PEG bzw. PEJ) sollte nur bei inoperablen Patienten oder bei diffuser Peritonealkarzinose angelegt werden.

Nicht immer ist ein chirurgischer Eingriff mit einer Umleitungsoperation notwendig oder möglich. Durch eine gezielte **Lasertherapie** lässt sich manchmal die Enge im Gastrointestinaltrakt aufweiten.

Verschlussikterus

Typische Therapien sind die Anlage einer **biliodigestiven Anastomose** (Cholezystocholedochoduodenojejunostomie oder Choledochojejunostomie) und die Anlage eines **Stents** (Klempa u. Arnold 1994). Nachteil des Pigtail-Katheters sind häufig rezidivierende Cholangitiden. Die Komplikationsrate nach endoskopischer Stentimplantation ist geringer als nach perkutaner Therapie. Bewährt haben sich Metallgitterstents, auch Maschendraht- oder Wallstent genannt (Prat et al. 1998).

Die Beseitigung des Verschlussikterus führt zu einer deutlichen Verbesserung der Lebensqualität durch Linderung des Juckreizes und Steigerung des Appetits.

Skelettmetastasen

Bei Schmerzsymptomatik ist eine Schmerzbestrahlung indiziert. Periphere Schmerzmittel wirken häufig – wenn überhaupt – nur sehr kurz, weswegen schon sehr frühzeitig Morphinpräparate eingesetzt werden sollten.

Inoperable enterale Obstruktion

Die Anlage einer perkutanen Gastrostomie (PEG) ist besonders bei hohem Verschluss (Ileus) zu erwägen.

Bei Schmerzen sollten Opioide gegeben werden, bei Koliken ergänzt durch Metamizol (Metamizol 6 g/Tag) oder durch das gleichzeitig antisekretorisch wirkende N-Butylscopolamin (60–80 mg/Tag; Deutsche Krebsgesellschaft 2002). Bei hohem Verschluss reduziert Octreotid aufgrund seiner antisekretorischen Wirkung die Volumenbelastung des Darms. Gleiches gilt für die Protonenpumper. Bei Übelkeit/Erbrechen sind Dimenhydrinat, Cyclizin, Scopolamin (transdermal oder s.c.), Haloperidol sowie Kortikosteroide indiziert. Die Anlage einer Magensonde kann notwendig sein. Oft toleriert der Patient seltenes Erbrechen besser.

In der Subileussituation ist auch im Terminalstadium zunächst der Versuch einer konservativen Therapie mit hochdosierten Kortikosteroiden (z. B. 36 mg Dexamethason/Tag) zu unternehmen mit anschließender enteraler ggf. auch parenteraler Gabe von Prokinetika/Cholinergika.

8.3.2
Systemische palliative Therapien

Heparinisierung

Bei Tumoraktivität und Immobilität ist wegen des erhöhten Thrombose- und Embolierisikos eine low dose Heparinisierung notwendig.

Chemotherapien

Als begrenzt wirksam beim fortgeschrittenen Pankreaskarzinom gelten Gemcitabin (Gemzar), 5-Fluorouracil (5-FU) + Folinsäure (Leucoverin), Etoposid (Vepesid), Epirubicine (Farmorubicin), Paclitaxel (Taxol), Irinotecan (Campto), Topotecan und Oxaliplatin (Eloxantin) allein oder in Kombination (Glimelius et al. 1996). Im Mittel führen sie allerdings nur bei etwa 10% der Patienten zu einer merkbaren Tumorverkleinerung, bewirken jedoch bei ca. 20–30% der Betroffenen eine merkliche Beschwerdelinderung. Die meisten Erfahrungen hat man in Deutschland mit 5-Fluorouracil, das auch oral und ambulant als Prodrug eingenommen werden kann (Capecitabine: Xeloda).

In den bisher durchgeführten Therapiestudien konnte kein Vorteil einer Polychemotherapie gegenüber einer Monotherapie festgestellt werden. Großer Vorteil von Gemcitabin und 5-Fluorouracil sind deren geringe subjektive und objektive Nebenwirkungen.

Immuntherapien/alternative Therapien

Zahlreiche Therapien werden von der Industrie angeboten, die die unspezifische Immunabwehr verbessern und körpereigene Abwehrkräfte gegen den Tumor aktivieren sollen (**Immunstimulanzien** oder **Immunmodulatoren**). Zu ihnen zählen u.a. Mistelextrakte, Enzym- und Thymuspräparate, Schlangengifte, die Sauerstoffmehrschritttherapie, Lichttherapie, Symbioselenkung, mikrobiologische Therapien, Vitamine und viele andere mehr. All diese Therapien beruhen auf weitgehend spekulativen Annahmen, erscheinen aus theoretischer Sicht wenig plausibel und werden von der Schulmedizin nicht anerkannt. Ihre therapeutische Wirkung auf den Tumor ist – wenn überhaupt – minimal.

Bislang gibt es keine einzige wissenschaftliche Studie, die eine tumorhemmende Wirkung von **Mistelpräparaten** nachgewiesen hätte. Die Behauptung, dass durch sie die Lebensqualität verbessert würde, lässt sich schwer belegen. Dennoch werden die Mistelpräparate nicht nur von Heilpraktikern und naturheilkundlich orientierten Medizinern, sondern auch von manchen Onkologen gern gegeben. Der Grund hierfür ist häufig weniger der Glauben an ihre Wirksamkeit als die Möglichkeit, dem Patienten überhaupt noch eine Art von Therapie anbieten zu können.

Gerade für Pankreaskarzinompatienten gilt die Erfahrung, dass „der Glaube nicht nur Berge versetzen, sondern auch die Lebensqualität verbessern kann." Man sollte den Glauben dieser Patienten nicht durch „evidenzbasierte Argumente" erschüttern.

Monoklonale Antikörpern eröffnen wegen ihrer hohen Tumorzellspezifität eine neue therapeutische Perspektive und zeichnen sich durch einen zur Chemo- und Strahlentherapie völlig unterschiedlichen Wirkungsmechanismus aus. Leider befinden sich diese Therapien ebenso wie andere innovative Therapien (Gentherapien, Therapien mit Farnesyl-Protein-Transferase-Inhibitoren, Therapien mit Angiogenese- und Metallproteinaseinhibitoren und die Tumorvakzinierung) noch im Versuchsstadium; über ihre tatsächlichen Vor- und Nachteile kann noch nichts gesagt werden, weswegen diese Behandlungsansätze nur in kontrollierten randomisierten Studien möglich sind.

Schmerztherapien

Die Ursachen der Schmerzen und ihre Ausprägung können sehr unterschiedlich sein. Je nach nozizeptiver oder neuropathischer Ausprägung (Tabelle 8.3), je nach Ursache und Begleitum-

Tabelle 8.3. Schmerzarten

Schmerztyp	Schmerzursache	Schmerzempfindung	Lokalisation
Nozizeptiv	In Knochen, in Weichteilen	Dumpf, drückend, pochend, bohrend	Gut lokalisierbar
	In Viszera	Hell, spitz, schneidend; oft kolikartig	Schlecht lokalisierbar
	Ischämie	Hell, pochend, intensiv	Extremität, auch viszeral möglich
Neuropathisch	In Nervengewebe, oft komplexe Strukturen	Hell, heiß, brennend	Im Versorgungsgebiet der betroffenen Nervenstruktur
	Nervengewebe, häufig Einzelnerven	Einschießend, elektrisierend, lanzinierend	Im Versorgungsgebiet der betroffenen Nervenstruktur
	Deafferentierungs-/Phantomschmerz	Neuralgiform, neuropathisch	Amputationsbereich (Organ/Extremität)
	Sympathisch unterhaltener Schmerz	Heiß, hell, brennend	Im Versorgungsgebiet des Sympathikus

ständen kann eine andere Schmerztherapie in Frage kommen. Nicht selten ist der Tumor nicht die alleinige Schmerzursache, häufig beeinflussen zusätzliche tumorunabhängige Umstände die Schmerzintensität.

■ **Schmerzdiagnostik.** Eine differenzierte Schmerztherapie setzt eine differenzierte Schmerzdiagnostik voraus (Deutsche Interdisziplinäre Vereinigung für Schmerztherapie 1999). Die Selbstbeurteilung durch den Patienten ist hierbei unerlässlich (s. folgende Übersicht). Verbale, visuelle oder numerische Analog- und Rating-Skalen dienen zur Messung der Schmerzintensität und zur Effektivitätsbeurteilung der Schmerztherapie (Abb. 8.2). Der Patient dokumentiert beispielsweise täglich auf Skalen von 0 bis 100 die Schmerzintensität (numerische Rating-Skala) oder markiert auf einer 10 cm langen Geraden die Angabe der Schmerzstärke in cm oder mm (visuelle Analogskala). Der Schmerzverlauf ist täglich zu protokollieren und die Therapie entsprechend anzupassen (Beyer 2001). Zur Schmerzerfassung, Verlaufsbeurteilung und Evaluation der Therapien werden meist Schmerztagebücher, Schmerzfragebögen, Lebensqualitätsbögen (z. B. SF-36, EORTC QLQ-C30, Brief Pain Inventory) herangezogen.

> **Minimalfragen zur Schmerzerfassung.**
>
> — Wo? (Wo sind die Schmerzen lokalisiert? Wohin strahlen sie aus?)
> — Wie? (Wie ist die Qualität und Intensität der Schmerzen?)
> — Wann? (Wie ist der zeitliche Verlauf der Schmerzen?)
> — Wodurch? (Gibt es modulierende Einflussfaktoren?)
> — Warum? (Bestehen mögliche Kausalzusammenhänge?)
> — Begleitbeschwerden? (z. B. Übelkeit, Obstipation, Unruhe)

Periost- und Knochenschmerzen sind dumpf, bohrend, tiefliegend, meist gut lokalisierbar und verstärken sich häufig bei Bewegung. Es handelt sich bei ihnen – ebenso wie bei Weichteilschmerzen – um Nozizeptorschmerzen.

Weichteilschmerzen durch Infiltration von Skelettmuskulatur und Bindegewebe verursachen meist dumpfe, bohrende und kontinuierliche Schmerzen, die unabhängig von Bewegung auftreten.

Viszerale Schmerzen (Eingeweideschmerzen) entstehen durch Kompression, Entzündung und Ulzerationen der Bauchorgane. Sie verursachen dumpfe, tiefliegende, schlecht lo-

---

Verbale Ratingskala (VRS)

☐ kein Schmerz, ☐ leichte Schmerzen, ☐ mäßige Schmerzen, ☐ starke Schmerzen, ☐ stärkste Schmerzen

Numerische Ratingskala (NRS)

1 2 3 4 5 6 7 8 9 10
kein Schmerz   stärkster Schmerz

Visuelle Analogskala (VAS)

kein Schmerz   stärkster Schmerz

Auf der 10 cm langen Gerade wird ein Punkt markiert, der der aktuellen Schmerzstärke entspricht, Längenangabe erfolgt in cm oder mm.

Abb. 8.2. Beispiele für Schmerzintensitätsmessung (Verlaufskontrolle)

kalisierbare, manchmal kolikartige Schmerzen. Meist liegt ein nozizeptiver Schmerz vor, besonders wenn nekrotische oder autolytische Prozesse die Ursache sind. Es können aber auch Schmerzen durch Beteiligung des sympathischen Nervensystems entstehen.

Neurogene Schmerzen sind charakterisiert durch eine einschießende, schneidende, stechende Komponente. Sie imponieren häufig auch als brennender, bohrender Dauerschmerz. Man spricht von neuropathischen Schmerzen bei einer Schädigung oder Irritation des Nervensystems. Diese Schmerzen gehen meist mit neurologischen Störungen einher (z. B. Hypästhesie, Anästhesie, Parästhesie, Dysästhesie, Allodynie).

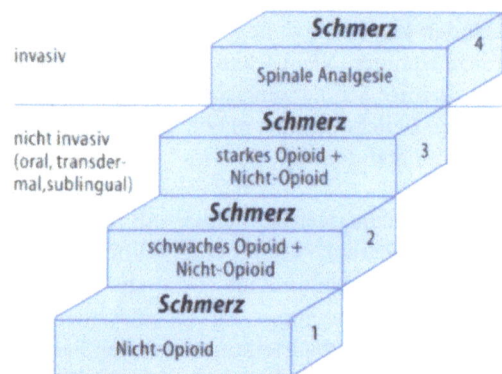

Abb. 8.3. Modifiziertes WHO-Stufenschema zur Krebsschmerztherapie

■ **Kausale Schmerztherapie.** Bei tumorbedingten Beschwerden ist primär an eine kausale Tumortherapie (Operation, Strahlentherapie, Chemotherapie) zu denken. Sie wirkt schmerzlindernd wegen der durch sie verursachten Tumor- bzw. Ödemverkleinerung. Für die Schmerzbestrahlung reichen sehr niedrige Dosen aus.

Sind eine Strahlentherapie und andere lokale Schmerztherapien (z. B. Zöliakusblockade) nicht zweckmäßig oder möglich, sind frühzeitig symptomatische Schmerztherapien einzusetzen.

■ **Wahl des Schmerzmittels.** Die Wahl des Schmerzmittels ist von der Intensität, der Lokalisation, der Art der Schmerzausprägung und der durch sie hervorgerufenen Begleiterscheinungen (s. Tabelle 8.5 und folgende Übersicht) zu treffen.

Wenn peripher wirkende Substanzen der Stufe I (z. B. Acetylsalicylsäure, Metamizol Tropfen, Paracetamol, Diclofenac) und mittelstarke morphinähnliche Mittel (z. B. Tramal, Valoron, DHC Mundipharma) nicht befriedigend wirken, sind schon sehr bald zentral wirkende Analgetika der Stufe III einzusetzen. Das **WHO-Stufenschema** zur Schmerztherapie (Abb. 8.3; Beyer 2001) sieht drei, in manchen Schemata auch vier Stufen vor.

Dementsprechend sollte man bei leichten Schmerzen mit Nichtopioidanalgetika der Stufe I unter Beachtung der jeweiligen Kontraindikationen (z. B. Ulkus, Gerinnungsstörung, Niereninsuffizienz, Hepatopathie) und möglicher Wechselwirkungen mit einer vorbestehenden Medikation beginnen. Die gleichzeitige Gabe von zwei verschiedenen nichtsteroidalen Antirheumatika (NSAR) sollte aufgrund der Toxizitätssteigerung unterbleiben. Beim immunsupprimierten Patienten ist die antipyretische Wirkung der Nichtopioidanalgetika mit der Gefahr des verzögerten Erkennens von Infektionen zu berücksichtigen.

Das Fortführen der Medikation mit Nichtopiodanalgetika ebenso wie die schmerztypgerechte Ergänzung um Koanalgetika ist empfehlenswert. Die Stufe IV schließt parenterale/rückenmarksnahe Opiate, Lokalanästhesien, Neurolysen, neurochirurgische Verfahren ein.

> **Modifikationen vom WHO-Stufenschema bei tumorbedingten Schmerzen des Pankreaskarzinompatienten. Koanalgetika in Abhängigkeit vom Schmerztyp**
>
> — Periphere Schmerzmittel sind bei Magenresezierten (auch nach einer Whipple-Operation) häufig mit beträchtlichen Nebenwirkungen belastet. Sie haben bei Skelettmetastasen

oft eine bessere Wirksamkeit als zentrale wirkende Analgetika der Stufe III. Wegen der Gefahr von Magen-/Dünndarmschleimhautschäden, Ulzera und Blutungen sollten bei Einnahme von NSAR-Präparaten (nichtsteroidale Antirheumatika) zusätzlich Protonenpumper gegeben werden. H2-Blocker sind – entgegen früherer Empfehlungen – nicht geeignet. Sie vermindern zwar gastrointestinale Beschwerden, nicht jedoch Ulzera und die gefürchteten Blutungen.

- Bei **Leberkapselschmerz, schmerzhaftem Lymphödem, Kompressionsschmerz** ist die zusätzliche Gabe von Kortikoiden indiziert. Initial sollten die Kortikosteroide hochdosiert (Hydrocortison 80 bis 120 mg) und danach niedrigdosiert (Hydrocortison 20 bis 30 mg) gegeben werden. Kortikoide wirken sich gleichzeitig positiv auf die Psyche und die Appetitlosigkeit aus.
- Neuropathische Schmerzen sprechen oft nur ungenügend auf eine Therapie mit Nichtopioiden bzw. Opioidanalgetika an. Versucht werden sollten Antidepressiva und bei „einschießenden" Schmerzen Antikonvulsiva (z. B. Carbamazepin 200 mg/Tag initial und 400–600 mg/Tag Erhaltungsdosis oder Gabapentin (1,2–2,4 g).
- Bei Schmerzen infolge eines **retroperitonealem Befalls** und Ausdehnung in den **Nervenplexus** kann eine anhaltend wirksame Schmerzbefreiung durch eine CT-gesteuerte Alkoholinstillation in den Plexus solaris erzielt werden.
- Bei **lokoregionärer Ausbreitung** sollte immer auch eine Strahlentherapie zur Schmerzstillung in Erwägung gezogen werden.
- Die perkutane Strahlentherapie, eventuell auch nuklearmedizinische Schmerztherapie (Muhle et al. 2001) ist bei **Skelettmetastasen** in Erwägung zu ziehen. Bei starken Knochenschmerzen infolge Osteolysen ist die parenterale Gabe von Bisphosphonaten indiziert (z. B. Zolendronat oder Bondronat). Calcitonin s.c., i.v. oder als Nasenspray wirkt gelegentlich.
- Bei krampfartigen Schmerzen sind spasmolytisch wirkende Analgetika (z. B. Metamizol, Pentazocin, N-Butylscopolamin, Nitropräparate) besonders gut wirksam. Butyscopolamin ist p.o. unwirksam und wirkt nur auf den Gastrointestinaltrakt.
- Bei Muskelschmerzen wirkt Tetrazepam (200–400 mg) recht gut, bei Muskelspastik Baclofen (60–100 mg).
- Eine gute Schmerzlinderung bei Hirnmetastasen lässt sich durch die Gabe von Steroiden bzw. durch Maßnahmen zur Ödemverhinderung erreichen.
- Bei Übelkeit und Erbrechen, Angst und Schlaflosigkeit wirken Neuroleptika (z. B. Haloperidol 3-mal 0,5–1 mg = 3-mal 5–10 Tropfen/Tag, evtl. auch Metoclopramid (3-mal 5–10 Tropfen/Tag).

Gerade in der Schmerztherapie des Pankreaskarzinoms haben sich Opioide bewährt. Bei einem **Wechsel von einem Opioid auf ein anderes** ist die unterschiedliche Wirkdosis zu beachten. Für die Umstellung gilt die 50%-Regel, d.h. die rechnerisch ermittelte äquianalgetische Tagesdosis wird um (30)–50% reduziert und dann erneut gegen den Schmerz titriert. Die empfohlenen Umrechnungsfaktoren für Opioide stellen nur Näherungswerte dar, die im Einzelfall deutlich unter- oder überschritten werden können (Tabelle 8.4).

■ **Applikationsmöglichkeiten.** Ist eine orale Applikation nicht möglich, können die retardierten Morphinmedikamente auch alternativ sublingual, über die Mundschleimhaut, rektal, über die Sondennahrung oder transdermal über Hautpflaster verabreicht werden (Tabelle 8.5). Vorteil der transdermalen Applikation von Fentanyl (Durogesic) und Buprenorphin (Transtec) ist ihre wenig belastende Anwendung. Die Pflaster müssen unter idealen Voraussetzungen nur alle 72 h gewechselt werden müssen. Es gibt sie in mehreren Dosierungen (z. B.

Tabelle 8.4. Empfohlene Umrechnungsfaktoren (bezogen auf Tagesdosen)

Wechsel von	auf	Faktor
Morphin p.o.	Oxycodon p.o.	0,50
	Hydromorphon p.o.	0,13
	Fentanyl transdermal	0,01
	Buprenorphin s.l.	0,025
	L-Methadon p.o.[a]	(0,3)
Oxycodon p.o.	Morphin p.o.	2
Hydromorphon p.o.		7,5
Fentanyl transdermal		100
Buprenorphin s.l.		40
L-Methadon p.o.[a]		(3)

[a] individuelle Titration erforderlich s.o.

Durogesic 25, 50, 75, 100, 150 µg/h). Nachteilig ist, dass sie erst nach 12–24 h ihre volle Wirkung entfalten. Kommt es trotz Pflaster zu Schmerzen (Durchbruchschmerzen), so sollten kurzwirkende Morphine (Sevredol-Tabletten bei Fentanylpflaster und Temgesic-Sublingual-Tabletten oder Spritzen bei Buprenorphinpflaster bzw. Fentanylsticks (Actiq) gegeben werden (Strumpf et al. 2001). Eine Kombination der Pflaster mit anderen Analgetika ist möglich und häufig sinnvoll.

Bei der Applikation des ersten Pflasters müssen in den ersten 12 h die bisherigen Schmerzmittel weiter eingenommen werden, da der volle Wirkungseintritt der Pflaster bis zu 12 h dauern kann. Bei unzureichender Analgesie bzw. bei häufigen Durchbruchschmerzen sollte die nächst höhere Wirkstärke des Pflasters eingesetzt werden. Buprenorphinpflaster haben eine weniger analgetische Wirkung, gehen dafür jedoch mit einer geringeren Obstipationsneigung einher als Fentanylpflaster.

In der Terminalphase kann die Umstellung der retardierten Morphine auf eine parenterale Therapie notwendig werden. Die unterschiedlichen Bioverfügbarkeiten sind dann zu beachten. Die subkutane Applikation ist die technisch einfachste und sicherste Methode, wobei die Liegedauer der Kanüle individuell sehr verschieden ist. Erfolgt aus irgendwelchen Gründen eine parenterale Infusion, kann Morphin auch intravenös verabreicht werden. Die sublin-

Tabelle 8.5. Applikationsformen von Morphinen

Applikationsweg	Zubereitungsform	Einzeldosis [mg]	Wirkdauer [h]	Besonderheit/Indikationsbereich
Oral	Retard Kps., Tbl., Granulat	ab 10	8–12	Basismedikation
	Ultraretard Tbl.	ab 20	(12)–24	
	Nichtretard Lsg., Tbl.	ab 5	4	
Rektal	Nichtretard Supp.	ab 10	4	Dosisfindung, Bedarfsmedikation bei Durchbruchschmerzen
Subkutan	Pro injectione	ab 2,5–5	4	Intakte Gerinnung notwendig, kontinuierliche Gabe bei Langzeitgabe empfohlen
Intravenös	Pro injectione	ab 2,5–5	4	Sicherer Zugang nötig, kontinuierliche Gabe bei Langzeitgabe empfohlen
Epidural/ intrathekal			8–12	Individuelle Dosisfindung erforderlich, Umrechnungsfaktoren nur Näherungswerte

guale bzw. oral-transmuköse Therapie kommt nur bei guten Schleimhautverhältnissen infrage. Eine transdermale Therapie ist nur bei stabilen Tumorschmerzen ohne Tagesrhythmik sinnvoll.

Die peridurale/intrathekale Therapie ist bei opioidsensiblen Schmerzen, aber intolerablen Nebenwirkungen eine potentielle Alternative.

Besonders in der Terminalphase wird die Umstellung auf eine subkutane oder parenterale Therapie oft notwendig. Hier gilt es, die unterschiedlichen Bioverfügbarkeiten der Substanzen zu beachten. Die subkutane Applikation ist die technisch einfachst und sicherste Methode.

Die intravenöse Gabe ist bei vorhandenem venösen Dauerzugang auch ambulant möglich und die Methode der Wahl bei gleichzeitiger Volumen-/Ernährungstherapie. Vor einer sublingualen bzw. submukösen Therapie sind die intraoralen Schleimhautverhältnisse zu prüfen. Eine transdermale Therapie ist nur bei stabilen Tumorschmerzen ohne Tagesrhythmus sinnvoll.

Die Anlage eines Portsystems mit externer Pumpe ist für eine peridurale/intrathekale Therapie über Wochen bis Monate zu empfehlen. Die vollständige Implantation eines Pumpensystems sollte nur bei einer vermutlichen Therapiedauer von mindestens drei Monaten erfolgen.

■ **Voraussetzunge und Vorurteile gegen Opioide.** Voraussetzung für eine erfolgreiche medikamentöse Tumorschmerztherapie ist der konsequente Einsatz der Medikamente „nach der Uhr" und nicht nach Bedarf (Zenz u. Jurna 2001; Waldvogel 2001). Gibt man Analgetika vielmehr vor Schmerzbeginn, wird eine größere Schmerzdämpfung erreicht und die benötigte Analgetikadosis ist geringer. Ziel ist, einen möglichst dauerhaften konstanten analgetischen Wirkspiegel zu erreichen. Bevorzugt werden sollten langwirkende Morphine.

In Deutschland bestehen unberechtigt Vorurteile gegenüber der frühzeitigen Opioidgabe. Die Erzeugung von Toleranz und Sucht, Verfall der Patienten in Agonie und Isolation sind nur einige der unberechtigten Vorurteile. Es ist eine längst überholte Vorstellung, dass morphinhaltige Schmerzbehandlungen in einen tranceähnlichen Zustand versetzen oder abhängig machen. Vielmehr ist es der unbehandelte Schmerz, der den Patienten depressiv und immobil werden lässt. Wenn der körperliche Zustand es erlaubt, an gesellschaftlichen Aktivitäten teilzunehmen, sollte man den Betroffenen nicht daran hindern. Zu große Rücksichtnahme und Vorsichtsmaßnahmen („overprotection") können negative Auswirkungen haben. Sie führen zwangsläufig zu einer Isolierung, Resignation, Verminderung des Selbstwertgefühls, zu Depressionen und im Übrigen auch zu einer erniedrigten Schmerzschwelle mit erhöhtem Schmerzmittelbedarf.

■ **Nebenwirkungen.** Werden nonsteroidale Antirheumatika (z. B. Ibuprofen) gegeben, muss eine gleichzeitige **Ulkusprophylaxe** mit Protonenpumpenblocker (z. B. Omeprazol 20 mg) erfolgen. Ulkusblutungen als Komplikation von NSAR-Präparaten sind häufig; nicht selten gehen sie ohne Vorzeichen einher. Rofecoxit (Viox) hat unter den NSAR die geringsten gastrointestinalen Nebenwirkungen und ist bei Risikopatienten (Ulkusanamnese, höheres Lebensalter, gleichzeitige Einnahme von Gerinnungshemmer, hohe NSAR-Dosis) zu bevorzugen.

Bei einer Morphintherapie sind neben den positiven Effekten (Analgesie, Anxiolyse, Sedierung, Euphorie) auch mögliche Nebenwirkungen zu beachten (Tabelle 8.6).

Eine Obstipationsprophylaxe ist bei oraler und transdermaler Morphintherapie obligat. Diätetische Maßnahmen (z. B. ausreichend Flüssigkeit und Ballaststoffe) allein reichen hierfür meist nicht aus, sodass die regelmäßige Gabe von Laxanzien zur Prophylaxe indiziert ist (z. B. Lactulose-Sirup 1- 3-mal 20–40 ml/Tag), Sennoside (15 mg täglich), Natriumpicosulfat (Laxoberal 10–20 gtt. abends), Bisacodyl (Dulcolax 2 Drg. abends).

Zu beachten ist, dass Quellstoffe nur bei ausreichender Flüssigkeitsaufnahme hilfreich sind.

Tabelle 8.6. Opioidwirkungen (interdisziplinäre Leitlinien der Deutschen Krebsgesellschaft)

Opioidwirkung	Häufigkeit	Therapie
Obstipation	>90 %	Obligate prophylaktische Laxanziengabe, 1. Wahl antiresorptiv/hydragog wirkende Laxanzien, ergänzend Osmotika, Gleitmittel (Quellstoffe), Kombination sinnvoll
Nausea/Emesis	ca. 20–40%	Initial empfohlen Antiemetika, 1. Wahl Haloperidol (Metoclopramid) ergänzend Dimenhydrinat, Cyclizin, Hyoscin, Cisabrid, Domperidon, Kortikosteroide, 5-HT3-Blocker; Kombinationen sinnvoll
Sedierung	ca. 20%	Überprüfung der Opioiddosis (geringerer Bedarf?), Psychoanaleptika, Opioidwechsel
Verwirrtheit, Halluzinationen, Alpträume	Selten (erfragen!)	Überprüfung der Opioiddosis (geringerer Bedarf?), Opioidwechsel, Neuroleptika (z. B. Haloperidol in adäquater Dosis) ggf. rückenmarknahe Analgesie
Schwitzen	Selten	Anticholinergika, Opioidwechsel
Juckreiz	Selten	Antihistaminika, Hautpflege, ggf. Opioidwechsel
Harnverhalt	Selten	Medikamentenrevision (Synergismus mit anderen Substanzen?) Parasympathomimetika, Opioiddosisreduktion/-wechsel
Myoklonien	Selten	Antikonvulsiva, Benzodiazepine (Clonazepam), Opioiddosisreduktion/-wechsel
Xerostomie	Häufig	Lokale Maßnahmen, Stimulation der Salivation, Reduktion anticholinerger Medikation

Laktulose wirkt am Dickdarm durch Volumenvergrößerung mit nachfolgender Peristaltikförderung. Unangenehm können die hierdurch bedingte Flatulenz und die gelegentlichen kolikartigen Schmerzen sein.

Ist es zu einer Obstipation gekommen und wirken Laxanzien nicht (z. B. Lactulose-Sirup 10–20 g oder Agiolax 10 g nach dem Essen, Abführtropfen oder Suppositorien oder Klistieren), muss ein Schwenkeinlauf erfolgen oder der Enddarm gar manuell ausgeräumt werden.

Bei eingeschränkter Nierenfunktion ist eine Dosisreduktion notwendig.

Opioide führen regelhaft zu einer körperlichen Abhängigkeit mit Entzugsphänomenen bei abruptem Absetzen. Daher sollte die Reduktion schrittweise erfolgen.

Eine lege artis durchgeführte Therapie induziert normalerweise keine psychische Abhängigkeit (Sucht). Eine (vor-)bestehende Sucht erschwert aber eine suffiziente Schmerztherapie.

Bei intakten Metabolisierungs-/Eliminationswegen verursacht die Opioidgabe praktisch nie eine klinisch relevante Atemdepression.

Übelkeit und Erbrechen treten zu Beginn der Opioidtherapie bei 20–40% der Patienten auf. Bei ihnen ist die Gabe eines Antiemetikums während der ersten 7 bis 14 Tage empfehlenswert (z. B. Haloperidol 1–2 mg p.o./i.v. oder 5-HT3-Antagonisten wie z. B. Ondansetron 8–32 mg p.o./i.v. oder Kortikosteroide wie z. B. Dexamethason 4–16 mg p.o./i.v.).

Bei ca. 5% der mit Morphinpräparaten behandelten meist älteren Männer kommt es zu einem Harnverhalten. Man sollte dann trizyklische Antidepressiva und anticholinerg wirkende Substanzen reduzieren oder absetzen bzw. eventuell Parasympathomimetika geben (Carbachol 2 mg oral oder 0,25 mg subkutan).

In der Anfangsphase (5–7 Tage) ist bei einer Behandlung mit starken Opioiden bei ca. 20% der Patienten mit einer starken Sedierung zu rechnen.

■ **Häufigste Fehler in der Tumorschmerztherapie.** Es gibt keine schmerzspezifische Region im Gehirn; vielmehr findet die Schmerzregistrierung und -empfindung in vielen Arealen statt, die sich gegenseitig beeinflussen. Schmerzgedächtnis, Emotionalität, psychische und soziale Aspekte beeinflussen die Schmerzempfindung nicht unbeträchtlich. Mit EEG, MEG, NMR, GNMR lassen sich zwar die neuronale Aktivierung, jedoch nicht die den Schmerz ausmachenden Folgen messen.

Da die Schmerzschwelle stark von Verhaltensweisen und psychosozialen Faktoren beeinflusst wird (s. Abb. 5.2), sollte grundsätzlich eine psychosoziale Begleitung stattfinden.

Im Übrigen gehört mit zu den häufigsten Fehlern in der Tumorschmerztherapie die Missachtung, dass nicht jeder Schmerz des Tumorpatienten tatsächlich auch durch das Karzinomleiden bedingt ist.

> **Häufigste Fehler bei der Behandlung von Karzinomschmerzen**
>
> — Verwechslung von Karzinomschmerzen und Schmerzen anderer Ursache
> — Unvermögen, nichtmedikamentöse Behandlungen in Erwägung zu ziehen
> — Keine spezielle Schmerzdiagnostik und Unvermögen, die Schmerztherapie je nach Lokalisation, Intensität und Schmerzausprägung zu differenzieren und zu dosieren
> — Fehlende Bereitschaft, dem Patienten zuzuhören und ihm zu glauben
> — Abneigung, Opiate zu verschreiben
> — Parenterale statt enterale Gabe von Morphinpräparaten bei Patienten, die schlucken können
> — Verkleinerung des Intervalls zwischen einzelnen Einnahmen anstatt Dosissteigerung
> — Glaube, dass Opiate alles können. Manche Schmerzen reagieren schlecht auf Morphin; bei anderen Schmerzen sollten die Opiate mit peripheren Schmerzmitteln kombiniert werden

> — Sinnlose Medikamentenkombinationen
> — Ignorieren von nicht tolerierbaren Nebenwirkungen der Schmertherapie
> — Prostaglandinsynthesehemmer ohne gleichzeitige Gabe von Protonenpumper
> — Fehlende Beachtung emotionaler und psychosozialer Einflüsse

Zusätzlich zu den Analgetika können trizyklische Antidepressiva (z. B. Amitryptilin retard initial 25 mg/Tag mit einer Erhaltungsdosis nach 5–7 Tagen 50–75 mg/Tag) und/oder Benzodiazepine zur Anxiolyse zur Schmerzlinderung beitragen. Angst beeinflusst die Schmerzintensität. Wegen ihrer sedierenden Wirkung sollten diese Medikamente vorzugsweise abends gegeben werden. Hingegen kann Clomipramin (initial 25 mg/Tag mit einer Erhaltungsdosis von 75–100 mg/Tag) wegen der leicht antriebssteigernden Wirkung morgens verabreicht werden. Die zusätzliche niedrigdosierte Gabe von Kortikoiden (z. B. 30 mg Hydrocortison/Tag) kann sich schmerzlindernd auswirken und sich gleichzeitig positiv auf die Psyche und die Appetitlosigkeit auswirken. Eine systemische Kortikoidmedikation kann auch unter schmerztherapeutischen Gesichtspunkten indiziert sein. Dies gilt insbesondere für neurogene Schmerzen und diffuser Schmerzsymptomatik bei einem „paraneoplastischen" Syndrom.

8.4 Maßnahmen zur Qualitätssicherung rehabilitativer Maßnahmen (Strukturqualität, Prozessqualität und Evaluation)

Die stationäre Anschlussheilbehandlung (AHB) ist die für operierte Pankreaskarzinompatienten wichtigste stationäre Rehabilitationsmaßnahme. Sie sollte in einer onkologisch ausgerichteten Rehabilitationsklinik und nicht in einer allgemeinen Kur- oder Rehaklinik durchgeführt werden. Theoretisch ist die rehabilitative Betreuung zwar auch ambulant oder teilstationär möglich, jedoch sind in der Regel die Pankreaskarzinompatienten körperlich zu geschwächt, um hiervon zu profitieren (s. auch Kap. 1 und 2).

Rehabilitative Leistungen bei Pankreaskarzinompatienten können nur durch ein qualifiziertes Rehabilitationsteam erbracht werden (s. Abb. 8.1). Spezielle Erfahrungen und eine spezielle Infrastruktur sind unerlässlich. Wegen der notwendigen Erfahrungen sollte die rehabilitativ tätige Institution mindestens 30 Pankreaskarzinompatienten jährlich betreuen. Eine ausreichende Prozessqualität (Bartsch 2001) und deren Überprüfbarkeit durch Qualitätssicherungsprogramme der Rentenversicherungen und/oder Krankenkassen muss gewährleistet sein.

Die Evaluation von Rehabilitationsmaßnahmen bei Tumorpatienten richtet sich nicht nach Lebenszeit-, sondern nach Lebensqualitätskriterien (Delbrück 2001). Die Effektivität einer Palliativbehandlung bei **ausbehandelten Patienten** lässt sich – anders als in der Primärtherapie – nicht mit EBM-Richtlinien messen.

Es sind vorwiegend subjektive Parameter wie Besserung von Schmerzen, Appetit, Gewicht, Beweglichkeit, Abbau von Ängsten usw., die sehr viel schwerer messbar sind als die von der Primärtherapie anerkannten Parameter (Remissionsraten und Remissionsdauer).

Dennoch gibt es auch für die Rehabilitaion objektive und subjektive Messparameter, mit deren Hilfe der Erfolg rehabilitativer und palliativ-onkologischer Maßnahmen beurteilt werden kann (s. Tabelle 8.1). Einer der Unterschiede zur Evaluation kurativer Therapien ist, dass in der Rehabilitation und Palliation nicht der Arzt allein, sondern auch der Patient selbst die Beurteilung vieler Maßnahmen vornimmt. Dies erklärt manche Schwierigkeiten von Evaluationsmaßnahmen in der Rehabilitation.

Grundsätzlich wird die in der Rehabilitationsonkologie angestrebte Lebensqualität dann erreicht, wenn weniger Pflegebedürftigkeit vorliegt („Reha vor Pflege"), wenn der Patient wieder beruflich reintegriert werden kann („Reha vor Rente"), wenn er sich geborgen fühlt und sein Schicksal verarbeitet („Rehabilitation vor Resignation und Depression") und wenn seine körperlichen Behinderungen und Funktionseinschränkungen gering sind („Reha vor Invalidität").

Zu Zugangswegen und Koordination s. Kap. 2 und 3.

8.5
Adressen

- **Arbeitskreis der Pankreatektomierten e.V.**, Zentrale Beratungsstelle, Krefelder Str. 3, 41539 Dormagen, Tel.: 02133/4 23 29, Fax: 02133/4 26 91, E-Mail: www.adp-dormagen.@t-online
- **Arbeiterwohlfahrt Bundesverband e.V.**, Marie-Juchacz-Haus, Oppelner Str. 130, 53119 Bonn, Tel.: 0228/6 68 50
- **Arbeitsgemeinschaft für Krebsbekämpfung im Lande Nordrhein-Westfalen**, Universitätsstr. 140, 44799 Bochum-Querenburg, Tel.: 0234/77 84 81
- **Bundesarbeitsgemeinschaft „Hilfe für Behinderte"**, Kirchfeldstr. 149, 40215 Düsseldorf, Tel.: 0211/34 00 85
- **Bundesverband Selbsthilfe Körperbehinderter e.V.**, 74238 Krautheim/Jagst, Tel.: 06294/680
- **Bundeszentrale für gesundheitliche Aufklärung**, Ostmerheimerstr. 200, 51109 Köln, Tel.: 0221/89 92-0
- **Deutsche Gesellschaft zum Studium des Schmerzes (DGSS)**, Klinik für Anästhesiologie der Universität Köln, Joseph Stelzmann Straße 9, 50924 Köln, Tel.: 0221/4 78-66 86
- **Deutsche Krebshilfe e.V.**, Thomas-Mann-Str. 40, 53111 Bonn, Tel.: 0228/72 99 00, Zentrale 0228/7 29 90-0, Härtefond 0228/7 29 90-94, Informationsdienst 0228/7 29 90-95, E-Mail deutsche@Krebshilfe.de
- **Deutsches Krebsforschungszentrum (DKFZ)**, Im Neuenheimer Feld 280, 69120 Heidelberg, Tel.: 06221/48 41

- **Deutsche Arbeitsgemeinschaft Selbsthilfegruppen**, Friedrichstr. 28, 35392 Gießen, Telefon 0641/7 02 24 78
- **Deutsche Krebsgesellschaft**, Hanauer Landstr. 194, 60314 Frankfurt, Telefon 0691/6 30 09 60
- **Deutsche Schmerzhilfe e.V.**, Bundesverband, Sietwende 20, 21720 Grünendeich, Tel.: 04142/81 04 34 sowie Woldesenweg 3, 20249 Hamburg, Tel. 040/46 56 46
- **Schmerztherapeutisches Kolloquium (STK)**, Geschäftsstelle, Postfach 1205, 73012 Göppingen, Tel.: 07161/97 64 77
- **Deutsche Hospizhilfe e.V.**, Reit 25, 21244 Buchholz, Tel. 04181/3 88 55
- **Deutscher Caritasverband AG Hospiz**, Karlstr. 40, 29104 Freiburg, Tel. 0761/20 00
- **Durogesic und Morphintherapien**, kostenfreie Informationen Tel.: 0800/0 11 05 62
- **Familiäres Pankreaskarzinom**, Nationale Fallsammlung, Baldingerstr., 35033 Marburg, Tel.: 06421/2 86 67 45 oder 06421/2 86 35 70, E-Mail: FAPALA@mailer.uni-marburg.de
- **Genesendenhilfe e.V.**, Danziger Str. 15, 20099 Hamburg, Tel.: 0404/24 69 76
- **Gesellschaft für biologische Krebsabwehr**, Postfach 10 25 49, 69015 Heidelberg, Tel.: 06221/16 15 25
- **Krebsinformationsdienst (KID)**, Postfach 10 19 49, Im Neuenheimer Feld 280, 69120 Heidelberg, Telefon 06221/41 01 21
- **Landesarbeitsgemeinschaft „Hilfe für Behinderte"**, Kirchfeldstr. 149, 40215 Düsseldorf, Tel.: 0211/31 00 60
- **Referat Malteser Hospizarbeit**, Kalker Hauptstr. 22–24, Tel.: 0221/9 82 25 81 und 0221/34 10 11
- **Omega (Hospizvereinigung)**, Schlesierplatz 16, 13346 Hannoversch Münden, Tel.: 05541/48 81 sowie Omega, Ostbergstraße 78, 58239 Schwerte, Tel. 02304/4 31 23
- **Psychosoziale Nachsorgeeinrichtung und Fortbildungsseminar**, Chirurgische Universitätsklinik Heidelberg (Ernst-Moro-Haus), im Neuenheimer Feld 155, 69120 Heidelberg, Tel.: 06221/1 56 31, Schmerztelefon Tel.: 06221/4 22 00 00
- **Schweizer Selbsthilfegruppe für Pankreaserkrankungen SSP**, E-Mail: pancreas-help.com
- **Selbsthilfe Krebs im Abrecht-Achilles-Haus**, Albrecht-Achilles-Str. 59, 10709 Berlin, Tel.: 030/8 91 40 49

Rehakliniken[1]

- **Tumornachsorge- und Rehaklinik Bergisch Land**, Wuppertal-Ronsdorf, 42369 Wuppertal, Im Saalscheid 5. Tel.: 0202/24 63 22 49 (Leiter Prof. Dr. med. H. Delbrück)
- **Hohenlohe, Leber- und Stoffwechselklinik**, 97980 Bad Mergentheim, Lothar-Daiker-Str. 1, Tel.: 07931/54 80 (Leiter Prof. Dr. med. E.U. Baas)
- **Hartwaldklinik der BFA**, 97769 Bad Brückenau, Schlüchterner Str. 4, Tel.: 09741/8 20 (Leiter Prof. Dr. med. W. Zilly)
- **Föhrenkamp der BFA**, 19205 Mölln/Lauenburg, Birkenweg 24, Tel.: 04542/80 20 (Leiter Prof. Dr. med. G. Oehler)
- **Vitalisklinik**, 36251 Bad Hersfeld, Am Weinberg 3, Tel.: 06621/20 50 (Leiter Dr. med. K. Wurm)
- **Nahetalklinik**, 55543 Bad Kreuznach, Burgweg 14, Tel.: 0671/37 50 (Leiter Dr. med. P. Kruck)
- **Mittelrheinklinik der LVA Rheinland-Pfalz**, 56154 Boppard, Salzbornstr. 14, Tel.: 06742/60 80 (Leiter Prof. Dr. Herz)
- **Klinik für Tumorbiologie**, Breisacherstr 117, 79106 Freiburg, Tel.: 0761/2 06 01 (Leiter Prof. Dr. med. H.H. Bartsch)
- **Kurklinik Dr. Vötisch**, 97980 Bad Mergentheim, Herderstr. 10, Tel.: 07931/49 90 (Leiter Dr. med. Braun, Dr. med. Virsik)

---

[1] Empfohlen u.a. vom Arbeitskreis der Pankreatektomierten. Die Kliniken sind Mitglieder in der Arbeitsgemeinschaft für Rehabilitation, Nachsorge und Sozialmedizin in der Deutschen Krebsgesellschaft.

- **Reha-Klinik ob der Tauber,** Klinik der LVA Saarland und der LVA Baden-Württemberg, Bad Mergentheim, Bismarckstr. 31, Tel.: 07931/54 10 (Prof. Dr. med. W. Tittor)
- **Paracelsus Klinik am See,** 37581 Bad Gandersheim, Dehneweg 6, Tel.: 05382/93 90 (Leiter Prof. Dr. med. U. Gärtner)
- **Median Klinik, Prof. Dr. R. Nilius,** 99438 Bad Berka, Turmweg 2a, Tel 0364/5 83 80 (Leiter Prof. Dr. R. Nilius)

Internet

- www.med.uni-marburg.de/fapaca/ (Familiäres Pankreaskarzinom)
- http://www.krebsgesellschaft.de/ISTO/ Standards/Pankreas.PDF (Leitlinien der Deutschen Krebsgesellschaft für Pankreaskarzinom)
- http://www.schmerzhilfe.de/ (Schmerzselbsthilfe der Deutschen Schmerzhilfe e.V.)
- http://www.dsl-ev.de/ (Deutsche Schmerzliga e.V.)
- http://www.medizin.uni-koeln.de/projekte/dgss/ (Deutsche Gesellschaft zum Studium des Schmerzes)
- http://www.chirurgie-goettingen.de/pankreas/ (Leitlinien der Uni Goettingen für Pankreaskarzinom)
- http://www.ipsis.de (Psychologische Beratung)
- http://www.oncolinks.de (Internetservice für Ärzte, Patienten und Angehörige)
- http://www.ksid.de (Schmerzbehandlung, Informationsdienst Krebsschmerz)
- http://www.studien.de/ (Studienserver der Deutschen Krebsgesellschaft mit dem deutschen Krebsstudienregister)
- http://www.krebsinfo.de/ (Manuale des Tumorzentrums München)
- http://www.swisscancer.ch/ (Schweizerische Krebsliga)
- http://www.krebshilfe.or.at/ (Österreichische Krebshilfe)
- http://www.dkfz.de/Patienteninfo/bauchspeicheldrüse.htm (Patienteninformationen des Deutschen Krebsforschungszentrum
- http://www.ksid.de (Krebsschmerztelefon. Informationen, Beratungen für Betroffene)
- http://neuropsychiater.org/krebsi.html (Informationen zu alternativen Methoden bei Krebs)
- http://www.mdanderson.org/cimer (Center for alternative medicine)

Literatur

Abenhardt W, Bosse D, Heinrich M, Brack N (2001) Behandlung maligner Ergüsse. In: Tumorzentrum München (Hrsg) Manual: Supportive Maßnahmen und symptomorientierte Therapie in der Hämatologie und Onkologie. Zuckschwerdt, München, S 169

Ärztlicher Arbeitskreis Sterbebegleitung bei der Ärztekammer Westfalen Lippe in Zusammenarbeit mit der Hospizbewegung Münster e.V. (2000) Patientenverfügung und Vorsorgevollmacht – Ein Leitfaden für Patienten und Angehörige[1]

Bausewein C (2001) Palliativmedizin und Hospizarbeit. In: Tumorzentrum München (Hrsg) Manual: Supportive Maßnahmen und symptomorientierte Therapie in der Hämatologie und Onkologie. Zuckschwerdt, München, S 311

Bayerisches Staatsministerium (1999) Zu Hause pflegen – zu Hause gepflegt werden. Ein Ratgeber.[2]

Beyer A (2001) Medikamentöse Schmerzbehandlung von Erwachsenen. In: Tumorzentrum München (Hrsg) Manual: Supportive Maßnahmen und symptomorientierte Therapie in der Hämatologie und Onkologie. Zuckschwerdt, München, S 199

Bohnhorst B (1997) Lass mich los – aber nicht allein. Ein Ratgeber zur Sterbebegleitung. Fischer Taschenbuchverlag, Frankfurt

Bundesministerium für Arbeit und Soziales (2001) Ratgeber für Behinderte.[3]

---

[1] Kostenlos zu beziehen über Ärztekammer Westfalen Lippe, Gartenstraße 210, 48147 Münster.
[2] Kostenlos zu beziehen über Bayerisches Landesamt für Versorgung und Familienförderung, Postfach 401140, 80711 München.
[3] Kostenlos zu beziehen über Bundesministerium für Arbeit und Sozialordnung, Postfach 500, 53105 Bonn.

Bundesminister für Gesundheit (2001) Pflegeversicherung.[1]

Clemm C, Lipp T, Reitmeier M, Unterburger P (2001) Ernährung und Behandlung der Tumorkachexie. In: Tumorzentrum München (Hrsg) Manual: Supportive Maßnahmen und symptomorientierte Therapie in der Hämatologie und Onkologie. Zuckschwerdt, München, S 226

Delbrück H (1993) Krebsschmerz. Rat und Hilfe für Betroffene und Angehörige. Kohlhammer, Stuttgart

Delbrück H (1999a) Ernährung nach Krebs. Rat und Hilfe für Betroffene und Angehörige. Kohlhammer, Stuttgart

Delbrück H (1999b) Begutachtung der Leistungsfähigkeit bei Patienten mit Tumoren des Gastrointestinaltrakts. Med Sach 95(4): 125–129

Delbrück H (2002) Bauchspeicheldrüsenkrebs. Rat und Hilfe für Betroffene und Angehörige. Kohlhammer, Stuttgart

Delbrück H, Haupt E (Hrsg) (1998) Rehabilitationsmedizin. Ambulant – Teilstationär – Stationär. Urban & Schwarzenberg, München

Deutsche Interdisziplinäre Vereinigung für Schmerztherapie (1999) Leitlinien zur Schmerztherapie. Tumordiagn Ther 20: 109

Deutsche Krebsgesellschaft (1999) Alternative Behandlungsmethoden.[2]

Deutsche Krebsgesellschaft (2000) Therapie-Studien, dafür sind sie gut.[3]

Deutsche Krebsgesellschaft (1999) Interdisziplinäre kurzgefasste Leitlinien der Deutschen Krebsgesellschaft, der Deutschen Gesellschaft zum Studium des Schmerzes und der Deutschen Interdisziplinären Vereinigung für Schmerztherapie. Forum Dtsch Krebsgesellschaft 14: 122–126

Deutsche Krebshilfe (2001) Wegweiser zu Sozialleistungen.[3]

Deutsche Krebshilfe (2002) Hilfen für Angehörige.[4]

Deutsche Krebshilfe (2000) Ihr letzter Wille.[5]

Deutsche Gesellschaft für Palliativmedizin/Bundesarbeitsgemeinschaft Hospiz/Deutsche Gesellschaft zum Studium des Schmerzes (2002) Palliativmedizin 2000 – Stationäre und ambulante Palliativ- und Hospizeinrichtungen in Deutschland.[1]

Deutsche Interdisziplinäre Vereinigung zur Schmerztherapie (DIVS) (1999) Leitlinien zur Schmerztherapie. Tumordiagn Ther 20: 105

EAPC Expert Working Group (2001) Morphine and alternative opioids in cancer pain. The EAPC recommendation. BJC 84: 587

Glimelius B et al. (1996) Chemotherapy improves survival and quality of life in advanced pancreatic and biliary cancer. Ann Oncol 7: 593

Kaiser G et al. (1998) Unkonventionelle, alternative Heilverfahren in der Onkologie. Internist 11: 1159–1167

Klempa I, Arnold W (1994) Palliative chirurgische und endoskopische Therapie maligner Gallenwegsverschlüsse. Chirurg 65: 836

Klie T, Student JC (2001) Die Patientenverfügung. Herder, Freiburg

LeShan L (1982) Psychotherapie gegen den Krebs. Über die Bedeutung emotionaler Faktoren bei der Entstehung und Heilung von Krebs. Klett-Cotta, Stuttgart

Muhle C, Brunner W, Kampen WU, Czech N, Henze E (2001) Nuklearmedizinische Schmerztherapie von Skelettmetastasen. Tumordiagn Ther 22: 41–47

Muthny F (1996) Wege der Krankheitsverarbeitung von Krebspatienten und Möglichkeiten von Hilfen. Hefte zur Krebsnachsorge. Hartmann-Bund, Bad Neuenahr

Neoptolemos F et al. (2001) Adjuvant treatment of pancreatic cancer. Lancet 358: 1576

Ollenschläger G (1996) Ernährungstherapie des Tumorpatienten. Onkologe 2: 574

Prat F, Chapat O, Ducot B, Pouchon T (1998) A randomized trial of endoscopic drainage methods for inoperable malignant strictures of the common bile duct. Gastrointest Endosc 47: 1

Sauer H, Gabius S, Vehling-Kaiser U, Woitinas FW (2001) Krebsbehandlungsmethoden ohne nachgewiesene Wirkung. In: Tumorzentrum München (Hrsg) Manual: Supportive Maßnahmen und symptomorientierte Therapie in der Hämatologie und Onkologie. Zuckschwerdt, München, S 257

Siewert JR, Sendler A, Fink U (2001) Magenkarzinom. In: Siewert JR, Harder F, Rothmund M (Hrsg): Praxis der Viszeralchirurgie. Springer, Berlin Heidelberg New York Tokyo, S 28, 447–488

Strumpf M, Junger S, Dertwinkel R, Zenz M (2000) Schmerztherapie in der Onkologie. In: Siewert JR, Harder F, Rothmund M (Hrsg) Praxis der Viszeral-

---

[1] Kostenlos zu beziehen über Bundesministerium für Arbeit und Sozialordnung, Postfach 500, 53105 Bonn.
[2] Kostenlos zu beziehen über Deutsche Krebsgesellschaft e.V. Hanauer Landstr. 194, 60314 Frankfurt.
[3] Kostenlos zu beziehen über Deutsche Krebsgesellschaft e.V. Hanauer Landstr. 194, 60314 Frankfurt.
[4] Kostenlos zu beziehen über Deutsche Krebshilfe, Thomas-Mann-Str. 40, 53111 Bonn.
[5] Kostenlos zu beziehen über Deutsche Krebshilfe, Thomas-Mann-Str. 40, 53111 Bonn.

---

[1] Kostenlos zu beziehen über Mundipharma GmbH Schmerzservice, Postfach 1350, 65333 Limburg (Lahn).

chirurgie. Springer, Berlin Heidelberg New York Tokyo

Schmoll HJ, Höffken K, Possinger K (1999) Kompendium Internistische Onkologie, 3. Aufl. Springer, Berlin Heidelberg New York Tokyo

Tausch AM (1981) Gespräche gegen die Angst. Rowohlt, Reinbeck b. Hamburg

Waldvogel H (2001) Analgetica, Antinozizeptiva, Adjuvanzien. Springer, Berlin Heidelberg New York Tokyo

Willig F (1989) Ernährungsmedizin und Diätetik für Pankreasoperierte.[1]

Weis J, Koch U (1999) Psychosoziale Rehabilitation nach Krebs. In: Schmoll HJ, Höffken K, Possinger K (Hrsg) Kompendium Internistische Onkologie, 3. Aufl. Springer, Berlin Heidelberg New York Tokyo

Zenz M, Jurna I (Hrsg) (2001) Lehrbuch der Schmerztherapie – Grundlagen, Theorie und Praxis. Wissenschaftliche Verlagsgesellschaft, Stuttgart

---

[1] Zu beziehen über Kali-Chemie Pharma GmbH, Hans-Böckler-Allee 20, 30173 Hannover.

9 Kolonkarzinom

9.1 Nachsorge *224*
9.1.1 Rezidivprophylaxe (adjuvante Chemo-, Radio- und Immuntherapien) *224*
9.1.2 Diagnostische Routinenachsorgemaßnahmen mit dem Ziel der Rezidivfrüherkennung *226*
9.1.3 Aufklärung des Patienten nach Feststellung eines Tumorrezidivs *228*
9.1.4 Rezidivtherapien *229*
9.2 Rehabilitative Maßnahmen *229*
9.2.1 Rehabilitationsmaßnahmen zur Verminderung körperlicher Probleme („Reha vor Invalidität") *230*
9.2.2 Rehabilitationsmaßnahmen zur Verminderung psychischer Probleme („Reha vor Resignation und Depression") *233*
9.2.3 Rehabilitationsmaßnahmen zur Verminderung sozialer Probleme („Reha vor Pflege") *233*
9.2.4 Rehamaßnahmen zur Verminderung beruflicher Probleme („Reha vor Rente") *234*
9.3 Palliative Maßnahmen *235*
9.3.1 Lokale und lokoregionäre Probleme *235*
9.3.2 Systemische palliative Therapien *236*
9.4 Maßnahmen zur Qualitätssicherung rehabilitativer Maßnahmen *237*
9.4.1 Strukturqualität *237*
9.4.2 Prozessqualität *238*
9.4.3 Ergebnisqualität *238*
9.5 Wichtige Adressen *238*
Literatur *239*

Primäres Ziel aller medizinischen Maßnahmen mit kurativer Absicht ist es, die Überlebenszeit zu verlängern. Beim Kolonkarzinom werden hierfür die Operation und die Chemotherapie eingesetzt, daneben aber auch die **Nachsorge** im engeren Sinne. Letztere hat die Aufgabe der Rezidivprophylaxe, der Rezidivfrüherkennung und der Rezidivtherapie (s. Abb. 4.1). Die Heilung der Krebserkrankung steht somit in der Nachsorge eindeutig im Vordergrund.

In der **Rehabilitation** hingegen ist nicht die Erkrankung selbst, sondern die Verringerung der tumor- und therapiebedingten Behinderungen Ziel des therapeutischen Vorgehens. Absicht ist hierbei, die negativen Auswirkungen der Krebserkrankung und -therapie im körperlichen, im psychischen, im sozialen und im beruflichen Bereich zu beseitigen oder zumindest zu lindern (s. folgende Übersicht). Weniger die Länge der Überlebenszeit, als die Qualität der verbleibenden Lebensspanne soll durch die Rehabilitation positiv beeinflusst werden. Die hierfür eingesetzten Therapien sind vielfältig; sie werden wegen der ganzheitlichen Zielsetzung nicht nur vom Arzt, sondern von einem ganzen Rehabilitationsteam (Abb. 9.1) erbracht. Der Bedarf der in der Rehabilitation notwendigen therapeutischen Maßnahmen richtet sich somit primär nach dem Schweregrad der Tumor- und Therapieauswirkungen und nicht, wie in der Nachsorge, nach der Ausdehnung und der Prognose der Krebserkrankung.

Theoretisch lassen sich die Zielsetzungen der Nachsorge von denen der Rehabilitation einfach und wohldefiniert voneinander abgrenzen. In der Praxis gibt es allerdings viele Überschneidungen. Diese betreffen insbesondere die **Palliation**. Ihr primäres Ziel ist die Beschwerdelinderung; sie hat viele Gemeinsamkeiten mit der Rehabilitation. In den in Deutschland vorrangig von den Rentenversicherungen geführten Rehabilitationskliniken werden palliative Maßnahmen allerdings nur am Rande durchgeführt. Ausnahmen sind die wohnortnah gelegenen Kliniken, mit denen die Krankenkassen

Abb. 9.1.
Rehateam für Patienten
mit Kolonkarzinom

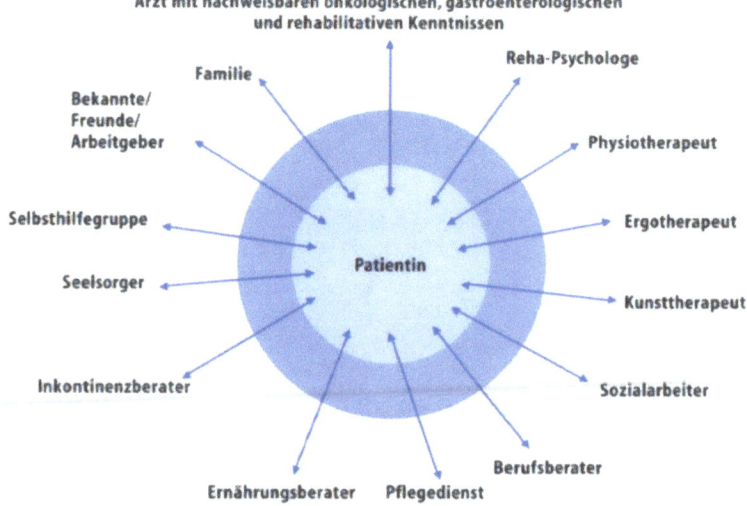

Allgemeine Ziele in der ganzheitlich orientierten medizinischen Rehabilitation

- Körperliche Ebene
  - Beseitigung, Linderung und/oder Kompensation körperlicher Funktionsstörungen → Reha vor körperlicher Invalidität
- Seelische Ebene
  - Beseitigung, Linderung seelischer/psychischer Einschränkungen → Reha vor Depression
- Soziale Ebene
  - Beseitigung, Linderung, Verhinderung und/oder Kompensation sozialer Nachteile → Reha vor Pflege
- Berufliche Ebene
  - Beseitigung, Linderung, Verhinderung und/oder Kompensation beruflicher Einschränkungen → Reha vor Rente
- Selbstbestimmungsebene
  - Information, Motivation, Selbsthilfe → Reha vor Abhängigkeit

9.1 Nachsorge

Die Nachsorge hat beim Kolonkarzinom eine größere Bedeutung als bei den meisten anderen Krebserkrankungen, da durch adjuvante Therapien Rezidive verhindert und die Rezidivfreiheit sowie die Überlebenszeit verlängert werden können (Junginger et al. 1999; Schlag et al. 2000). Auch die Nachsorgediagnostik hat einen höheren Stellenwert als bei vielen anderen Tumoren. Werden Zweitkarzinome, Rezidive und Metastasen rechtzeitig erkannt, können sich hieraus potentiell kurative Therapiekonsequenzen und evtl. eine Lebensverlängerung ergeben (Deutsche Krebsgesellschaft 2002).

9.1.1 Rezidivprophylaxe (adjuvante Chemo-, Radio- und Immuntherapien)

Adjuvante Therapien haben das Ziel, nach vollständiger Tumorresektion (R0-Resektion) okkulte Mikrometastasen auszuschalten. Sie sollen Rezidive verhindern, die Heilungsaussichten verbessern und die Überlebenszeit verlängern.

Für eine Rezidivprophylaxe bietet sich primär die adjuvante Chemotherapie an. Die Strah-

einen Versorgungsvertrag haben. Zu unterscheiden sind lokoregionäre und systemische palliative Maßnahmen.

lentherapie hat beim Kolonkarzinom im Gegensatz zum Rektumkarzinom keine wesentliche Bedeutung. Alle Immuntherapien sind experimenteller Natur und dürfen daher nur im Rahmen kontrollierter Studien eingesetzt werden.

Adjuvante Chemotherapien

■ **Indikationen.** Auf eine adjuvante Chemotherapie kann nur dann verzichtet werden, wenn die Lymphknoten tumorfrei waren und ein hoher Differenzierungsgrad des Tumorgewebes vorlag. Alle Patienten mit ausgedehnterem Tumorstadium und schlechter Differenzierung sollten adjuvant behandelt werden (Deutsche Krebsgesellschaft 2002).

Bei einer T4N0M0-Situation ist individuell vorzugehen. Bei besonderen Risikofaktoren (z. B. Tumorperforation, Invasion der Venen oder Lymphwege) kann eine adjuvante Chemotherapie indiziert sein.

Zurückhaltung ist bei gravierenden Begleiterkrankungen geboten. Bei etwa 1–3% der Patienten liegt eine genetisch bedingte 5-FU-Unverträglichkeit vor, die keine Fortführung der 5-FU-Therapie gestattet. Aufgrund der bei heterozygoten Merkmalsträgern geringeren und bei homozygoten Merkmalsträgern völlig fehlenden DPD-Enzymaktivität kommt es bei diesen Patienten zu verringertem bis zu fehlendem Abbau von 5-FU. Die Folgen sind eine gastrointestinale Toxizität mit schweren Diarrhoeen, Hauttoxizität bis hin zu Epidermiolyse und schwerer Hämatotoxizität. Der Enzymmangel kann durch eine DPD-Mutationsanalyse nachgewiesen werden. Die Bestimmung des sog. Exon-14-Skipping im DDP-Gen wird kommerziell angeboten.

Die Indikation zur adjuvanten Chemotherapie ist bei betagten Patienten vom biologischen und nicht vom kalendarischen Alter abhängig (Wedding u. Höffken 2002). Eine prophylaktische Reduktion der 5-FU-Dosis nur aufgrund des Alters ist nicht zu begründen. Bei betagten Patienten ist es sinnvoll, die Indikation von dem Ergebnis eines geriatrisch-onkologischen Assessments (Balducci 2000) abhängig zu machen

(s. unten). Die im höheren Alter unterschiedliche Zytostatikaverträglichkeit und die Kontraindikationen sind zu berücksichtigen.

Geriatrisches Assessment bei onkologischen Patienten (Basis-Assessment der Medizinischen Klinik I, St.-Vinzenz-Hospital, Duisburg)

— Selbsthilfefähigkeit (ADL, nach Mahoney u. Barthel)
— Kognition (Mini-Mental-Status nach Folstein)
— Depression (geriatrische Depressionsskala nach Yesavage)
— Mobilität (Timed Up&Go nach Posiadlo u. Richardson)
— Motilität (Test nach Tinetti „handgrip")
— Ernährung (Mini Nutritional Assessment)
— Dekubitus (Norton-Skala)
— Soziale Situation (strukturierte Anamnese)

Ursachen einer häufig im höheren Alter beeinträchtigten Zytostatikaverträglichkeit

— Veränderte Resorption der Zytostatika wegen Verlangsamung der Darmmotilität
— Veränderte Resorption der Zytostatika wegen Achlorhydrie
— Veränderte biliäre und renale Elimination der Zytostatika
— Veränderte Verteilung und Speicherung der lipophilen Zytostatika in Fett und Muskelgewebe
— Veränderter hepatischer Metabolismus der Zytostatika
— Reduktion der hämatopoetischen Reserve
— Veränderter Ernährungszustand
— Veränderte kardiale und pulmonale Funktionsfähigkeit
— Häufige Komorbidität
— Psyche
— Unterschiedliche Compliance

> **Kontraindikationen der adjuvanten Chemotherapie**
>
> — Allgemeinzustand schlechter als 2 (WHO-Performance-Status) bzw. Karnofsky-Status unter 70
> — Unkontrollierte Infektion
> — Leberzirrhose Child B und C
> — Schwere koronare Herzerkrankung; Herzinsuffizienz (NYHA III und IV)
> — Präterminale und terminale Niereninsuffizienz
> — Eingeschränkte Knochenmarksfunktion
> — Unvermögen, an regelmäßigen Kontrolluntersuchungen teilzunehmen

■ **Dosierung.** Am häufigsten wird die adjuvante Chemotherapie mit 5-FU in Kombination mit Leucovorin oder Levamisol über sechs Monate gegeben. Beide Regimes sind gleich wirksam.

Der Nachweis einer längeren Überlebenszeit sowohl nach adjuvant gegebener **Hochdosistherapie** als auch nach **perioperativer regionaler** oder **peritonealer adjuvanter Chemotherapie** mit 5-FU steht noch aus. Diese Therapien dürfen als adjuvante Behandlungen ausschließlich in kontrollierten Studien durchgeführt werden.

Adjuvante Immuntherapien

Der Wert einer adjuvanten Immuntherapie beim Kolonkarzinom ist bislang nicht gesichert. Dies gilt auch für die adjuvante Immuntherapie mit dem monoklonalen Antikörper 17-1A (Panorex).

9.1.2 Diagnostische Routinenachsorgemaßnahmen mit dem Ziel der Rezidivfrüherkennung

Notwendige Routinenachsorgeuntersuchungen

■ **Stadium UICC I.** Bei Patienten mit frühem Tumorstadium (UICC I) ist von regelmäßigen Nachsorgeuntersuchungen kein prognostischer Gewinn zu erwarten. Man kann wegen des geringen Rezidivrisikos entsprechend nationaler und internationaler Konsensusvereinbarungen auf Nachsorgeuntersuchungen weitgehend verzichten (Desch et al. 1999; Deutsche Krebsgesellschaft 2002; ESMO 2001; Tabelle 9.1).

Erfolgte präoperativ keine Abklärung des gesamten Kolons, sollte diese etwa drei Monate nach der Operation nachgeholt werden. Eine Kontrollkoloskopie als Vorsorgeuntersuchung wird wegen des relativ hohen Zweitkarzinomrisikos im Darm jedes dritte Jahr empfohlen.

Abweichend hiervon ist im Einzelfall bei hohem Rezidivrisiko zu verfahren (z. B. erhöhtes Risiko für Lebermetastasen bei Invasion perikolischer Venen, bei Tumorruptur und intraoperativer Tumoreröffnung während der Operation, bei G3/4-Tumoren oder bei einer genetischen Prädisposition). Eine engmaschigere und apparativ aufwendigere Nachbetreuung ähnlich der beim Stadium II und höher ist dann notwendig.

■ **Stadium UICC II und III.** Bei Patienten mit Tumoren dieser Stadien sind regelmäßige Nachsorgeuntersuchungen indiziert (Tabelle 9.2). Vorgeschrieben sind regelmäßige CEA-Bestimmungen, Kontrollen der Transaminasen und ein Abdomenultraschall sowie Röntgenuntersuchungen der Lunge. Zusätzliche apparative und laborchemische Untersuchungen sind nur gezielt je nach Beschwerdebild bzw. anamnestischen Hinweisen notwendig.

Tabelle 9.1. Nachsorgeempfehlung bei Patienten mit Kolonkarzinom UICC-Stadium I

Untersuchung	Monate					
	6	12	18	24	36	48	60
Anamnese, körperliche Untersuchung		+		+			+
Koloskopie[a]	+			+			+

[a] Drei Monate postoperativ, wenn präoperativ Abklärung des gesamten Kolons nicht möglich.

Tabelle 9.2. Nachsorgeempfehlung bei Patienten mit Kolonkarzinom UICC-Stadium II–III

Untersuchung	Monate						
	6	12	18	24	36	48	60
Anamnese, körperliche Untersuchung, CEA[a]	+	+	+	+	+	+	+
Abdomen-sonographie	+	+	+	+	+	+	+
Röntgenthorax in 2 Ebenen		+		+	+		+
Koloskopie[b]				+			+

[a] Die American Society of Clinical Oncology (ASCO) hat 1996 und 1999 die CEA-Bestimmung bei Patienten mit kolorektalem Karzinom des Stadium II und III alle 2–3 Monate für 2 Jahre empfohlen, allerdings nur für Patienten, die willens und in der Lage sind, sich bei Auftreten von Metastasen einer Leberresektion zu unterziehen.

[b] Drei Monate postoperativ, wenn präoperative Abklärung des gesamten Kolons nicht möglich. Nach dem 5. Jahr alle 3 Jahre Koloskopie. HNPCC: ohne subtotale Kolektomie alle 2 Jahre Koloskopie, wenn kein Adenomnachweis in der Voruntersuchung, bei Adenomnachweis jährlich; nach subtotaler Kolektomie alle 2 Jahre Rektoskopie.

Nachsorgeuntersuchungen kommen lediglich für diejenigen Patienten infrage, die willens und in der Lage sind, sich bei einer eventuellen Feststellung solitärer Metastasen einer chirurgischen Intervention zu unterziehen.

■ **Stadium IV und nach R1-Resektion.** Bei diesen Patienten sollten Nachsorgeuntersuchungen ausschließlich symptomorientiert und zur Verlaufsbeurteilung vorgenommen werden. Während der Chemo- oder Strahlentherapie sind tumordiagnostische Maßnahmen nur zur Kontrolle des Therapieerfolgs durchzuführen. Ziel der Nachsorgediagnostik ist dann das Erkennen eines Tumoransprechens bzw. die Feststellung einer Therapieresistenz.

■ **HNPCC und FAP.** Bei Patienten, die wegen eines HNPCC („hereditary non polyposis colon cancer") partiell kolektomiert wurden, sind lebenslänglich koloskopische Untersuchungen in ein- bis zweijährigem Abstand notwendig. Nach totaler Kolektomie sind rektoskopische Untersuchungen in zweijährigem Intervall angezeigt. Ähnlich wie bei Patienten mit familiärer adenomatöser Polyposis (FAP) besteht bei ihnen ein erhöhtes Risiko extrakolischer Tumore, die klinische, apparative und laborchemische Zusatzuntersuchungen in der Nachbetreuung notwendig machen.

Bei FAP muss ebenfalls vom Standardnachsorgeuntersuchungsprogramm abgewichen werden. Engmaschige Nachsorgeuntersuchungen unter Einbezug regelmäßiger Ösophagogastroskopien sind bei diesen Patienten notwendig. Erfahrungsgemäß kommt es bei FAP-Patienten häufig zu Tumorbildungen im oberen Gastrointestinaltrakt.

■ **Ileum-Pouch.** Nach Anlage eines Ileum-Pouch sind eine Pouchoskopie jährlich und eine Gastroduodenoskopie in dreijährigem Abstand (bei Vorliegen von Adenomen jährlich) vorzunehmen. Nach Ileorektostomie ist die Rektoskopie in jährlichem Abstand empfehlenswert.

■ **Adenom.** Nach transanaler Abtragung von karzinomatös entarteten Adenomen (pT1) erfolgt die Nachsorge in Abhängigkeit von der Risikoklassifizierung („low risk" bzw. „high risk"). Bei Low-risk-Adenomen (pT1, G1, G2, L0) sollte eine Kontrollendoskopie nach 6, 24 und 60 Monaten erfolgen; bei High-risk-Adenomen (pT1, G3 oder G4 und/oder L1) sollte eine radikale chirurgische Therapie durchgeführt werden mit anschließender Kontrollendoskopie nach 24 und 60 Monaten.

Bei multiplen Polypen/Adenomen bestimmt der ungünstigste histologische Befund das weitere Vorgehen.

Genetische Untersuchungen

Man schätzt, dass etwa 10–15% aller Darmkrebserkrankungen Folge einer genetischen

Prädisposition sind, also auf ein HNPCC-Syndrom („hereditary non polyposis colon cancer") oder auf ein FAP-Syndrom (familiäre adenomatöse Polyposis) zurückzuführen sind. Das durchschnittliche Erkrankungsalter dieser Patienten liegt erheblich unter dem anderer Kolonkarzinompatienten. Vorrangig sind die oberen Dickdarmabschnitte tumorgefährdet.

Bei sehr jungen Darmkrebspatienten (<45 Jahre) sollte man grundsätzlich an eine genetische Prädisposition denken und eine genetische Untersuchung in die Wege leiten. Ein FAP- oder ein HNPCC-Syndrom muss bei ihnen ausgeschlossen, und bei positivem Nachweis müssen die Nachkommen beraten werden.

Kinder eines FAP-Patienten haben ein 50%-iges Risiko, ebenfalls an FAP zu erkranken. „Risikokinder" sollten vom 10. bis zum 39. Lebensjahr jährlich eine Darmspiegelung mit feingeweblicher Untersuchung eventueller Polypen durchführen lassen. Später können die Intervalle zwischen den endoskopischen Untersuchungen auf drei bis vier Jahre ausgedehnt werden. Grundsätzlich ist bei allen jungen Frauen mit einem Endometriumkarzinom ein HNPCC-Syndrom auszuschließen, da diese oft miteinander vergesellschaftet sind. Andere, nicht selten mit einem HNPCC-Syndrom assoziierte Tumoren betreffen Gallenblase, Pankreas, Dünndarm, Kolon, Ovar und Harnblase.

Zentren, die sich mit der genetischen Untersuchung und Beratung dieser Patienten befassen, können über die „HNPCC-Studiengruppe Deutschland" erfahren werden (s. Adressenteil).

9.1.3
Aufklärung des Patienten nach Feststellung eines Tumorrezidivs

Die Aufklärung und Vorschläge für das weitere therapeutische Vorgehen müssen vom Arzt im persönlichen Gespräch erfolgen. Grundsätzlich muss über das Verhältnis von Risiko und Folgen der vorgesehenen Behandlung aufgeklärt werden (Ausführlicheres s. in Kap. 8).

Fragen von Patienten (s. Übersicht) sollten nicht als Belästigung empfunden, sondern eher als Hinweis einer positiven Compliance gedeutet werden. Gerade in der Rezidivtherapie ist der behandelnde Arzt auf die Mitarbeit des Patienten angewiesen.

Fragen, die der Patient vor einer Therapieentscheidung an den Arzt richten sollte

— Soll durch die Therapie eine Heilung, eine Lebensverlängerung oder eine Lebensqualitätsverbesserung erzielt werden?
— Soll durch die Therapie ein Fortschreiten bzw. ein Wiederaufflackern (Rezidiv) der Erkrankung verhindert werden?
— Sollen durch die Therapie Symptome vermindert werden (z. B. Schmerzen, Gefühlsstörungen, Leistungsabfall, Gewichtsabnahme, Verbesserung der Mobilität, Verhinderung von Infektionen etc.)?
— Kann die Behandlung ambulant oder stationär erfolgen?
— Wird die Krankenkasse sämtliche Kosten (einschließlich der Taxikosten, der Kosten für Medikamente) übernehmen?
— Wie lange wird die Behandlung voraussichtlich dauern?
— Mit welchen subjektiven Beeinträchtigungen (z. B. Brechreiz, Appetitveränderungen) und mit welchen psychischen und objektiven Nebenwirkungen (z. B. Abfall der Anzahl der roten und weißen Blutkörperchen, Haarverlust, Organstörungen, Appetitveränderungen etc.) geht die Behandlung einher?
— Welchen Einfluss hat die Therapie auf die berufliche Tätigkeit und Freizeit?
— Welche Nachsorgeprogramme sind notwendig?
— Handelt es sich um eine experimentelle oder um eine etablierte Therapie? Wird die Therapie in Form einer Studie durchgeführt?

9.1.4
Rezidivtherapien

Häufigste Rezidivlokalisationen sind die Leber (30%), die Lunge (15%) und die lokoregionären Lymphknoten (5–20%). Per continuitatem kann sich der Tumor auf das Peritoneum/Netz und andere Darmabschnitte ausbreiten.

Anastomosenrezidive, solitäre Leber- und Lungenmetastasen können potentiell kurativ durch chirurgische Maßnahmen angegangen werden. Alle anderen Rezidive sind einer potentiell kurativen Therapie wenig zugänglich. Da bei diesen Rezidiven der Erhalt der Lebensqualität, also die Palliation, primäres Therapieziel ist, werden die in diesen Situationen notwendigen therapeutischen Maßnahmen ausführlich in Abschnitt 9.3 kommentiert.

Die individuellen Besonderheiten jedes einzelnen Patienten sind bei der Therapieentscheidung zu berücksichtigen (s. adjuvante Therapien).

Lokalrezidiv

Reine Anastomosenrezidive sind relativ selten. Sie werden prinzipiell nach denselben Kriterien therapiert wie die Primärtumore, werden also operiert. Sie haben bei frühzeitiger Diagnose eine gute Prognose.

Solitäre Leber- und Lungenmetastasen

■ **Chirurgische Resektion.** Etwa 5–10% aller Leber- und Lungenmetastasen kommen für eine potentiell kurative Operation infrage. Wenn operabel, haben sie eine relativ gute Prognose mit Fünfjahresüberlebensraten zwischen 27 und 37% (Putnam 2000; Sasson und Sigurdson 2002). Auf eine operative Entfernung verzichtet man häufig dann, wenn sich diese „solitären" Metastasen kurze Zeit nach der Primärbehandlung entwickeln und eine schnelle Wachstumsprogredienz zeigen. In der Regel liegen dann schon extrahepatische Metastasen vor.

Bei der Mehrzahl der Patienten mit Lebermetastasen kann eine chirurgische Resektion wegen ihrer Ausdehnung, wegen zusätzlicher extrahepatischer (-pulmonaler) Tumormanifestationen oder wegen eines schlechten Allgemeinzustands nicht durchgeführt werden. Verschiedene Alternativen bieten sich dann an, um ein Fortschreiten der Erkrankung hinauszuzögern.

Die systemische bzw. die regionale Chemotherapie, die Embolisierung, die Radioembolisierung, die perkutane Radiotherapie, die locoregionäre Immun(bio)therapie, die Kryotherapie oder Alkoholinjektion (Hofkamp 2001), die MR-gesteuerte laserinduzierte Thermotherapie (LITT) von Lebermetastasen können allerdings im günstigsten Fall „nur" lebensverlängernd wirken, nicht jedoch zu einer Heilung führen.

■ **Adjuvante Chemotherapie nach einer R0-Leber- oder Lungenmetastasenresektion.** Der Wert einer adjuvanten Chemotherapie nach einer R0-Leber- oder Lungenmetastasenresektion ist nicht belegt. Adjuvante Therapiemaßnahmen nach Metastasenresektionen sind daher nur unter Studienbedingungen sinnvoll (Dienermann 2001; Lamadé u. Herfarth 2002).

9.2
Rehabilitative Maßnahmen

Die in der Übersicht S. 224, 242 aufgeführten Rehaziele gelten sowohl für potentiell kurativ als auch für palliativ Behandelte. Zweiterkrankungen müssen während der Rehabilitation mitbehandelt werden. Der aktive Einbezug von Angehörigen in die Rehabilitation ist unverzichtbar.

Bestimmte Mindestinformationen sind Voraussetzung für den Beginn von Rehabilitationsmaßnahmen. Ohne derartige Informationen ist die Rehabilitation schwierig; wertvolle Zeit geht für zusätzliche Recherchen verloren.

> **Mindestinformationen vor Beginn von Rehabilitationsmaßnahmen**
>
> — Tumorklassifikation einschließlich Grading und Operationsverfahren

- Zytostatika? In welcher Dosierung?
- Kurativer oder palliativer Therapieansatz?
- Psychosoziale Angaben (z.B. Aussagen über den Aufklärungsgrad, über eventuelle Coping- und Complianceprobleme, über Angehörigenunterstützung, über soziale/berufliche Probleme etc.).

9.2.1 Rehabilitationsmaßnahmen zur Verminderung körperlicher Probleme („Reha vor Invalidität")

In der Regel kommt es nach einer unkomplizierten Sigmakarzinomoperation oder Hemikolektomie – wenn überhaupt – nur zu geringen körperlichen Beschwerden.

Hernien

Besonders bruchgefährdet sind Übergewichtige und Patienten mit verzögerter Wundheilung. In den ersten sechs Monaten nach der Operation ist das Narbengewebe besonders schwach, weswegen Risikopatienten auf Vorsichtsmaßnahmen in dieser Zeit hinzuweisen sind.

> **Vorsichtsmaßnahmen zur Verhinderung einer Bauchwandhernie**
>
> - Vorsicht beim Heben und Tragen schwerer Lasten
> - Lasten niemals ruckartig aufheben
> - Kein Übergewicht
> - Möglichst Pressen vermeiden
> - Bei drohenden, erst recht bei bestehenden Hernien sollte eine maßangefertigte Leibbinde getragen werden

Diarrhoeen/Obstipation

Eine **Durchfallgefährdung** liegt dann vor, wenn gleichzeitig mit dem Colon ascendens auch die Bauhin-Klappe und größere Anteile des terminalen Ileums entfernt wurden. Hierdurch kann es zu ungehemmtem Abfluss der Gallensäuren und des dünnflüssigen Dünndarminhalts in den Dickdarm und zu Durchfall kommen (chologene Diarrhoe). Die Behandlung der chologenen Diarrhoe erfolgt mit gallensäurebindenden (Colestyramin) und motilitätshemmenden (Loperamid) Medikamenten; diätetisch bestehen wenig Einflussmöglichkeiten.

Bestand vor der Operation schon eine **Obstipationsneigung**, so stellt sich diese auch meist einige Zeit nach der Operation wieder ein. Kommt es hingegen zu einer paradoxen Obstipation, so ist an Briden und auch an erneutes Tumorwachstum zu denken.

Anämie

Die durch die Operation oder Tumorblutungen bedingte hypochrome Anämie bedarf in der Regel keiner Eisensubstitution, es sei denn, dass Transferrin erniedrigt ist, also die Eisenspeicher leer sind. Anders hingegen bei hyperchromer Anämie nach Verlust des terminalen Ileum. Vitamin B_{12} muss dann prophylaktisch in drei- bis sechsmonatigen Abständen intramuskulär verabreicht werden.

Verwachsungen

Verwachsungen im Bauchraum entstehen im Allgemeinen als Folge entzündlicher Prozesse. Manchmal sind sie auch unvermeidbarer Bestandteil der Wundheilung nach einer Operation oder einer Bestrahlung. Ein Ileus kann sich entwickeln. Auch eine abnorme Gasbildung kann verwachsungsbedingte Beschwerden verursachen. Vorsicht ist geboten vor übermäßiger Aufnahme von Kohl, Zwiebeln, Hülsenfrüchten, Vollkornbrot, CO_2-haltigen Getränken usw. Ebenso können Zuckerersatzstoffe zu einer starken Gasbildung führen, weil sie im Darm nur unvollständig aufgenommen werden, unverdaut in tiefer gelegene Darmabschnitte gelangen, und dort von Bakterien unter Bildung von Gasen abgebaut werden.

Der Stuhl ist bei Verwachsungen „geschmeidig" zu halten. Wenn eine Verstopfungsneigung besteht, ist die Gabe von Semen plant. Ovatae

("Flohsamen") empfehlenswert. Milchzuckerhaltige Abführmittel (Laktulose) sind wegen der Gasbildung zu meiden.

Ernährung

Eine spezielle Diät für Kolonkarzinompatienten gibt es nicht. Diese ist nur für Patienten mit **Kurzdarmsyndrom** notwendig. Kurzdarmsyndrome kommen lediglich nach ausgedehnter Dünndarmresektion, nicht jedoch nach Dickdarmresektion vor (Ausführlicheres zur Ernährung bei Kurzdarmsyndrom s. Kap. 5).

Dennoch sollten die Kolonkarzinompatienten allgemeine Ernährungsrichtlinien befolgen. Sie gelten nicht nur als „darmkrebsprophylaktisch", sondern auch als protektiv gegen andere Zivilisationskrankheiten.

> **Ernährungsempfehlungen für besonders Darmkrebsgefährdete**
>
> — Weniger tierische Fette
> — Mehr Ballaststoffe, Obst und Gemüse
> — Mehr Omega-III-Fettsäuren
> — Auf Kalzium- und Vitamin-D-reiche Kost achten
> — Alkoholkonsum vermindern (besonders bei Enddarmkrebs)

Die Ernährung sollte kalorienarm, fettarm und ballaststoffreich sein. Durch eine fettarme und faserreiche Kost kann das Risiko für Darmpolypen und damit auch das Tumorrisiko gesenkt werden. Dem Risikofaktor Übergewicht sollte durch eine kalorienarme Ernährung Rechnung getragen werden.

> **Argumente gegen Übergewicht bei Krebspatienten (mod. nach Delbrück 1999)**
>
> — Übergewicht ist nicht nur ein Risikofaktor für Herzkreislauferkrankungen, für Beschwerden an der Wirbelsäule, der Hüft- und Kniegelenke, sondern gilt auch als Risikofaktor für Dickdarmkrebs. (Diese Empfehlung basiert auf Beobachtungen, nach denen Übergewichtige häufiger als Normgewichtige Darmpolypen haben, die als Vorstufe des Darmkrebses gelten.)
> — Durch Übergewicht wird die Bauchmuskulatur stärker belastet und damit das Risiko für einen Bauchwandbruch (Hernie) und Platzbauch erhöht
> — Übergewichtigkeit fördert die Trägheit; körperliche Aktivität soll das Wiedererkrankungsrisiko vermindern
> — Übergewicht erschwert die Strahlenplanung und die Verstoffwechselung von Zytostatika und führt häufiger zu Komplikationen

Die Ernährung sollte arm an tierischen Fetten sein, weil gerade die tierischen Fette (Omega-6-Fettsäuren) als Risikofaktoren gelten. Fisch und Geflügel sind rotem Fleisch vorzuziehen. Epidemiologische Studien zeigen bei Verzehr von Geflügel, Olivenöl und Fisch wegen der in ihnen enthaltenen Omega-3-Fettsäuren eine Verminderung des Tumorrisikos.

Ballaststoffe sind zweckmäßig. Sie vermitteln ein frühes Sättigungsgefühl, beschleunigen die Darmpassage und verkürzen somit die Expositionszeit der Darmschleimhaut mit eventuell krebsfördernden Stoffen. Der übermäßige Verzehr von tierischen Fetten und wenig Ballaststoffe gelten als größter Risikofaktor.

Empfehlenswert sind viel Frischgemüse und Obst. Der Verzehr von Lebensmitteln, die reich an Folat und komplexen Kohlenhydraten sind, geht mit einem verminderten Risiko für Adenome einher.

Sinnvoll ist eine kalziumhaltige Ernährung. Milchprodukte enthalten viel Kalzium und Vitamin D. Die in Joghurt, Kefir oder Dickmilch enthaltenden Milchsäurebakterien sind wirksam bei gestörter Darmflora. Ob sie die Immunabwehr tatsächlich verbessern, wie einige Vertreter der „biologischen Medizin" immer wieder behaupten, ist nicht bewiesen.

Starker Alkoholkonsum, besonders Bier, gilt als nachteilig. Gegen einen maßvollen Alkoholgenuss ist nichts einzuwenden. Hochkonzentrierte Alkoholika sind allerdings eher abzulehnen! (Ausführliches zur Bedeutung von Vitaminen und den Mineralstoffen bei Krebs ist nachzulesen im Ratgeber „Ernährung für Krebserkrankte. Rat und Hilfe für Betroffene und Angehörige, Delbrück 1999.)

Appetitlosigkeit, enterale/parenterale Ernährung

Siehe Kap. 8, „Pankreaskarzinom".

Sexualität

Nach Kolonkarzinomresektionen sind keine organischen Störungen der Sexualität zu erwarten. Treten sie dennoch auf, sind sie eher psychisch als organisch bedingt und sollten entsprechend behandelt werden (Hartmann 2000). Die zentral wirkenden Alpha$_2$-Rezeptorenblocker (Yohimbin, 3-mal 5–10 mg/Tag) sind Mittel der ersten Wahl. Anders als bei Patienten nach Rektumamputation kann auch das peripher wirkende Sildanefil (Viagra) bei Kolonkarzinompatienten zur Erektion führen (Ausführlicheres zu Impotenz s. Kap. 11).

Polyneuropathien

Siehe Kap. 5, „Ovarialkarzinom".

Kardiale Probleme nach Zytostatikagabe

Siehe Kap. 5, „Ovarialkarzinom".

Informationen, Schulung (Gesundheitstraining/Gesprächsgruppen)

Aufklärung und Information sind wichtige Hilfen bei der Krankheitsbewältigung. Dazu gehört, dass der Patient versteht, was in seinem Körper passiert und warum eine bestimmte Therapie vorgeschlagen wird. Die Mehrzahl der Patienten möchte zwar nicht selbst über die Tumortherapie entscheiden, möchte aber wissen, warum eine bestimmte Behandlungsstrategie verfolgt wird.

Das Gesundheitstraining umfasst allgemeine Informationen über die Darmkrebserkrankung und deren Ursachen, über Vorsichtsmaßnahmen und Therapiemöglichkeiten einschließlich der Alternativ- und Paramedizin, über Rezidivprophylaxe und Rezidivtherapien, Nachsorgeuntersuchungen, Ernährung, Angstbewältigung, Verhaltensweisen bei Schmerzen, Informationen über soziale Rechte und Hilfen sowie berufliche Konsequenzen und allgemein gesundheitsbildende Themen. Die Möglichkeiten, aber auch Grenzen der Schulmedizin sollen aufgezeigt werden.

Alternierend übernehmen der Psychologe, der Ernährungsberater, der Arzt und der Sozialarbeiter die Moderation. Auch Angehörige sollten an den Gruppengesprächen teilnehmen können.

Insbesondere junge Patienten sind auf eventuell genetisch bedingte Ursachen der Erkrankung hinzuweisen. Ihnen bzw. deren Angehörigen sind Adressen von genetischen Beratungsstellen mitzuteilen (s. Adressenteil; Kölble u. Schlag 1999).

Sinnvoll ist, wenn den Patienten und deren Angehörigen die im Gesundheitstraining vermittelten Informationen und Ratschläge auch in schriftlicher Form (z. B. in Form differenzierter und industrieunabhängiger Ratgeberbücher; Delbrück 2002; GBK 1998) zur Verfügung gestellt werden. Natürlich dürfen diese Ratgeber niemals das ärztliche Gespräch ersetzen. Sie sollten vielmehr die Grundlage für nutzbringende Gespräche mit dem behandelnden Arzt darstellen.

Dem interessierten Patienten und seinen Angehörigen sollten auch Internetadressen empfohlen werden, die informativ, seriös und nutzbringend für das Arzt-Patienten-Verhältnis sind. Einige Internetadressen mit Informationen für Betroffene und deren Angehörige befinden sich im Adressteil.

Manchmal stehen psychische Probleme im Zusammenhang mit Schmerzen, der Ernährung, Inkontinenz, Impotenz oder anderen körperlichen Problemen und legen sich nach erfolgreicher Behandlung. Häufig besteht jedoch Angst vor der ungewissen Zukunft. Nicht selten kommt es zu einer Somatisierung der psychischen Befindlichkeitsstörungen. Manche Patienten glauben an die Möglichkeit einer psychotherapeutischen Beeinflussung ihres Krebsleidens. Bewiesen ist bisher allerdings lediglich, dass die Auswirkungen und Folgen des Tumorleidens und der Therapie durch eine psychische Begleitung beeinflusst werden können (s. auch Kap. 1).

Hilfen bei der Krankheitsverarbeitung, Verminderung von Angst, Depression, Hilflosigkeit und Hoffnungslosigkeit sowie Stärkung der Compliance sind die Hauptaufgaben der Psychoonkologie. Ein standardisiertes Vorgehen gibt es hierfür nicht und sollte es auch nicht geben, da jeder Betroffene anders reagiert, anders angesprochen werden muss und anderer Unterstützung bedarf.

Immer mehr Patienten können sich aus der Literatur, aus dem Internet und anderen Medien über ihre Erkrankung informieren. Weitergehende, erklärende Informationen und vor allem Hilfen bei deren Verarbeitung sind notwendig. Diese Hilfen können immer weniger von der Familie geleistet werden, die im Übrigen nicht selten selbst der psychosozialen Unterstützung bedarf.

Fatigue

Siehe auch Kap. 4, „Mammakarzinom".

Unter dem Begriff „Fatigue" wird ein Syndrom extremer (pathologischer) Müdigkeit verstanden (Weis u. Bartsch 2000). Die Ursachen dieser Müdigkeit und Erschöpfung sind multifaktoriell, wobei auch paraneoplastische Mechanismen in Frage kommen.

Eine Verminderung der Fatiguesymptomatik nach Erythropoetingabe ist besonders bei niedrigem Hb durch eine Reihe internationaler Studien gut belegt; bei den anderen – meist ungeklärten Ursachen – sollten vor einer solch kostenaufwendigen Zytokintherapie zuerst die anderen Therapiemöglichkeiten (z. B. Physiotherapie, psychische Hilfen, Ernährung, Ortswechsel) genutzt werden. Die Einleitung einer stationären Rehabilitationsmaßnahme bei Fatiguebeschwerden ist sinnvoll!

Depressionen

Siehe Kap. 1, „Psychische Unterstützung und Selbsthilfegruppen".

Angst

Siehe Kap. 8, „Pankreaskarzinom".

Seelsorge

Siehe Kap. 1, „Psychische Unterstützung und Selbsthilfegruppen".

Angehörige

Siehe Kap. 1, „Psychische Unterstützung und Selbsthilfegruppen".

Vorsorgevollmacht/Patientenverfügung

Siehe Kap. 1, „Psychische Unterstützung und Selbsthilfegruppen" und Kap. 8, „Pankreaskarzinom".

9.2.3 Rehabilitationsmaßnahmen zur Verminderung sozialer Probleme („Reha vor Pflege")

Durch sie soll u. a. die Gefahr einer Pflegebedürftigkeit verhindert, zumindest jedoch reduziert werden. Nicht selten kommt es durch die zusätzlichen Belastungen der Erkrankung und der Therapie zu einer Verschlimmerung der schon präoperativ gefährdeten häuslichen Versorgung (s. auch Kap. 2 und 3).

Häusliche Versorgung

Im Rahmen der Rehabilitationsmaßnahmen ist die Planung von Maßnahmen zur weiteren häuslichen Versorgung dringend erforderlich. Dies sollte gemeinsam mit dem Sozialarbeiter und den Angehörigen geschehen: Versorgungshilfen wie „Essen auf Rädern", Pflegehilfen, Haushaltshilfen, häusliche Krankenpflege und unter Umständen auch eine Unterbringung in einem Pflegeheim oder einem Hospiz müssen organisiert werden. Die Vermittlung von Kontaktadressen (Selbsthilfegruppen, Beratungsstellen etc.) ist notwendig.

Da die Sozialarbeit eine wichtige Aufgabe in der Nachbetreuung dieser Patienten darstellt, eine detaillierte Kenntnis der sozialen Situation und der Abhilfemöglichkeiten vor Ort voraussetzt und soziale Hilfen möglichst mit den Angehörigen besprochen werden sollten, empfiehlt sich bei sozialen Rehabilitationszielen grundsätzlich, die ambulante oder stationäre Rehabilitation in der Nähe des Wohnorts durchzuführen.

Schwerbehindertenvergünstigungen

Mit Hilfe des Schwerbehindertenausweises sollen einige der durch die Erkrankung und Behandlung entstandenen Nachteile ausgeglichen werden. Abgemildert werden sollen nicht allein die Nachteile erwerbstätiger Krebspatienten.

Der Grad der Behinderung (GDB) liegt bei Kolonkrebskranken in der Regel zwischen 60 und 70%; er wird nach spätestens 5 Jahren „Rezidivfreiheit" gekürzt, kann zwischenzeitlich aber auch bei zusätzlichen Beschwerden erhöht werden. Zusätzliche Merkzeichen sind je nach Behinderung zu beantragen. Die Höhe des GdB hat nichts mit dem Schweregrad der Erkrankung zu tun, sondern wird in Abhängigkeit zur Behinderung, also der körperlichen und geistigen Leistungsfähigkeit bestimmt.

Hospiz/Palliativstation

Siehe Kap. 2 und 3.

Pflege/Pflegebedürftigkeit

Siehe Kap. 2 und 3.

9.2.4 Rehamaßnahmen zur Verminderung beruflicher Probleme („Reha vor Rente")

Zusammenhänge zwischen bestimmten beruflichen Noxen und Kolonkarzinomerkrankungen sind nicht bekannt.

Die Beurteilung der beruflichen Leistungsfähigkeit ist abhängig von der Tumorlokalisation, davon, ob eine R0- oder R1-Resektion vorliegt, vom Umfang und Ort der Darmresektion und evtl. von der Durchführung einer adjuvanten Chemotherapie (s. auch Kap. 2 und 3).

Arbeitsunfähigkeit nach Operation

Nach Operationen von **Tumoren des Colon ascendens** besteht dann eine Neigung zu Durchfällen, wenn die Bauhin-Klappe und größere Anteile des terminalen Ileums mitentfernt wurden und es zu einem Gallensäureverlustsyndrom gekommen ist. Diese Durchfallneigung kann ein berufliches Handicap bedeuten. Ansonsten ist nach einer **Entfernung des Colon ascendens, transversum oder descendens oder des Sigmas** nicht mit beruflichen Einschränkungen oder einer dauerhaften Minderung der beruflichen Leistungsfähigkeit zu rechnen. Anfängliche Stuhlunregelmäßigkeiten normalisieren sich binnen weniger Wochen, sodass – vorausgesetzt es liegen keine sekundäre Wundheilung, keine ungünstige Schnittführung mit speziellem Hernienrisiko und keine besonderen psychischen Belastungen vor – wenige Monate nach Abschluss der Therapie mit einer uneingeschränkten Wiederaufnahme der ehemaligen beruflichen Tätigkeit gerechnet werden kann. Erfolgte *keine* adjuvante Chemotherapie, so besteht in der Regel spätestens drei Monate nach der Operation wieder Arbeitsfähigkeit.

Arbeitsunfähigkeit während adjuvanter Chemotherapie

In der sechs bis zwölf Monate dauernden Phase der adjuvanten Chemotherapie sind körperlich schwere und mittelschwere Tätigkeiten nicht zumutbar. Ob körperlich leichte Tätigkeiten möglich sind, muss von Fall zu Fall entschieden werden, da nicht nur die Wahl der Zytostatika sowie deren Dosierung, sondern auch deren Verträglichkeit individuell sehr unterschiedlich sein können. Grundsätzlich spricht nichts gegen die Wiederaufnahme der ehemaligen beruflichen Tätigkeit ein bis zwei Monate nach Abschluss der Chemotherapie, wobei bei zögerlicher Erholung eine stufenweise Aufnahme der Arbeit je nach körperlicher und psychischer Belastung in Betracht gezogen werden kann (Delbrück 1995).

Arbeitsunfähigkeit bei Tumoraktivität

Tumoraktivität schließt in der Regel eine berufliche Tätigkeit aus, obwohl selbst bei sonographisch nachweisbaren Lebermetastasen und minimalem CEA-Anstieg über viele Monate, in Einzelfällen sogar über Jahre, Beschwerdefreiheit und eine uneingeschränkte Leistungsfähigkeit bestehen können. Einem ausgesprochenen Arbeitswunsch sollte aus psychischen Gründen nicht widersprochen werden. Sinnvoll ist in diesen Fällen die stufenweise Arbeitsbelastung, ehemals auch Hamburger Modell genannt.

9.3
Palliative Maßnahmen

In mehreren Therapiestudien konnte nachgewiesen werden, dass durch eine Chemotherapie – auch bei Symptomfreiheit – die Überlebenszeit verlängert werden kann. Somit besteht neben der palliativen Zielsetzung auch eine lebensverlängernde Zielsetzung von Rezidivtherapien!
Auch palliative Tumortherapien haben mehr oder minder starke subjektive und objektive Nebenwirkungen. Der Entschluss für eine Tumortherapie sollte gemeinsam mit dem Patienten gefasst und das Für und Wider besprochen werden.

9.3.1
Lokale und lokoregionäre Probleme

Lebermetastasierung

Bei multipler Lebermetastasierung ist eine systemische Chemotherapie in Erwägung zu ziehen. Eine Behandlung bietet sich mit 5-Fluorouracil/Folinsäure, Oxaliplatin (Eloxantin), Irinotecan (Campto), Capecitabine (Xeloda) oder Tegafur/Uracil (UFT) allein oder in Kombination an. In Einzelfällen kann hierdurch eine Operabilität mit einer R0-Resektion der Lebermetastasen und eine Verlängerung der Überlebenszeit erreicht werden.

Vorrangig lokal und in geringerem Umfang systemisch wirkt die **intraarterielle Chemotherapie** direkt in die A. hepatica. Die Substanzen werden hierbei über eine Pumpe 24 h verabreicht. Zwar kommt es hiernach zu einer vergleichsweise hohen Response- und Remissionsrate, die allerdings nicht zwangsläufig auch zu einer Verlängerung der Überlebenszeit führt. Nachteilig sind neben dem Kostenfaktor das ungebremste extrahepatische Metastasenwachstum, die Belastungen durch Katheterkomplikationen, die häufigen Probleme mit der Pumpe und dem Portsystem und nicht zuletzt auch die Toxizität der regionalen Applikation.

Weitere nichtchirurgische Maßnahmen sind die lokale Alkoholinjektion, die Kryoablation und die Hochfrequenz induzierte Thermotherapie (HITT), die percutane Radiotherapie, die Radioembolisierung, die Chemoembolisierung, die locoregionäre Immun(bio)therapie.

Vor- und Nachteile der regionalen Applikation von Zytostatika

— Vorteile
  — Höhere Remissionsraten
  — Geringere systemische Toxizität
  — Ambulante Therapie möglich
— Nachteile
  — Extrahepatische Metastasierung
  — Geringere systemische Wirkungen
  — Katheterkomplikationen

Lungenmetastasen

Bei mehreren Metastasen in verschiedenen Lungenlappen ist eine systemische Therapie indiziert. Bei solitären Metastasen sollte eine Operation in Erwägung gezogen werden.

9.3.2
Systemische palliative Therapien

Chemotherapien

Bei Inoperabilität kommt eine systemische Chemotherapie in Frage. Sie soll sowohl die Überlebenszeit als auch die Lebensqualität verbessern. Dank der Einführung neuer Zytostatika bzw. Chemotherapiekombinationen ist dies möglich.

Sinnvoll ist vor Durchführung der Chemotherapie die Anlage eines Ports.

Beim fortgeschrittenen Kolonkarzinom haben sich die 5-FU-Hochdosistherapie, die Kombination von 5-Fluorouracil mit Folinsäure sowie die Kombination von 5-Fluorouracil mit Oxaliplatin (Eloxantin) oder mit Irinotecan (Campto) als wirksam erwiesen. Oxaliplatin und Irinotecan können auch als Monotherapie gegeben werden. Relativ neu sind die oral applizierbaren Zytostatika Capecitabin (Xeloda) und Tegafur/Uracil (UFT).

Führt die Therapie zu einer Tumorverkleinerung, so ist diese entweder bis zum Progress fortzuführen oder dann zu unterbrechen, wenn keine messbare Tumoraktivität mehr besteht („stable disease").

Die Kombination Folinsäure/5-Fluorouracil mit Oxaliplatin oder Irinotecan erhöht die Response- und Remissionsrate. 5-Fluorouracil und Leukovorin sollten in einer Dauerinfusion über 24 h und nicht als Bolus wie in der adjuvanten Therapie verabreicht werden (Harstrick et al. 1999). Bei einer Bolustherapie ist mit wesentlich höheren Nebenwirkungen zu rechnen.

Die oft während der Oxaliplatintherapie auftretende kältegetriggerte sensorische Neuropathie kann subjektiv sehr belastend sein. Sie kann durch Vermeidung einer Kälteexposition am Applikationstag weitgehend verhindert werden. Problematischer ist die verzögert auftretende gemischte motorische und sensorische Neuropathie, die sich bei vielen Patienten nach einer kumulativen Gesamtdosis von 510 mg/m^2 Oxaliplatin manifestiert. Nahezu alle mit Oxaliplatin behandelten Patienten entwickeln nach einer 6- bis 9-monatigen Behandlung eine solche Polyneuropathie, die häufig zum Absetzen der Therapie zwingt. Beruhigend ist, dass die oxaliplatinbedingten neurologischen Störungen nach Abbruch der Chemotherapie sehr bald zurückgehen. Gabapentin (Neurontin 600–1200 mg/Tag und Carbamazepin (Tegretal 600–1200 mg/Tag) sowie eine Magnesiumsupplementierung werden am häufigsten symptomatisch eingesetzt (s. auch Kap. 5, „Ovarialkarzinom"!).

Die nach Irinotecan gelegentlich auftretende Diarrhoe kann sogar vital bedrohend sein. Sicherheitshalber sollte die Irinotecandosierung bei älteren und geschwächten Patienten um 25% reduziert werden. Ein erhöhtes Risiko besteht nach Radiation des Abdomens oder des Beckens, bei Hyperleukozytose, bei einem WHO-Performance-Status >2 und bei Patienten mit Gilbert-Meulengracht-Syndrom. Die früh, am ersten Tag der Irinotecangabe auftretende Diarrhoe wird im Sinne eines cholinergen Syndroms mit Atropin (0,4 mg s.c. oder i.v.) verhindert. Gefährlicher ist die Spätdiarrhoe, die sich nach mehreren Tagen entwickelt und tagelang persistieren kann.

Maßnahmen zur Verhinderung bzw. Linderung von irinotecanbedingten Komplikationen.

— Die Indikation bei Risikopatienten ist besonders streng zu stellen
— In der Kombination mit 5-FU/Folinsäure sollte 5-FU/Folinsäure nicht im Bolus, sondern in Langzeitinfusion verabreicht werden
— Übelkeit, Erbrechen und Bauchkrämpfe sind Warnhinweise, die zu einer intensiven Überwachung führen müssen
— Schon bei beginnender Diarrhoe und bei Bauchkrämpfen sollten nach jeder Entleerung

> Loperamid 2 mg verabreicht werden. Krämpfe sind wie eine Diarrhoe zu betrachten
> — Loperamid sollte wegen der Gefahr eines paralytischen Ileus nicht länger als 48 h verabreicht werden
> — Loperamid sollte nicht prophylaktisch gegeben werden
> — Persistiert die Diarrhoe, ist auf Octreotid 100 µg s.c. 3-mal täglich und parenteralen Flüssigkeitsersatz bis zum Sistieren umzustellen
> — Bei Neutropenie und gleichzeitiger Diarrhoe oder bei Fieber ist eine prophylaktische Antibiotikatherapie mit einem Breitbandantibiotikum und Vancomycin oder Metronidazol notwendig
> — Wichtig ist der parenterale Flüssigkeitsersatz
> — Bei Persistieren und bei besonders schwerer Diarrhoe (Grad 3–4) sollte eine stationäre Behandlung eingeleitet werden

Relativ gut wirksam und verträglich sind das oral einzunehmende Capecitabin (Xeloda) sowie Tegafur-Uracil (UFT). Tegafur-Uracil gilt zwar als weniger wirksam, geht dafür aber nicht mit dem Risiko eines Hand-Fuß-Syndroms wie nach Capecitabin einher.

Das Nebenwirkungsspektrum von Capecitabin umfasst das Hand-Fuß-Syndrom (ca. 50%), Diarrhoeen (ca. 40%), Erbrechen und Übelkeit (20%), Mukositis/Stomatitis (ca. 20%) sowie Störungen der Blutbildung (ca. 5%).

Bei ersten Zeichen eines Hand-Fuß-Syndroms (Grad I: Rötung an der Hand) ist die Dosis von Capecitabin um etwa 20% zu reduzieren. Im Gegensatz zu anderen Chemotherapien kommt es nach einer solchen Dosisreduktion (nur bei Auftreten der Grad-I-Nebenwirkung!) zu keinem Wirkungsverlust. Bei Grad II (Schmerzen an Hand oder Fuß) muss die Therapie für einige Tage abgesetzt werden. Bei Grad III (Abschälen der Haut) ist die Therapie mit Capecitabin zu beenden. Auch bei einer Nierenfunktionsstörung (Kreatininclearance <30 ml/min) ist die Gabe von Capecitabin kontraindiziert.

Immuntherapien

Ihre Wirkung ist nicht unbestritten, weswegen Immuntherapien ausschließlich im Rahmen prospektiver Studien erfolgen dürfen.

Schmerztherapien

Bei metastasenbedingten Schmerzen sollte man mit dem Einsatz zentral wirkender Schmerzmittel nicht lange zögern. Ergänzende Maßnahmen, die die Schmerzempfindung und die Schmerzschwelle beeinflussen, sind physiotherapeutische Verfahren, die mentale Schmerzbeeinflussung, psychosoziale Unterstützungsmöglichkeiten und Entspannungstechniken. Bei Leberkapselschmerz kann die zusätzliche niedrigdosierte Gabe von Kortikoiden schmerzlindernd sein und sich gleichzeitig positiv auf die Psyche und die Appetitlosigkeit auswirken. Die zusätzliche Gabe von Psychopharmaka erhöht die Schmerzschwelle. Auch eine perkutane Schmerzbestrahlung kann fallweise angezeigt sein (s. auch Kap. 8 und 10).

Voraussetzung für eine erfolgreiche Therapie mit Morphinpräparaten ist deren konsequenter Einsatz „nach der Uhr" und nicht nach Bedarf. Zu bevorzugen sind retardierte Morphinpräparate. Ist eine orale Applikation nicht möglich, können die Morphinmedikamente auch alternativ sublingual, rektal, über die Sondennahrung oder transdermal über Hautpflaster verabreicht werden. Vorteil der transdermalen Applikation von Fentanyl oder Buprenorphin ist deren wenig belastende Anwendung.

9.4 Maßnahmen zur Qualitätssicherung rehabilitativer Maßnahmen

9.4.1 Strukturqualität

Stationäre Rehabilitationsmaßnahmen sollten grundsätzlich nur in onkologisch ausgerichteten Rehabilitationskliniken durchgeführt werden, die sich auf die Betreuung von Patienten mit kolorektalen Karzinomen spezialisiert haben. Diese Kliniken müssen Erfahrungen bei mindestens 90 jährlich betreuten Patienten mit kolorektalen Karzinomen vorweisen (Schmid et al. 2000).

Gleichgültig, ob stationär oder ambulant – unabdingbar ist ein leitender Arzt, der in der Rehabilitationsmedizin ausgebildet wurde und zusätzlich über nachweisbare onkologische Kenntnisse verfügt. Ein Ernährungsberater muss mit im Team sein; auch Psychoonkologen sind sinnvoll. Aufgrund der notwendigen psychosozialen Rehabilitationsziele sind Sozialarbeiter unentbehrlich. Auch für die ambulante onkologische Rehabilitation gibt es eindeutige Standards und Qualitätskriterien, die zu beachten sind (Bundesarbeitsgemeinschaft für Rehabilitation 2002).

Allgemein ist die Rehabilitationsbedürftigkeit nach Abschluss der Primärtherapie am größten. Deswegen ist die Anschlussheilbehandlung (AHB) besonders wichtig. Sie darf nur in AHB-Kliniken durchgeführt werden, die nicht mehr als maximal 100 Kilometer vom Wohnort entfernt sind. Sie muss spätestens zwei Wochen nach Krankenhausentlassung oder nach Abschluss der ambulanten Chemo- oder Strahlentherapie angetreten werden. Die Regeldauer von stationären Rehamaßnahmen beträgt drei Wochen, kann jedoch je nach Rehabedürftigkeit auch verlängert und verkürzt werden.

9.4.2
Prozessqualität

Eine ausreichende Prozessqualität (Bartsch et al. 2000) und deren Überprüfbarkeit durch Qualitätssicherungsprogramme der Rentenversicherungen und/oder Krankenkassen muss gewährleistet sein. Wichtig sind die Kooperation und der Informationsaustausch mit den vor- und nachbehandelnden Ärzten.

9.4.3
Ergebnisqualität

Für diese gibt es auch in der Rehabilitation von Darmkrebspatienten objektive und subjektive Messparameter, mit deren Hilfe der Erfolg durchgeführter Rehabilitationsmaßnahmen beurteilt werden kann. Die nicht minder wichtige Patientenzufriedenheit – also die Wertung des Ergebnisses durch den Betroffenen selbst – ist am ehesten durch Fragebögen evaluierbar.

Grundsätzlich gilt als Erfolg, wenn weniger Pflegebedürftigkeit vorliegt (Reha vor Pflege), wenn der Betroffene wieder beruflich reintegriert werden kann (Reha vor Rente), wenn er nicht resigniert (Rehabilitation vor Resignation und Depression), wenn die körperlichen Beschwerden gering sind und mit seinen Behinderungen ein zufriedenstellendes Leben lebt (Reha vor Invalidität).

Zu Voraussetzungen zur Durchführung von Rehamaßnahmen, zeitlichem Ablauf der Rehabilitationsmaßnahmen und Koordination sowie Zugangswege zur Rehabilitation siehe Kap. 2 und 3.

9.5
Wichtige Adressen

- **HNPCC-Studiengruppe Deutschland**, Koordinationsbüro: Klinik für Allgemein- und Unfallchirurgie, Moorenstr. 5, 40225 Düsseldorf, Tel. 02111/8 11 74 06, E-Mail: Moeslein@Uni-Düsseldorf.de

Internet

- http://www.bma.bund.de (Berechnungsprogramm zur Altersteilzeit des Bundesarbeitsministerium)
- http://www.tzb.de/leitlinien/rk/index.htm (Leitlinien des Tumorzentrums von Berlin)
- http://www.uni-duesseldorf.de/WWW/AWMF/ (Leitlinien der AWMF)
- http://www.tumorzentrumhh.de/leitlinien/kolon.htm (Leitlinien der Hamburger Krebsgesellschaft zum Darmkrebs)

- http://www.krebsgesellschaft.de/ISTO/ Standards/Rektum.PDF (Leitlinien der Deutschen Krebsgesellschaft für Rektumkarzinom)
- http://www.krebsgesellschaft.de/ISTO/ Standards/Kolon.PDF (Leitlinien der Deutschen Krebsgesellschaft für Kolonkarzinom)
- http://www.krebsinfo.de/ki/dkg/sleit/kolon/kolon.html (Leitlinien der Deutschen Krebsgesellschaft bei kolorektalen Karzinomen)
- http://www.meb.uni-bonn.de/cancernet/deutsch/200076.html (Cancernet in deutscher Sprache für Darmkrebs)
- http://www.dkfz.de/Patienteninfo/darm.htm (Patienteninformationen des deutschen Krebsforschungszentrums zum Darmkrebs)

Literatur

Balducci L (2000) The assessment of the older cancer patient. Euro J Ger 2(4):168

Bartsch HH, Delbrück H, Kruck P, Schmid L (2000) Zur Prozessqualität in der onkologischen Rehabilitation. Rehabilitation 39:355

Brockmann B, Reitzig P, Voigtland S, Krause K (2000) Besonderheiten in Diagnostik und Therapie des kolorektalen Karzinoms bei älteren Patienten. Euro J Ger 2(4):240

Bökel R (1997) Standards und Qualitässicherung der Physiotherapie in der onkologischen Rehabilitation. In: Delbrück H (Hrsg) Standards und Qualitätskriterien in der onkologischen Rehabilitation. Zuckschwerdt, München, S 51

Bundesarbeitsgemeinschaft für Rehabilitation (1991) Arbeitshilfe für die Rehabilitation Krebskranker. Schriftenreihe der Bundesarbeitsgemeinschaft für Rehabilitation. Heft 7

Bundesarbeitsgemeinschaft für Rehabilitation (2002) Rahmenpfehlungen zur ambulanten onkologischen Rehabilitation. Schriftenreihe der Bundesarbeitsgemeinschaft für Rehabilitation. BAR, Frankfurt

Delbrück H (2002) Darmkrebs. Rat und Hilfe für Betroffene. Kohlhammer, Stuttgart

Delbrück H (Hrsg) (1995) Der Krebskranke in der Arbeitswelt. Krebsnachsorge und Rehabilitation, Bd 5. Zuckschwerdt, München

Delbrück H, Haupt E (Hrsg) (1998) Rehabilitationsmedizin. Ambulant – Teilstationär – Stationär. Urban & Schwarzenberg, München

Delbrück H (1999) Begutachtung der Leistungsfähigkeit bei Patienten mit Tumoren des Gastrointestinaltrakts. Med Sachverst 95:125–129

Delbrück H (1999) Ernährung nach Krebs. Rat und Hilfe für Betroffene. Kohlhammer, Stuttgart

Deutsche Krebsgesellschaft (2002) Lebermetastasen. Interdisziplinäre Leitlinien der DKG. Deutsche Krebsgesellschaft, Frankfurt

Desch C, Benson ALB III et al. (1999) Recommended colorectal cancer surveillance guidelines by the American Society of clinical oncology. J Clin Oncol 17:1312

Dienermann F (2001) Chirurgische Therapie von Lungenmetastasen. In: Siewert JR, Harder F, Rothmund M (Hrsg) Praxis der Viszeralchirurgie. Onkologische Chirurgie. Springer, Berlin Heidelberg New York Tokyo

Eckardt VF, Bernhard G (1997) Nachsorge beim kolorektalen Karzinom – Eine Analyse von Effektivität und Kosten. Dtsch Ärztebl 94:377

ESMO (2001) Minimum clinical recommendations for diagnosis, adjuvant treatment and follow up of colon cancer. Ann Oncol 12:1053

GBK, Gesellschaft zur Bekämpfung der Krebskrankheiten (1998) Vererbbarer Dickdarmkrebs. Ein Informationsblatt zum aktuellen Stand der Genuntersuchung, Früherkennung und Behandlung.[1]

Harstrick A, Vanhoefer U, Seeber S (1999) Neue Chemotherapeutika für das fortgeschrittene kolorektale Karzinom. Onkologe 5:47

Holtkamp W (2001) Percutane minimal-invasive Entfernung von Lebertumoren. Onkologie 24 (Suppl 1):59–64

Junginger T, Hossfeld D, Sauer R, Hermanek P (1999) Aktualisierter Konsens der CAO-AIO-ARO zur adjuvanten und neoadjuvanten Therapie bei Kolon- und Rektumkarzinom. Dtsch Ärztebl 96:A 698

Kölble K, Schlag PM (1999) Hereditäres kolorektales Karzinom. Onkologe 5:6

Koeppen KM (2000) Das kolorektale Karzinom – eine wichtige Tumorentität beim geriatrischen Patienten. Euro J Ger 2(4):207

Lamadé W, Herfarth C (2002) Chirurgische Therapie von Lebermetastasen. In: Siewert JR, Harder F, Rothmund M (Hrsg) Praxis der Viszeralchirurgue. Onkologische Chirurgie. Springer, Berlin Heidelberg New York Tokyo

Muthny F (1996) Wege der Krankheitsverarbeitung von Krebspatienten und Möglichkeiten von Hilfen. Hefte zur Krebsnachsorge. Hartmann-Bund, Bad Neuenahr

Putnam JB (2000) Secondary tumors of the lung. In: Shields W (2000) General thoracic surgery. Lippincott Williams & Wilkins, Philadelphia, p 1555

Sasson A, Sigurdsson ER (2002) Surgical treatment of liver metastases. Semin Oncol 29:107

---

[1] Kostenlos zu beziehen über: GBK, Johann-Weyer-Str. 1, 40225 Düsseldorf.

Schlag P, Liebeskind U, Gütz H (2000) Postoperative follow-up for colorectal cancer – What is left? Onkologie 23:202

Schmid L, Delbrück H, Bartsch H, Kruck P (2000) Zur Strukturqualität in der onkologischen Rehabilitation. Rehabilitation 39:350–354

Schmoll HJ (1999) Kolorektales Karzinom. In: Schmoll HJ, Höffken K, Possinger K (Hrsg) Kompendium internistische Onkologie. Springer, Berlin Heidelberg New York Tokyo, S 941–1039

Staab HJ, Ludwig M (Hrsg) (1993) Depression bei Tumorpatienten. Thieme, Stuttgart New York

Verband Deutscher Rentenversicherungsträger (Hrsg) (1995) Sozialmedizinische Begutachtung in der gesetzlichen Rentenversicherung. G. Fischer, Stuttgart

Ward WL, Hahn EA, Mo F et al. (1999) Reliability and validity of the functional assessment of cancer therapy-colorectal (FACT-C) quality of life instrument. Qual Life Res 8:181

Wedding U, Höffken K (2002) Funktioneller Status. In: Höffken K, Kolb G, Wedding U (Hrsg) Geriatrische Onkologie. Springer, Berlin Heidelberg New York Tokyo, S 129

Weis J, Bartsch HH (2000) Fatigue bei Tumorpatienten – Eine neue Herausforderung für Therapie und Rehabilitation. Karger, Basel

10 Rektumkarzinom*

10.1	Nachsorge 243
10.1.1	Adjuvante Radio-, Chemo- und Immuntherapie 243
10.1.2	Diagnostische Routinenachsorgeuntersuchungen mit dem Ziel der Rezidivfrüherkennung 244
10.1.3	Aufklärung des Patienten bei Feststellung einer Krankheitsprogression 246
10.1.4	Rezidivtherapien 246
10.2	Rehabilitative Maßnahmen 247
10.2.1	Rehabilitationsmaßnahmen zur Verminderung körperlicher Probleme („Reha vor Invalidität") 247
10.2.2	Rehabilitationsmaßnahmen zur Verminderung psychischer Probleme („Reha vor Resignation und Depression") 257
10.2.3	Rehabilitationsmaßnahmen zur Verminderung sozialer Probleme („Reha vor Pflege") 258
10.2.4	Rehabilitationsmaßnahmen zur Verminderung beruflicher Probleme („Reha vor Rente") 259
10.3	Palliative Maßnahmen 261
10.3.1	Lokoregionäre Metastasen 262
10.3.2	Systemische palliative Therapien 264
10.4	Maßnahmen zur Qualitätssicherung rehabilitativer Maßnahmen 265
10.4.1	Strukturqualität 265
10.4.2	Prozessqualität 265
10.4.3	Ergebnisqualität 265
10.5	Wichtige Adressen 266
	Literatur 266

Primäres Ziel aller medizinischen Maßnahmen mit kurativer Absicht ist es, die Überlebenszeit zu verlängern. Die zu diesem Ziel führenden Maßnahmen sind beim Rektumkarzinom die Operation mit oder ohne Rektumamputation, die Strahlentherapie, die Chemotherapie, daneben aber auch die **Nachsorge** im engeren Sinne. Letztere hat die Aufgaben der Rezidivprophylaxe, der Rezidivfrüherkennung und der Rezidivtherapie (s. Abb. 4.1). Die Tumorerkrankung steht somit in der Nachsorge eindeutig im Vordergrund.

In der **Rehabilitation** hingegen ist nicht die Erkrankung selbst, sondern die Verringerung der tumor- und therapiebedingten Behinderungen Ziel des therapeutischen Vorgehens. Absicht ist hierbei, die negativen Auswirkungen der Krebserkrankung und der -therapie im körperlichen, psychischen, sozialen und beruflichen Bereich zu beseitigen oder zumindest zu lindern (Tabelle 10.1). Behinderungen können sowohl durch die Tumorerkrankung selbst als auch durch die Rektumresektion bzw. -amputation mit Stomaanlage sowie durch die Strahlen- und Chemotherapie bedingt sein. Weniger die Länge der Überlebenszeit, als die Qualität der verbleibenden Lebensspanne soll durch die Rehabilitation positiv beeinflusst werden. Die hierfür notwendigen Therapien sind vielfältig. Sie werden wegen der ganzheitlichen Zielsetzung nicht nur vom onkologisch und rehabilitativ erfahrenen Arzt, sondern von einem ganzen Rehabilitationsteam (Abb. 10.1) erbracht. In ihm hat die Stomatherapie eine herausragende Bedeutung. Der Bedarf der in der Rehabilitation notwendigen therapeutischen Maßnahmen richtet sich primär nach dem Schweregrad der Tumor- und Therapienebenwirkungen und nicht, wie in der Nachsorge, nach der Ausdehnung und der Prognose der Krebserkrankung.

---
* Nach anteriorer Resektion (sphinkter- bzw. kontinenzerhaltend operiert) oder nach abdominoperinealer Rektumresektion (künstlicher Darmausgang)

Tabelle 10.1. Mögliche Rehabilitationsziele und Effektivitätsparameter bei Rektumkarzinompatienten

Therapieziel	Effektivitätsparameter
Verminderung von Postprotektomiebeschwerden	Verminderung der Parästhesien, Verbesserung der Funktionsfähigkeit, Verbesserung der Aktivitäten des täglichen Lebens (ADL)
Schmerzlinderung	Symptomlinderung, Schmerztagebuch (z. B. IRES-MIN), Analgetikareduzierung, Schmerzskala (Geissner), Beschwerdeliste (v. Zerssen), Pain Disability Index (PDI)
Verbesserung des Allgemeinzustands bei Tumorprogress (Roborierung)	Karnofsky-Index Verbesserung der Gehfähigkeit, Mobilität, Schmerzskalen, Testbögen ADL
Fistelversorgung	Selbständigkeit der Versorgung, Versorgungsqualität
Abklärung und Beeinflussung von Gewichtsänderungen	Gewichtsmessungen, Feststellung der Ursache, biometrische Impedanzanalyse
Ernährungsberatung	Testbögen
Abklärung und Linderung von Diarrhoeen/Obstipation	Stuhlfrequenz
Linderung von urogenitalen Beschwerden	Kontinenzparameter, Urinstatus, sonographische Bestimmungen von Restharn, Anzahl von Vorlagen, Sexualität
Linderung des imperativen Stuhldrangs, Linderung einer Stuhlinkontinenz	Stuhlfrequenz, Manometrie, Patiententagebuch
Verminderung von metastatisch bedingten Beschwerden	Schmerzskalen Mobilität, Fragebögen
Verbesserung der körperlichen Leistungsfähigkeit	Karnofsky-Status, Gehschritte, subjektive Wertung in Fragebögen, FACT-C, EORTC QLQ-C30/CR38
Hernienversorgung, Hernienprophylaxe	Objektive und subjektive Kriterien
Optimierung der Stomaversorgung	Fragebogen, Anzahl der Beutel, Erlernen der Irrigation
Krankheitsverarbeitung	Fragebögen (FKV, BEFO, TSK)
Informationen und Erlernen eines krankheitsgerechten Verhaltens, Leben mit der Erkrankung	Fragebögen, Testbögen, ADL
Eingliederung in Familie und Partnerschaft	Selbstsicherheitsskalen, Goal-attainment-Skalen
Verminderung von Angst, Depression	Rating-Skalen, Fragebögen (z. B. HADS-D, BDI, STAI)
Verbesserung des Selbstwertgefühls	ISKN (Selbstkonzeptskalen), Fragebogen HADS-D
Erlernen von Entspannungstechniken	Selbstbeurteilung, Stressverarbeitungsbogen, Rating-Skalen
Krankheitsverarbeitung	FKV (Freiburger Fragebogen zur Krankheitsverarbeitung), BEFO (Berner Bewältigungsformel)-Skalen, Goal-attainment-Skalen
Berufliche Wiedereingliederung	Sozialmedizinische Beurteilung, Aufnahme der beruflichen Tätigkeit, Länge der Arbeitsunfähigkeit
Häusliche Versorgung (soziale Versorgung)	Reduzierung der Pflegestufe bzw. Ausmaß der Fremdhilfen, Fragebögen bei Angehörigen
Verminderung zytostatisch bzw. strahlentherapeutisch bedingter Folgestörungen	Organfunktionsuntersuchungen, Schmerzskala, WHO-Toxizitätsskala, CTC-Klassifikation
Sicherung der sozialen Versorgung	Reduzierung der Pflegestufe, Barthel-Index, ECOG-Status, WHO-Performance-Status, Karnofsky-Status, funktionaler Selbständigkeitsindex (FIM), instrumentelle Aktivitäten des täglichen Lebens
Potenzstörungen	Fragebögen
Angehörigenberatung	Testbögen

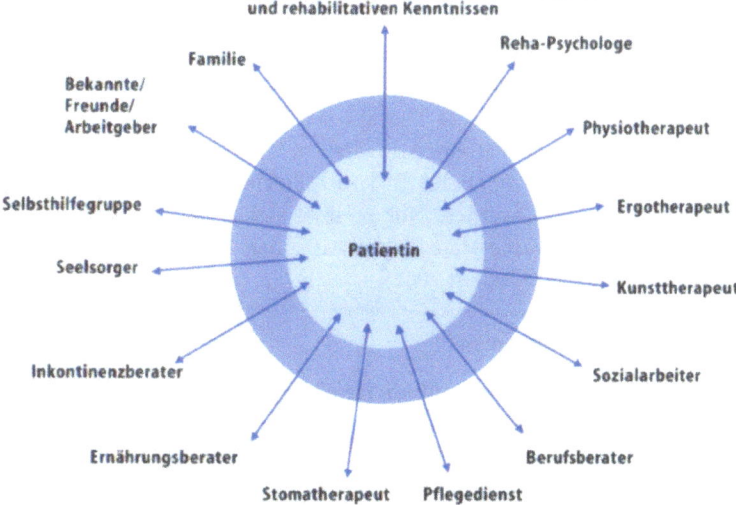

Abb. 10.1.
Rehateam für Patienten mit Rektumkarzinom

Theoretisch lassen sich die Zielsetzungen der Tumornachsorge von denen der Rehabilitation einfach und wohldefiniert voneinander abgrenzen. In der Praxis gibt es allerdings viele Überschneidungen. Diese betreffen insbesondere die **Palliation**. Ihr primäres Ziel ist die Beschwerdelinderung; hier gibt es viele Gemeinsamkeiten mit der Rehabilitation. In den in Deutschland vorrangig von den Rentenversicherungen geführten Rehabilitationskliniken werden palliative Maßnahmen allerdings nur am Rande durchgeführt. Ausnahmen sind die wenigen in Wohnortnähe gelegenen Kliniken, die mit den Krankenkassen einen Versorgungsvertrag haben. Zu unterscheiden sind lokoregionäre und systemische palliative Maßnahmen.

10.1
Nachsorge

Gerade beim Rektumkarzinom haben adjuvante Therapien einen hohen Stellenwert, da durch sie Rezidive verhindert und die Rezidivfreiheit sowie die Überlebenszeit verlängert werden. Auch die Nachsorgediagnostik hat eine größere Bedeutung als bei vielen anderen Tumoren. Werden Zweitkarzinome und Metastasen rechtzeitig erkannt, können sich hieraus häufig potentiell kurative Therapiekonsequenzen und eine Lebensverlängerung ergeben.

10.1.1
Adjuvante Radio-, Chemo- und Immuntherapie

Indikationen

Voraussetzung für eine adjuvante Therapie ist eine R0-Resektion des Primärtumors. Auf eine adjuvante Therapie kann man nur bei einem N0-Stadium verzichten, wenn der Tumor noch nicht auf die benachbarten Organe übergegriffen hatte und wenn gut differenziertes Tumorgewebe vorlag. Von einem N0-Stadium darf man nur dann sprechen, wenn bei der Tumorresektion mindestens 12 regionäre Lymphknoten entfernt und histologisch tumorfrei befundet wurden.

Weitere Ausnahmen, die einen Verzicht adjuvanter Therapien rechtfertigen, sind beträchtliche Begleiterkrankungen, ein fortgeschrittenes Alter oder andere Begleitumstände. Durch sie würde der Vorteil einer 30% höheren Heilungsrate nach adjuvanter Therapie relativiert werden.

Bei Patienten im Stadium I erfolgt wegen des geringen Rezidivrisikos keinerlei adjuvante Therapie; bei Patienten mit UICC-Stadium II (pT3–4, pN0, M0) muss individuell vorgegangen werden, da die optimale Therapiestrategie noch nicht feststeht. Patienten in diesem Tumorstadium sollten möglichst in kontrollierte Studien eingebracht werden. Nur so lässt sich die optimale Therapiestrategie herausfinden (Deutsche Krebsgesellschaft 2002).

Adjuvante Chemotherapien

In der Regel erfolgt eine kombinierte Chemo-/Radiotherapie. Ist eine Strahlentherapie – aus welchen Gründen auch immer – nicht durchführbar, so sollte zumindest eine adjuvante Chemotherapie erfolgen. Empfohlen wird im Allgemeinen die Chemotherapie mit 5-Fluorouracil. Manche Zentren kombinieren 5-FU mit Leucoverin.

Die Monotherapie mit 5-Fluorouracil wird von einigen Zentren im Anschluss an die Strahlentherapie, von anderen vor der Strahlentherapie und von wieder anderen Zentren in Form einer „Sandwichtherapie" durchgeführt (z. B. zwei Kurse Chemotherapie mit 5-FU, gefolgt von der Strahlentherapie und danach wieder 2–3 weitere Chemotherapiekurse (Deutsche Krebsgesellschaft 2002). Einige Zentren geben die Chemotherapie – allerdings in reduzierter Dosis – simultan zur Strahlentherapie.

Adjuvante Strahlentherapie

Bei transmuralem und/oder Lymphknotenbefall wird durch eine adjuvante Radiotherapie das Rezidivrisiko reduziert und die Gesamtüberlebenszeit verbessert (Bontke u. Köhne 2001).

Zu beachten ist, dass eine Bestrahlung nach Anlage eines Pouches zu einer Fibrose des Neorektums und damit zu einem schlechteren funktionellen Resultat führen kann.

Adjuvante Immuntherapien

Der Wert einer adjuvanten Immuntherapie ist nicht gesichert. Die meisten der als „Zusatztherapien" derzeitig von der Industrie angebotenen „biologischen Immuntherapien" zählen zu der alternativen Medizin und werden von der wissenschaftlich anerkannten Medizin abgelehnt.

10.1.2
Diagnostische Routinenachsorgeuntersuchungen mit dem Ziel der Rezidivfrüherkennung

Notwendige Routinenachuntersuchungen

■ **Stadium UICC I.** Regelmäßige Nachsorgeuntersuchungen nach einer R0-Resektion eines Tumors im frühem Tumorstadium (UICC I) sind wegen des geringen Rezidivrisikos nicht indiziert (Tabelle 10.2; Deutsche Krebsgesellschaft 2002; ESMO 2001). Allerdings sind bei diesen Patienten Kontrollkoloskopien nach zwei und nach fünf Jahren sinnvoll. Sie haben mehr Vorsorge- als Nachsorgecharakter, d. h. das Ziel ist die Früherkennung der gehäuft auftretenden Zweitkarzinome im Darmtrakt.

Abweichend hiervon müssen nach **transanaler Resektion** im Stadium I regelmäßige Rekto-

Tabelle 10.2. Nachsorgeempfehlung bei Patienten mit Rektumkarzinom UICC-Stadium I

Untersuchung	Monate						
	6	12	18	24	36	48	60
Anamnese, körperliche Untersuchung				+		+	
Koloskopie[a]				+		+	

[a] Drei Monate postoperativ, wenn präoperativ Abklärung des gesamten Kolons nicht möglich. Nach dem 5. Jahr alle drei Jahre Koloskopie.

skopien und Rektumsonographien vorgenommen werden (Tabelle 10.3).

Auch bei Annahme eines hohen Rezidivrisikos aufgrund der Invasion perirektaler Venen oder bei G3/G4-Tumoren ist eine regelmäßige und engmaschige Nachsorge angezeigt.

■ **Untersuchungen ab Stadium II.** Bei Patienten mit fortgeschrittenen Stadien (ab UICC-Stadium II) sind regelmäßige Nachsorgeuntersuchungen indiziert (Tabelle 10.4; Deutsche Krebsgesellschaft 2002). Ihr Aufwand ist wesentlich geringer als früher. Bei ihnen geht es im Wesentlichen um die frühzeitige Erkennung potentiell kurativ therapierbarer solitärer Leber- und Lungenmetastasen.

Erfolgte präoperativ keine Abklärung des gesamten Kolons, so ist die Koloskopie etwa

Tabelle 10.3. Nachsorgeempfehlung bei Patienten mit Rektumkarzinom nach lokaler Exzision oder Polypektomie

Untersuchung	Monate						
	6	12	18	24	36	48	60
Anamnese, körperliche Untersuchung	+	+[a]	+[a]	+	+	+	+
Rektoskopie oder Sigmoidoskopie, evtl. Endosonographie	+	+[a]	+[a]				
Koloskopie[b]					+		+

[a] Nach endoskopischer Abtragung eines gestielten Polypen mit pT1-Karzinom „low risk" sind bei tumorfreier Polypenbasis die Nachuntersuchungen nach 12 und 18 Monaten entbehrlich.
[b] Drei Monate postoperativ, wenn präoperativ Abklärung des gesamten Kolons nicht möglich. Nach dem 5. Jahr alle drei Jahre Koloskopie.

Tabelle 10.4. Nachsorgeempfehlung bei Patienten mit Rektumkarzinom[a] UICC-Stadium II + III

Untersuchung	Monate						
	6	12	18	24	36	48	60
Anamnese, körperliche Untersuchung, CEA[b]	+	+	+	+	+	+	+
Abdomensonographie	+	+	+	+	+	+	+
Röntgenthorax (in 2 Ebenen)		+		+	+		+
nach Rektumresektion: Rektoskopie oder Sigmoidoskopie, evtl. Endosonographie	+	+	+		+[c]	+[c]	
Koloskopie[d]					+		+
Computertomographie (Axialverfahren) Becken	3 Monate nach Abschluss der tumorspezifischen Therapie (Operation bzw. Strahlen-/Chemotherapie)						

[a] Tumoren, die nicht eindeutig dem Rektum oder Sigma zuzuordnen sind (sog. Rektosigmoidkarzinome), werden in der Tumornachsorge wie Rektumkarzinome behandelt.
[b] Die American Society of Clinical Oncology (ASCO) hat 1996 und 1999 die CEA-Bestimmung bei Patienten mit kolorektalem Karzinom der Stadien II und III alle 2–3 Monate für 2 Jahre empfohlen, allerdings nur für Patienten, die willens und in der Lage sind, sich bei Auftreten von Metastasen einer Leberresektion zu unterziehen.
[c] Nach adjuvanter Strahlen-/Chemotherapie wegen verzögert auftretender Lokalrezidive. Abklärung des gesamten Kolons nicht möglich.
[d] Drei Monate postoperativ, wenn präoperativ Abklärung des gesamten Kolons nicht möglich. Nach dem 5. Jahr alle drei Jahre Koloskopie.

drei Monate nach der Operation nachzuholen. Später erfolgt eine Koloskopie in dreijährlichem Abstand als Vorsorgeuntersuchung. Regelmäßige Bestimmungen von CEA und den Transaminasen, ein Abdomenultraschall sowie Röntgenuntersuchungen der Lunge sind wegen des möglichen Hinweises auf ein solitäres und noch kurativ angehbares Rezidiv sinnvoll.

■ **Nach R1-Resektion.** Nach einer R1-Resektion sollte die Nachsorgediagnostik ausschließlich symptomorientiert im Rahmen einer Therapieevaluation durchgeführt werden. Nicht die Feststellung einer Remission, nicht die Erkennung eines Rezidivs sind in dieser Situation Ziel der Nachsorgediagnostik, sondern das Erkennen eines Tumoransprechens bzw. die Feststellung einer Therapieresistenz.

Zusätzliche apparative und laborchemische Untersuchungen

Diese sollten nur gezielt je nach Beschwerdebild bzw. klinischem Rezidivverdacht (s. Übersicht) erfolgen. Befunde im kleinen Becken, die differentialdiagnostisch schwer Narbengewebe oder Tumorgewebe zuzuordnen sind und bei denen eine Sonographie sowie eine Computertomographie zur Diagnosefindung nicht ausreichen, rechtfertigen ein MRT, möglicherweise sogar eine PET-Untersuchung.

> Auf einen möglichen Progress im Becken hinweisende Symptome, die zusätzliche apparative und laborchemische Untersuchungen in der Nachsorge des Rektumkarzinoms rechtfertigen
>
> – Drückender, manchmal auch stechender und brennender Schmerz um den ehemaligen After herum
> – Ischiasartige Beschwerden
> – Schmerzen an LWS/Sakrum
> – Einseitiges Lymphödem

10.1.3 Aufklärung des Patienten bei Feststellung einer Krankheitsprogression

Siehe Kap. 6, „Bronchialkarzinom" und/oder Kap. 8, „Pankreaskarzinom".

10.1.4 Rezidivtherapien

Lokalisation der Rezidive und Metastasen

Lokoregionäre Rezidive sind besonders häufig und treten verstärkter als beim Kolonkarzinom auf. Intraluminal ist der Anastomosenbereich, extraluminal der Bereich des Tumorbettes und des Lymphabflussgebietes besonders gefährdet.

Bei einer **hämatogenen Aussaat** sind die Leber, die Lunge, die Knochen und das Gehirn am häufigsten betroffen.

Bei einer lymphogenen Ausbreitung sind besonders häufig die im kleinen Becken gelegenen Lymphknoten befallen.

Per continuitatem kann der Tumor die Blase, die Scheide und das Peritoneum infiltrieren.

Therapie bei Lokalrezidiven/lokoregionären Rezidiven

Anastomosenrezidive, solitäre Leber- und Lungenmetastasen können chirurgisch potentiell kurativ angegangen werden. Alle anders lokalisierten Rezidive, einschließlich dem lokoregionärem Lymphknotenbefall, sind einer potentiell kurativen Therapie nicht mehr zugänglich. Bei ihnen ist die Beschwerdelinderung primäres Therapieziel. Die bei diesen Patienten notwendigen Maßnahmen werden im Abschnitt 10.3 kommentiert.

Reine Anastomosenrezidive werden prinzipiell nach denselben Kriterien therapiert wie die Primärtumoren, nämlich operiert, und haben eine gute Prognose.

Perineale, ventrale und posteriore lokoregionäre Rezidive haben eine deutlich schlechtere Prognose und werden im Allgemeinen einer Strahlentherapie zugeführt.

Therapie solitärer Lebermetastasen

Bei solitären Lebermetastasen muss immer eine potentiell kurative Operation in Erwägung gezogen werden (Deutsche Krebsgesellschaft 2002). Die regionale oder systemische Chemotherapie, die lokale Tumordestruktion durch interstitielle Laserkoagulation oder Alkoholinjektion, die Chemo- oder Radioembolisierung, die Kryotherapie und die Radiofrequenztherapie sind keine potentiell kurativen Therapieverfahren. Eine Lebertransplantation kommt lediglich bei Patienten mit nichtresektablen Lebermetastasen neuroendokriner Tumoren im Einzelfall in Frage.

Therapie solitärer Lungenmetastasen

Bei isolierten Lungenmetastasen kann eine Resektion angestrebt werden. Vorbedingung ist, dass diese Metastasen erst längere Zeit (mindestens ein Jahr) nach der Darmkrebsoperation auftreten und nur langsam progredient sind. Im Gegensatz zur Therapie von Lebermetastasen verzichtet man bei Lungenmetastasen auf eine operative Entfernung, wenn diese schon bei der Diagnose des Primärtumors festgestellt werden.

Der Wert einer adjuvanten regionalen oder systemischen Chemotherapie nach einer R0-Leber- oder Lungenmetastasenresektion ist nicht belegt (Lamadé u. Herfarth 2001; Dienermann 2001).

10.2 Rehabilitative Maßnahmen

Rehabilitationsmaßnahmen (s. Tabelle 10.1) kommen sowohl für potentiell kurativ als auch für palliativ Behandelte in Frage. Zweiterkrankungen müssen während der Reha mitbehandelt werden.

Bestimmte Mindestinformationen sind Voraussetzung für den Beginn von Rehabilitationsmaßnahmen.

Mindestinformationen, die vor Beginn von Rehabilitationsmaßnahmen vorliegen sollten

- pTNM, Grading
- R0- oder R1-Resektion
- Welches Operationsverfahren (kontinenzerhaltend oder Stomaanlage)?
- Wurde eine Strahlentherapie durchgeführt (Lokalisation, Dosis)?
- Wurde eine Chemotherapie durchgeführt (welche Zytostatika, Dosierung)?
- Psychosoziale Angaben (Aussagen über den Aufklärungsgrad, über eventuelle Coping- und Complianceprobleme, über Angehörigenunterstützung, über soziale Probleme etc.)

Fehlen diese Informationen, ist eine umfassende Rehabilitation problematisch. Wertvolle Zeit geht für zusätzliche Recherchen verloren, die psychische Begleitung ist unbefriedigend, die sozialmedizinische Beurteilung sowie die eventuelle Einleitung sozialer Hilfen sind von fraglicher Relevanz.

Je problemloser die Stomaversorgung, umso besser die Lebensqualität, umso geringer die psychosozialen Probleme und umso niedriger sind auch die Folgekosten.

10.2.1 Rehabilitationsmaßnahmen zur Verminderung körperlicher Probleme („Reha vor Invalidität")

Die Rehabilitation nach Operation eines Rektumkarzinoms betrifft ein höchst inhomogenes Patientenkollektiv mit sehr unterschiedlichen tumor- und therapiebedingten Funktionseinschränkungen bzw. Behinderungen. Die Beschwerden sind vor allem abhängig vom operativen Vorgehen und dem Verlust funktionsgebundener Kolon- bzw. Rektumanteile. Nach einer anterioren Resektion und zusätzlicher Strahlen-/Chemotherapie kommt es zu anderen

Störungen und sind andere Rehabilitationsmaßnahmen notwendig als nach einer abdominoperinealen Rektumresektion. Natürlich beeinflussen auch die Prognose, das Alter und die Mitwirkungsbereitschaft des Patienten Art und Umfang der Rehabilitationsmaßnahmen.

Rehabilitationsmaßnahmen nach anteriorer Resektion (sphinkter- bzw. kontinenzerhaltende Operation)

Das Spektrum möglicher somatischer Behinderungen ist groß: Es reicht von Inkontinenzproblemen, sexuellen Störungen, Schmerzen, Motilitätsstörungen, chemo- und strahlentherapiebedingten Nebenwirkungen bis hin zu Begleiterscheinungen von Zweiterkrankungen.

- **Mobilität.** Die Krankengymnastik bei diesen Patienten beschränkt sich im Wesentlichen auf die Beckenbodengymnastik und auf unspezifische Maßnahmen zur Stärkung der Bauchmuskulatur. Ziel der Beckenbodengymnastik ist es, die Stuhlinkontinenz und den imperativen Stuhldrang zu reduzieren.

- **Harn- und Stuhlinkontinenz.** Häufig besteht ein imperativer Stuhldrang als Folge der eingeschränkten Reservoirfunktion und Haltekapazität des Restrektums. Zu einer organischen Sphinkterschwäche kommt es bei Verletzung des Schließmuskels. Bei einer funktionellen Störung ist der Schließmuskel selbst zwar unverletzt, in seiner Funktion jedoch aufgrund einer Schädigung – z.B. der Nervenversorgung – eingeschränkt. Häufig liegt ein Mischbild vor (Pehl et al. 2000).

Sowohl bei organischer als auch bei funktioneller Ursache lässt sich die Inkontinenz mit gezieltem Training der Beckenbodenmuskulatur und Vermeidung blähender und motilitätsfördernder Speisen mit gutem Erfolg behandeln (Höfler 1999). Eine Ergänzung ist das Sphinktertraining unter Verwendung von Biofeedback-Verfahren und unterstützender Elektrostimulation (Urofit).

Die Beckenbodengymnastik wird mit gutem Erfolg auch bei der **Harninkontinenz** durchgeführt. Nach einer Rektumresektion kommt es oft zu einer Stressinkontinenz, seltener ist ein bei der Operation verletzter Blasensphinkter als Ursache der Inkontinenz, eine Tumorinfiltration oder eine Strahlenschädigung kommen auch in Betracht. Wenn Letzteres oder eine Atonie des Blasenmuskels die Ursache ist, bewirkt Beckenbodengymnastik wenig!

Kommt es trotz intensiver Beckenbodengymnastik und eventuell begleitender Elektrotherapie zu keiner Besserung der Beschwerden, muss man an eine organische Insuffizienz denken. Bevor man bei diesen Patienten jedoch operative Maßnahmen und die Anlage eines künstlichen Blasenschließmuskels in Erwägung zieht, sollte ein längerer Zeitraum (etwa zwei Jahre) abgewartet werden, es noch relativ spät unter konservativer Behandlung zu einer Verbesserung der Harninkontinenz kommen kann.

Neben der Harninkontinenz ist mit häufigeren **Blasen- und Harnwegsinfektionen** zu rechnen, die gezielt antibiotisch behandelt werden müssen. Meist handelt es sich um eine funktionelle neurogene Blasenentleerungsstörung mit Restharnbildung und nachfolgender Infektion. Vermehrte Harnwegsinfekte sind meist eine Folge der unzureichenden Blasenentleerung.

Der Sphinkter selbst ist selten in Mitleidenschaft gezogen. Manchmal ist eine Schädigung sakraler Nervenfasern für den Funktionsverlust der Blase verantwortlich. Eine Verletzung des sympathischen Nervensystems (N. hypogastricus) kann zu vermehrtem Harndrang oder einer Stressharninkontinenz führen. Besonders bei körperlichen Beschwerden kommt es dann zu unwillkürlichen Harnabgang, da den Betroffenen das Blasenfüllungsgefühl fehlt.

Die sonographische Bestimmung der Restharnmenge und gegebenenfalls urodynamische Untersuchungen gehören zu der Routinediagnostik in der stationären Anschlussheilbehandlung operierter Rektumkarzinompatienten. Zusätzlich sollten Angaben zur Häufigkeit der Miktion erfasst werden (Miktionsprotokoll).

Ein Vorlagentest dient zur Erfassung eines unwillkürlichen Urinverlusts.

Bei Blasenentleerungsstörungen können Cholinergika indiziert sein (Doryl).

Die Inkontinenztherapie ist einer der Schwerpunkte in den onkologischen Rehakliniken, in denen Pflegekräfte mit einer speziellen Zusatzausbildung als Stomatherapeut(in) und Inkontinenzberater(in) beschäftigt sind (s. Abb. 10.1). Inkontinenzberatung und -therapie ist auch ambulant möglich. Die Gesellschaft für Inkontinenzhilfen (s. Adressenteil) verfügt über eine Liste spezieller Beratungsstellen.

■ **Diarrhoeen.** Im Allgemeinen reicht ein Drittel des Dickdarms zur Eindickung des Stuhls aus. Kommt es zu Durchfall, so ist dieser häufig Folge einer Hyperperistaltik des Dünn- und/oder des Dickdarms. Motilitätsverlangsamende Pharmaka (z. B. Loperamid) sind dann indiziert.

Wenn der gesamte Dickdarm entfernt wurde, ist der Stuhl zwangsläufig dünnflüssig. Dies ist der Fall bei **Ileostomapatienten**. Ileostomien werden allerdings überwiegend nach Darmresektionen im Rahmen entzündlicher Darmerkrankungen angelegt und weniger bei Tumorpatienten. Ausnahmen sind passagere oder permanente Ileostomien nach Kolektomie wegen einer familiären Adenomatosis und Krebs.

Kontinenzerhaltend operierte Rektumkarzinompatienten leiden in den ersten postoperativen Monaten häufig an einem **„imperativen Stuhldrang"**, der von den Patienten fälschlicherweise mit Durchfall gleichgesetzt wird. Ursache hierfür ist, dass mit der Entfernung des Rektums auch die Ampulla recti entfernt wurde, die als Stuhlreservoir und zur weiteren Eindickung dient. Bei Verlust dieses Reservoirs kommt es zu ständig vorwärts schiebenden Kontraktionen des Darms und dem Gefühl des Stuhldrangs. Die mitunter sehr lästigen Beschwerden legen sich meist in den nächsten Monaten nach der Operation. Durch Beckenbodengymnastik und stuhlgleitende Maßnahmen kann der Heilungsprozess beschleunigt werden.

■ **Obstipation.** Eine Neigung zur Obstipation ist nur selten eine Operationsfolge. Meist handelt es sich um eine funktionell bedingte Neigung zur Stuhlverstopfung, die schon präoperativ bestand und durch konservative Therapien und Verhaltensänderungen positiv beeinflusst werden kann. Selten handelt es sich um eine Strahlennebenwirkung.

Therapie der funktionell bedingten Verstopfung

− Korrektur irriger Vorstellungen über die Defäkation
− Veränderung der Lebens- und Essgewohnheiten
− Körperliche Bewegung zur Steigerung der Darmaktivität
− Gastrokolischer Reflex (Trinken eines Glases kalten Wassers)
− Keine hochkalorischen, voluminösen Abendmahlzeiten
− Keine kalorienreiche schlackenarme Kost wie Weißbrot, Teigwaren, Kuchen, Pudding, Schokolade und Speiseeis
− Physikalische Maßnahmen (Kolonmassage)
− Ballaststoffreiche Kost (Kleie)

■ **Chronische Strahlennebenwirkungen.** Chronische Strahlenfolgen an **Sigma und Enddarm** bedingen schleimige, oft auch blutige Durchfälle. Gelegentlich manifestieren sich die Störungen durch Obstipation, abdominelle Krämpfe und Stuhldrang sowie Störungen der Stuhlkontrolle. Langwierigen Proktitisbeschwerden, schließlich Fisteln und Strikturen komplizieren den Verlauf.

Persistierende Bleistiftstühle sind Zeichen einer Darmstriktur, für die differentialdiagnostisch auch ein in das Darmlumen eingebrochenes Tumorrezidiv in Frage kommt.

Diätetisch empfiehlt sich eine fett- und ballaststoffarme Kost unter Vermeidung stark gewürzter Speisen. Hierdurch kann die Entleerung der Gallensäuren und damit das Anfluten von Gallensäuren reduziert werden; der Darm wird weniger belastet. Zusätzlich kann Cholestyramin gegeben weden. Bei Obstipation sind „Weichmacher" (Flohsamen, Laktulose) indiziert. Ob nichtsteroidale Antiphlogistika wirken, wird kontrovers beurteilt. Vor einer routinemäßigen lokalen oder gar systemischen Anwendung von Steroiden wird gewarnt; ein protektiver Einfluss von Amifostin ist nach wie vor nicht gesichert (Zimmermann u. Kummermehr 2000). Die mehrmals tägliche topische Anwendung von Sucralfat (zweimal tägliche Einläufe) führt gelegentlich zur Symptomlinderung und Rückbildung der radiogenen ulzerativen Proktitis.

Mit der **hyperbaren Sauerstofftherapie** (HBO) werden oft verblüffende Verbesserungen der radiogenen Folgestörungen am Enddarm erreicht. Rektale Blutungen, Diarrhoe, Stuhlinkontinenz und Schmerzen werden hiernach geringer.

Helfen all diese konservativen Maßnahmen nicht, ist eine **protektive Kolostomie** bzw. bei distalem Sitz eine Rektumexstirpation in Erwägung zu ziehen (Schulz 1994). Durch das protektive Stoma wird der betroffene Darmabschnitt entlastet, rektovaginale Fisteln können sich schließen und es besteht eine gute Chance der Stomarückverlagerung. Die Kolostomie darf nur an nicht betroffenen Darmabschnitte angelegt werden; sonst drohen Dehiszenzen.

■ **Allgemeine Ernährungsempfehlungen.** Eine spezielle Diät für Patienten mit Rektumkarzinom gibt es nicht. Nach anteriorer Rektumresektion sollten allgemeine Ernährungsrichtlinien empfohlen werden, die nicht nur als „darmkrebsprophylaktisch" gelten, sondern gleichzeitig auch protektiv vor anderen Zivilisationskrankheiten schützen (s. Kap. 9, „Kolonkarzinom"). Blähende Speisen sind zu meiden. (Zur Ernährung nach abdominoperinealer Rektumrektion s. später.)

■ **Verwachsungen.** Siehe Kap. 9, „Kolonkarzinom".

■ **Anämie.** Siehe Kap. 9, „Kolonkarzinom".

■ **Polyneuropathien.** Siehe Kap. 5, „Ovarialkarzinom".

■ **Schmerzen.** Siehe Kap. 8, „Pankreaskarzinom".

■ **Informationen/Schulung.** Siehe Kap. 9, „Kolonkarzinom" sowie S. 256.

Rehabilitationsmaßnahmen nach abdominoperinealer Rektumresektion (stomaspezifische Probleme)

Am Stoma selbst können zahlreiche Probleme auftreten. Besonders häufig sind sie bei einem Anlagefehler, wenn eine präoperative Stomamarkierung unterlassen wurde und Stomaausleitungen in Narbenregionen oder Bauchfalten vorgenommen wurden (Winkler 1994).

Kommt es dennoch zu einer Fehlposition, kann mit den zur Verfügung stehenden Mitteln, wie z. B. Ausgleichspasten, Gürteln oder konvexen Versorgungssystemen, der Versuch einer Kompensation vorgenommen werden. Dies ist aber nur so weit möglich, als der Patient in der Lage ist, diese meist aufwendige Versorgung langfristig selbständig durchzuführen. Am häufigsten zwingen ein Darm- und Schleimhautprolaps, Stenosen, Bauchwandbrüche, narbige Verziehungen und gelegentlich auch eine falsche Position des Stomas zu einer operativen Korrektur.

■ **Prolapsbildung und Retraktion.** Normalerweise sollte das Darmende bei einer Kolostomie nur ein wenig, bei einer Ileostomie etwa 2–3 cm über die Bauchwand vorstehen. Entwickelt sich ein **Darmprolaps** von mehr als 5 cm, so ist eine operative Korrektur zu erwägen.

Eine **Retraktion des Darmausgangs** kann auftreten, wenn der Darm unter Spannung ausgeleitet wurde und sich mit der Zeit zurückzieht. Gelegentlich kann dies auch durch eine schrumpfende Entzündung bedingt sein. Weitere Ursachen sind eine übermäßige Gewichtszunahme nach der Operation, Vernarbungen, Hautverletzungen oder chronische Infektionen. Die Versorgung bei retrahiertem Stoma kann besonders schwierig sein, weil es nahezu unvermeidbar ist, dass die Bauchhaut mit den Ausscheidungen in Berührung kommt. Zur Vermeidung der Hautreizungen gibt es spezielle Stomaversorgungsteile. Eine operative Korrektur ist dann unabdingbar, wenn Schmerzen bei der Stuhlentleerung auftreten oder es gar zu einem Stuhlverhalt kommt.

Eine Verkleinerung des Stomas (1–2 Ringgrößen) im ersten Halbjahr nach der Operation ist normal. Wenn sich jedoch der Finger nicht mehr in das Stoma einführen lässt, sollte bougiert werden.

■ **Entzündungen.** Entzündungen und Ekzeme am Stoma und der peristomalen Haut sind häufig. Sie entwickeln sich bevorzugt, wenn die Beutelöffnungen zu groß gewählt wurden und die Haut durch ständigen Stuhlkontakt gereizt wird.

Ursachen für chronische Entzündungen im Stomabereich

— Unsachgemäße Abnahme der Klebe- bzw. Haftfläche
— Zu große Beutelöffnung
— Aggressive Klebematerialien
— Allergie gegen Versorgungsteile
— Hautunebenheiten
— Haarbalgentzündungen
— Allergische Hautreaktionen
— Ernährung

Allergische Reaktionen zeigen sich auf der Haut durch Rötung, Knötchen und Bläschen sowie Juckreiz, Hautbrennen und -nässen. Eine Umstellung der Beutelversorgung ist dann notwendig.

Durch mangelnde Stomahygiene, falsche Reinigung bzw. durch Reinigung der Haut mit infizierten Waschlappen oder Schwämmen wird die Ansiedlung von Pilzen und Bakterien auf der Haut gefördert. Auch nach längerer Antibiotikatherapie und geschwächter Abwehrlage entwickeln sich leicht Pilzinfektionen. Es sollten neben einer sorgfältigen Hygiene ausschließlich wässerige Antipilzmittel verwendet werden, da Salben und Puder die Haftung der Versorgung verhindern.

Säurehaltige Nahrungsmittel verursachen besonders häufig Entzündungen im Stomabereich. Bei Unverträglichkeit sind sie zugunsten von Nahrungsmitteln mit geringem Säuregehalt zu meiden (Delbrück 1997).

Durch mechanische Reizzustände, insbesondere bei Prolaps, entwickeln sich häufig harmlose, aber für den Patienten subjektiv belastende **Pseudopolypen.** Wichtig ist eine an die individuellen Bedürfnisse angepasste Stomaversorgung. Entzündungen, Ekzeme und Allergien sind häufig durch eine unzureichende Stomaversorgung bedingt und somit vermeidbar.

In Zweifelsfällen hilft immer ein Wechsel der Beutelversorgung. Es gibt in Deutschland eine große Auswahl verschiedener Versorgungssysteme. Ein Unerfahrener vermag die manchmal unerheblichen Unterschiede kaum zu erkennen. Hier sind die speziellen Erfahrungen eines Stomatherapeuten sehr nützlich.

■ **Parastomale Hernien.** Die Ausleitung des Stomas durch die Bauchdecke schafft eine künstliche Lücke im Muskelgefüge. Der Bauchinnendruck, der beim Pressen/Heben, bei schwerer körperlicher Arbeit oder z. B. beim Sport erheblich gesteigert wird, kann zu einer Vergrößerung dieser Durchtrittspforte und zu einer peri- oder parastomalen Hernie führen. Um eine Überbeanspruchung der Bauchdecken und das Risiko einer Hernienbildung zu verringern, sind einige Vorsichtsmaßnahmen zu beachten (s. Übersicht). Hierzu gehört, dass Risikopatienten Leibbinden tragen. Diese sollten in besonders spezialisierten Orthopädiegeschäften mit Stomaabteilungen angefertigt und angepasst werden. Zu schmale Leibbinden können das Gegenteil bewirken werden, nämlich eine Verstärkung der Hernienbildung.

> **Vorsichtsmaßnahmen zur Verhinderung einer parastomalen Hernie**
>
> — Keine Tätigkeiten, die die Bauchdecke zu sehr belasten (Heben und Tragen schwerer Lasten, kein Pressen)
> — Kein Rudern oder Geräteturnen
> — Keine abrupten Belastungen der Bauchmuskulatur
> — Kein Übergewicht
> — Tragen einer Leibbinde bei besonders Gefährdeten

■ **Irrigation (Darmspülung).** Die **Selbstirrigation** verbessert die Lebensqualität von Stomaträgern (Winkler 2001; Delbrück 1997).

> **Vorteile der Irrigation für Stomaträger**
>
> — Irrigierende Stomaträger sind weitgehend unabhängig von der Beutelversorgung. Die mitunter lästigen Beutelentsorgungsprobleme entfallen
> — Es besteht eine stuhlgangsfreie Zeit von 24–48 h, während der lediglich eine Stomakappe oder ein Stöpsel getragen werden muss. Es besteht eine weitgehend problemlose Mobilität
> — Die Irrigation verkürzt die Verweildauer des Stuhls im Dickdarm und bremst so die Bildung von Bakterien im Darm. Es können sich daher nicht so schnell Gase entwickeln. Die Folge sind weniger Probleme mit dem Abgang von Winden, also eine geringere Geräusch- und Geruchsentwicklung
> — Die Freizeitgestaltung, die Berufsausübung, das gesellschaftliche Leben sind häufig unproblematisch
> — Eine Verstopfung kommt seltener vor
> — Bei Hitze sind Beutelträger benachteiligt, weil bei ihnen als Folge der Schweißabsonderung oder allergischer Hautreaktionen häufig Ekzeme am Stoma auftreten
> — Das Sexualleben ist weniger belastet

Der durch Spülung mit Wasser provozierte Dehnungsreiz der Darmwand und die hierdurch bewirkte Massenperistaltik des verbliebenen Kolons führt zu einer kompletten und gezielten Entleerung des Dickdarminhalts. Der Patient bleibt hiernach 24–48 h ausscheidungsfrei. Leider können nicht alle Stomaträger die Irrigation praktizieren; es gibt einige absolute und relative Kontraindikationen (s. folgende Übersicht).

Vor der Irrigation sollte grundsätzlich ein Röntgenkontrasteinlauf gemacht werden, um eine Syphonbildung oder eine beträchtliche Divertikelbildung auszuschließen.

Zur Beurteilung, welche Stomaversorgung die beste ist und ob das Erlernen der Irrigation sinnvoll ist, gehört viel Erfahrung. Neben den hiermit speziell befassten ärztlichen Berufssparten (Chirurgen, Proktologen, Gastroenterologen, Rehabilitationsmedizinern) hat sich die Berufsgruppe der **Stomatherapeuten** etabliert, die eine große fachliche und psychologische Kompetenz in der Stomatherapie besitzt. Sie arbeiten in vielen Großkliniken, in nahezu allen onkologisch-gastroenterologisch ausgerichte-

> **Kontraindikationen für das Erlernen der Irrigation**
>
> — Ileostoma, Zäkumstoma, Transversumstoma
> — Dünnflüssiger Stuhl
> — Häufiger Durchfall
> — Nicht während der Chemotherapie, nicht während der Strahlentherapie
> — Syphonbildung des endständigen Darmabschnitts
> — Sehr hoch oder sehr tief liegendes Stoma
> — Erhebliche Divertikel
> — Ausgedehnte abdominelle Verwachsungen
> — Starker Prolaps
> — Nur bedingt bei starker Retraktion
> — Nur bedingt bei zu kleinen räumlichen Verhältnissen des Toilettenraums
> — Nur bedingt bei Zeitmangel
> — Nur bedingt bei schlechter Compliance

ten Rehabilitationskliniken und auch in größeren Sanitätsgeschäften.

■ **Probleme an der hinteren Wunde.** Bei den meisten Patienten ist die Wunde am hinteren Steißbein nach spätestens drei Monaten vernarbt und verursacht – abgesehen von gelegentlichem Missempfinden – keine Probleme. Verschmutzt die Wunde allerdings oder entzündet sie sich sogar, so kann sich der Heilungsprozess wesentlich länger hinziehen. Manchmal wird die Wunde bei der Operation absichtlich nicht verschlossen, damit das Wundsekret frei abfließen kann. In diesem Fall sind Sitzbäder und trockene Verbände bzw. Vorlagen sehr nützlich. Kamillensitzbäder lindern bei nässenden Wunden. Bildet sich ein **Sekretstau**, so muss der Abflusskanal geöffnet werden.

Unangenehm können **Fisteln** sein. Wenn sie in die ehemalige Wundhöhle führen, heilen sie durch Spülungen und regelmäßige Kamillensitzbäder schneller ab. Die Richtung und die Länge einer Fistel lässt sich röntgenologisch gut darstellen.

Viele Patienten klagen in der ersten Zeit nach der Operation über **Schmerzen** an der hinteren Wunde sowie Schwierigkeiten beim Sitzen und Laufen. Die Beschwerden legen sich erfahrungsgemäß nach einiger Zeit. Dauern sie fort oder treten sie gar nach längerer Beschwerdefreiheit auf, so muss man auch an eine Infektion, an einen Abszess oder einen Tumor in der ehemaligen Wundhöhle denken.

Häufig klagen die Patienten über **Sitzbeschwerden**, die sie durch Entlastung der Problemzonen, durch Druckverteilung auf Beckenknochen und Oberschenkel mildern können. So genannte Post-Op-Sitzkissen bieten sich hierfür an und sind eine große Linderung. Manchmal hilft auch schon ein Schwimmreifen. Durch regelmäßige Sitzbäder kann die hintere Gesäßnarbe geschmeidiger gehalten werden, sodass es zu weniger Beeinträchtigungen beim Laufen und Sitzen kommt.

Rad fahren ist grundsätzlich nicht empfehlenswert, solange die hintere Wunde noch nicht abgeheilt ist. Später empfiehlt sich ein breiterer Sattel bzw. ein Spezialfahrradsattel bei Sitzbeschwerden.

■ **Fertilität/Sexualität der Stomaträgerin.** Frauen mit einer Ileostomie sollten beachten, dass die Pille für sie nicht unbedingt immer ein sicheres Verhütungsmittel darstellt, da die Gefahr besteht, dass diese unverdaut wieder ausgeschieden wird. Liegt das Stoma im Kolonbereich, bestehen keine Einschränkungen.

Eine Schwangerschaft ist möglich; die Entbindung sollte allerdings wegen der Belastungen der Bauchmuskulatur mit einer Sectio erfolgen.

In den ersten Wochen nach einer Stomaanlage können Schmerzen bei sexuellem Verkehr auftreten, besonders wenn die Wundnähte nach einem Verschluss des Enddarms bis in den Bereich des Scheideneingangs verlaufen. Dies gilt ebenso für die im Bauchraum liegende Wundhöhle, die bis zur endgültigen Abheilung Schmerzen auslösen kann.

Eine Verlagerung der Scheidenwände ist möglich. Bei Patientinnen, bei denen die Scheide im Rahmen der Operation gerafft werden musste, können Schmerzen auftreten. Ein Dilator schmerzt anfangs, ermöglicht später aber einen problemlosen Verkehr.

Das Sexualleben ist bei irrigierenden Frauen erfahrungsgemäß weniger belastet als bei Frauen mit einer klassischen Beutelversorgung.

■ **Sexualität des männlichen Stomaträgers.** Eine wichtige Aufgabe stellt die Sexualberatung dar (Zettl u. Hartlapp 2002). Erfahrungsgemäß spricht nur ein kleiner Teil der Betroffenen das Thema Sexualität von sich aus an; der weitaus größere Teil wartet auf Fragen des Arztes. Mit dem Thema Sexualität und insbesondere mit dem „sexuellen Versagen" sind erhebliche Hemmungen verbunden. Ängste und Schuldgefühle spielen eine zentrale Rolle, die im Gespräch abgebaut werden können.

Störungen des sexuellen Erlebens und Verhaltens treten als Begleit- oder Folgeerscheinungen häufig auf und bedeuten für die Betroffenen und ihre Partner oft eine erhebliche Einbuße an Lebensqualität. Bei frühzeitiger adäquater Betreuung kann in vielen Fällen die Entwicklung schwerer neurotischer Verhaltensstörungen vermieden werden.

Störungen der Erektions- und Ejakulationsfähigkeit sind beim Mann nach einer radikalen Mastdarmentfernung bis zu einem gewissen Grad – zumindest vorübergehend – unvermeidbar. Dies liegt daran, dass die für die Potenz verantwortlichen sympathischen und parasympathischen Nervenbahnen im Operationsbereich des Rektums verlaufen. Bei männlichen Rektumkarzinompatienten kann die Erektions- und Ejakulationsfähigkeit und bei Frauen die Orgasmusfähigkeit verloren gehen, während die Libido meist erhalten bleibt.

Medikamentöse, psychische, apparative und operative Hilfen bieten sich bei **erektiler Dysfunktion** an (Zettl u. Hartlapp 2002; Hartmann 2000). Die Voraussetzung dafür, dass Sildanefil (Viagra) wirkt, ist die Intaktheit der für die Durchblutung des Penis notwendigen Nervenbahnen im kleinen Becken. Dies ist bei einer erektilen Impotenz nach einer Rektumamputation selten der Fall.

Unter den apparativen Hilfen ist die externe Vakuumtherapie (Osborne Erecaid System) die Bekannteste. Die Kosten hierfür werden im Gegensatz zu den anderen medikamentösen Hilfen (SKAT-Therapie, MUSE-Therapie, Sildanefil) von den meisten Kassen erstattet. (Ausführlicheres zu den medikamentösen und apparativen Hilfen bei erektiler Dysfunktion s. Kap. 11, „Prostatakarzinom".)

■ **Ernährung.** Für **Stomaträger** gibt es einige grundsätzliche Ernährungsempfehlungen; insgesamt jedoch sollte weder die Krebserkrankung noch die Stomaanlage zum Anlass für restriktive Diätempfehlungen genommen werden. Die Empfehlungen sollen helfen, bestehende oder drohende Probleme zu verhindern oder zumindest zu lindern (Delbrück 1999).

Hierzu gehören die Verhinderung von Übergewicht, die Verhinderung einer Stomablockade bei Ileostomaträgern sowie die Linderung von Blähungen und Geräuschentwicklung, Geruchsentwicklung, Durchfallneigung und Stomaentzündungen. Stomablockaden, vor denen ausschließlich Ileostomaträger Angst haben müssen, können durch Verzicht auf unverdauliche bzw. sehr faserhaltige Speisen wie Pilze, Spargel, Nüsse etc. vermieden werden. Eine starke Gewichtszunahme ist nachteilig und führt häufig zu Komplikationen (höheres Risiko einer parastomalen Hernie, Retraktion des Stomas etc.).

Eine schlackenreiche Nahrung gilt zwar auf der einen Seite für den darmkrebsgefährdeten Patienten als tumorprotektiv, auf der anderen Seite kann sie jedoch für Stomaträger nachteilig sein. Durch sie werden die Spülintervalle beim irrigierenden Patienten verkürzt, da die Peristaltik angeregt und größere Stuhlmengen produziert werden. Ein großes Problem können Blähungen, insbesondere nach ballaststofffreier Kost, und die hierdurch bedingte Geräuschentwicklung darstellen. Gelegentlich können auch ein Laktasemangel oder die Einnahme von Laktulose zur Stuhlgangregulierung die Ursache hierfür sein.

Am besten ist, wenn der Stomaträger unter fachlicher Betreuung des Ernährungsberaters in der stationären Anschlussheilbehandlung (AHB) ausprobiert, was ihm bekommt. Dies kann individuell sehr unterschiedlich sein. Vorteilhaft ist die Führung eines Diättagebuches, in dem der Patient aufschreibt, was und wie viel er gegessen hat, wann die Hauptausscheidungszeiten waren, welche Beschaffenheit die Ausscheidungen hatte und ob Auffälligkeiten (z. B. Blähungen, Geruch, Durchfall etc.) auftraten (Delbrück 1997, 1999, 2000).

■ **Postproktektomieprobleme.** Nach radikaler Rektumamputation mit Entfernung des umliegenden Lymphgewebes und gleichzeitiger Stomaanlage kann es zu besonderen Problemen kommen, die unter dem Sammelbegriff „Postproktektomiesyndrom" zusammengefasst werden. (Winkler 2000). Sie sind einerseits bedingt durch die erst mit der Zeit langsam mit Bindegewebe, Dünndarm und Nachbarorgane ausgefüllte Wundhöhle und andererseits durch den künstlichen Darmausgang selbst. **Heilungs-**

störungen der **Sakralhöhle** im Sinne eines Postproktektomiesyndroms können sich über Monate hinziehen. Besteht der Verdacht auf eine Abszessbildung, bringt ein MRT häufig eher Klärung als eine Computertomographie.

Bei Frauen kann es zu einer Verlagerung der inneren Genitalorgane in die Wundhöhle mit langdauernden Beschwerden unterschiedlicher Intensität kommen. Schmerzen können als Folge der zwangsläufig mit der Organentfernung durchtrennten Nerven auftreten, die den Mastdarm- und die Analregion versorgen. Sind Verwachsungsbeschwerden bzw. ein Darmvorfall oder eine Organverlagerung ursächlich für die Schmerzen verantwortlich, ist nur eine symptomatische Behandlung indiziert. Sitzbäder, Reizstrombehandlung, Entspannungsübungen und andere „sanfte Schmerztherapien" können sich lindernd auswirken.

Als Folge einer **retroperitonealen Narbenfibrose** ist eine klinisch zumeist asymptomatische Harnstauungsniere möglich. Neben Störungen der Blasenentleerung bis hin zur autonomen Harnblase und den sich aus dem Restharn ergebenden infektiösen Folgen können Erektions- und Ejakulationsverlust auftreten.

Blasenentleerungsstörungen sind häufig. Die Gabe von Cholinergika (z. B. Doryl) kann sinnvoll sein. Bei einer Stressinkontinenz sollte eine Beckenbodengymnastik verordnet werden (s. S. 248).

■ **Unerwünschte späte Strahlennebenwirkungen.** Mit einem erhöhten Risiko von Strahlenfolgen muss dann gerechnet werden, wenn der Dünndarm im Strahlenfeld liegt. Dies ist der Fall, wenn sich postoperativ Dünndarmschlingen ins kleine Becken verlagern.

Die Dünndarmschleimhaut ist wesentlich empfindlicher als die des Dickdarms. Der Verlagerung des Dünndarms in das kleine Becken muss daher bei der Operation vorgebeugt werden.

Strahlenschäden an den **oberen Darmabschnitten** sind gekennzeichnet durch Stuhlunregelmäßigkeiten und schmerzhafte Darmkrämpfe. Es kommt zu einer persistierenden Malabsorption und hochgradigen Strikturen. Rezidivierende Subileuszustände, Übelkeit und Erbrechen sind typische Beschwerden.

■ **Tumorunabhängige Schmerzproblematik.** Schmerzen stehen nicht selten im Zusammenhang mit der gleichzeitig bei der Organentfernung verbundenen Durchtrennung von Nerven, die Mastdarm und Analregion versorgen. Neben dem irritierenden Gefühl, der natürliche Ausgang sei vorhanden, können Schmerzen wie bei einem Schließmuskelkrampf auftreten. Manche Patienten klagen über tenesmenartigen Stuhldrang und Parästhesien bis hin zu neuralgieformen Schmerzen. Diese Beschwerden werden nicht selten als „Phantomschmerzen" bezeichnet, obwohl der Ausdruck „Deafferenzierungsschmerz" zutreffender wäre.

Differentialdiagnostisch ist bei Schmerzen im Kreuz- und Dammbereich auch an eine perineale Hernie und immer auch an Tumorwachstum zu denken, zumal die ehemalige Wundhöhle und das sie umgebende Gewebe eine häufige Rezidivlokalisation sind.

Sitzbäder und warme Bäder wirken beruhigend und entspannend. Einige Autoren berichten über gute Erfahrungen mit Infiltrationsbehandlungen, Röntgenreizbestrahlung, (Alkohol)injektionen, Akupunktur, Reizstrombehandlung und perkutane Lasertherapie (Winkler 1994).

■ **Rückverlagerung des Stomas.** Häufig wird ein passageres Stoma zur Entlastung angelegt. In der Zeit bis zu der Rückverlagerung sollte der Patient die **Beckenbodengymnastik** praktizieren, damit es später nicht zu einer Stuhlinkontinenz kommt.

■ **Information, Schulung (Gesprächsgruppen und Gesundheitstraining).** Aufklärung und Information sind wichtige Hilfen bei der Krankheitsbewältigung. Dazu gehört, dass der Patient versteht, was in seinem Körper passiert und warum eine bestimmte Therapie vorgeschlagen wird. Die Mehrzahl der Patienten möchte zwar nicht selbst über die Tumortherapie entscheiden, möchte jedoch wissen, warum eine bestimmte Behandlungsstrategie verfolgt wird.

Das **Gesundheitstraining** (Kijanski u. Haupt 1998) **bei kontinenzerhaltend operierten Patienten** umfasst neben der krankheitsspezifischen Information vorrangig allgemein gesundheitsbildende Ratschläge. Die verschiedenen Therapiemöglichkeiten, die Rezidivprophylaxe, Notwendigkeit und Inhalt der Nachsorgeuntersuchungen, Möglichkeiten der Angstbewältigung, Verhaltensweisen bei Schmerzen, Informationen über sozialrechtliche Themen sowie berufliche Konsequenzen sind die häufigsten Themen. Angehörigen sollte die Möglichkeit zur Teilnahme an diesen Gruppengesprächen angeboten werden. Durch die aktive Teilnahme der Patienten an den Gesprächsgruppen wird auch ein wesentlicher Beitrag zur Krankheitsbewältigung geleistet.

Bei **Stomaträgern** (Winkler u. Kruck 2000; s. folgende Übersicht) ist das Gesundheitstraining besonders wichtig. Betroffene und ihre Angehörigen tauschen hier ihre Erfahrungen aus im Umgang mit dem Stoma, der bestmöglichen Versorgung, Selbsthilfegruppen etc. Da in den Gesprächsgruppen Fragen zur Stomaversorgung immer wieder im Mittelpunkt der Diskussionen stehen, ist die Teilnahme einer Stomatherapeutin an dem Gesundheitstraining wichtig. Ansonsten übernimmt alternierend der Psychologe, der Ernährungsberater, der Arzt, der Sozialarbeiter oder auch ein Vertreter der Betroffenen, z. B. ILCO, die Moderation der Gespräche.

Gesundheitstraining bei Rektumkarzinompatienten mit Stoma

- Prophylaktische Maßnahmen
  - Zur Verhinderung von Hernien
  - Zur Verhinderung von Stomakomplikationen
  - Adjuvante Therapien
  - Zur Reduktion von Chemo-/Strahlentherapienebenwirkungen
  - Inkontinenz und Inkontinenzhilfen
  - Bedeutung der Nachsorgeuntersuchungen
- Ernährung
  - Zur Verhinderung von Übergewicht
  - Zur Verhinderung einer peristomalen Entzündung
  - Zur Verhinderung von Diarrhoe/Obstipation/Geräuschentwicklung
- Psychische Hilfen/Sexualität
  - Entspannungstraining
  - Zur Stomaakzeptanz
  - Hinweise auf psychologische Hilfestellung, auch am Heimatort
  - Hinweise auf Sexualberatung
  - Verhalten gegenüber Angehörigen
- Soziale Hilfen
  - Informationen zum Schwerbehindertenausweis
  - Informationen zu Härtefallregelungen
  - Informationen zu Selbsthilfegruppen
  - Berufliche Beratung und Hilfen
  - Zur Vermeidung von Arbeitsbelastungen
  - Hilfen für erfolgreiche Reintegration in den Arbeitsprozess

---

Als günstig hat sich erwiesen, wenn Patienten mit kurz zurückliegender Operation mit anderen Betroffenen zusammengebracht werden, deren Operation und Stomaanlage schon mehrere Jahre zurückliegt. Auch Angehörige sollten an den Gruppengesprächen teilnehmen können.

Den Patienten und ihren Angehörigen sollten die im Gesundheitstraining und den Gesprächsgruppen vermittelten Informationen und Ratschläge in schriftlicher Form (z. B. in Form von differenzierten und industrieunabhängigen Ratgebern; Delbrück 1997, 1999, 2000) zur Verfügung gestellt werden. Natürlich dürfen diese Ratgeber niemals das ärztliche Gespräch ersetzen. Sie sollten vielmehr die Grundlage für nutzbringende Gespräche mit dem betreuenden Arzt darstellen.

Interessierten Betroffenen und deren Angehörigen sollten Internetadressen empfohlen werden, die nach Überzeugung des behandelnden Arztes informativ, seriös und nutzbringend für das Arzt-Patienten-Verhältnis sind. Eine Auswahl von Internetadressen mit Informationen für Rektumkarzinompatienten befindet sich im Adressenteil.

10.2.2
Rehabilitationsmaßnahmen zur Verminderung psychischer Probleme („Reha vor Resignation und Depression")

Neben dem existenzbedrohenden Tumorleiden, der Angst vor dem Rezidiv und der nur schwer zu erreichenden Stomaakzeptanz sind häufig Versorgungsprobleme am Stoma die Ursache psychischer Probleme. Eine effektive Stomaberatung kann bei vielen Stomaträgern dann eine psychotherapeutische Betreuung überflüssig machen, wenn Stomaversorgungsprobleme, wie z. B. Angst vor Geruchsentwicklung, Schmerzen am Stoma und/oder soziale Isolierung, die Ursachen der Depressionen sind (s. auch Kap. 1).

Nicht etwa Distanz und Verdrängen der Probleme, sondern Hilfen bei der Krankheitsverarbeitung, Verminderung von Angst, Depression, Hilflosigkeit und Hoffnungslosigkeit, Stärkung der Compliance und Verbesserung des Copings sind die Hauptaufgaben der Psychoonkologie (Tabelle 10.5). Die Stomaakzeptanz wird bei einer fachpsychologischen Betreuung gefördert. Dem Stomaträger muss das Gefühl und die Fähigkeit vermittelt werden, noch einen Platz in der Familie und in der Gesellschaft zu haben, noch Verantwortung übernehmen und Freude bereiten zu können.

Wichtig ist, dass die Patienten lernen, unbefangen mit anderen Betroffenen über ihre Probleme zu sprechen. Dies kann sehr gut in Gruppengesprächen (z. B. während des „Gesundheitstrainings") und/oder in Selbsthilfegruppen (z. B. ILCO) geschehen.

Depressionen

Siehe Kap. 1, „Psychische Unterstützung und Selbsthilfegruppen" und Kap. 6, „Bronchialkarzinom".

Angst

Siehe Kap. 8, „Pankreaskarzinom".

Fatigue

Siehe Kap. 4, „Mammakarzinom".

Seelsorge

Siehe Kap. 1, „Psychische Unterstützung und Selbsthilfegruppen".

Tabelle 10.5. Die Reaktionsphasen bei Patienten mit Krebs und Verhaltensempfehlungen für die Rehabilitation

Phase	Verhaltensweisen des Betroffenen	Empfohlene Verhaltensweisen für Betreuende
Phase der Verleugnung Phase des Schocks	Verleugnen, Isolation Zorn, Aggression	Vorsichtige Aufklärung, Verhindern der Resignation und Isolation Verständnis – keine Konfrontation, Auffangen – nicht ärgern, Sachlichkeit – keine emotionalen Vorwürfe
Phase der Reaktion	Verhandeln, Gelöbnis	Ein „Behandlungsbündnis" aufbauen, Fördern des „Positivdenkens"
Phase der Depression	Trauer, aktionistische Vergnügungsversuche	Positive Aspekte betonen, aber Trauer ausleben lassen
Phase der Neuorientierung und Bewältigung	Zustimmung, Akzeptanz des Sterbens	Begleitung

Angehörige

Siehe Kap. 1, „Psychische Unterstützung und Selbsthilfegruppen".

Vorsorgevollmacht/Patientenverfügung

Siehe Kap. 1, „Psychische Unterstützung und Hilfen".

10.2.3 Rehabilitationsmaßnahmen zur Verminderung sozialer Probleme („Reha vor Pflege")

Siehe auch Kap. 2 und 3.

Häusliche Versorgung

Die Rehabilitation soll u. a. die Gefahr einer Pflegebedürftigkeit verhindern oder zumindest reduzieren. Ist eine selbständige Versorgung nicht mehr möglich, muss im eingetretenen Pflegefall für entsprechende Hilfen gesorgt werden, was bei Patienten mit fortgeschrittenem Tumorleiden häufig notwendig ist.

Die professionelle Sozialarbeit hat gerade in der Nachbetreuung von Rektumkarzinompatienten einen hohen Stellenwert. Häufig konnten diese Patienten schon allein wegen des fortgeschrittenen Alter vor der Erkrankung ihren Haushalt nur unter Mühen versorgen; durch die zusätzlichen Belastungen der Erkrankung und der Therapie kommt es nicht selten zu einer weiteren Gefährdung der häuslichen Versorgung.

Mit den Angehörigen muss die weitere Versorgung besprochen werden. Versorgungshilfen wie „Essen auf Rädern", Pflegehilfen, Haushaltshilfen, häusliche Krankenpflege und unter Umständen auch eine Unterbringung in einem Pflegeheim oder einem Hospiz müssen organisiert werden. Die Vermittlung von Kontaktadressen (Selbsthilfegruppen, Stomatherapeuten, Beratungsstellen etc.) ist notwendig.

Stationäre Rehabilitation

Insbesondere Stomaträgern sollte zu einer stationären Anschlussheilbehandlung (AHB) in einer für die Stomatherapie ausgewiesenen Klinik geraten werden. „Kuren" mit ausschließlich roborierender Zielsetzung, in denen Angehörige nicht mit in die Planung der weiteren häuslichen Versorgung einbezogen werden, in denen keine Kenntnis und keine Kontakte zu den in Frage kommenden Hilfs- und Pflegeinstitutionen besteht, werden den komplexen Aufgaben der Rehabilitation nicht gerecht. Eine detaillierte Kenntnis der sozialen Situation und der Abhilfemöglichkeiten vor Ort ist unerlässlich, weswegen sich bei sozialen Rehabilitationszielen die ambulante/teilstationäre und stationäre Anschlussheilbehandlung grundsätzlich in der Nähe des Wohnortes empfiehlt.

Schwerbehindertenstatus

Mit Hilfe des **Schwerbehindertenausweises** sollen einige der durch die Erkrankung und Behandlung entstandenen Nachteile ausgeglichen werden. Es sind nicht etwa nur die Nachteile von Erwerbstätigen, die Berücksichtigung finden. Der Grad der Behinderung (GdB) liegt nach einer unkomplizierten sphinktererhaltenden Rektumkarzinomoperation in der Regel bei etwa 60%, nach einer zusätzlichen Stomaanlage bei über 80%. Zusätzliche Merkzeichen sind je nach Behinderung zu beantragen.

Das Stoma allein ist kein Grund, das Merkzeichen „RF" anerkannt zu bekommen, selbst wenn eine Geräuschentwicklung unvermeidlich ist. Wer sein Stoma sicher und dicht versorgt bzw. irrigiert, kann auch eine Geruchsentwicklung vermeiden. Nur falls diese Behinderungen dauerhaft vorliegen und nicht durch eine bessere Versorgung beseitigt werden können, bestehen Ansprüche auf Zuerkennung des Merkzeichens „RF".

Selbsthilfegruppen

Gute Voraussetzungen für eine erfolgreiche soziale Reintegration sind dann gegeben, wenn der Betroffene seine Erkrankung und Behinderungen akzeptiert und mit ihnen zu leben gelernt hat. Die Zugehörigkeit zu einer Selbsthilfegruppe kann dies begünstigen, denn der Erfahrungsaustausch zwischen Betroffenen in Selbsthilfegruppen ist in vielen Fällen der beste Ratgeber. Dies ist nicht nur in Stomaversorgungsfragen, nicht nur bei psychischen, sondern auch bei sozialen Problemen der Fall. Gerade in der Rehabilitation von Krebspatienten mit künstlichem Darmausgang haben Selbsthilfegruppen eine besondere Bedeutung erlangt. Am bekanntesten ist die Deutsche ILCO (s. Adressenteil), in der nicht nur sozialrechtliche, sondern auch fachliche Hilfen und Ratschläge aus eigenem Erleben weitergegeben werden und ein Erfahrungsaustausch mit Gleichbetroffenen möglich ist. Diese Selbsthilfegruppen sollten von den betreuenden Ärzten als Partner und nicht als Konkurrent angesehen werden. Nicht jeder Patient profitiert allerdings von einer Selbsthilfegruppe; einigen schadet sie sogar. Nicht jede Selbsthilfegruppe ist tatsächlich geeignet. Empfohlen werden sollten nur diejenigen Gruppen, die nicht das Vertrauen der Betroffenen in die wissenschaftlich orientierte Onkologie erschüttern und zu einer Zusammenarbeit mit der Schulmedizin bereit sind.

Kosten für Stomaversorgungsartikel

Die Zuzahlungen für Rezeptgebühr, Stomaversorgungsartikel und Fahrtkosten können für chronisch Kranke – und hierzu zählen Stomaträger – einen Härtefall darstellen, weswegen auf Antrag häufig eine Befreiung von den Zuzahlungen erfolgt.

Die Spitzenverbände der Krankenkassen haben ein Hilfsmittelverzeichnis für Stomaartikel erstellt. Die darin aufgeführten Stomaversorgungsartikel sind erstattungsfähig und werden von den Krankenkassen übernommen.

Stomaartikel sind von der Rezeptgebühr befreit; sie sollten also nicht zusammen mit anderen Medikamenten verordnet werden. Das Arzneimittelkonto wird nicht durch die Verordnung der Stomaversorgung belastet. Private Krankenkassen erstatten die Kosten entsprechend den Vertragsbedingungen.

Bezüglich der Kostenerstattung eventueller Zusatznahrung s. Kap. 8, „Pankreaskarzinom".

Pflegebedürftigkeit

Siehe Kap. 2 und 3.

Hospiz/Palliativstationen

Siehe Kap. 2 und 3.

10.2.4 Rehabilitationsmaßnahmen zur Verminderung beruflicher Probleme („Reha vor Rente")

Die Beurteilung der beruflichen Leistungsfähigkeit ist abhängig von der Tumorlokalisation, ob eine R0- oder R1-Resektion durchgeführt wurde, ob eine anteriore/posteriore Resektion oder eine Krankheits- und Stomakzeptanz vorliegt, ob zusätzliche Funktionsstörungen (z. B. Inkontinenz) bestehen, ob es Begleiterkrankungen gibt und ob adjuvante Therapien durchgeführt wurden. Nicht zuletzt haben die körperliche Leistungsfähigkeit und -bereitschaft des Betroffenen eine große Bedeutung (s. auch Kap. 2 und 3 sowie Kap. 9).

Arbeitsfähigkeit nach anteriorer Resektion

Nach anteriorer Resektion eines R0-Tumors können die Patienten in der Regel spätestens nach drei Monaten wieder ihrer gewohnten Arbeit nachgehen.

Erfolgt **eine adjuvante Radio-/Chemotherapie**, so verschiebt sich dieser Zeitpunkt um weitere vier Monate. Während der adjuvanten Strahlentherapie besteht in der Regel Arbeitsunfähigkeit. Kommt es nach der Operation und/oder Chemo-/Strahlentherapie zu Komplikationen, so kann die Arbeitsunfähigkeit länger dauern. Einschränkungen bestehen beispielsweise bei einer Stuhlinkontinenz, imperativem Stuhldrang und mangelnder Haltekapazität des Rektumrestes.

Einschränkungen der beruflichen Leistungsfähigkeit von Patienten mit Stuhlinkontinenz

- Nichterreichbarkeit einer freien Toilette
- Eingeschränkter Aktionsradius
- Häufiges Bücken, Heben und Tragen schwerer Lasten
- Schwere Arbeiten
- Publikumsverkehr
- Kontinuierliche Präsenz
- Längeres Gehen und Stehen

Nach **R1- Resektionen bzw. bei Tumoraktivität** sollten die Patienten eine Erwerbsunfähigkeitsrente beantragen. Aus psychischen Gründen kann man jedoch dem Wunsch einer Wiederaufnahme der beruflichen Tätigkeit entsprechen. Die stufenweise Wiederaufnahme der Arbeit ist in diesen Fällen zu empfehlen. Meist werden sich diese Patienten in der „Probezeit" sehr bald bewusst, dass sie den beruflichen Anforderungen nicht mehr in gewohnter Weise gewachsen sind.

Arbeitsfähigkeit nach abdominoperinealer Rektumresektion

Auch bei **künstlichem Darmausgang** ist eine Fortführung der beruflichen Tätigkeit durchaus möglich. Allerdings gibt es für diese Patienten einige berufliche Einschränkungen, die in der sozialmedizinischen Beurteilung zu beachten sind. Besonders die Therapiefolgestörungen beeinflussen die Wahrscheinlichkeit einer beruflichen Reintegration (Delbrück 1999; Abb. 10.2). Die sozialmedizinische Beratung und Begutachtung sollte immer in Kenntnis der jeweiligen individuellen Arbeitsplatzbedingungen des Betroffenen erfolgen.

Arbeitsbelastungen, die wegen eines Ileo-/Kolostomas gemieden werden sollten

- Schwere körperliche Belastungen (dazu gehören Hebearbeiten, Überkopfarbeiten, Arbeiten, die mit starken Erschütterungen verbunden sind, sowie Heben und Tragen, bei denen häufig mehr als 5 kg gehoben werden müssen)

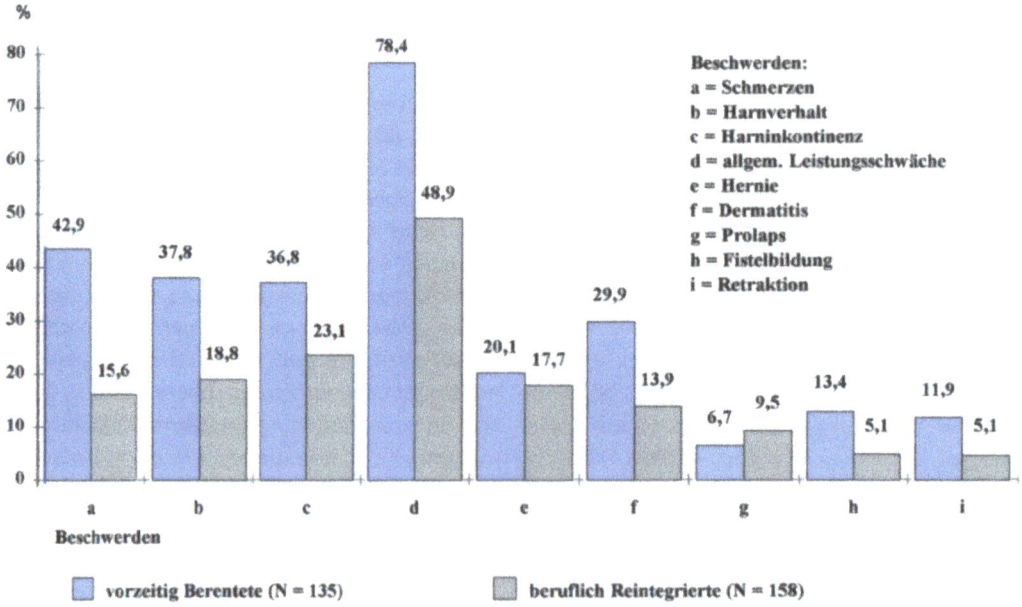

Abb. 10.2. Einfluss der Therapiefolgestörungen auf die berufliche Reintegration nach potentiell kurativer Rektumamputation (Studie der Rehaklinik Bergisch Land, Wuppertal)

- Ungünstige Arbeitshaltung (z. B. Arbeiten in gebückter Haltung, in der Hocke oder im Liegen)
- Verstärkte Hitzeeinwirkung (z. B. Hochofen, Tätigkeit in den Tropen)
- Besonders schmutzige und staubige Arbeiten (aufwendige Schutzkleidung)
- Ungünstige Arbeitszeit (Schicht- und Nachtarbeit), Akkordarbeit
- Ungünstige Arbeitspausen (um die Mahlzeiten regelmäßig und in Ruhe einnehmen zu können, sind regelmäßige und ausreichend lange Pausen erforderlich)
- Taktgebundene Arbeiten (ohne den Arbeitsfluss der Kollegen zu stören, müssen bei unregelmäßiger Stuhlentleerung individuelle Pausen eingelegt werden können)
- Arbeiten bei Nichtverfügbarkeit einer Toilette

Die Einschränkungen der Arbeits-, Berufs- und Erwerbsfähigkeit treffen besonders auf Tätigkeiten zu, die mit körperlichen Belastungen einhergehen. Viele manuelle Tätigkeiten sind daher nicht mehr möglich. Hingegen kommen Schreibtischtätigkeiten durchaus noch infrage. Stomaträger mit einer unproblematischen Stomaversorgung können – entgegen landläufiger Vorstellungen – auch Tätigkeiten mit häufigem Publikumsverkehr oder in Hygienebetrieben ausüben.

Irrigierende Patienten haben wegen der bewusst steuerbaren, regelmäßigeren sowie vollständigeren Stuhlentleerung, der geringeren Geruchs- und Geräuschentwicklung und der höheren Mobilität berufliche Vorteile gegenüber den Patienten mit Beutelversorgung. Ihnen gelingt häufiger die Rückkehr an den Arbeitsplatz.

Ob eine Arbeitsplatzumsetzung in Frage kommt, wer diese finanziert, welche arbeitsplatzerhaltenden Maßnahmen, einschließlich Eingliederungshilfen, Arbeitsförderung, Berufsförderung und berufliche Neuorientierung sinnvoll sowie durchführbar sind und wo detaillierte Informationen erhältlich sind, kann der Krebspatient am besten in der onkologischen Rehabilitationsklinik, notfalls auch beim Rehabilitationsberater der jeweiligen Rentenversicherung erfahren.

Eine besondere Hilfe für die Rückkehr in das Arbeitsleben stellt die stufenweise Wiederaufnahme der Beschäftigung bei fortbestehender Arbeitsunfähigkeit dar. Der besondere Vorteil dieser Regelung liegt darin, dass die Arbeitsbelastung auf die Belastungsfähigkeit abgestimmt werden kann, ohne dass deswegen finanzielle Nachteile für die Betroffenen entstehen. Leider ist diese sinnvolle berufliche Rehamaßnahme häufig nur in Großbetrieben und im öffentlichen Dienst möglich (Bundesarbeitsgemeinschaft für Rehabilitation 1991).

10.3 Palliative Maßnahmen

Der Entschluss zu einer Rezidivtherapie sollte gemeinsam mit dem Patienten gefasst werden (Abb. 10.3). Das Für und Wider der Therapien sowie eventuelle Alternativen müssen mit ihm besprochen werden. Zunehmend machen die Patienten ihre Zustimmung abhängig von der Beantwortung bestimmter Fragen.

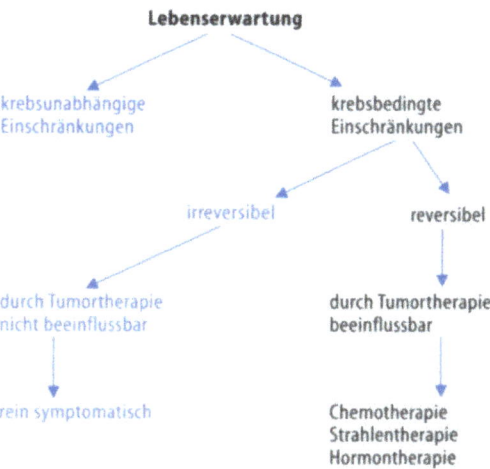

Abb. 10.3. Fragen vor Indikation einer Tumortherapie

**Fragen, die der Patient
vor einer Therapieentscheidung
an den Arzt richten sollte**

- Soll durch die Therapie eine Heilung oder eine Lebensverlängerung bzw. Lebensqualitätsverbesserung erzielt werden?
- Soll durch die Therapie ein Fortschreiten bzw. ein Wiederaufflackern (Rezidiv) der Erkrankung verhindert werden?
- Sollen durch die Therapie Symptome vermindert werden (z. B. Schmerzen, Gefühlsstörungen, Leistungsabfall, Gewichtsabnahme, Verbesserung der Mobilität, Verhinderung von Infektionen etc.)?
- Kann die Behandlung ambulant oder stationär erfolgen?
- Wird die Krankenkasse sämtliche Kosten (einschließlich der Taxikosten, der Kosten für Medikamente übernehmen?
- Wie lange wird die Behandlung voraussichtlich dauern?
- Mit welchen subjektiven Beeinträchtigungen (z. B. Brechreiz, Appetitveränderungen) und mit welchen psychischen und objektiven Nebenwirkungen (z. B. Abfall der Anzahl der roten und weißen Blutkörperchen, Haarverlust, Organstörungen, Appetitveränderungen etc.) geht die Behandlung einher?
- Welchen Einfluss hat die Therapie auf die berufliche Tätigkeit und Freizeit?
- Welche Nachsorgeprogramme sind notwendig?
- Handelt es sich um eine experimentelle oder um eine etablierte Therapie? Wird die Therapie in Forte einer Studie durchgeführt?

**Faktoren, die unabhängig von der
Tumorwirkung, bei der Rezidivtherapiestrategie zu berücksichtigen sind**

- Wie ist das biologische Alter einzuschätzen?
- In welcher Beziehung profitiert der (die) Betroffene von der Therapie?
- Inwieweit leidet er (sie) unter der therapiebedingten Morbidität?
- Wie ist die soziale Versorgung?
- In welchem Maße werden die Angehörigen bei der psychosozialen Versorgung mithelfen?
- Könnten Begleiterkrankungen die Wirksamkeit und Verträglichkeit beeinflussen (z. B. Diabetes, Niereninsuffizienz, kardiovaskuläre Erkrankungen, schlechter Ernährungszustand)?
- Wie ist die Krankheitseinsicht, der Lebenswille, das Copingverhalten?

Der betreuende Arzt sollte diese sachlich, ausführlich, nach besten Wissen und Gewissen beantworten und sie nicht als einen lästigen Eingriff in seine Entscheidungsfreiheit ansehen. In die therapeutischen Überlegungen sollten auch psychosoziale Faktoren mit eingehen.

Zu bedenken sind die unterschiedlich häufige Komorbidität sowie die unterschiedliche Pharmakokinetik und -verträglichkeit der Zytostatika bei jungen und betagten Patienten. Viele der empfohlenen Chemo- und Strahlentherapiestandards wurden in Therapiestudien bei Patienten erprobt, bei denen ein guter Allgemeinzustand, fehlende Zweiterkrankungen Voraussetzungen für die Aufnahme in die Studie waren. Derartige Therapiestudienergebnisse lassen sich nur bedingt auf ältere Patienten übertragen.

10.3.1
Lokoregionäre Metastasen

Die Strahlentherapie ist bei lokoregionärem Befall im kleinen Becken die bewährteste Palliativtherapie. Ihr Wert ist sowohl durch den Einfluss auf das Tumorwachstum als auch durch die prompte schmerzstillende Wirkung bestimmt. Die Strahlentherapie verfolgt in der Palliativsituation andere Prinzipien als in der potentiell kurativen Primärtherapie. Starre Therapieschemata verbieten sich; das Beschwerdebild und der individuelle Verlauf sind entscheidend für die Wahl der Dosis, Fraktionierung und das Strahlenfeld. Die Berücksichtigung von Spätschäden findet wegen der begrenzten Überlebenszeit des Patienten nicht die Beachtung wie bei der Primärtherapie. Ziel ist, die Beschwerdesymptomatik zu lindern und nicht den Tumor zu eliminieren.

> **Grundsätze der Strahlentherapie in der Palliativsituation**
>
> — Keine zusätzliche „adjuvante" Bestrahlung anliegender gefährdeter Areale
> — Kleiner Sicherheitsabstand
> — Hohe Einzeldosis mit schnellem Wirkungseintritt
> — Kurze Fraktionierung
> — Möglichst niedrige Gesamtdosis
> — Pausen bei Beschwerden

In Einzelfällen ist eine Zweitbestrahlung kleinräumig möglich. Zusätzlich kann simultan eine 5-Fluorouracil-Dauerinfusion, evtl. auch mit **Hyperthermie** kombiniert, erfolgen. Lokal das Rektumkarzinom destruierende Maßnahmen (z. B. in Form einer Kryochirurgie oder Lasertherapie, u. U. kombiniert mit Strahlentherapie sowie Stenosebehandlungen mittels Metallstentimplantationen) können die Stuhlpassage wiederherstellen und eine Stomaanlage vermeiden helfen (Wehrmann et al. 2001).

Beckenbodenrezidive

In der Regel sind Beckenbodenrezidive inoperabel und sollten einer Strahlentherapie zugeführt werden. Eine zusätzliche Chemotherapie oder eine Beckenperfusionsbehandlung über einen perkutanen Katheter kann erwogen werden. Wesentlich ist eine adäquate Schmerztherapie. Eine regionale Chemotherapie über die Aa. iliacae internae kann die Schmerzen auch dann reduzieren, wenn kein Wachstumsstillstand des Tumors nachweisbar ist.

Lebermetastasierung

Solitäre Lebermetastasen sollten potentiell kurativ operativ reseziert werden. Bei **multipler Lebermetastasierung** ist eine systemische Chemotherapie in Erwägung zu ziehen. Bewährt hat sich die Kombination 5-Fluorouracil/Folinsäure oder auch Oxaliplatin (Eloxantin) bzw. Irinitecan (Campto) allein oder in Kombination mit 5-Fluorouracil.

Vorrangig lokal, aber auch in geringerem Umfang systemisch, wirkt die intraarterielle regionale Chemotherapie. Die Substanzen werden über 24 h verabreicht. Die Ansprechraten auf eine regionale Chemotherapie sind wesentlich höher als auf eine systemische Therapie. Hohe Ansprechraten, ja selbst hohe Remissionsraten lassen jedoch nicht unbedingt auch auf eine längere Überlebenszeiten schließen.

Die Indikation für die Anlage eines A.-hepatica-Ports können Lebermetastasen sein, die sich intraoperativ als nichtresektabel erweisen oder die auf eine systemische Chemotherapie nicht ansprechen.

Mit lokalen Alkoholinjektionen, der Chemo- und Radioembolisierung, der percutanen Radiotherapie oder der Kryoablation lassen sich bei einigen Patienten partielle Tumorremissionen erzielen. Eine wenig aufwendige und – wenn überhaupt – nur mit einem sehr kurzen stationären Aufenthalt verbundene nichtchirurgische Behandlungsalternative ist die hochfrequenzinduzierte Thermotherapie (HiTT).

Lungenmetastasierung

Bei **solitären Metastasen** kann man eine Metastasenresektion dann in Betracht ziehen, wenn es zu der Metastasierung nicht innerhalb eines Jahres nach der Primärbehandlung gekommen ist. Kommt es vorher zu einer Metastasierung oder entwickeln sich mehrere Metastasen in verschiedenen Lungenlappen, ist eine systemische Therapie indiziert.

10.3.2
Systemische palliative Therapien

Chemotherapie

Kommt es zu einem Spätrezidiv (später als ein Jahr nach Abschluss der früher erfolgten adjuvanten Chemotherapie) kann das gleiche Therapieregime wie bei der adjuvanten Chemotherapie noch einmal gewählt werden. Allerdings sollte jetzt 5-FU nicht als Bolus, sondern als 24-h-Dauerinfusion und unter Zugabe von Leucoverin verabreicht werden.

Ansonsten bieten sich als Second-line-Therapie eine protrahierte Infusion mit 5-Fluorouracil/Folinsäure, eine Behandlung mit Irinotecan (Campto) oder Oxaliplatin/(Eloxantin), eventuell in Kombination mit 5-Fluorouracil/Folinsäure über 24 h, an. Die Remissionsdauer ist höher als nach ausschließlich 5-FU/Leucoverin, jedoch auch nebenwirkungsreicher. Wie lange die Chemotherapie weitergeführt werden soll, ist noch nicht geklärt. Während die einen die Weiterführung der Chemotherapie bis zum Progress empfehlen, legen andere eine Therapiepause dann ein, wenn eine partielle stabile Remission eingeleitet wurde und die weitere Überwachung gewährleistet ist.

Bei der Entscheidung des Therapieregimes sollten neben der Tumorwirksamkeit immer auch die Verträglichkeit, der funktionelle Status des Patienten und die im Alter nicht selten veränderte Zytostatikakinetik berücksichtigt werden. Hohe Response- und Remissionsraten lassen sich mit dem oral applizierten 5-FU-Prodrug Capecitabine (Xeloda) erzielen, das sich in hochkonzentrierter Form im Tumorgewebe ansiedelt. Capecitabine wird gut vertragen und kann ebenso wie Tegafur/Uracil (UFT) ambulant verabreicht werden. Bei ersten Symptomen eines Hand-Fuß-Syndroms sollte allerdings eine Dosisreduktion um ca. 20% erfolgen (s. Kap. 9, „Kolonkarzinom").

Immuntherapien

Zahlreiche Immuntherapien befinden sich im Versuchsstadium. Da bislang noch keine Immuntherapie signifikante Vorteile gezeigt hat, sollten sie ausschließlich im Rahmen prospektiver Studien erfolgen.

Tumorbedingte Schmerztherapien

Stehen die Schmerzen im Zusammenhang mit einem präsakralen Rezidiv im kleinen Becken, kommt primär eine Strahlentherapie in Frage, die mit einer Chemotherapie kombiniert werden kann. Für eine Schmerzbestrahlung reichen schon geringe Dosen aus. Der analgetische Effekt einer Strahlentherapie ist unabhängig von Dosis, Histologie und Tumorrückbildung (s. auch Abschnitt 10.3.1).

Ist die Schmerzreduzierung unzureichend, sollte man mit dem Einsatz zentral wirkender Schmerzmittel nicht zögern. Ergänzende Maßnahmen, die die Schmerzempfindung und die Schmerzschwelle beeinflussen, sind physiotherapeutische Verfahren, die mentale Schmerzbeeinflussung, psychosoziale Unterstützungsmöglichkeiten und Entspannungstechniken. Bei Leberkapselschmerz kann sich die zusätzliche niedrigdosierte Gabe von Kortikoiden schmerzlindernd und gleichzeitig positiv auf Psyche und Appetitlosigkeit auswirken.

Voraussetzung für eine erfolgreiche Therapie mit Morphinpräparaten ist deren konsequenter Einsatz „nach der Uhr" und nicht nach Bedarf. In Deutschland bestehen z. T. unberechtigt Vorurteile gegenüber dem frühen Einsatz von Opioiden. In mehreren Studien konnte nachgewiesen werden, dass die körperliche und geistige Leistungsfähigkeit von Patienten mit tumorbedingten Schmerzen unter Opioiden eher zunimmt. Bevorzugt werden sollten langwirkende Morphine. Ist eine orale Applikation nicht möglich, können die retardierten Morphinmedikamente auch alternativ sublingual, rektal, über die Sondennahrung oder transdermal über Hautpflaster verabreicht werden. Vorteil der transdermalen Applikation von Fentanyl (Durogesic) oder Buprenorphin (Transtec) ist ihre wenig belastende und potentiell nebenwirkungsarme Anwendung. Schmerzspitzen können mit kurzwirkenden Morphinpräparaten (z. B. Sevredol, Temgesic sublingual oder Actiq beim Buprenorphinpflaster) kupiert werden. Die Pflaster brauchen nur alle 48–72 h gewechselt zu werden.

10.4 Maßnahmen zur Qualitätssicherung rehabilitativer Maßnahmen

10.4.1 Strukturqualität

Grundsätzlich sollten **stationäre Rehabilitationsmaßnahmen** bei Rektumkarzinompatienten nur in onkologisch ausgerichteten Rehabilitationskliniken durchgeführt werden, die sich auf die Betreuung von Krebspatienten mit künstlichem Darmausgang spezialisiert haben. In den Kliniken muss ein dem Bedarf angepasster Standard gewährleistet sein. Hierzu gehört auch ein entsprechender Personalspiegel mit onkologischen und proktologischen Kenntnissen sowie mit diplomierten Stomatherapeuten. Erfahrungen bei mindestens 100 jährlich von der Rehabilitationsklinik betreuten Stomaträgern sind Voraussetzung.

Gleichgültig, ob stationäre, teilstationäre oder ambulante Rehabilitation – unabdingbar ist ein leitender Arzt, der in der Rehabilitationsmedizin ausgebildet wurde und über nachweisbare onkologische Kenntnisse verfügt. Ein Stomatherapeut und ein Ernährungsberater müssen im Team integriert sein. Psychoonkologen sind besonders bei der Betreuung von Stomaträgern sinnvoll. Aufgrund der notwendigen psychosozialen Rehabilitationsziele sind Sozialarbeiter unentbehrlich.

Auch für die **ambulante onkologische Rehabilitation** gibt es eindeutige Standards und Qualitätskriterien, die zu beachten sind (Bundesarbeitsgemeinschaft für Rehabilitation 2002).

Es gilt, die Rehabilitation zum richtigen Zeitpunkt und am richtigen Ort durchzuführen. Allgemein ist die Rehabilitationsbedürftigkeit nach Abschluss der Primärtherapie am größten; deswegen ist die Anschlussheilbehandlung (AHB) besonders wichtig. Sie darf nur in AHB-Kliniken durchgeführt werden, die nicht mehr als maximal 100 Kilometer vom Heimatkrankenhaus entfernt sind. Sie muss spätestens zwei Wochen nach Krankenhausentlassung oder nach Abschluss der ambulanten Chemo- oder Strahlentherapie angetreten werden. Die wohnortnahe Rehabilitation ermöglicht den ständigen Kontakt mit vor- und nachbehandelnden Institutionen, die Einbindung der Angehörigen in das Rehabilitationskonzept und direkte Kontaktmöglichkeiten des Sozialarbeiters z. B. zu Pflegediensten und Ämtern. Für die teilstationäre Rehabilitation gilt die Regel, dass die Fahrzeit nicht mehr als 30 min betragen sollte. Die Regeldauer aller stationären Rehamaßnahmen beträgt drei Wochen; sie kann jedoch je nach Rehabedürftigkeit auch verlängert und verkürzt werden. Ob eine Wiederholungsmaßnahme notwendig ist, hängt im Wesentlichen von der Rehabilitationsbedürftigkeit ab.

10.4.2 Prozessqualität

Eine ausreichende Prozessqualität (Kruck et al. 1997, 1998; Bartsch et al. 2000) und deren Überprüfbarkeit durch Qualitätssicherungsprogramme der Rentenversicherungen und/oder Krankenkassen muss gewährleistet sein. Wichtig sind die Kooperation und der Informationsaustausch mit den vor- und nachbehandelnden Ärzten.

10.4.3 Ergebnisqualität

Für die Ergebnisqualität gibt es objektive und subjektive Messparameter, mit deren Hilfe der Erfolg durchgeführter Rehabilitationsmaßnahmen beurteilt werden kann. Einige von ihnen sind in Tabelle 10.1 aufgeführt. Die Patientenzufriedenheit – also die Wertung des Ergebnisses durch den Betroffenen selbst – ist am ehesten durch Fragebögen evaluierbar.

Grundsätzlich gilt als Erfolg, wenn weniger Pflegebedürftigkeit vorliegt (Reha vor Pflege), wenn der Betroffene wieder beruflich reintegriert werden kann (Reha vor Rente), wenn er psychisch stabilisiert ist (Rehabilitation vor Resignation und Depression), wenn die körperlichen Beschwerden gering sind, wenn er die Stomaversorgung beherrscht und mit seinen Behinderungen ein zufriedenstellendes Leben führt (Reha vor Invalidität).

Zu Voraussetzungen zur Durchführung von Rehamaßnahmen, zeitlichem Ablauf der Rehabilitationsmaßnahmen und Koordination sowie Zugangswege zur Rehabilitation s. Kap. 2 und 3.

10.5
Wichtige Adressen

- **Gesellschaft für Inkontinenzhilfen**, Friedrich-Ebert-Straße 124, 34119 Kassel
- **Inkontinenzhilfe Schweiz**, Im Neuracher 2, 5454 Bellikon, Tel.: 056/749/6 46 73
- **Deutsche ILCO**, Postfach 1265, 85312 Freising, Tel.: 08161/8 49 09, E-Mail info@ilco.de
- **ILCO – Schweiz**, Caspar-Wüst-Str. 38, 8052 Zürich, Tel.: 0130/1 34 22, Internet: www.bigfoot.com/-ostomy
- **Deutsche Vereinigung der Entero-Stomatherapeuten (DVET)**, Virchowstr 14, 38642 Goslar, Tel. 03521/5 10 80, E-Mail: DVET@gmx.de
- **World Council of Enterostoma-Therapists**, Klinik und Poliklinik für Allgemeine Chirurgie, Waldeyerstr. 1, 48147 Münster, Tel.: 0251/8 35 63 41

Internet

- http://www.stomawelt.de (Informationen zu Stomata für Laien, Chat für Stomaträger)
- http://www.familienhilfe-polyposis.de (Selbsthilfegruppe für Patienten mit Polyposis coli)
- http://www.krebsinformation.de/body_stoma.html (Informationen zum Stoma vom Krebsinformationsdienst für Laien)
- http://www.medizin-netz.de/icenter/kolorektkarzinom.htm (Informationen über kolorektale Karzinome für Laien vom Infocenter Krankheiten)
- http://www.isg-info.de (Informationszentrum für Sexualität und Gesundheit e.V., Informationen, Hintergrundtexte und Lexikon für Sexualität)
- http://www.krebsgesellschaft.de/ISTO/Standards/Rektum.PDF (Leitlinien der Deutschen Krebsgesellschaft zum Rektumkarzinom)
- http://www.tzb.de/leitlinien/rk/index.htm (Schriftenreihe des Tumorzentrums Berlin zum Rektumkarzinom)
- http://www.bma.bund.de (Berechnungsprogramm zur Altersteilzeit des Bundesarbeitsministerium)
- http://www.aco.at/pub/consens/kolorekt/kolo_k13.html (Konsensusbericht Kolorektalkarzinom de Arbeitsgemeinschaft für chirurgische Onkologie der Österreichischen Gesellschaft für Chirurgie)
- http://www.mskcc.org/document/WICcolon.htm (Leitlinie zum Rektumkarzinom des Memorial Sloan Kettering)
- http://www.dgvs.de (Deutsche Gesellschaft für Verdauungs- und Stoffwechselkrankheiten)
- http://www.gastro-liga.de (Deutsche Gesellschaft zur Bekämpfung der Krankheiten von Magen, Darm, Leber und Stoffwechsel e.V. (Gastro-liga)
- http://www.hnpcc.de (Verbundprojekt Deutsche Krebshilfe „Familärer Darmkrebs")
- http://www.lebensblicke.de (Stiftung Lebensblicke, Stiftung Darmkrebs)

Literatur

Bartsch HH, Delbrück H, Kruck P, Schmid L (2000) Zur Prozessqualität in der onkologischen Rehabilitation. Rehabilitation 39: 355–358

Bökel R (1997) Standards und Qualitätssicherung der Physiotherapie in der onkologischen Rehabilitation. In: Standards und Qualitätskriterien in der onkologischen Rehabilitation. Zuckschwerdt, München, S 51

Bontke N, Köhne CH (2001) Adjuvante Behandlung von Patienten mit Rektumkarzinomen. Postope-

rative Radio-/Chemotherapie oder alleinige Chemotherapie. Onkologe 4:400
Bundesarbeitsgemeinschaft für Rehabilitation (2002) Rahmenempfehlungen zur ambulanten onkologischen Rehabilitation. Schriftenreihe der Bundesarbeitsgemeinschaft für Rehabilitation. BAR, Frankfurt
Delbrück H (2000): Darmkrebs. Rat und Hilfe für Betroffene. Kohlhammer, Stuttgart
Delbrück H (Hrsg) (1995) Der Krebskranke in der Arbeitswelt. Krebsnachsorge und Rehabilitation, Bd 5. Zuckschwerdt, München
Delbrück H (1997) Künstlicher Darmausgang nach Krebs. Rat und Hilfe für Betroffene. Kohlhammer, Stuttgart
Delbrück H, Schardt M (1995) Einschränkungen der Arbeits- und Erwerbsfähigkeit von geheilten Rektumkarzinompatienten. In: Delbrück H (Hrsg) Krebsnachsorge und Rehabilitation, Bd 5. Der Krebskranke in der Arbeitswelt. Zuckschwerdt, München
Delbrück H (Hrsg) (1998) Krebsnachsorge und Rehabilitation. Ernährung nach Krebs. Deimling, Wuppertal
Delbrück H (1999) Begutachtung der Leistungsfähigkeit bei Patienten mit Tumoren des Gastrointestinaltrakts. Med Sach, Gentner, Stuttgart
Delbrück H (1989) Anliegen, Fehlentwicklungen und Zukunftsaspekte der stationären Rehabilitation. Strahlenther Onkol 11:628
Delbrück H, Haupt E (Hrsg) (1998) Rehabilitationsmedizin. Ambulant – Teilstationär – Stationär. Urban & Schwarzenberg, München
Delbrück H (1999) Ernährung nach Krebs. Rat und Hilfe für Betroffene. Kohlhammer, Stuttgart
Delbrück H (Hrsg) (1995) Krebsnachsorge und Rehabilitation, Bd 5. Der Krebskranke in der Arbeitswelt. Zuckschwerdt, München
Delbrück H (1997) Standards und Qualitätskriterien beruflicher Rehabilitationsmaßnahmen bei Krebspatienten. In: Delbrück H (Hrsg) Standards und Qualitätskriterien in der onkologischen Rehabilitation. Zuckschwerdt, München
Delbrück H, Schmid L, Bartsch H, Kruck P (2000) Zur Ergebnisqualität in der onkologischen Rehabilitation. Rehabilitation 39: 359–362
Deutsche Krebsgesellschaft (2002) Interdisziplinäre Leitlinien der DKG. Lebermetastasen. Zuckschwerdt, München
Deutsche Krebsgesellschaft (2002) Interdisziplinäre Leitlinien der DKG. Rektumkarzinom. Zuckschwerdt, München
ESMO (2001) ESMO Minimum Clinical recommendations for diagnosis, treatment and follow- up of advanced colorectal cancer. Ann Oncol 12:1055

Hartmann U (2000) Psychosomatische Aspekte bei Erektionsstörungen. Dtsch Ärztebl 97(10):B534
Höfler H (1999) Beckenbodengymnastik für Sie und ihn. BLV Verlagsgesellschaft, München
Kijanski HD, Haupt E (1998) Gesundheitstraining: Information, Motivation und Schulung in der Rehabilitation. In: Delbrück H, Haupt E (Hrsg) Rehabilitationsmedizin. Ambulant – Teilstationär – Stationär. Urban & Schwarzenberg, München
Kruck P, Braun G, Gruber G (1997) Standards und Qualitätssicherung rehabilitativer Leistungen bei Stomapatienten. In: Delbrück H (Hrsg) Standards und Qualitätskriterien in der onkologischen Rehabilitation. Zuckschwerdt, München, S 107
Kruck P, Gruber G, Gödecker N (1998) Qualitätssicherung in der Rehabilitation des Stomaträgers. In: Englert G, Kruck P (Hrsg) Die Rehabilitation des Stomaträgers. ILCO, Freising
Muthny F (1996) Wege der Krankheitsverarbeitung von Krebspatienten und Möglichkeiten von Hilfen. Hefte zur Krebsnachsorge. Hartmann-Bund, Bad Neuenahr
Pehl C, Birkner R, Bittmann W et al. (2000) Stuhlinkontinenz. Dtsch Ärztebl 97(19):B1114
Schmid L, Delbrück H, Bartsch H, Kruck P (2000) Zur Strukturqualität in der onkologischen Rehabilitation. Rehabilitation 39:350–354
Schulz U (1994) Akute und chronische Nebenwirkungen der Strahlentherapie. In: Delbrück H (Hrsg) Tumornachsorge. Thieme, Stuttgart New York
Verband Deutscher Rentenversicherungsträger (Hrsg) (1995) Sozialmedizinische Begutachtung in der gesetzlichen Rentenversicherung. G. Fischer, Stuttgart
Wehrmann U, Jacobi T, Saeger HD (2001) Palliative Therapie mit Stent, Laser etc. beim Rektumkarzinom. Onkologe 4:7412
Winkler R (1993) Stomatherapie. Thieme, Stuttgart New York
Winkler R (1994) Erkennung und Behandlung von Operationsfolgen. In: Delbrück H (Hrsg) Tumornachsorge. Thieme, Stuttgart New York
Winkler R, Kruck P (2000) Rehabilitation von Patienten mit kolorektalen Karzinomen. Onkologe 6:28
Winkler R (2001) Die Selbstirrigation. Prinzip, Durchführung, Probleme und Problemlösungen. Ilco-Praxis 4:11
Zettl S, Hartlapp J (2002) Krebs und Sexualität. Weingärtner, St. Augustin
Zimmermann FB, Kummermehr J (2000) Darm und Rektum. In: Dörr W, Zimmermann JS, Seegenschmidt MH (Hrsg) Nebenwirkungen in der Onkologe. Urban & Vogel, München, S 149

11 Prostatakarzinom

11.1 Nachsorge *271*
11.1.1 Rezidivprophylaxe (adjuvante Radio-, Hormon-, Chemo- und Immuntherapien) *271*
11.1.2 Diagnostische Maßnahmen mit dem Ziel der Rezidivfrüherkennung *273*
11.1.3 Aufklärung des Patienten bei Feststellung einer Krankheitsprogression *274*
11.1.4 Rezidivtherapien *274*
11.2 Rehabilitative Maßnahmen im Rahmen der Nachbetreuung *275*
11.2.1 Rehabilitationsmaßnahmen zur Verminderung der körperlichen Probleme („Reha vor Invalidität") *275*
11.2.2 Rehabilitationsmaßnahmen zur Verminderung psychischer Probleme („Reha vor Resignation und Depression") *281*
11.2.3 Rehabilitationsmaßnahmen zur Verminderung der sozialen Hilfsbedürftigkeit („Reha vor Pflege") *282*
11.2.4 Rehabilitationsmaßnahmen zur Verminderung der beruflichen Probleme („Reha vor Rente") *284*
11.3 Palliative Maßnahmen im Rahmen der Nachbetreuung *285*
11.3.1 Lokale und lokoregionäre Probleme *286*
11.3.2 Systemische palliative Therapien *287*
11.4 Maßnahmen zur Qualitätssicherung rehabilitativer Maßnahmen *290*
11.4.1 Strukturqualität *290*
11.4.2 Prozessqualität *290*
11.4.3 Evaluation palliativer und rehabilitativer Maßnahmen *290*
11.5 Adressen *291*
Literatur *292*

Primäres Ziel aller medizinischen Maßnahmen mit kurativer Absicht ist es, die Überlebenszeit zu verlängern. Die zu diesem Ziel führenden Maßnahmen sind beim Prostatakarzinom die Operation, Strahlentherapie, Hormontherapie, Chemotherapie, aber auch die **Nachsorge** im engeren Sinne. Letztere hat die Aufgaben der Rezidivprophylaxe, der Rezidivfrüherkennung und der Therapie im Falle eines Rezidivs (s. Abb. 4.1). Die Tumorerkrankung steht somit in der Nachsorge eindeutig im Vordergrund.

In der **Rehabilitation** hingegen ist nicht die Behandlung der Erkrankung selbst, sondern die Verringerung der tumor- und therapiebedingten Behinderungen Ziel des therapeutischen Vorgehens. Absicht ist hierbei, die negativen Auswirkungen der Krebserkrankung und -therapie im körperlichen, psychischen, sozialen und beruflichen Bereich zu beseitigen oder zumindest zu lindern (Tabelle 11.1). Weniger die Länge der Überlebenszeit, als vielmehr die Qualität der verbleibenden Lebensspanne soll durch sie positiv beeinflusst werden. Die hierfür eingesetzten Therapiemaßnahmen sind vielfältig. Sie werden wegen der ganzheitlichen Zielsetzung nicht nur vom Arzt, sondern von einem ganzen Rehabilitationsteam (Abb. 11.1) erbracht. In ihm haben der gleichermaßen onkologisch-urologisch als auch rehabilitativ erfahrene Arzt, der Psychoonkologe, der (die) Krankengymnast(in), der (die) Inkontinenzberater(in) und der Sozialarbeiter eine herausragende Bedeutung. Der Bedarf der in der Rehabilitation notwendigen therapeutischen Maßnahmen richtet sich somit primär nach dem Schweregrad der Tumor-/Therapiefolgen und nicht, wie in der Nachsorge, nach dem Stadium und der Prognose der Krebserkrankung.

Theoretisch lassen sich die Zielsetzungen der Tumornachsorge von denen der Rehabilitation einfach und wohldefiniert voneinander abgrenzen. In der Praxis gibt es allerdings viele Überschneidungen. Dies betrifft insbesondere

Tabelle 11.1. Mögliche Therapieziele und deren Effektivitätsparameter in der Prostatakarzinomrehabilitation

Therapieziel	Parameter
Verminderung eines Lymphödems und der damit verbundenen Beschwerden	Volumen-/Umfangmessung, Verminderung der Parästhesien, Verbesserung der Funktionsfähigkeit, Verbesserung der Aktivitäten des täglichen Lebens (ATL)
Harninkontinenz	Sonographische Restharnbestimmung, Anzahl der Vorlagen, Urometrie, Dauer der Miktionsintervalle, nächtliche Miktionsfrequenz, Fragebogen QLQ-PR25, Patiententagebuch
Schmerzlinderung	Symptomlinderung, Schmerztagebuch, Analgetikareduzierung, Schmerzskala (z. B. IRES-MIN), Schmerzempfindungsskala (Geissner), Beschwerdeliste (v. Zerssen), Pain Disability Index (PDI)
Verbesserung der Mobilität bei Skelettmetastasen	Verbesserung der Gehfähigkeit, Mobilität, Schmerzskalen, Tinetti, Time & Go
Verminderung lymphozelenbedingter Beschwerden	Beschwerdesymptomatik, Abdomensonographie
Verbesserung der körperlichen Leistungsfähigkeit	(Spiro-)Ergometrie, Gehschritte, subjektive Wertung in Fragebögen, FACT-P
Verminderung der Hormonausfallstörungen/ hormoneller Nebenwirkungen	Symptomlinderung (z. B. Hitzewallungen, Schlafstörungen, erektile Potenz, Schlafstörungen etc.)
Verminderung sexueller Beschwerden	Fragebogen QLQ-PR25
Vermeidung von Fehlverhalten, Vermittlung von Kenntnissen	Fragebögen (Testbögen)
Informationen über die Erkrankung, krankheitsbeeinträchtigendes Verhalten, Leben mit der Erkrankung	Fragebögen, Testbögen, ATL (Aktivitäten des täglichen Lebens)
Verbesserung der Lebensqualität, Fatigue	Fragebogen (SF-36, SF-12, EORTC-QLQ-C30, QLQ BR23, PROSQOLI, IRES
Eingliederung in Familie und Partnerschaft	Selbstsicherheitsskalen, Goal-attainment-Skalen
Verminderung von Angst, Depressionen	Rating-Skalen, Fragebogen (STAI, BDI, HADS-D, BSI, PAF)
Verbesserung des Selbstwertgefühls	ISKN (Selbstkonzeptskalen), Fragebogen (HADS-D, QLQ-C30/CR38)
Erlernen von Entspannungstechniken	Selbstbeurteilung, Stressverarbeitungsbogen
Krankheitsverarbeitung/Coping	Fragebögen: (FKV, BEFO, TSK, Fibeck)
Abklärung und Verbesserung der beruflichen Leistungsfähigkeit, berufliche Wiedereingliederung	Aufnahme der beruflichen Tätigkeit, Länge der Arbeitsunfähigkeit
Verminderung der Pflegebedürftigkeit, Klärung und Hilfe bei der weiteren häuslichen Versorgung	Reduzierung der Pflegestufe bzw. Ausmaß der Fremdhilfen, Fragebögen bei Angehörigen, Barthel-Index, funktionaler Selbständigkeitsindex (FIM), SKT (Syndrom Kurztest)
Angehörigenberatung	Testbögen

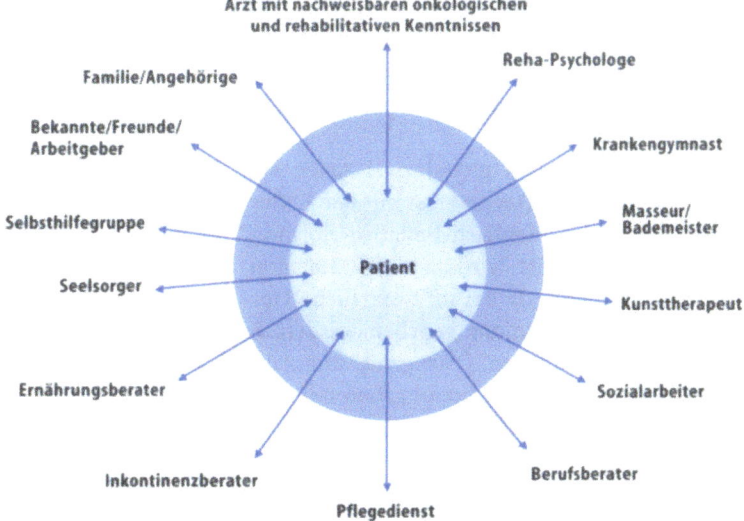

Abb. 11.1.
Rehateam für Patienten
mit Prostatakarzinom

die **Palliation**, die in der Nachbetreuung von Prostatakarzinompatienten eine zentrale Bedeutung einnimmt. Sie umfasst vorrangig supportive Behandlungen mit dem Ziel der Beschwerdelinderung. Hier gibt es viele Gemeinsamkeiten mit der Rehabilitation. In den in Deutschland vorrangig von den Rentenversicherungen geführten Rehabilitationskliniken wird sie allerdings nur am Rande durchgeführt, es sei denn, dass diese wohnortnahe gelegen sind und mit den Krankenkassen einen Versorgungsvertrag haben. Zu unterscheiden sind lokoregionäre und systemische palliative Maßnahmen.

11.1
Nachsorge

In der Vergangenheit wurde der lebensverlängernde Nutzen einer Tumornachsorge sehr hoch eingeschätzt. Diesbezüglich ist heute eine Ernüchterung, ja eine Resignation eingetreten. Der Wert einer regelmäßigen Nachsorgediagnostik sowie adjuvanter Therapien ist umstritten; aus einer „frühzeitigen" Rezidiverkennung" ergeben sich nur selten kurative Therapiekonsequenzen. Im Folgenden wird daher den rehabilitativen und palliativen Aspekten in der Nachbetreuung ein wesentlich größerer Raum als den Nachsorgemaßnahmen eingeräumt.

11.1.1
Rezidivprophylaxe (adjuvante Radio-, Hormon-, Chemo- und Immuntherapien)

Adjuvante Therapien haben das Ziel, nach vollständiger Tumorresektion (R0-Resektion) okkulte Mikrometastasen auszuschalten. Sie sollen Rezidive verhindern, die Heilungsaussichten verbessern und die Überlebenszeit verlängern.

Zur Rezidivprophylaxe bieten sich die adjuvante Hormon- und Strahlentherapie an. Adjuvante Chemotherapien haben hingegen so gut wie keine Bedeutung und sind nur im Rahmen kontrollierter Studien indiziert.

Adjuvante Hormontherapien

Von einer zusätzlichen Hormontherapie profitieren besonders Patienten, bei denen der Tumor nicht vollständig entfernt wurde, bei denen es schon zu einer Fernmetastasierung gekommen ist oder bei denen eine besondere Rezidiv-/Metastasengefährdung besteht.

Nach wie vor ist ungesichert, wann bei diesen Patienten die Hormontherapie beginnen sollte. Allgemeine Übereinstimmung besteht lediglich darin, dass eine sofortige Hormontherapie bei Patienten mit Wirbelsäulenmetastasen und bei Gefahr einer Kompressionsfraktur eingeleitet werden muss. Es handelt sich also im eigentlichen Sinne gar nicht um eine adjuvante, sondern um eine additive bzw. palliative Therapie.

Man unterscheidet global zwei Arten von Hormontherapien: Die erste ist mit der Entfernung der Hoden identisch (ablative Hormontherapie), die zweite wird „additive Hormontherapie" genannt, da bei ihr zusätzliche Hormone oder Antihormone gegeben werden. Es kann sich hierbei um Östrogene, um Antiandrogene oder um hormonblockierende Substanzen handeln. Die LH-RH-Agonisten blockieren das im Zwischenhirn gebildete Hormon LH-RH, das die Hodenfunktion fördert.

Alle Hormontherapien zielen darauf ab, die Bildung bzw. die Wirkung der männlichen Geschlechtshormone (Testosteron) zu reduzieren, da diese das Prostatakarzinomwachstum nachweisbar fördern.

Adjuvante Strahlentherapien

Die Strahlentherapie kommt nur dann in Frage, wenn der Tumor unvollständig entfernt wurde oder über die Prostatakapsel hinaus ausgedehnt war. Auch hier handelt es sich also im eigentlichen Sinne nicht um eine adjuvante, sondern um eine additive Therapie. „Adjuvante perkutane Strahlentherapien" sind nur bei besonders gefährdeten Patienten notwendig.

Einige Therapieempfehlungen besagen, dass selbst bei Lymphknotenbefall eine zusätzliche Strahlentherapie auf die ehemalige Tumorregion und auf die Lymphabflusswege wegen des zu hohen Nebenwirkungsrisikos nicht notwendig sei. Sie gehen von der besseren Wirkung einer adjuvanten gegengeschlechtlichen Hormontherapie aus und führen eine Strahlentherapie erst bei aszendierenden PSA-Werten durch.

Bei einer Therapie mit **Kurzzeitradioisotopen** werden „Seeds" in die Prostata implantiert (gespickt), wo sie in hoher Dosis kurzfristig ihre Wirkung ausschließlich auf die Tumorregion entfalten. Diese Therapie kommt nur in Frage, wenn der Tumor die Kapsel noch nicht über-

Konstellationen mit erhöhten Nebenwirkungsrisiken einer Strahlentherapie bei Prostatakarzinompatienten

– Beidseitige Hüftendoprothesen
– Rheumatische Erkrankungen wie Lupus erythematodes
– Diabetes mellitus
– Marcumartherapie
– Vaskuläre Erkrankungen
– Entzündliche Darmerkrankungen

schritten hat. Von einigen Klinikern wird sie bei alten und inoperablen Patienten als Alternative zur radikalen Prostatektomie favorisiert. Auch sie ist im eigentlichen Sinne keine adjuvante, sondern eine potentiell kurative Therapie. Das Impotenz- und Inkontinenzrisiko ist nach einer Brachytherapie geringer als nach einer Prostatektomie.

Nachteilig sind häufigere Beschwerden beim Wasserlassen, insbesondere Blasenentleerungsstörungen. Manchmal kommt es auch zu proktitischen Beschwerden, zu Blutungen aus dem Enddarm.

Adjuvante Immuntherapien/ biologische Therapien/alternative Therapien

Sie werden zu den alternativen Therapien gezählt, bei denen ein wissenschaftlicher Wirkungsnachweis auf das Rezidivrisiko bislang nicht erbracht werden konnte. Solange es keine eindeutigen Therapiestudien gibt, die einen Vorteil „immunologischer" und „biologischer" Therapien erkennen lassen, gibt es auch immer wieder Schwierigkeiten bei den Kostenträgern, wenn diese die Kosten hierfür erstatten sollen.

Das in den USA als Nahrungsergänzungsmittel zugelassene Phytotherapeutikum PC-Spes vermag zwar nachweislich den PSA-Spiegel zu senken, jedoch ist der Wirkstoff in diesem offensichtlich östrogenartig wirkenden pflanzlichen Präparat nicht standardisiert, hat möglicherweise Nebenwirkungen auf die Gerinnung und ist in Deutschland nicht zugelassen.

Ob die Ernährung einen Einfluss auf das Rezidivrisiko hat, ist unbewiesen und unwahrscheinlich; dennoch sollte man die Patienten auf die Vorteile einer fettarmen Ernährung hinweisen. (s. Abschnitt 11.2.1).

11.1.2
Diagnostische Maßnahmen mit dem Ziel der Rezidivfrüherkennung

Mit wenigen Ausnahmen ergeben sich für die Mehrzahl der **radikal prostatektomierten (R0-)** Patienten selbst dann keine potentiell kurativen Therapiemöglichkeiten mehr, wenn die Rezidive dank der Routinediagnostik im asymptomatischen Stadium frühzeitig erkannt werden.

Notwendige Routinenachuntersuchungen

Die Tabelle 10.2 zeigt, dass der Umfang der heute geforderten Routinenachsorgeuntersuchungen bei Patienten ohne Symptome wesentlich geringer als früher geworden ist.

Zusatzuntersuchungen

Zusätzliche apparative und laborchemische Untersuchungen (z. B. Skelettszintigraphie, Röntgen, Computertomographie, MRT, transrektale Sonographie) sollten nur gezielt je nach Beschwerdebild bzw. anamnestischen Verdachtshinweisen auf Tumoraktivität vorgenommen werden. Entscheidend ist immer die therapeutische Relevanz der Nachsorgeuntersuchungen.

Zu den möglicherweise auf einen Tumorprogress hinweisenden Symptomen mit der Konsequenz klärender intensiver laborchemischer und apparativer Zusatzuntersuchungen zählen die in der folgenden Übersicht aufgeführten Symptome.

Häufige Symptome bei Krankheitsrückfall

- Hämaturie
- Unregelmäßigkeiten bei Defäkation
- Knochenschmerzen, rheumatische Beschwerden
- Lymphödem
- Gefühlsstörungen

Je nach Lokalisation der Skelettmetastasen können unterschiedliche Beschwerden auftreten. Häufig werden die Schmerzen von den Patienten nicht ernst genug genommen und als Rheuma fehlgedeutet. Daher kommt es nicht selten „wie aus heiterem Himmel" bzw. aus ganz geringfügigem Anlass zu Spontanfrakturen.

Lassen sich Skelettbeschwerden nicht eindeutig erklären, so ist eine Skelettszintigraphie notwendig; sie ist sensitiver als Röntgen, ersetzt diese jedoch nicht. Erst bei auffälligem szintigraphischen Befund schließt sich eine Röntgenuntersuchung an.

Wird die Blasenschleimhaut befallen, so können schon frühzeitig Blutungen und eine Hämaturie entstehen. Drückt der Tumor auf die Harnwege, so kann es zu einem Harnstau mit erhöhter Infektanfälligkeit kommen. Untersuchungen wie Ultraschall der Harnwege, i.v.-Urogramm und Zystoskopie geben Aufschluss über die Ursache.

Tabelle 11.2. Nachsorgeempfehlung bei Patienten mit Prostatakarzinom (nach radikaler Prostatektomie)

Untersuchung	Monate						
	3	6	9	12	18	24	jährlich
Anamnese, körperliche Untersuchung	+	+	+	+	+	+	+
PSA	+	+	+	+	+	+	+
Sonographie		+		+	+	+	+
Urologische Untersuchung	+		+	+	+	+	+

Wertigkeit der PSA-Bestimmungen

Rezidive nach radikaler Prostatektomie sind nahezu immer von einem PSA-Anstieg begleitet. Das PSA-Protein kann frei im Blut vorliegen oder kann sich mit anderen Substanzen im Blut verbinden. Beide, freie und gebundene Formen, lassen sich bestimmen. Mit totalem PSA-Wert bezeichnet man die Summe der freien und gebundenen Form. Bei dem Standard-PSA-Test handelt es sich in der Regel um den totalen Wert.

Der präoperative erhöhte PSA-Wert sinkt innerhalb weniger Tage exponentiell nach einer operativen Entfernung des Tumors. Nach einer Bestrahlung dauert der Abfall etwas länger. Kommt es zu einem Rezidiv, so steigt das PSA im Blut wieder an. Fällt nach einer Operation das PSA nicht unter 1, so muss von einer R1-Resektion ausgegangen werden. Es besteht in diesem Fall die Indikation für eine additive Strahlen- oder Hormonbehandlung.

Zu beachten ist, dass manche Medikamente mit dem Testkit interferieren können. Das jeweilig verwandte Analyseverfahren muss daher im Laborbericht obligatorisch genannt werden.

Untersuchungen nach R1-Resektionen bzw. in der Palliativsituation

Hier dienen Nachsorgeuntersuchungen ausschließlich zur Verlaufsbeurteilung. Sinnvoll für die Verlaufsbeurteilung und Beurteilung des Lokalbefundes sind die digitale Austastung oder die Endosonographie und die Bestimmung des PSA-Spiegels. Bei der Abdomensonographie lässt sich gut beurteilen, ob Restharn, Nierensteine, Lebermetastasen oder pelvine Lymphknoten vorliegen.

Da ein Skelettbefall bei einem PSA <10 ng/ml sehr selten ist, sollte eine skelettszintigraphische Untersuchung nur bei höheren PSA-Werten vorgenommen werden.

11.1.3
Aufklärung des Patienten bei Feststellung einer Krankheitsprogression

Die Aufklärung muss vom behandelnden Arzt im persönlichen Gespräch erfolgen. Gleichzeitig mit der Aufklärung sind Perspektiven für das weitere therapeutische Prozedere zu eröffnen. Bei mehreren anerkannten Behandlungsmethoden muss der Patient über jeweilige Alternativen und Risiken aufgeklärt werden; dies muss selbst dann geschehen, wenn diese vom Arzt nicht als gleichwertig angesehen werden. Grundsätzlich muss über das Verhältnis von Risiko und Folgen der therapeutischen Maßnahme aufgeklärt werden (s. auch Kap. 8).

11.1.4
Rezidivtherapien

Lokalisation der Rezidive

Per continuitatem kommt es zum Befall der Samenblasen, des Blasenbodens, der Lymphknoten.

Bei der **lymphogenen Ausbreitung** sind die Lymphknoten innerhalb des Beckens besonders gefährdet.

Die **hämatogene Metastasierung** kann schon sehr frühzeitig und unabhängig von der lymphogenen Ausbreitung erfolgen. Besonders das Skelett (85%) ist gefährdet, seltener die Lunge (9%), Leber (3%) und andere Organe. Häufigste **Skelettlokalisationen** sind das knöcherne Becken, die Wirbelkörper, die Schädelknochen sowie die Rippen.

Rezidivtherapien

Kommt es zu einem Rezidiv – gleichgültig ob lokoregionär oder als Fernmetastase –, so liegt in der Regel eine Palliativsituation vor. Die dann in Frage kommenden palliativen Tumortherapien werden im Abschnitt 11.3 kommentiert.

11.2 Rehabilitative Maßnahmen im Rahmen der Nachbetreuung

Bestimmte Mindestinformationen sind für eine Erreichung der Rehabilitationsziele unentbehrlich.

> **Mindestinformationen, die vor Beginn von Rehabilitationsmaßnahmen bei Prostatakarzinompatienten vorliegen sollten**
>
> - Tumorklassifikation, einschließlich Grading
> - Operationsverfahren (z. B. radikal prostatektomiert oder reseziert?)
> - Bestrahlt? (Wenn ja, mit welcher Dosis?)
> - Kurativer oder palliativer Ansatz?
> - Hormonell behandelt? (Wenn ja, wie?)
> - PSA vor der Tumortherapie, aktueller PSA-Wert
> - Psychosoziale Angaben (z. B. Aussagen über den Aufklärungsgrad, über Coping- und Complianceprobleme, über Angehörigenunterstützung, über soziale Probleme etc.).

Fehlen diese Informationen, so geht wertvolle Zeit mit zusätzlichen Recherchen verloren; eine umfassende Rehabilitation ist dann problematisch; die psychische Begleitung ist unbefriedigend, eine sozialmedizinische Beurteilung und eventuelle Einleitung sozialer Hilfen sind von fraglicher Relevanz.

11.2.1 Rehabilitationsmaßnahmen zur Verminderung der körperlichen Probleme („Reha vor Invalidität")

Das Spektrum möglicher somatischer Behinderungen reicht von Inkontinenz, Impotenz, Lymphödem bis hin zu kardiopulmonären Einschränkungen. Nach einer radikalen Prostatektomie, mit oder ohne adjuvante Strahlen- oder Hormontherapie kommt es zu anderen Problemen und sind andere Rehabilitationsmaßnahmen notwendig als nach einer ausschließlichen Prostataresektion oder gar hormonellen Therapien. Natürlich beeinflussen auch die Prognose, das Alter des Betroffenen, eventuelle Begleiterkrankungen und nicht zuletzt die Motivation Art und Ausmaß der Rehabilitationsmaßnahmen.

Lymphödem

Zu einer Lymphödembildung kann es nach radikaler Lymphadenektomie und/oder anschließender Strahlentherapie, aber auch bei einem Tumorbefall der Lymphwege kommen.

Bei ersten auf ein beginnendes Lymphödem hinweisenden Symptomen sollte – nachdem ein Tumorbefall ausgeschlossen ist – eine Lymphdrainage erfolgen, um eine Manifestation bzw. ein Fortschreiten des Ödems zu verhindern.

Bei einem therapiebedingten manifesten Lymphödem sind Lymphdrainage, Strümpfe und angemessene Schonung notwendig (Földi u. Strößenreuther 1997). Bei einem tumorbedingten Lymphödem ist die Lymphdrainage hingegen kontraindiziert. Man geht davon aus, dass dann die Fernmetastasierung gefördert werden könnte.

> **Frühsymptome und Warnhinweise eines Lymphödems**
>
> - Fremdkörpergefühl,
> - Spannungsgefühl
> - Leichte Parästhesien in den Oberschenkeln
> - Anschwellen des Unter- und Oberschenkels bei Belastung

Die Lymphdrainagebehandlung vermag ein manifestes Lymphödem zu reduzieren, es jedoch nur in den seltensten Fällen langfristig zu beseitigen.

Lymphozele

Nach einer radikalen Lymphadenektomie kommt es in ca. 5–10% zu einer Lymphozele. Im Ultraschall lässt sich diese zumeist harmlose und schmerzfreie sackartige Erweiterung eines Lymphgefäßes gut erkennen. Manchmal kann sie jedoch zu einem Lymphstau, zu einem Abdrängen anderer Gefäße mit Schmerzen und einem Lymphödem an der unteren Extremität führen.

Bei Symptomfreiheit kann man abwarten; bei Beschwerden hilft manchmal ein einmaliges Abpunktieren der Lymphflüssigkeit. Läuft die Lymphozele wieder nach und verursacht Beschwerden, empfiehlt sich primär die Punktion mit Drainage, ggf. die Sklerosierung oder auch Lymphozelenfensterung zum Peritoneum als interne Drainage. Auch eine milde Strahlentherapie kann Erfolg haben. Sie bewirkt ein Verkleben der Lymphwände.

Störungen der Sexualität

Die Besprechung möglicher Auswirkungen therapeutischer Maßnahmen auf die Sexualität sollte eigentlich schon vor Einleitung der Primärtherapie erfolgen. Häufig werden den Patienten die Auswirkungen der Therapie jedoch erst in der Nachbetreuung bewusst. Für viele bedeuten sie eine erhebliche Einbuße ihrer Lebensqualität, des Selbstwertgefühls und der Beeinträchtigung in der Partnerbeziehung (Zettl u. Hartlapp 2002).

Es ist davon auszugehen, dass nur ein kleiner Prozentsatz der Patienten von sich aus sexuelle Probleme anspricht. Die meisten Männer warten auf Fragen seitens des Arztes. Mit dem Thema Sexualität und insbesondere mit dem „sexuellen Versagen" sind erhebliche Hemmungen verbunden. Ängste und Schuldgefühle spielen eine zentrale Rolle, die im Gespräch abgebaut werden können. Es ist ratsam, den Partner zu solchen Gesprächen hinzuzuziehen oder ihn auch getrennt zu beraten. Oft führt das fehlende Verständnis des Partners erst zu Problemen.

In Folge des Hormonentzugs kommt es zu einer kompletten Impotenz (Impotentia coeundi) mit Libidoverlust. Sie ist nach Orchidektomie nicht mehr rückgängig zu machen, hingegen nach einer Behandlung mit LH-Rh-Analoga bzw. nach einer antihormonellen Behandlung reversibel.

Testosteroninjektionen, Testosteronpflaster zur **Anhebung des Testosteronspiegels** sind wegen der tumorfördernden Einflüsse kontraindiziert. Durch Injektion oder Einführen eines Medikaments bzw. Zäpfchens in die Harnröhre mit einer papaverin- oder prostaglandinähnlichen Flüssigkeit in die Schwellkörper bzw. Harnröhre kann eine Erektion des Penis herbeigeführt werden (SKAT: **Schwellkörperautoinjektionstherapie** bzw. MUSE). Hierdurch werden die arteriellen Blutadern geöffnet und die Durchlässigkeit der Venen vermindert, d. h., der Blutfluss wird verstärkt und der Rückfluss aus dem Penis geblockt. Die Erektion kann Stunden anhalten; die Erfolgsrate mit dieser Technik ist sehr hoch.

Mitunter entstehen Schmerzen im Schwellkörper, die ggf. einen Wechsel der Medikamente erforderlich machen. Bei zu starker Dosierung droht ein Priapismus, d. h. eine schmerzhafte Dauererektion mit möglicher Zerstörung der Schwellkörper; bei zu niedriger Dosierung ist die Erektion unzureichend. Nach jahrelangem Gebrauch können Fibrosen entstehen, weswegen die Injektionen alternierend in den linken und rechten Schwellkörper vorgenommen werden. Ein großes Problem stellt für viele die mit dieser Therapie verbundene finanzielle Belastung dar, da manche Krankenkassen nicht zur Kostenübernahme bereit sind. Es bedarf der ausführlichen ärztlichen Begründung.

Eine weitere apparative Erektionshilfe bei erektiler Impotenz stellt die „externe Vakuumtherapie" dar (**Erecaid System von Osborn**). Das Prinzip basiert darauf, dass eine Erektion durch einen Zylinder erzielt wird, der, über den Penis gestülpt, ein Vakuum erzeugt, wobei durch den Unterdruck Blut in die Schwellkörper gezogen wird. Die Erektion wird durch einen speziellen Spannungsring um die Peniswurzel erhalten. Diese Methode ist relativ nebenwirkungsarm. Im Gegensatz zu den anderen Hilfen werden die Kosten dieser Methode von den meisten Krankenkassen erstattet

Bei leichten Formen psychisch oder hormonell bedingter Erektionsschwäche können Medikamente versucht werden. Hierzu gehören auch **pflanzliche Präparate** wie z. B. Yohimbin. Auch die Einnahme von **Sildenafil (Viagra)** kann helfen. Bei operativ bedingter Erektionsschwäche sind diese Präparate allerdings wirkungslos.

Wenn all diese erwähnten Methoden nicht erfolgreich sind, kann auch an das operative Einsetzen einer Prothese gedacht werden. Es gibt zurzeit mindestens 15 verschiedene Modelle „peniler Prothesen", wie z. B. biegsame, halbfeste, hydraulische und aufblasbare Formen. Sie alle haben Vor- und teilweise erhebliche Nachteile. Auch Gefäßoperationen sind möglich.

Grundsätzlich muss darauf hingewiesen werden, dass alle erwähnten Hilfen zwar möglicherweise die Erektionsfähigkeit bei impotenten Patienten wieder herstellen, jedoch nicht sexuelle Wünsche, Ejakulation, Orgasmus und Empfindsamkeit beeinflussen.

Nähere Einzelheiten über die verschiedenen Hilfsmöglichkeiten bei Impotenz können Patienten und Angehörige in speziellen Ratgebern für Impotenz nachlesen.

Hitzewallungen

Die Verminderung der Geschlechtshormone führt zu einer Ausschüttung von Botenstoffen, die im Wärmeregulationszentrum des Gehirns angreifen und zu Hitzewallungen und **Schweißausbrüchen** führen. Es kommt zu Beschwerden ähnlich denen von Frauen in den Wechseljahren. Cyproteronacetat (50 mg/Tag) oder eine niedrig dosierte Gestagentherapie (2-mal 5 mg/Tag) oder niedrig dosiertes Clonidin (0,1 mg/Tag) wirken beschwerdelindernd, ebenso wie Östrogene. Wegen der Nebenwirkungen sollte jedoch auf östrogenhaltige Präparate nur dann zurückgegriffen werden, wenn die genannten Präparate nicht mehr wirken.

Bei einer Clonidintherapie sollte der Blutdruck regelmäßig kontrolliert werden, da es sich bei diesem Präparat eigentlich um ein blutdrucksenkendes Mittel handelt.

Störungen nach einzelnen Hormontherapien

Die **Östrogenbehandlung** (z. B. Honvan, FES, Turisteron) kommt einer „chemischen Kastration" gleich. Sie ist sehr wirksam, hat jedoch wesentlich mehr Nebenwirkungen als die „operative Kastration" oder die „chemische Kastration" mit Antiandrogenen oder LH-RH-Analoga (s. auch Tabelle 11.3).

Mit psychischen Alterationen, Stimmungslabilität, Potenzverlust, Hyperpigmentierungen, Hochdruck, Herzstörungen, Durchblutungsstörungen, Herzinfarkt, Schlaganfall, und Blutbildungsstörungen ist zu rechnen. Früher, als Östrogene vermehrt in der Behandlung des metastasierenden Prostatkarzioms eingesetzt wurden, war die Rate letaler kardiovaskulärer Komplikationen sehr hoch.

Wegen der Nebenwirkungen führt man heute eine reine Östrogentherapie nur noch in besonderen Ausnahmefällen durch (Altwein 1998).

Nach **Antiandrogenen** (Fugerel, Casodex) allein können Libido und Potenz noch lange erhalten bleiben, nehmen erfahrungsgemäß nach einiger Zeit jedoch auch ab. Weitere Nebenwirkungen sind Brustsensationen und eine Gynäkomastie (bei ca. 35–75%). Durch eine frühzeitige Bestrahlung der Brust können diese lästigen Beschwerden verhindert werden.

Die Leberfunktion ist regelmäßig zu überprüfen, da bei ca. 5% der Patienten mit Leberfunktionsstörungen gerechnet werden muss. Manchmal kommt es zu einer Verschlechterung der diabetischen Stoffwechsellage. Antiandrogene können bei ca. 25% der Patienten Magen- und Darmbeschwerden hervorrufen. Um ihnen vorzubeugen, empfiehlt sich die Medikamenteinnahme nach den Mahlzeiten. Bei etwa 10% kommt es zu beträchtlichen Durchfallbeschwerden. Psychische Verstimmungen, Störungen der Dunkeladaptation, eine mehr oder minder stark ausgeprägten Blutarmut, Herzbeschwerden und Luftnot werden vereinzelt berichtet. Harmlos, jedoch manche Patienten beunruhigend, ist die Grün-/Gelbfärbung des Urins nach Flutamideinnahme.

LH-RH-Analoga gelten als besonders nebenwirkungsarm. In den ersten Wochen nach Therapiebeginn kann es allerdings zu einer kurzfristigen überschießenden Mehrausschüttung männlicher Geschlechtshormone kommen. Um die hierdurch bedingten Beschwerden zu reduzieren, gibt man – zumindest in den ersten Wochen – Antiandrogene. Ansonsten kann es vorübergehend zu starken Schmerzen in den befallenen Knochenherden kommen. Weitere Folgestörungen sind ein Libidoverlust (100%), eine erektile Impotenz (100%), Hitzewallungen (70%), ein Flare-up (10%) oder eine Gynäkomastie (9%). Nach längerer Gabe kommt es zu einer Hodenatrophie.

Grundsätzlich ist nach einer Kastration – gleichgültig ob operativ oder chemisch bedingt – mit einem erhöhten Osteoporose- und Frakturrisiko zu rechnen. Ungesichert ist, ob bei gleichzeitiger Einnahme von Vitamin-D- und kalziumreicher Kost das Frakturrisiko gesenkt wird (s. auch „Ratgeber Ernährung bei Krebs", Delbrück 1999). Ob die prophylaktische Gabe von **Bisphosphonaten** die Osteoporoseinzidenz reduziert, ist Gegenstand mehrerer noch nicht abgeschlossener Studien.

Orchidektomie

Die Nebenwirkungen entsprechen denen antihormoneller Therapien (s. Tabelle 11.3).

Die operative Entfernung der Hoden kann schon allein aus kosmetischen Gründen zu starken seelischen Belastungen führen. Meist wird daher eine plastische Orchiektomie durchgeführt, bei der die Hodenhüllen erhalten bleiben. In sie können Prothesen (Hodenhülsen) eingepflanzt werden. Sie bestehen aus Kugeln einer gelatineähnlichen Masse und sind so weich, dass sie kein Fremdkörpergefühl erzeugen. Hierdurch wird zumindest das äußere Erscheinungsbild des Patienten wieder hergestellt.

Selten kommt es nach der Orchidektomie zu einem Anschwellen der Brustdrüse. Eine milde prophylaktische Bestrahlung der Brustdrüsen verhindert diese Beschwerden.

Inkontinenz

Zu einer – zumindest zeitweiligen – Harninkontinenz kommt es bei den meisten radikal prostatektomierten Patienten. Sie ist allerdings bei den meisten Patienten reversibel. Besteht die Inkontinenz auch in Ruhe und im Liegen, so dauert es längere Zeit bis zur Besserung.

> **Besondere Risikofaktoren für Inkontinenzbeschwerden nach Prostatektomie**
>
> – Präoperative Inkontinenz
> – Große Ausdehnung des Tumors
> – Befall des äußeren Schließmuskels vom Tumor
> – Ehemalige Prostataadenomträger

> **Wahrscheinlichkeit einer baldigen Besserung der Inkontinenz nach Prostatektomie**
>
> – Kontinenz im Liegen
> – Fähigkeit zur Unterbrechung des Harnstrahls
> – Abgang von nur wenigen Millilitern Urin bei Belastung

> **Schweregrade der Inkontinenz nach Prostataresektionen**
>
> – Schweregrad I: Der äußere Schließmuskel schafft noch keinen vollständigen Abschluss der Blase bei Husten, Pressen und schwerem Heben
> – Schweregrad II: Der Harnverlust tritt beim Gehen, Bewegen, Aufstehen ein
> – Schweregrad III: Schon in Ruhe, wie z. B. im Liegen, kommt es zu einem Harnverlust

Für leichte Inkontinenzformen können ein Tropfenschutz und gute Vorlagen ausreichend sein. Es besteht jedoch immer ein mehr oder minder großes Risiko für Hautreizungen, für allergische Kontaktekzeme und Harnwegsinfektionen. Bei schweren Formen der Inkontinenz reichen Vorlagen nicht aus!

Die Beckenbodenmuskulatur spielt bei der Kontinenz eine besondere Rolle. Sie sorgt normalerweise dafür, dass bei Drucksteigerungen im Bauchraum (z. B. durch Husten) der Druck gleichmäßig auf die Blase und das Verschlusssystem wirkt. Ist die Beckenbodenmuskulatur geschwächt, so ist der Druck auf die Blase größer als auf die Harnröhre, deren Verschluss damit „undicht" wird. Der Stärkung der Beckenbodenmuskulatur kommt daher eine wesentliche Bedeutung bei der Behandlung der Inkontinenz zu.

Durch konsequente **Beckenbodengymnastik** wird die Muskulatur um die Harnröhre gestärkt. Gleiches kann mit der Elektrostimulation des Beckenbodens erreicht werden. Wesentlich ist die Stärkung der Beckenbodenmuskulatur, also indirekt des äußeren Schließmuskels. Die Funktion des äußeren Schließmuskels ist – im Gegensatz zu der des inneren Schließmuskels – durch Training beeinflussbar.

Der Erholungsprozess dauert bei den meisten Patienten ca. 6–12 Wochen. Bei einigen Patienten – insbesondere bei ehemaligen Prostataadenomträgern – kann es allerdings wesentlich länger dauern.

Bei einer Stressinkontinenz sollte ein Kondomurinal nur für kurze Zeit und nur in bestimmten Situationen (z. B. Theaterbesuche oder Ähnliches) getragen werden. Es besteht sonst die Gefahr, dass der Patient sich zu sehr auf die durch das Kondomurinal bewirkte Sicherheit verlässt und die Beckenbodenmuskulatur vernachlässigt.

Das Anlegen eines **Kondomurinals** ist sehr einfach, kann allerdings bei kleinem Penis Schwierigkeiten bereiten. Es gibt Urinale in verschiedenen Größen und von verschiedenen Firmen, die eine individuelle Anpassung ermöglichen.

Bleibt die Inkontinenz trotz intensiver Beckenbodengymnastik länger als 12–16 Monate bestehen, sollte die Anlage eines künstlichen Schließmuskels in Erwägung gezogen werden. Bei kleineren Defekten im Schließmuskel hilft u. U. eine Unterspritzung der defekten Schließmuskelpartie z. B. mit Kollagen, sodass die „Bremsen" wieder besser ziehen.

Totale Inkontinenz und künstlicher Schließmuskel

Suprapubische Verweilkatheter sind sehr sicher, bequem und gehen mit einer geringen Infektionsgefährdung einher. Sie sollten gegenüber transurethralen Kathetern bevorzugt werden.

Man spricht dann von einer **totalen Inkontinenz**, wenn jeder Tropfen Urin, der die Harnleiter verlässt, sofort zur Harnröhre hinausläuft. Die Blase hat ihre Funktion als Reservoir verloren.

Durch Medikamente oder durch Beckenbodengymnastik bzw. Elektrostimulation ist eine totale Inkontinenz nicht zu beheben. Es kommt nur eine Operation mit Anlage eines künstlichen Schließmuskels in Frage. Bis dahin muss ein Kondomurinal getragen werden. Da die Blase bis zur Operation vor einer Schrumpfung bewahrt werden muss, ist ein gelegentliches Blasentraining notwendig. Dies geschieht mit Hilfe einer „Cunningham-Klemme" (weiche Penisklemme), einem Penisbändchen oder durch gelegentliches Abklemmen des Dauerkatheters.

Die häufigste Komplikation nach Einpflanzung eines **künstlichen Harnschließmuskels** besteht in einer Abstoßung des körperfremden Kunststoffmaterials. Die Abstoßung ist mit örtlichen Wundheilungsstörungen und gelegentlich auch mit Fieber verbunden. In seltenen Fällen, besonders bei schlecht durchblutetem Gewebe, kann es durch den ständigen Druck der Verschlussmanschette zu einer Schädigung der Harnröhrenschleimhaut und Infekten kommen. Der künstliche Schließmuskel muss dann operativ ausgewechselt oder entfernt werden.

Vorlagen

Gute Vorlagen saugen den Urin auf, sind antiseptisch, geruchsbindend und bieten optimale Sicherheit. Es gibt je nach Schweregrad des Urinverlusts in Größe und Saugfähigkeit unterschiedliche Vorlagen. Die Produktpalette der Hersteller reicht von der einfachen Vorlage bis zur Kombination von großer Vorlage und Netzhose. Manche Produkte eignen sich besser für Bettlägerige, andere für leichte oder mittelschwere Formen, andere für mobile, aktive Patienten.

Leider erstatten manche Kassen nur die Kosten für Standardvorlagen, die nicht allen individuellen Bedürfnissen gerecht werden.

In einer guten onkologischen Rehabilitationsklinik sind spezielle Kenntnisse und Hilfen bei Inkontinenzproblemen zu erwarten. Einer der Gründe für die Beantragung eines stationären Rehabilitationsaufenthaltes können solche Inkontinenzprobleme sein. Darüber hinaus verfügt die Gesellschaft für Inkontinenzhilfen (Telefon: 0561/78 06 04) über eine spezielle Liste von ambulanten Beratungsstellen.

Harnröhrenfibrose/-stenose

Zu einer Harnröhrenverengung infolge Vernarbung kann es noch Jahre nach der Operation und/oder der Strahlentherapie kommen. Erkennbar ist sie daran, dass der Harnstrahl zunehmend schwächer wird. Durch Messungen der Stärke des Urinstrahls (Uroflowmetrie) lässt sich dies objektivieren. Mit Harnröhren- und Blasenspiegelung und retrograder Urethrographie lassen sich die Ursachen feststellen. Man muss immer auch an einen Tumorbefall denken.

Durch Bougierung, eventuell auch durch Schlitzung und nachfolgende Instillation eines Antibiotika-Kortison-Präparats, lässt sich die Stenose aufweiten bzw. das Hemmnis beseitigen. Häufig reicht allerdings eine einmalige ambulante Behandlung nicht aus.

Ernährungsempfehlungen

Eine spezielle Diät ist nicht notwendig (s. Übersicht). Dennoch sollten einige Ernährungsgrundsätze bedacht werden, die auch als prostatakrebsprotektiv gelten (Delbrück 1999). Eine entsprechende Ernährung ist reich an Isoflavonen (Sojabohnen, Kichererbsen etc.) und Lignanen (Zerealien, Leinsamen etc.). Diese fett- und energiearme Kost ist sicherlich nicht schädlich, möglicherweise nicht nur krebsschützend, sondern auch protektiv gegen andere Alterskrankheiten wirksam.

> **Empfehlungen für besonders Prostatakrebsgefährdete**
>
> – Fettverzehr (besonders tierische Fette) einschränken
> – Kalorienreduzierung und Gewichtsregulierung vornehmen
> – Auf reichlich Obst und Gemüse in der Ernährung achten
> – Brokkoli und Rosenkohl sollen schützen
> – Betakarotinhaltiges Gemüse und Obst

Übergewichtigen Patienten ist eine Gewichtsabnahme zu empfehlen. Diese Empfehlung gilt insbesondere für Patienten mit Inkontinenz und für hormonell behandelte Patienten. Eine Reduzierung des Übergewichts allein kann schon zu einer Verminderung der Stressinkontinenz führen, weil durch die Gewichtsabnahme der Beckenboden entlastet wird.

Antihormonell behandelte Patienten haben ein erhöhtes Infarktrisiko und sollten daher Infarktrisiken vermindern. Hierzu gehört auch die Reduzierung eventuellen Übergewichts!

Information, Schulung (Gruppengespräche/Gesundheitstraining)

Aufklärung und Information sind wichtige Hilfen bei der Krankheitsbewältigung. Sie sind Voraussetzung für eine gute Compliance des

Patienten und Selbsthilfe. Die Mehrzahl der Patienten möchte zwar nicht selbst über die Therapie entscheiden, aber sie möchte wissen, warum eine bestimmte Behandlung notwendig ist. Immer mehr Patienten informieren sich aus der Literatur, aus dem Internet und anderen Medien über die Erkrankung. Weitergehende, erklärende Informationen und vor allem Hilfen bei der Verarbeitung dieser Informationen sind notwendig. Dies ist eine der Aufgaben der Gruppengespräche und des Gesundheitstrainings.

Aufgabe des „Gesundheitstrainings" ist, Patienten und Angehörige über die Möglichkeiten und Grenzen der Schulmedizin zu informieren, sie vor schädigenden Alternativtherapien zu schützen und ihnen den Sinn und die Notwendigkeiten von Nachsorgeuntersuchungen zu vermitteln. Das Gesundheitstraining sollte alternierend vom Arzt, dem Psychologen, dem Sozialarbeiter moderiert werden.

> **Themen des Gesundheitstrainings für Prostatakrebspatienten**
>
> — Informationen über die Prostatakrebserkrankung, deren Ursachen, die verschiedenen Therapiemöglichkeiten und die Rezidivprophylaxe
> — Nachsorgeuntersuchungen
> — Symptome eines möglichen Rezidivs
> — Rezidivbehandlungsmöglichkeiten, einschließlich alternative Heilverfahren
> — Schmerzen und Schmerztherapie
> — Inkontinenz
> — Impotenz
> — Ernährung
> — Grippeschutzimpfung
> — Postoperative, strahlen-, hormon- und chemotherapiebedingte Folgestörungen
> — Soziale Rechte und Versorgungshilfen, Kosten
> — Berufliche Konsequenzen
> — Psychische Hilfen zur Entspannung und Angstbekämpfung

Den Betroffenen und ihren Angehörigen sollten die in den Gruppengesprächen vermittelten Informationen und Ratschläge auch in schriftlicher Form angeboten werden (z. B. in Form differenzierter und industrieunabhängiger Ratgeberbücher; Delbrück 2002). Natürlich dürfen diese Ratgeber niemals das ärztliche Gespräch ersetzen. Sie sollten vielmehr die Grundlage für nutzbringende Gespräche mit dem betreuenden Arzt darstellen.

Sinnvoll ist, interessierten Patienten und deren Angehörigen Internetadressen mitzuteilen, die in seriöser Form und losgelöst von wirtschaftlichen Interessen über die Erkrankung und Behandlungsmöglichkeiten informieren. Eine Auswahl möglicher Internetadressen befindet sich im Adressenteil. Der beratende Arzt sollte sich vorher informieren, ob diese Informationsquellen dem Arzt-Patienten-Verhältnis nutzen.

11.2.2 Rehabilitationsmaßnahmen zur Verminderung psychischer Probleme („Reha vor Resignation und Depression")

Siehe auch Kap. 1, „Psychische Hilfen und Selbsthilfegruppen".

Depressionen

Depressionen sind bei Prostatakarzinompatienten häufig und die Ursachen hierfür komplex (Weis 1999). Manchmal stehen sie in Zusammenhang mit der Inkontinenz, mit Störungen der Sexualität sowie der körperlichen Leistungsschwäche und legen sich nach erfolgreicher Behandlung dieser Beschwerden. Häufig zeigt sich jedoch die Angst vor einem Krankheitsprogress, vor der ungewissen Zukunft, die Selbständigkeit zu verlieren und anderen zur Last zu fallen. Hinzu kommen die Angst vor Nebenwirkungen der Therapie und die dauernde Anspannung.

Mit besonderer Zuwendung, Gesprächen, „Schulterklopfen" oder sozialen Aktivitäten allein ist es häufig nicht getan. Vielmehr gilt es, diese Ängste anzugehen. Die Mitbetreuung durch einen Psychoonkologen kann in solchen Situationen sehr hilfreich sein.

Hilfen zu leisten bei der Krankheitsverarbeitung, die Angst und Depressionen zu vermindern sowie die Compliance zu stärken sind die Hauptaufgaben der Psychoonkologie. Ein standardisiertes Vorgehen gibt es hierbei nicht, da jeder Betroffene anders reagiert, anders angesprochen werden muss und anderer Hilfen bedarf.

Kur/Rehabilitationsklinik

Neben den klassischen psychologischen Rehabilitationsangeboten (autogenes Training, Muskelrelaxation, Einzel- und Gruppengespräche etc.) kann auch ein stationärer Aufenthalt in einer Rehabilitationsklinik mit zur psychischen Entspannung beitragen. Der positive Einfluss eines in schöner Umgebung stattfindenden Heilverfahrens auf die Stimmungslage der Betroffenen lässt sich nicht leugnen. Dieser positive Einfluss war einer der Gründe für die Rentenversicherungen, bevorzugt Tumornachsorgekliniken in landschaftlich schönen Gegenden zu errichten. Kritiker des Rehabilitations- und Kurwesens machen heute den Kostenträgern allerdings häufig den Vorwurf, diese Faktoren in der Rehabilitation zu sehr zu betonen und die Möglichkeiten der wohnortnahen sowie teilstationären/ambulanten Rehabilitation zu vernachlässigen.

Fatigue

Siehe auch Kap. 4, „Mammakarzinom".

Unter „Fatigue" wird ein Syndrom extremer (pathologischer) Müdigkeit und Erschöpfung verstanden. Fatigue kann viele Ursachen haben. Einerseits kann es sich um eine direkte Begleiterscheinung der Krebserkrankung und der Therapie handeln, andererseits können die Beschwerden auch völlig unabhängig von dem Schweregrad der Erkrankung und der Therapie auftreten.

Ist eine Anämie die Ursache, so kann eine Anhebung des Hämoglobins durch Bluttransfusionen oder Erythropoetin zu einer Besserung führen. Eine ausgeglichene Ernährung ist wichtig, da die Fatiguesymptomatik gelegentlich durch eine falsche Ernährung bedingt ist. Empfohlen werden viele kleine Mahlzeiten. Eine ausreichende Vitaminversorgung ist notwendig, wobei besonders Vitamin C und Vitamin B wichtig sind. Manchmal lassen sich die Beschwerden auf eine Retention harnpflichtiger Substanzen zurückführen.

Gelegentlich beobachten wir, dass eine übertriebene Schonung die Fatigue eher fördert und körperliche sowie geistige Belastungen die „Lebensgeister wieder zurückholen".

Die Einleitung einer stationären Rehabilitationsmaßnahme ist bei Fatiguebeschwerden sinnvoll!

Angst

Siehe Kap. 8, „Pankreaskarzinom".

Seelsorge

Siehe Kap. 1, „Psychische Unterstützung und Selbsthilfegruppen".

Angehörige

Siehe Kap. 1, „Psychische Unterstützung und Selbsthilfegruppen".

Vorsorgevollmacht/Patientenverfügung

Siehe Kap. 8, „Pankreaskarzinom" und Kap. 1, „Psychische Unterstützung und Selbsthilfegruppen".

11.2.3 Rehabilitationsmaßnahmen zur Verminderung der sozialen Hilfsbedürftigkeit („Reha vor Pflege")

Durch sie soll u. a. die Gefahr einer **Pflegebedürftigkeit** reduziert werden. Ist eine selbständige Versorgung nicht mehr möglich, muss im eingetretenen Pflegefall für entsprechende Hilfen gesorgt werden, was bei Patienten mit fortgeschrittenem Tumorleiden häufig notwendig ist (Ausführlicheres s. Kap. 2 und 3).

Versorgungshilfen

Versorgungshilfen wie „Essen auf Rädern", Haushaltshilfen, häusliche Krankenpflege, Pflegehilfen und unter Umständen auch eine Unterbringung in einem Pflegeheim oder einem Hospiz müssen möglicherweise organisiert werden. Die Vermittlung von Kontaktadressen (Selbsthilfegruppen, Beratungsstellen etc.) ist notwendig. Ohne die Mitarbeit von Soziarbeitern ist die Organisierung dieser sozialen Hilfen unmöglich.

Kuren

„Kuren" mit ausschließlich roborierender Zielsetzung, in denen Angehörige nicht mit in die Planung der weiteren häuslichen Versorgung einbezogen werden, in denen keine Kenntnis und keine Kontakte zu den möglichen Hilfs- und eventuell auch Pflegeinstitutionen bestehen, werden den Möglichkeiten der Rehabilitation bei sozial hilfsbedürftigen Patienten nicht gerecht. Eine detaillierte Kenntnis der Situation und Abhilfemöglichkeiten vor Ort ist unerlässlich. Es empfiehlt sich daher, bei sozialen Rehabilitationszielen grundsätzlich die ambulante bzw. stationäre Rehabilitation in der Nähe des Wohnortes. Angehörige müssen in die Rehabilitation mit einbezogen werden.

Selbsthilfegruppen

Günstig ist, wenn Betroffene selbst ihre Erfahrungen untereinander austauschen, voneinander lernen und sich gegenseitig helfen. Dies kann in Selbsthilfegruppen geschehen.

Speziell für **Prostatakrebserkrankte** gibt es in Deutschland viele Gruppen. Adressen sind zu erfahren über
- Bundesarbeitsgemeinschaft Prostatakrebs e.V. (BPS), Egestorfer Str. 3, 30989 Gehrden, Tel.: 05108/92 66 46, Fax: 05108/2 66 47, E-Mail: Wolfgang.petter@t-online.de,
- Deutsche Arbeitsgemeinschaft Selbsthilfegruppen, Friedrichstr. 28, 35392 Gießen, Telefon 0641/7 02 24 78,
- Krebsinformationsdienst (KID), Postfach 101949, Im Neuenheimer Feld 280, 69120 Heidelberg, Tel.: 06221/41 01 21.

Für **Inkontinente** gibt es ebenfalls Gruppen, in denen mehrheitlich nicht an Krebs Erkrankte Mitglieder sind. Adressen sind zu erfahren über
- Hilfe für inkontinente Personen e.V., Postfach 111322, 40513 Düsseldorf, Tel. 0211/59 21 27,
- Gesellschaft für Inkontinenzhilfe e. V., Friedrich Ebertstr. 124, 34119 Kassel, Tel. 0561/78 06 04

Schwerbehindertenvergünstigungen

Mit Hilfe des Schwerbehindertenausweises sollen einige der durch die Erkrankung und Behandlung entstandenen Nachteile ausgeglichen werden. Hierbei werden nicht etwa nur die Nachteile von Erwerbstätigen berücksichtigt. Der GdB (Grad der Behinderung) liegt bei radikal operierten Prostatakrebspatienten bei mindestens 60%; bei Inkontinenzproblemen, bei zusätzlichen körperlichen sowie psychischen Problemen und bei einer Metastasierung ist die Einstufung höher (s. auch Kap. 2 und 3).

Bei Patienten außerhalb des Erwerbslebens überwiegen die steuerlichen Vergünstigungen, die ab einem GdB von 50 gewährt werden. Sie ergeben sich nicht nur durch den erhöhten steuerlich freien Pauschbetrag, sondern auch dadurch, dass zahlreiche Aufwendungen – so u.U. ein erhöhter Aufwand für Privatfahrten – abgesetzt werden kann.

Kosten

Zahlreiche Sonderfallregelungen und Härtefallbestimmungen ermöglichen eine Reduzierung der Zusatzkosten, Zuzahlungen und Transportkosten etc. Diese Regelungen sind in den Kap. 2 und 3 aufgeführt und kommentiert. Ausführlichere Informationen und Ratschläge bzgl. Härtefond, Härtefallregelungen und -hilfen kann man auch bei der Deutschen Krebshilfe erhalten (Tel. 0228/7 29 90-94; Ausführlicheres bzgl. Kosten für Zusatznahrung, Diäten, Hilfsmittel etc. s. Kap. 8).

Nach dem Gesundheitsreformgesetz sind Heil- und Hilfsmittel wie Windeln, Vorlagen, urinregulierende Medikamente, Ableitungssysteme sowie Hautpflegemittel nur dann von den Kassen erstattungsfähig, wenn eine besondere Gefährdung der Betroffenen vorliegt. Dies kann der Fall sein in Form z. B. von Hautentzündungen, Lagerungswunden (Dekubitus) oder Infektionen.

Große Probleme kann es immer wieder mit der Kostenerstattung von potenzsteigernden Behandlungen (z. B. SKAT) geben. Vorteilhaft ist ein ausführliches psychologisches Gutachten bei der Beantragung der Kostenerstattung.

Für Erkrankte in unverschuldeten finanziellen Notlagen gibt es **finanzielle Unterstützungsfonds** bei der Deutschen Krebshilfe und beim Bundespräsidenten. Einzelne Landesverbände der Deutschen Krebsgesellschaft gewähren ebenfalls bei finanzieller Notlage Unterstützung (Adressen s. in Kap. 12).

Hospiz/Palliativstationen

Eine große Bedeutung für Patienten im Terminalstadium haben die Hospiz- und Palliativstationen. In ihnen stehen weniger die Tumorkontrolle und die Rehabilitation als die Pflege und die Symptomenkontrolle, supportive Hilfen, einschließlich einer adäquaten Schmerztherapie im Vordergrund. Adressen von Hospizen und Palliativstationen in der Region können in Erfahrung gebracht werden über die Deutsche Hospizhilfe, die Bundesarbeitsgemeinschaft Hospiz Omega und die IGSL (s. Adressenteil; s. auch Kap. 2 und 3).

Pflege/Pflegebedürftigkeit

Siehe Kap. 2 und 3.

11.2.4
Rehabilitationsmaßnahmen zur Verminderung der beruflichen Probleme („Reha vor Rente")

Beruflich bedingte Schadstoffe, die auf die Entstehung der Prostatakrebserkrankung einen Einfluss haben, sind unbekannt. Auch gibt es keine Hinweise dafür, dass eine Berufstätigkeit das Wiedererkrankungsrisiko beeinflussen könnte (s. auch Kap. 2 und 3).

Arbeitsfähigkeit

Etwa 10–12 Wochen nach einer radikalen Prostatektomie ist von einer vollen Arbeitsfähigkeit auszugehen. Voraussetzung hierfür ist allerdings, dass keine Kontinenzprobleme, keine Harnwegsinfektionen und keine Einschränkungen des Lymphabflusses bestehen.

Manuell Arbeitende sind in ihrer beruflichen Einsatzfähigkeit von den Folgen der **Stressinkontinenz** besonders betroffen. Körperliche Belastungen, insbesondere der Bauchmuskulatur (z. B. Bücken, Anheben und Tragen schwerer Lasten, Schieben) sowie Arbeiten in feuchtem Klima und bei ständigem Witterungswechsel (z. B. Garten- und Feldarbeit, Tätigkeiten am Hochofen) kommen bei einer Stressinkontinenz nicht in Frage. Eine leichte Stressinkontinenz gestattet lediglich Arbeiten im Sitzen und im Stehen, bei denen Unterbrechungen möglich sind. Schreibtischtätigkeiten sind möglich. Heute gibt es so gute Vorlagen, dass eine eventuelle Geruchsbelästigung der Umgebung bei einer leichten Inkontinenz nicht ins Gewicht fällt.

Bei einer **Pollakisurie**, wie sie nicht selten in den ersten Monaten nach einer interstitiellen Strahlentherapie auftritt, muss am Arbeitsplatz die Möglichkeit zum häufigen Toilettenbesuch gewährleistet sein.

Inkontinenz

Eine häufig praktizierte Empfehlung bei **Inkontinenz ersten Grades** ist die Krankschreibung, solange die Inkontinenz anhält. Grundsätzlich wird Krankengeld wegen derselben Krankheit bis zu 18 Monaten innerhalb von drei Jahren gezahlt. Sollte nicht binnen dieser 18 Monate die Arbeitseinschränkung gebessert und keine Arbeitsplatzumsetzung möglich sein, so empfiehlt es sich, rechtzeitig vor Ablauf des Krankengeldanspruchs einen Rentenantrag zu stellen. Dieser Antrag muss mehrere Monate vor Ablauf der 18-Monats-Frist gestellt werden, da mit einer längeren Bearbeitungszeit zu rechnen ist.

Eine Umschulung kommt nur selten und nur bei jüngeren Patienten (unter 45 Jahre) mit guter Lebenszeitprognose in Frage. Berufliche Rehabilitationshilfen bei den meisten Prostatakarzinompatienten beinhalten weniger Maßnahmen mit dem Ziel einer beruflichen Neuorientierung, sondern eher solche zum Erhalt der Erwerbstätigkeit und des Arbeitsplatzes.

Eine **Inkontinenz zweiten Grades** oder gar eine **totale Inkontinenz** sind mit einer zeitlichen Arbeitsfähigkeit unvereinbar. Diese ist allerdings nicht unbegrenzt. Bei totaler Inkontinenz sollte die Erwerbsunfähigkeitsrente beantragt werden.

Arbeitsplatzerhaltende Maßnahmen

Eine besondere Hilfe für die Rückkehr in das Arbeitsleben stellt die **stufenweise Wiederaufnahme der Beschäftigung** bei fortbestehender Arbeitsunfähigkeit dar. Der besondere Vorteil dieser Regelung liegt darin, dass im ersten Jahr nach Abschluss der Primärbehandlung die Arbeitsbelastung auf die häufig noch verminderte Belastungsfähigkeit abgestimmt und nach einem Stufenplan gesteigert werden kann, ohne dass deswegen finanzielle Nachteile für die Betroffenen entstehen (Bundesarbeitsgemeinschaft für Rehabilitation 1991).

Leider ist diese sinnvolle berufliche Rehabilitationsmaßnahme häufig nur in Großbetrieben und im öffentlichen Dienst möglich. Auch ist zu bedenken, dass die Zeit der stufenweisen Belastung auf den insgesamt möglichen 78 Wochen andauernden Krankengeldbezug voll angerechnet wird. Dies kann für die eventuelle „Aussteuerung" bzw. den Rentenbezug wichtig sein.

Welche arbeitsplatzerhaltenden Maßnahmen, einschließlich Eingliederungshilfen, Arbeitsförderung und Berufsförderung sowie Arbeitsplatzumsetzung, in Frage kommen, wer diese finanziert, ab wann eine berufliche Neuorientierung sinnvoll und durchführbar ist und wo detaillierte Informationen erhältlich sind, kann der Krebspatient am besten in der onkologischen Rehabilitationsklinik, notfalls auch beim Rehabilitationsberater der jeweiligen Rentenversicherung erfahren.

Jeder Prostatakrebspatient im erwerbsfähigen Alter muss im Rahmen der stationären Anschlussheilbehandlung in der Rehaklinik diesbezüglich beraten werden.

11.3
Palliative Maßnahmen im Rahmen der Nachbetreuung

Nicht jeder Patient mit einer PSA-Erhöhung, also einer Tumoraktivität, bedarf einer Tumortherapie. Viele Patienten leben lange und gut mit einem unbehandelten Karzinom. Bei anderen Patienten kommt es hingegen zu einer raschen Krankheitsprogredienz und einem baldigen Beschwerdeeintritt.

Schwierig kann es sein, zu entscheiden, zu welcher dieser beiden Gruppen der Patient gehört. Eine mögliche Entscheidungshilfe kann die PSA-Verdopplungszeit sein. Je schneller der PSA-Wert steigt, desto wahrscheinlicher ist mit einer raschen Krankheitsprogredienz zu rechnen und desto eher besteht eine Therapienotwendigkeit.

Die in der Palliativsituation durchzuführenden Tumortherapien haben nicht das Ziel der Heilung, sondern das der Lebensverlängerung, der körperlichen und seelischen Stabilisierung und der Lebensqualitätsverbesserung. Insofern dürfen therapieinduzierte Remissionskriterien niemals der einzige Evaluationsparameter von Maßnahmen in der Palliativsituation sein. Die Tumorreduktion hat in der Palliativsituation eine andere Wertigkeit als in der kurativen Primärtherapie, der adjuvanten Therapie und der potentiell kurativen Rezidivtherapie.

Auch palliative Chemo- und Strahlentherapien gehen mit mehr oder minder starken subjektiven und objektiven Nebenwirkungen einher. Bevor man sich zu einer solchen Therapie entschließt, sollte man grundsätzlich mit dem Patienten Vor- und Nachteile dieser Therapie abwägen. In die Überlegungen sollten solche Fragen eingehen, inwieweit dem Patienten die

Tumortherapie zugemutet werden kann, inwieweit er den Rest seines Lebens unter den Nebenwirkungen der Therapie zu leiden hat, ob und inwieweit hierdurch die häusliche Versorgung beeinflusst wird und ob die Therapien ambulant oder aufgrund der schlechten häuslichen Versorgung stationär durchgeführt werden müssen.

11.3.1
Lokale und lokoregionäre Probleme

Lokale und lokoregionäre Metastasierung

Eine Harnleiterobstruktion kann intravesikal oder retrovesikal durch Tumorwachstum oder -kompression bedingt sein. Durch zystokopische bzw. chirurgische oder strahlentherapeutische Maßnahmen kann die Harnpassage – zumindest zeitweise – wiederhergestellt werden. Eine transurethrale Elektroresektion der Prostata (TUR) ist bei zunehmender subvesikaler Obstruktion erforderlich

Bei stauungsbedingten Schmerzen oder einem Anstieg der Retentionsparameter führt die Harnableitung durch perkutane Nephrostomie oder Einlage eines Doppel-J- oder Ureterstents zur Symptomfreiheit.

Bei einer Obstruktion des Rektums ist die Anlage eines Anus praeter zu erwägen.

Skelettmetastasierung

Meist liegen gemischtförmige osteolytisch-osteoblastische Metastasen vor. Bei Frakturgefährdung oder starken Schmerzen führt eine **begrenzte Bestrahlung** zumeist sehr schnell zu einer Schmerzfreiheit und – allerdings mit mehrmonatiger Verzögerung – zu einer besseren Stabilität. Die Instabilität des Achsenskeletts oder der langen Röhrenknochen kann eine Indikation zur Osteosynthese sein. Häufig kombiniert man die Strahlentherapie mit einer Hormonbehandlung.

Bei Beschwerdefreiheit und geringem Frakturrisiko begnügt man sich in der Regel mit einer alleinigen Hormontherapie. Das Risiko einer Frakturgefährdung und damit die Indikation einer Strahlentherapie ist bei Befall des Periosts gegeben.

Bei generalisierter Skelettmetastasierung, die auf eine Hormontherapie und auf eine medikamentöse Analgesie nicht mehr anspricht, kann in Ausnahmefällen eine Behandlung mit Radioisotopen (**Strontium**[89]) zu längerer Schmerzfreiheit führen.

Zusätzlich zur Hormon- und/oder Strahlentherapie kann man **Bisphosphonate** geben. Sie wirken besonders bei osteolytischen Metastasen schmerzlindernd, führen in den gefährdeten Regionen zu einer Knochenneubildung und somit zu einer verbesserten Stabilität. Das Frakturrisiko wird reduziert. Die Wirksamkeit bei osteoblastischen Metastasen ist fraglich. Kommt es zu einer Erhöhung des Kalziumspiegels im Blut, so bewirken Bisphosphonatpräparate eine prompte Erniedrigung des für den Patienten sehr bedrohlichen Kalziumspiegels. Die parenterale Gabe ist prompter und sicherer als die orale Einnahme.

Eine **Operation (Osteosynthese)** kommt nur in bestimmten Situationen in Betracht, so beispielsweise, wenn die Stabilität der Wirbelsäule gefährdet ist. Drohende oder eingetretene Wirbelsäulenfrakturen werden durch orthopädische Korsetts oder Liegeschalen ruhig gestellt und stabilisiert.

ZNS

Die akute Querschnittslähmung erfordert die sofortige operative Entlastung des Rückenmarks. Anschließend sollte bestrahlt werden. Kommt eine Operation nicht infrage, so ist unverzüglich eine Strahlentherapie mit hochdosierter Kortisongabe einzuleiten. Sie vermag bei nahezu einem Drittel paraparetischer Patienten die Gehfähigkeit wiederherzustellen und ist daher eine Alternative zur Operation.

Bei symptomatischen Hirnmetastasen und fehlender Operabilität solitärer Metastasen führt die Strahlentherapie in Verbindung mit Kortikosteroiden zu einer prompten Beschwerdelinderung.

Leber- und Lungenmetastasierung

Solitäre Leber- und Lungenmetastasen sind selten. In der Regel kommt bei Leber-/Lungenmetastasen primär eine systemische Hormontherapie in Frage. Erst bei Hormontherapieresistenz setzt man eine Chemotherapie ein.

11.3.2
Systemische palliative Therapien

Hormontherapien

Die Hormontherapie hat in der Palliativsituation eindeutig Vorrang vor der nebenwirkungsreicheren und auch weniger wirksamen Chemo- und/oder Strahlentherapie (Altwein 1998). Nur in Ausnahmesituationen ist eine Strahlentherapie oder Chemotherapie als „First-line-Therapie" indiziert. Die Erfolgswahrscheinlichkeit einer Remission nach systemischer Hormontherapie beträgt je nach Differenzierungsgrad 60–80%. Mit zunehmendem Malignitätsgrad (G: Grading) nimmt die Hormonempfindlichkeit ab.

> **Indikationen einer palliativen Hormontherapie**
> - Inoperables Prostatakarzinom
> - Nicht R0-reseziertes Prostatakarzinom
> - Systemisches Rezidiv
> - Fortgeschrittenes Prostatakarzinom

Eine palliative Hormontherapie sollte bei Krankheitsprogress schon vor dem Auftreten von Symptomen eingeleitet werden. Vor Ablauf von 6–8 Wochen ist allerdings keine Aussage über das Ansprechen bzw. Nichtansprechen der eingeleiteten endokrinen Therapie möglich. Bei Ansprechen wird die Hormontherapie bis zum Nachweis des Krankheitsprogresses fortgeführt.

Grundsätzlich sind mehrere Hormontherapien zu unterscheiden, die jedoch letztendlich alle das gleiche Ziel haben, nämlich die Testosteronwirkung auf die Tumorzellen zu beeinflussen.

Drei Arten von Hormontherapien sind zu unterscheiden:
- Bei der ersten werden die männlichen Geschlechtshormone entzogen (also eine **Kastration**). Diese Kastration kann chirurgisch durch Hodenentfernung oder chemisch durch Gabe von LH-RH-Analoga erfolgen. Um eine maximale Androgenblockade zu erreichen, kann eine Orchidektomie evtl. mit Antiandrogenen kombiniert werden. Da hierdurch allerdings keine Überlebensverlängerung erzielt wird und die Nebenwirkungen steigen, wird die maximale Androgenblockade nur noch in Ausnahmefällen praktiziert.
- Bei der zweiten Behandlungsform werden **gegengeschlechtliche Hormone**, also weibliche Geschlechtshormone (Östrogene) verabreicht.
- Bei der dritten Hormontherapie wird die Wirkung der körpereigenen Geschlechtshormone an den Tumorzellen blockiert (**Antiandrogene**).

Chemotherapien

Eine Chemotherapie kann bei hormonrefraktärer Beschwerdesymptomatik in Erwägung gezogen werden (z. B. Knochenschmerzen, pathologische Frakturen, Anämie, subvesikale Obstruktion, Ureterobstruktion). Eine alleinige PSA-Erhöhung ist noch kein Grund für eine Chemotherapie, solange keine Beschwerden bestehen.

Die meisten Zytostatika (s. Übersicht) haben allerdings nur eine begrenzte Wirksamkeit. Die Remissionswahrscheinlichkeit nach einer Monotherapie liegt bei maximal 20%, nach einer Polychemotherapie ist die Überlebenszeit nicht länger als nach einer Monotherapie, es nehmen lediglich die Nebenwirkungen zu. Relativ gut verträglich ist Estramustinphosphat (Estracyt), eine Substanz mit zytostatischer und östrogener Wirkung. Estramustin wird gerne mit Paclitaxel oder Docetaxel kombiniert. Standardempfehlungen zur palliativen Chemotherapie für das Prostatakarzinom existieren nicht.

Bei metastasierenden Prostatakarzinomen kommt es nicht selten zu Gerinnungsstörungen. Bei einer „Low-grade-DIC" kann die Gabe eines Zytostatikums (z. B. Mitoxantrone) indiziert sein (Tabelle 11.3).

Zytostatika und Zytostatikakombinationen mit nachgewiesener Wirksamkeit beim Prostatakarzinom

- Estramustin
- Vindesin
- Mitomycin C
- Doxorubicin
- Epirubicin
- Cyclophosphamid
- Trofosfamid
- Gemcitabin
- Estramustin/Vinblastin
- Estramustin/Etoposid
- Estramustin/Paclitaxel
- Ketoconazol/5-Fluorouracil

Palliative Strahlentherapien

Eine tumorbedingte Ureterobstruktion, eine Infiltration in das Becken oder lokalisierte und schmerzhafte oder frakturgefährdete Knochenmetastasen stellen die Indikation zur palliativen Strahlentherapie dar. Die strahlenbedingte Rekalzifizierung verläuft langsam. Erst nach zwei bis drei Monaten ist ein klinisch relevanter Stabilisierungseffekt zu erwarten. In der palliativen Situation werden deutlich geringere Strahlendosen (z. B. 30–36 Gy) appliziert als bei der Primärbehandlung des primären Prostatakarzinoms.

Von besonderer Bedeutung ist die Strahlentherapie bei tumorbedingtem Querschnittssyndrom. Hier kann eine schnelle Einleitung der Strahlentherapie, bei gleichzeitiger hochdosierter Kortisongabe, in etwa 30% der Fälle die Gehfähigkeit paraparetischer Patienten wiederherstellen.

Nicht unumstritten ist die Therapiestrategie einiger Zentren, eine lokale und pelvine Bestrahlung schon bei Anstieg des PSA-Wertes durchzuführen.

Schmerztherapien

Tumorbedingte Schmerzen können gut auf eine milde Zytostatikatherapie ansprechen. Bewährt hat sich die Kombination von Mitoxantrone mit Kortikoiden (z. B. Novantron 12 mg/m^2 Tag 1 und Prednison 10 mg p. o. Tag 21. Wiederholung des gleichen Schemas ab Tag 22). Dieses Schema ist gut verträglich, verursacht – wenn überhaupt – nur eine geringe Alopezie, wenig Übelkeit/Erbrechen und kaum Infektionen (s. auch Kap. 8).

Schmerzen bei Skelettmetastasen sprechen häufig auf **Schmerzmittel der Stufe 1** (periphere Schmerzmittel; Acetylsalicylsäure 500–1000 mg/4 h, Paracetamol 500–1000 mg/4 h, Metamizol 500–1000 mg/4 h, Ibuprofen bis 800 mg/8 h oder Rofecoxib 50 mg/12 h) besser an als auf **Schmerzmittel der Stufe 3** (morphinhaltige Schmerzmittel; Fentanylpflaster 25–125 mg alle 2–3 Tage,

Tabelle 11.3. Nebenwirkungen der hormonellen Therapien beim Prostatakarzinom (nach Höffken et al. 1999)

	Orchiektomie	Östrogene	LH-RH-Agonist	Antiandrogen (z. B. Flutamid)	LH-LR-Agonist + Antiandrogen
Gynäkomastie	+	++++	+	++	–
Libidoerhaltung	–	–	–	+	–
Abfall von Plasmatestosteron	+	+	+	–	+
Salzretention	–	+	–	–	–
Thromboemboliegefahr	–	+	?	–	?
Annehmlichkeit für den Patienten	–	+	+	+	+
Blockade der adrenalen Androgene	–	–	–	+	–

Buprenorphinpflaster alle 2–3 Tage). Als besonders effektiv hat sich die Kombination eines zentral wirkenden Analgetikums (Stufe 3) mit einem peripher wirkenden Prostaglandinsynthesehemmer (Stufe 1), z. B. Ibuprofen, erwiesen (Tabelle 11.4).

Bei morphinbehandelten Patienten muss grundsätzlich eine prophylaktische Laxanzientherapie erfolgen (z. B. mit Laktulose). Alle mit NSAR-Schmerzmitteln (nonsteroidale Antirheumatika) behandelten Patienten bedürfen wegen der Ulkus- und Blutungsgefahr der begleitenden Therapie mit Protonenpumpern.

Die Schmerzempfindung und -verarbeitung werden durch Ängste, Depressionen, Verkrampfung und psychosoziale Probleme negativ beeinflusst. Psychosoziale Hilfen können bei Schmerzpatienten besonders wichtig sein.

Antidepressiva (z. B. Aminotryptilin) ergänzen und verbessern häufig die Wirksamkeit der Schmerzmittel. Die meisten Erfahrungen liegen mit trizyklischen Antidepressiva vor. Die für eine analgetische Wirkung notwendige Dosierung ist niedriger als bei psychiatrischen Indikationen. Ihr Wirkungseintritt erfolgt meist erst nach 3–7 Tagen.

Bisphosphonate führen bei osteolytischen Metastasen zu einer Schmerzlinderung, zu einer Verhinderung bzw. Normalisierung einer Hyperkalzämie, zu selteneren pathologischen Frakturen und – wenn prophylaktisch gegeben – möglicherweise auch zu einer zeitlichen Verzögerung von Knochenmetastasen. Letztere Indikation ist Gegenstand noch nicht abgeschossener Therapiestudien.

Eine **Strahlentherapie** ist indiziert bei lokaler Schmerzsymptomatik, bei Stabilitätsgefährdung, bei Mobilitäts- und Funktionseinschränkungen, bei neurologischen Symptomen (Notfall: Rückenmarkskompression!), bei pathologischen Frakturen und postoperativ nach chirurgischer Behandlung. Während der analgetische Effekt sehr bald eintritt, ist mit einem klinisch relevanten Stabilisierungseffekt allerdings frühestens nach 2–3 Monaten zu rechnen.

Die Indikation zur **nuklearmedizinischen Schmerztherapie** besteht bei pharmakologisch nicht mehr beherrschbaren Schmerzzuständen aufgrund einer multilokulären oder generalisierten ossären Filiarisierung. Voraussetzung sind eine hohe Osteoblastenaktivität sowie ein ausreichend gutes Blutbild. Die prätherapeutisch durchgeführte Ganzkörperskelettszintigraphie dient zum Nachweis eines ausreichenden Tracer-Uptake, zum Staging sowie zur Verlaufskontrolle und kann durch das szintigraphische Therapiemonitoring unter Ausnutzung des Gammaanteils bei der Anwendung von Rhenium-186 und Samarium-153 ergänzt werden. Das Radionuklid reichert sich in den schmerzhaften Skelettabsiedlungen an und entfaltet dort eine hochkonzentrierte, jedoch nur auf einen kleinen Raum lokalisierte Wirkung. Die nuklearmedizinische Schmerztherpie (Muhle et al. 2001) bewirkt häufig eine prompte Schmerzlinderung, die viele Wochen und Monate anhält. Sie ist häufig auch dann noch möglich, wenn eine perkutane Strahlenbehandlung aufgrund der Nebenwirkungen nicht mehr durchgeführt werden kann.

Das Führen eines Schmerztagebuchs hilft, Schmerzveränderungen im Tagesverlauf bewusster zu erfassen, **schmerzrelevante Einflussfaktoren** zu erkennen, den Effekt der verabreichten Analgesie zu beurteilen und die Schmerzmittelgabe dem sich verändernden Bedarf anzupassen.

Tabelle 11.4. Vorgeschlagene Chemotherapien beim fortgeschrittenen hormonrefraktären Prostatakarzinom

Medikament	Dosis	Gabe
Adriamycin	60 mg/m²	Alle drei Wochen
Adriamycin	10–20 mg/m²	Wöchentlich
Epirubicin	30 mg	Wöchentlich
Mitomycin C	15 mg/m²	Alle 6 Wochen
Fluorouracil	750–1000 mg	Wöchentlich
Mitoxantron	20 mg	Alle drei Wochen

11.4 Maßnahmen zur Qualitätssicherung rehabilitativer Maßnahmen

Siehe auch Kap. 2 und 3.

11.4.1 Strukturqualität

Allgemein ist die Rehabilitationsbedürftigkeit nach Abschluss der Primärtherapie am größten, weswegen die stationäre Anschlussheilbehandlung (AHB) eine besondere Bedeutung hat. Sie darf nur in AHB-Kliniken durchgeführt werden, die nicht mehr als maximal 100 Kilometer vom Heimatkrankenhaus entfernt sind. Sie muss spätestens zwei Wochen nach Krankenhausentlassung angetreten werden. Für die teilstationäre Rehabilitation gilt die Regel, dass die Fahrzeit zur Institution nicht mehr als 30 min betragen sollte.

Grundsätzlich sollten stationäre und teilstationäre onkologische Rehabilitationsmaßnahmen für Prostatakarzinompatienten nur in onkologisch ausgerichteten Tumornachsorge- und Rehabilitationskliniken durchgeführt werden, die die Mindestvoraussetzungen der von den Rehabilitationsträgern und der Deutschen Krebsgesellschaft vorgeschriebenen Standards entsprechen. Hierzu gehören auch entsprechende personelle Voraussetzungen (s. Abb. 11.1; Schmidt 2001). Von Kliniken, die nicht den Qualitätskriterien der Deutschen Krebsgesellschaft (Bartsch et al. 2000; Delbrück et al. 2000; Schmid et al. 2000) entsprechen, kann keine qualifizierte Rehabilitation erwartet werden.

Unabdingbar ist ein leitender Arzt, der in der Rehabilitationsmedizin ausgebildet wurde und zusätzlich über nachweisbare onkologische Kenntnisse verfügt. Ein urologisch erfahrener Arzt muss mit im Rehateam tätig sein. Die Rehabilitation von Prostatakarzinompatienten ohne Hinzuziehung eines Sozialarbeiters ist undenkbar.

Auch für die ambulante onkologische Rehabilitation gibt es Standards und Qualitätskriterien, die zu beachten sind (Bundesarbeitsgemeinschaft für Rehabilitation 2002).

11.4.2 Prozessqualität

Siehe auch Kap. 1, „Psychosoziale Unterstützung und Selbsthilfegruppen".

Eine ausreichende Prozessqualität (Bartsch et al. 2000) und deren Überprüfbarkeit durch Qualitätssicherungsprogramme der Rentenversicherungen und/oder Krankenkassen muss gewährleistet sein.

11.4.3 Evaluation palliativer und rehabilitativer Maßnahmen

Die Evaluation von Palliativ- und Rehabilitationsmaßnahmen bei Prostatakarzinompatienten richtet sich nicht nach Lebenszeit-, sondern nach Lebensqualitätskriterien (Delbrück et al. 2000). Zu ihnen zählen subjektive Parameter wie Schmerzbeeinflussung, Verbesserung des Appetits, Verminderung der Inkontinenz, Impotenz, Abbau von Ängsten, Akzeptanz der Erkrankung und anderer Behinderungen. Das Ausmaß dieser sehr stark subjektiv gefärbten Beschwerden ist naturgemäß schwerer zu messen als die Erfolgskriterien in der Primärtherapie, nämlich Responseraten, Remissionsraten, Remissionszeiten und Überlebenszeiten. Dennoch gibt es auch für diese Beschwerden Messparameter, mit denen der Erfolg durchgeführter Rehabilitationsmaßnahmen beurteilt werden kann. Der grundlegende Unterschied zur Evaluation primärtherapeutischer Maßnahmen ist, dass nicht der Arzt allein, sondern der Patient mit in die Effektivitätsbeurteilung einbezogen wird (Tabelle 11.1).

Grundsätzlich wird die in der Rehabilitationsonkologie angestrebte Lebensqualität dann erreicht, wenn weniger Pflegebedürftigkeit vorliegt („Reha vor Pflege"), wenn der Patient wieder beruflich reintegriert werden kann („Reha vor Rente"), wenn er sich geborgen fühlt und sein Schicksal verarbeitet („Rehabilitation vor Resignation und Depression") und wenn seine körperlichen Behinderungen und Funktionseinschränkungen gering sind („Reha vor Invalidität").

Zum zeitlichen Ablauf der Rehabilitationsmaßnahmen und Koordination sowie den Zugangswegen zur Rehabilitation s. Kap. 1, „Psychosoziale Unterstützung und Selbsthilfegruppen".

11.5 Adressen

- **Arbeiterwohlfahrt Bundesverband e.V.**, Marie-Juchacz-Haus, Oppelner Str. 130, 53119 Bonn, Tel.: 0228/6 68 50
- **Arbeitsgemeinschaft für Krebsbekämpfung im Lande Nordrhein-Westfalen**, Universitätsstr. 140, 44799 Bochum-Querenburg, Tel.: 0234/77 84 81
- **Arbeitsgemeinschaft für urologische Onkologie**, Urologische Klinik, Hindenburgdamm 30, 1220 Berlin, Tel.: 030/84 45-42 89
- **Bundesarbeitsgemeinschaft Prostatakrebs e.V. (BPS)**, Egestorfer Str. 3, 30989 Gehrden, Tel.: 05108/92 66 46, Fax: 05108/2 66 47, E-Mail: Wolfgang.petter@t-online.de
- **Bundesarbeitsgemeinschaft „Hilfe für Behinderte"**, Kirchfeldstr. 149, 40215 Düsseldorf, Tel.: 0211/34 00 85
- **Bundesverband Selbsthilfe Körperbehinderter e.V.**, 74238 Krautheim/Jagst, Tel.: 06294/680
- **Bundeszentrale für gesundheitliche Aufklärung**, Ostmerheimerstr. 200, 51109 Köln, Tel.: 0221/89 92-0
- **Deutsche Krebshilfe e.V.**, Thomas-Mann-Str. 40, 53111 Bonn, Tel.: 0228/72 99 00, Härtefond 0228/7 29 90-94, Informationsdienst 0228/7 29 90-95, E-Mail deutsche@Krebshilfe.de
- **Deutsches Krebsforschungszentrum (DKFZ)**, Im Neuenheimer Feld 280, 69120 Heidelberg, Tel.: 06221/48 41
- **Deutsche Arbeitsgemeinschaft Selbsthilfegruppen**, Friedrichstr. 28, 35392 Gießen, Tel.: 0641/7 02 24 78
- **Deutsche Krebsgesellschaft**, Hanauer Landstr. 194, 60314 Frankfurt, Tel.: 0691/6 30 09 60
- **Forum Prostata**, Deutsches Grünes Kreuz, Schuhmarkt 4, 35037 Marburg, Tel.: 0642/29 30
- **Gesellschaft für Inkontinenzhilfe e.V.**, Friedrich Ebertstr. 124, 34119 Kassel, Tel. 0561/78 06 04
- **Genesendenhilfe e.V.**, Danziger Str. 15, 20099 Hamburg, Tel.: 0404/24 69 76
- **Gesellschaft für biologische Krebsabwehr**, Postfach 102549, 69015 Heidelberg, Tel.: 06221/16 15 25
- **„Gesamtprogramm zur Krebsbekämpfung" des Bundes**, Postfach 20 02 20, 53132 Bonn, Tel.: 0228/930-0
- **Gesprächsgruppe für Männer nach urologischen Erkrankungen**, Martin Blumenschein, Kranichweg 12, 73434 Aalen
- **Hilfe für inkontinente Personen e.V.**, Postfach 11 13 22, 40513 Düsseldorf, Tel.: 0211/59 21 27
- **Krebsinformationsdienst (KID)**, Postfach 10 19 49, Im Neuenheimer Feld 280, 69120 Heidelberg, Tel.: 06221/41 01 21
- **Landesarbeitsgemeinschaft „Hilfe für Behinderte"**, Kirchfeldstr. 149, 40215 Düsseldorf, Tel.: 0211/31 00 60
- **Malteser-Telefon**, Tel. 0221/34 10 11
- **Psychosoziale Nachsorgeeinrichtung und Fortbildungsseminar**, Chirurgische Universitätsklinik Heidelberg (Ernst-Moro-Haus), Im Neuenheimer Feld 155, 69120 Heidelberg, Telefon 06221/1 56 31
- **Selbsthilfe Krebs im Abrecht-Achilles-Haus**, Albrecht-AchillesStr. -59, 10709 Berlin, Telefon 030/8 91 40 49

Internet

- http://www.comed.com/Prostate/ (Beratung von Patienten und Angehörigen)
- Wolfgang.petter@t-online.de (Selbsthilfegruppe Prostatakarzinom e.V.)
- http://www.takeda.de/prostata/home.htm (Informiert über Anatomie und Physiologie der Prostata, über Selbsthilfegruppen, über Therapiefolgen. Enthält ein Patientenlexikon: gesponsert von der Arzneimittelfirma Takeda)
- http://www.isg-info.de (Informationszentrum für Sexualität und Gesundheit, Hintergrundtexte und Lexikon für Sexualität)
- http://www.prostata.de/ (Institut für ambulante Prostatatherapien)
- http://www.ameripros.org/ (Internetdomain der American Prostate Society)
- http://www.uni-ulm.de/klinik/urologie/pca/ (familiärer Prostatakrebs)
- http://www.dkfz.de (Patienteninformationen)
- http://www.prostatakrebse.de (Deutsche Prostatakrebshilfe (KISP))
- http://www.prostatakrebs-bps.de (Bundesarbeitsgemeinschaft Prostatakrebs Selbsthilfe e.V.)

Literatur

Altwein JE (1998) Kontroversen der palliativen Hormontherapie des metastasierenden Prostatakarzinoms. Urologe B (Suppl 1) 38:S2–S9

Bartsch HH, Delbrück H, Kruck P, Schmid L (2000) Zur Prozessqualität in der onkologischen Rehabilitation. Rehabilitation 39:355–358

Bökel R (1997) Standards und Qualitätssicherung der Physiotherapie in der onkologischen Rehabilitation. In: Delbrück H (Hrsg) Standards und Qualitätskriterien in der onkologischen Rehabilitation. Zuckschwerdt, München, S 51

Bundesarbeitsgemeinschaft für Rehabilitation (BAR) (2002) Rahmenempfehlungen zur ambulanten onkologischen Rehabilitation. BAR, Frankfurt

Delbrück H, Haupt E (Hrsg) (1998) Rehabilitationsmedizin. Ambulant – Teilstationär – Stationär. Urban & Schwarzenberg, München

Delbrück H (1999) Ernährung nach Krebs. Rat und Hilfe für Betroffene. Kohlhammer, Stuttgart

Delbrück H (1993) Krebsschmerz. Rat und Hilfe für Betroffene und Angehörige. Kohlhammer, Stuttgart Berlin Köln

Delbrück H (2002) Prostatakrebs. Rat und Hilfe für Betroffene und Angehörige, 3. Aufl. Kohlhammer, Stuttgart

Delbrück H (1997) Standards und Qualitätskriterien beruflicher Rehabilitationsmaßnahmen bei Krebspatienten. In: Delbrück H (Hrsg) Standards und Qualitätskriterien in der onkologischen Rehabilitation. Zuckschwerdt, München

Delbrück H, Schmid L, Bartsch H, Kruck P (2000) Zur Ergebnisqualität in der onkologischen Rehabilitation. Rehabilitation 39:359–362

Deutsche Gesellschaft für Palliativmedizin/Bundesarbeitsgemeinschaft Hospiz/Deutsche Gesellschaft zum Studium des Schmerzes (2002) Palliativmedizin 2002 – Stationäre und ambulante Palliativ- und Hospizeinrichtungen in Deutschland.[1]

Deutsche Krebsgesellschaft (2001) Interdisziplinäre Leitlinie der Deutschen Krebsgesellschaft und der beteiligten wissenschaftlichen Fachgesellschaften. Diagnose und Therapie des Prostatakrebses.[2]

Esper P, Redman BG (1999) Supportive care, pain management and quality of life in advanced prostate cancer. Urol Clin North Am 26:375

Földi K, Strößenreuther U (1997) Grundlagen der manuellen Lymphdrainage. G. Fischer, Stuttgart

Füsgen I (1994) Harninkontinenz. Trias, Stuttgart

Hartlapp H, Zettl P (2002) Krebs und Sexualität, 2. Aufl. Weingärtner, St. Augustin

Hermanek P (Hrsg) (2000) Diagnose und Therapie maligner Erkrankungen – Interdisziplinäre Leitlinien 2000. Zuckschwerdt, München

Höffken K, Wedding U, Budach W, Höltl W (1999) Prostatakarzinom. In: Schmoll HJ, Höffken K, Possinger K (Hrsg) Kompendium Internistische Therapie, Springer Berlin Heidelberg New York Tokyo

Medalinska JB, Essink ML et al. (2001) Health related quality of life effects of radical prostatectomy and primary radiotherapy. J Clin Oncol 19:1619

Muhle C, Brunner W, Kampen WU, Czech N, Henze E (2001) Nuklearmedizinische Schmerztherapie von Skelettmetastasen. Tumordiagn Ther 22:41–47

Muthny F (1996) Wege der Krankheitsverarbeitung von Krebspatienten und Möglichkeiten von Hilfen. Hefte zur Krebsnachsorge. Hartmann Bund, Bad Neuenahr

---

[1] Kostenlos zu beziehen über Mundipharma GmbH Schmerzservice, Postfach 1350, 65333 Limburg (Lahn).

[2] Kostenlos zu beziehen über Deutsche Krebsgesellschaft, Hanauer Landstr. 194, 60314 Frankfurt

Schmid L, Delbrück H, Bartsch H, Kruck P (2000) Zur Strukturqualität in der onkologischen Rehabilitation. Rehabilitation 39:350–354

Staab HJ, Ludwig M (Hrsg) (1993) Depression bei Tumorpatienten. Thieme, Stuttgart New York

Verband Deutscher Rentenversicherungsträger (Hrsg) (1995) Sozialmedizinische Begutachtung in der gesetzlichen Rentenversicherung. G. Fischer, Stuttgart

Weiss J, Koch U (1999) Psychosoziale Rehabilitation nach Krebs. In: Schmoll HJ, Höffken K, Possinger K (Hrsg) Kompendium Internistische Onkologie, 3. Aufl. Springer, Berlin Heidelberg New York Tokyo

Weißbach L, Miller K (Hrsg) (1998) Diagnostische und therapeutische Standards in der urologischen Onkologie. Zuckschwerdt, München

Wirth M, Otto T, Rübben H (1998) Prostatakarzinom. In: Weißbach L, Miller K (Hrsg) Diagnostische und therapeutische Standards in der urologischen Onkologie. Zuckschwerdt, München, S 92–126

Zettl S, Hartlapp J (2002) Krebs und Sexualität, 2. Aufl.. Weingärtner, St. Augustin

Anhang

ANHANG

A Internetadressen

A.1 Suchmaschinen und Linklisten 297
A.2 Informationen für Ärzte 298
A.3 Medizinische Lexika 299
A.4 Patienteninformationen 299
A.5 Patientenforen 300
A.6 Studien 300
A.7 Krebsregister 300
A.8 Organisationen/ Adressen 301
A.9 Datenbanken 302

Die Entscheidung, ob eine Quelle im Internet seriös ist, ist nicht immer leicht. Durch Minimalanforderungen lässt sich die Seriosität grob beurteilen.

Minimalanforderungen an seriöse Internetinformationsquellen (mod. nach Preiß 2002)

— Die Autoren, ihre Herkunft, relevante Referenzen sowie Ziel und Zweck der vermittelten Informationen sollten erkennbar sein
— Verweise und Quellen für den gesamten Inhalt sowie relevante Urheberrechtshinweise sollten mitgeteilt werden
— Der „Eigentümer" sowie alle Sponsoren der Website, einschließlich potentieller Interessenskonflikte, sollten deutlich und vollständig genannt werden. Es muss eine strikte Trennung von Werbung und redaktionellem Beitrag bestehen
— Das Datum, an dem die Daten ins Netz gestellt und letztmalig aktualisiert wurden, sollten erkennbar sein

A.1 Suchmaschinen und Linklisten

Ausgangspunkt für die meisten Internetrecherchen können die gängigen Suchmaschinen sein wie

- http://www.google.de
- http://www.yahoo.de
- http://www.lycos.de
- http://www.fireball.de
- http://www.hotbot.com
- http://www.infoseek.de
- http://www.aladin.de
- http://www.northernlight.com (englisch)
- http://www.altavista.de

Spezialsuchmaschinen durchsuchen anhand definierter Suchkriterien nur bestimmte Teile des Internets – zum Beispiel Krebs. Die wichtigsten Suchmaschinen zum Thema Krebs sind:

- http://www.suchmaschine.krebs-kompass.de
- http://www.medimeta.de
- http://www.medivista.de
- http://www.dr-antonius.de

Für die Suche nach seltenen Begriffen eignen sich Metasuchmaschinen. Diese recherchieren „on demand" (bei jeder Anfrage) bei mehreren Suchmaschinen gleichzeitig. Die Ergebnisse werden zusammengefasst. Die bekanntesten Metasuchmaschinen sind:

- http://www.metager.de
- http://www.metacrawler.de
- http://www.nettz.de
- www.alltheweb.com (englisch)

Darüber hinaus gibt es einige spezielle Quellen für onkologische tätige Ärzte sowie Betroffene.
- http://www.afgis.de (Transparenzkriterien für Seriosität von Internetangeboten)
- http://www.med.uni-giessen.de/isto/onkoserv (Institut für Standards in der Onkologie (Isto, in Zusammenarbeit mit der Firma Glaxo Welcome)
- http://www.ncl.ac.uk/child-health/guides/clinks1.htm (Datenbank mit über 3000 Links für Patienten, Ärzte und Wissenschaftler)
- www.med.uni-giessen.de/isto/onkoserv/serverdt.htm (Katalog wichtiger Internetserver für die Onkologie. Allerdings nur deutsche Adressen, die Links sind inhaltlich erschlossen, sodass mit der Suchfunktion des Browsers eine gezielte Suche nach relevanten Adressen möglich ist.)
- http://www.medvista.de
- http://www.imse.med.tu-muenchen.de/krebs/index.htm (Informationsdienst zum Thema Krebs für Patienten und Angehörige)
- http://www.medizin.uni-halle.de/tumorzentrum/index.html (Tumorzentrum Halle mit Links auf weitere Tumorzentren in Deutschland)
- http://www.krebs-webweiser.de (Umfangreiche Linksammlung nach Krebsarten und Themen geordnet)
- http://www.dr-antonius.de (Projekt der Universität Frankfurt. Ein Web-Robot durchsucht alle deutschsprachigen medizinischen Ressourcen. Grundlage der erweiterten Suchbegriffe sind die ICD-10 sowie ein in Frankfurt entwickelter Thesaurus [X-Med].)
- http://www.medscape.com (Medscape hematology-Oncology; eine [kostenlose] Registrierung ist notwendig. Es werden [redaktionell bearbeitete] Kongressinformationen geboten. Darüber hinaus hat man Zugang zu verschiedenen Guidelines, zu PubMed und zu einer ausführlichen Sammlung von Links.)
- http://www.networks-of-excellence.com (Informationen über Kompetenznetzwerke, deren Erstellung und Förderungsmöglichkeiten)
- http://www.kompetenznetze-medizin.de (Informationen über bisher bestehende Kompetenznetzwerke)
- http://www.secuTrial.com (System zur Durchführung internetbasierter klinischer Studien)

A.2
Informationen für Ärzte

Manche medizinischen Informationen im Internet sollen und dürfen nur einem Fachpublikum zugänglich gemacht werden. Um Zugang zu diesen Informationen zu erhalten, kann es sinnvoll sein, sich kostenfrei bei DocCheck als Arzt registrieren zu lassen (http://www.doccheck.de). Viele Firmen und Organisationen machen ihre Zugangsberechtigung von einem gültigen DocCheck-Passwort abhängig.

Die für die Onkologen interessanteste Website ist das Cancernet des National Cancer Institute am NIH (www.cancernet.nci.nih.gov). Sie liegt in deutscher Sprache auf dem deutschen Server des Cancernet an der Universität Bonn vor (http://www.Med.uni-bonn.de/cancernet).
- www.onkolink.upenn.edu (Onkolink)
- http://www.awmf-leitlinien.de (Leitlinien der verschiedenen medizinischen Fachgesellschaften, so auch der deutschen Krebsgesellschaft über die Arbeitsgemeinschaft der wissenschaftlichen Fachgesellschaften [AWMF])
- http://www.multimedica.de (Gemeinsam von Bertelsmann und Thieme unterhaltener und kostenpflichtiger Online-Dienst).
- http://www.neuropsychiater.org/quackw.htm (Informationsquelle für alternative Heilmethoden und alle Formen von Quacksalberei und Scharlatanerie)
- http://www.bar-frankfurt.de/Arbeit/krebsadressen.htm (Bundesarbeitsgemeinschaft für Rehabilitation, Adressenliste der Krebsberatungsstellen in Deutschland)
- http://www.meb.uni-bonn.de/cancernet (Cancernet an der Universiät Bonn.

Die Leitlinien des NCI in deutscher Sprache)
- http://www.oncolink.upenn.edu (Oncolink)
- http://www.uni-duessedorf.de/www/awmf/ (Leitlinien der Arbeitsgemeinschaften der Wissenschaftlichen Medizinischen Fachgesellschaften)
- http://www.cma.ca/cpgs (CMA Clinical practice guidelines infobase)
- http://www.guideline.gov (National guideline clearinghouse)
- http://www.krebs-webweiser.de (Zusammenstellung von ca. 500 Internet-Adressen zum Thema Krebs, ständig aktualisiert vom Tumorzentrum Freiburg)
- http://www.leitlinien.de (Leitlinien der Ärztlichen Zentralstelle Qualitätssicherung)
- http://www.multimedica.de (Multimedica; kostenpflichtiger Zugang hämatologisch/onkologischer Expertenrat)
- http://www.med.uni-giessen.de/isto/onkoserv.htm (Katalog wichtiger Internetserver im Bereich Onkologie, teilweise mit Bewertung)
- http://www.krebsinfo.de/ki/manuale.html (Tumorzentrum München mit Online-Manualen für verschiedene Tumorentitäten)
- http://www.dr-antonius.de (Allgemeiner medizinischer Suchdienst, erstellt von der Universität Frankfurt)
- http://www.cancer.med.upenn.edu (Oncolink, Universität Pennsylvania Cancer Center)
- http://www.tumorzentren.de (Arbeitsgemeinschaft deutscher Tumorzentren e.V.)
- http://www.myelom.de (Arbeitsgemeinschaft Plasmocytom/Multiples Myelom; Informationen für Betroffene und Selbsthilfegruppen)
- http://www.agbkt.de (Arbeitsgruppe Biologische Krebstherapie; Informationen der Deutschen Krebshilfe und des Klinikums Nürnberg zum Thema „Biologische Krebstherapien")
- http://www.carreras-stiftung.de (Deutsche José Carreras Stiftung, DJCLS; Hintergründe über die Stiftung)
- http://www.rehaklinik.com (Verzeichnis Rehabilitationskliniken)

A.3
Medizinische Lexika

- http://www.rote-liste.de (Rote Liste)
- http://www.roche-lexicon.de (Roche Lexikon)
- http://www.merck.com/pubs/mmanual (Merck Manual of diagnosis and treatment)
- http://www.emededicine.com (frei zugängliches Online-Lehrbuch)
- http://www.subito-doc.de (bundesweiter Lieferdienst der deutschen Bibliotheken für Zeitschriftenaufsätze)

A.4
Patienteninformationen

Informationen können irreführend sein und den Betroffenen zu falschem oder gesundheitsschädigendem Verhalten verleiten. Einige Internetprogramme verfolgen sehr geschickt wirtschaftliche Interessen zu Ungunsten der Betroffenen und der behandelnden Ärzte. Manche Informationen können zu Angst, Depressionen und Verzweiflung führen, bedürfen zumindest der weiteren Erklärung und individuellen Wertung.

Mit zunehmender Benutzung des Internets gewinnt der Arzt eine neue Rolle, nämlich den Patienten durch den Dschungel der Informationen zu leiten. Die behandelnden Ärzte sollten nur den interessierten Patienten und Angehörigen Internetprogramme empfehlen, die den Anforderungen der seriösen Informationsvermittlung entsprechen, das Arzt-Patienten-Verhältnis nicht belasten, sondern im Gegenteil die Arzt-Patienten-Beziehung stärken und die Compliance des Patienten verbessern. Vor Empfehlung eines Internetprogramms sollte sich der beratende Arzt von der Seriosität des Programms überzeugt haben.

- http://www.krebshilfe.de/ (Deutsche Krebshilfe)

- http://www.krebsinformation.de (Krebsinformationsdienst [KID] für Patienten und Angehörige)
- http://www.swisscancer.ch (Krebstelefon und einleitende Informationen der Schweizerischen Krebsliga)
- http://www.krebshilfe.or.at (Krebstelefon und einleitende Informationen der Österreichischen Krebshilfe)
- http://www.imse.med.tu-muenchen.de/krebs/index.htm (Informationsdienst zum Thema Krebs für Patienten und Angehörige)
- http://www.krebs-webweiser.de (Zusammenstellung von ca. 500 Internetadressen zum Thema Krebs, ständig aktualisiert vom Tumorzentrum Freiburg)
- http://www.quackwatch.com (Unkonventionelle Heilmethoden, englische Version)
- http://www.meb.uni-bonn.de/cancernet/deutsch (Cancernet in deutscher Sprache)
- http://www.inkanet.de INKA (Informationsnetz für Krebspatienten und ihre Angehörige, Seminare für krebskranke Frauen)
- http://www.krebs-kompass.de (Unterstützung bei der Suche nach Informationen im Internet)
- http://www.medicine-worldwide.de (Fragen zu Krankheiten)
- http://www.Krebsgesellschaft.de (Deutsche Krebsgesellschaft, Patientenbroschüren)
- http://www.mammakarzinom.de (Programme für Brustkrebstherapie und Nachsorge/Rehabilitation mit Links für Patientinnen)
- http://www.brustkrebsinitiative.de (Brustkrebsinitiative)
- http://www.leukaemie-hilfe.de (Deutsche Leukämie- und Lymphomhilfe, Informationen für Betroffene und deren Angehörige)
- http://www.haarzell-leukaemie.de (Selbsthilfeverein für Patienten mit Haarzell-Leukämie)
- http://www.kompetenznetz-lymphome.de (Kompetenznetz „Maligne Lymphome")
- http://www.kompetenznetz-leukaemie.de (Kompetenznetz „Akute und chronische Leukämien")
- http://www.medizin.uni-koeln.de/projekte/dgss (Deutsche Gesellschaft zum Studium des Schmerzes [DGSS])
- http://www.cancer.org (Patienteninformationen der American Cancer Society)
- http://www.krebsschmerz@dkfz.de (Informationsdienst Krebsschmerz des KID)

A.5
Patientenforen

Viele Patienten schöpfen neue Kraft durch den aktiven (Erfahrungs-) Austausch mit anderen Betroffenen. Im Internet bieten Foren und so genannte Chats die Möglichkeit zum Informations- und Erfahrungsaustausch.

- http://www.forum.krebs-kompass.de (Krebs-Forum)
- http://www.medizin-forum.de (Gesundheits-Forum)
- http://www.oncochat.org (englisch)

A.6
Studien

- http://www.Krebsgesellschaft.de (Deutsche Krebsgesellschaft, bietet eine Suchmaschine an, die für einen Patienten die entsprechenden zurzeit laufenden Studien heraussucht)
- http://www.studien.de (Deutsches Krebsstudienregister)
- cancertrials.nci.nih.gov (Cancer Trials des NCI)

A.7
Krebsregister

- http://www.krebsregister.saarland.de/ (Epidemiologisches Krebsregister Saarland)
- http://medweb.uni-muenster.de/institute/epikrebs/ (Epidemiologisches Krebsregister Münster)
- http://rki.de/GBE/KREBS/ABKD/ABKD.HTM (Arbeitsgemeinschaft

Bevölkerungsbezogener Krebsregister in Deutschland [ABKD])
- http://www.iacr.com.fr/ (International Association of Cancer Registries)
- http://www.ikr.nl/canregs.htm (Cancer Registries)
- http://www.med.uni-muenchen.de/trm/homepage.html (Tumorregister München)
- http://www.meb.uni-bonn.de/cancernet/pdqoth.menu.html (National Cancer Institute)
- http://www.rki.de/GBE/KREBS (Ergebnisse der bevölkerungsbezogenen Krebsregister und der Dachdokumentation Krebs mit Inzidenzen und Mortalitätszahlen)
- http://www.gbe-bund.de (Gesundheitsbericht Deutschland)

A.8 Organisationen/ Adressen

- http://www.krebshilfe.de (Deutsche Krebshilfe)
- http://www.bzga.de (Bundeszentrale für gesundheitliche Aufklärung)
- http://www.bfa-berlin.de (Bundesanstalt für Angestellte (BFA))
- http://www.bmgesundheit.de (Bundesministerium für Gesundheit)
- http://www.siak.ch (Schweizerische Arbeitsgruppe für Klinische Krebsforschung)
- http://www.aacr.org (American Association for Cancer Research (AACR))
- http://www.ama-assn.org (American Medical Association)
- http://www.asco.org (ASCO, American Society of Clinical Oncology)
- http://www.cancer.org (American Cancer Society)
- http://www.ons.org (Oncology Nursing Society)
- http://www.asco.org (American Society of Clinical Oncology)
- http://www.hematology.org (American Society of Hematology [ASH])
- http://www.Krebsgesellschaft.de (Deutsche Krebsgesellschaft)
- http://www.swisscancer.ch (Schweizerische Krebsliga)
- http://www.dkfz-heidelberg.de (Deutsches Krebsforschungszentrum Heidelberg)
- http://www.dimdi.de/ (DIMDI)
- http://www.eortc.be (European Organization for the Research and Treatment of Cancer, EORTC)
- http://www.esmo.org (European Society for Medical Oncology, ESMO)
- http://www.uicc.org (Union International Contre le Cancer, UICC)
- http://www.iarc.fr (International Agency for Research on Cancer)
- http://www.nci.nih.gov (National cancer institut, NCI)
- http://www.nih.gov (National Institute of Health, NIH)
- http://www.who.org (Weltgesundheitsorganisation)
- http://www.uicc.ch (UICC, Union Internationale Contre le Cancer)
- http://www.who.dk (Weltgesundheitsorganisation, Regionalbüro für Europa)
- http://www.who.int (Weltgesundheitsorganisation, international)
- http://www.cancerwold.org (FECS- Federation of European Cancer Societies)
- http://www.dgho.de (Deutsche Gesellschaft für Hämatologie und Onkologie, Kongressinformationen)
- http://www.degro.org/ (Deutsche Gesellschaft für Radioonkologe e.V., DEGRO)
- http://www.dapo-ev.de/ (Deutsche Arbeitsgemeinschaft für psychosoziale Onkologie e. V.) (dapo)
- http://www.ruhr-uni-bochum.de/ago-dgvs/ (Arbeitsgemeinschaft Gastroenterologische Onkologie, AGO)
- http://www.ago-online.de/ (Arbeitsgemeinschaft Gynäkologische Onkologie, AGO)
- http://www.medizin.fu-berlin.de/AUO/ (Arbeitsgemeinschaft Urologische Onkologie, AUO)
- http://www.krebsgesellschaft.de/AIO/ (Arbeitsgemeinschaft für internistische Onkologie)

- http://www.dkfz-heidelberg.de/ado/ (Arbeitsgemeinschaft Dermatologische Onkologie, ADO)
- http://www.medizin.uni-koeln.de/projekte/dgss (Deutsche Gesellschaft zum Studium des Schmerzes e.V.)

A.9
Datenbanken

- http://www.meb.uni-bonn.de/cancernet/cancernet.html (Informationen des National Cancer Institute in deutsch, Datenbank mit neuester Literatur, zum Teil auch Abstracts).
- http://www.dimdi.de (Deutsches Institut für medizinische Dokumentation, Medlinerecherche, teilweise kostenpflichtig, Literaturbestellung online)
- http://www.uni-koeln.de/zentral/zbib-med/ (Deutsche Zentralbibliothek, gebührenpflichtige Bestellmöglichkeit von Aufsatzkopien)
- http://www.uni-duesseldorf.de/WWW/ulb/med.html (Düsseldorfer virtuelle Bibliothek Medizin, sehr ausführliche Linklisten zu Datenbanken, medizinischen Fakultäten, Institutionen und Organisationen, medizinischen Lernprogrammen, medizinische Fachbücher, Handbücher und Zeitschriften)

Sachregister

A

Adenom, Kolonkarzinom 227
adjuvante Therapie 64
- Chemotherapie (s. dort) 65–66, 79, 96–98, 121, 123, 140, 155–156, 164, 189, 209, 224, 226, 243, 263, 264, 271–272
- Hormontherapie (s. dort) 64–65, 79, 81, 90, 92, 95–96, 271–272, 286–288
- Immuntherapie/alternative Therapien (s. dort) 67–68, 98, 124, 133–134, 189–190, 209–210, 224, 226, 243, 264, 271–272
- Strahlentherapie (s. dort) 66–67, 189, 224, 243–244, 271–272
- und/oder additive Therapie 28
Aerobilie 198
Aggression 3
Aktivitäten des täglichen Lebens 40–41
Alkoholinjektion 263
Alpha (Anlaufstellen in NRW) 11
Alter 225
alternative Krebsmedikamente 24
Alternativmedizin 68
Alternativtherapien 67–68, 85, 98
- Ovarialkarzinom 108
- Pankreaskarzinom 190, 209–210
- Prostatakarzinom 272
Altersteilzeit 55–56
Anämie 175, 230
Anastomose
- biliodigestive 198, 209
- Ulzera 196
- Rezidiv, Magenkarzinom 167
Anastosomitis 175
Angehörige/Angehörigenbetreuung 10, 20, 256
Angst 3–4, 10, 11, 299
- Bronchialkarzinom 147
- Mammakarzinom 85–86
- Pankreaskarzinom 202–203, 213
Anschlussheilbehandlung 30
- stationäre 32
Antiandrogen 277, 287
Antidepressiva 4, 9, 147
Antikörper, monoklonale 210

Appetitlosigkeit 114, 198–199
Arbeit und Rehabilitation 47
Arbeitsbelastung 53, 90
Arbeitsfähigkeit 50, 52
- Magenkarzinom 180
- Prostatakarzinom 284
Arbeitsplatz 47
- karzinogene Substanzen 47–50
Arbeitsplatzumsetzung 151, 181
Arbeitsteilzeit 55
Arbeitsunfähigkeit 89
- Kolonkarzinom 234–235
Aromatasehemmer 65, 96
ärztliches Gespräch 12
Asbestexposition 149
Aspirin 197
Assessment 12, 37–41, 91
- und Evaluation 56–57
- geriatrisches 131–132, 225
Astronautenkost (Trinknahrung) 143, 200
Aszites 121
atemgymnastische Übungen 140–141
Aufklärung 8
- Bronchialkarzinom 137
- Kolonkarzinom 228
- Magenkarzinom 167
- Mammakarzinom 71
- Ovarialkarzinom 110
- Pankreaskarzinom 192–193
- Prostatakarzinom 274
- Rektumkarzinom 246
autogenes Training 9

B

Barthel-Index 39
Beckenbodengymnastik
- Prostatakarzinom 279
- Rektumresektion 248
- Stomaträger 255
Beckenbodenrezidiv, Rektumkarzinom 263
Begutachtung, sozialmedizinische 50
Behinderte 21

- Schwerbehinderte (s. dort) 21–22
Behinderung, Grad der (GdB) 21–22
Belastungen, finanzielle 25
Beratungsinstitutionen/Beratungsstellen 17, 20–21
- Angebote 18–19
- für Krebsbetroffene 20–21
berufliche
- Hilfen 47–58
- Krebserkrankung, beruflich bedingte 47
- Rehabilitation 51
- Reintegration 47
- Reintegrationshilfen 53–54, 90
Berufserkrankung 149
berufsfördernde Leistungen 53
Betreuung, psychosoziale 6
- Betreuungsinstitutionen 17
Bewegungseinschränkung 90
BfA (Bundesversicherungsanstalt für Angestellte) 28, 56
biliodigestive Anastomose 198, 209
Bilobektomie 139, 151
biologische Therapie, Ovarialkarzinom 108
Biphosphonate 278, 286
Blähungen 195, 198
Blasenentleerungsstörungen, Rektumresektion 249
BRCA1- und BRCA2-Genträger 116
Bronchialkarzinom 129–160
- atemgymnastische Übungen 140–141
- Aufklärung 137
- Chemotherapie 155–156
- endoskopische Therapie 153
- Ernährungsempfehlungen 143
- Fatique 148
- häusliche Versorgung 148–149
- Husten 155, 158
- Immuntherapie 133–134
- Infektionsanfälligkeit 144
- Information/Schulung/Gesundheitstraining 146
- kleinzelliges 132–133, 152
- Lasertherapie 154
- Lebenserwartung 138
- Krankheitsverarbeitung 147–148
- Metastasen 154–155, 158
- Myokardfibrose 142
- Nachsorgeempfehlungen 134
- nichtkleinzelliges 133, 155
- palliative Maßnahmen 152–158
- Perikarditis 142
- physikalische Therapiemaßnahmen 140
- Polyneuropathie 144
- Raucherberatung 145–146
- rehabilitative Maßnahmen 139–151
- Rezidivfrüherkennung 134
- Rezidivprophylaxe 131
- Rezidivtherapie 138–139
- Schmerzen 136, 156–157

- „supportive care" 156
- Tumormarker 135
Brustkrebs (s. Mammakarzinom) 52, 61–102
Brustneuaufbau 78
brustprothetische Versorgung 78
Brustrekonstruktion 79
Brustwandrezidiv 72
Bundessozialhilfegesetz 18
Bundesversicherungsanstalt für Angestellte (BfA) 28, 56
Bundspräsident 25
Bürgertelefon 56

C

CA125, Tumormarker 121
Carlson-"comorbidity test" 40
Chemotherapie, adjuvante 65–66, 79
- Bronchialkarzinom 140, 155–156
- Kolonkarzinom 224, 226
- - Kontraindikationen 226
- Magenkarzinom 165
- Mammakarzinom 96–98
- Ovarialkarzinom, intraperitoneale Chemotherapie 121, 123
- Pankreaskarzinom 189
- Prostatakarzinom 271
- pulmonale Schäden, chemotherapiebedingte 140
- Rektumkarzinom 243–244, 263–264
- - regionale 263
Cholangitis 196
chronisch Kranke 25
„comorbidity test" nach Carlson 40
Compliance 12, 300
Coping 5, 12, 29, 85, 168, 178, 193, 207

D

Darmausgang, künstlicher/abdominoperineale Rektumresektion (s. auch Stoma) 53, 241, 250–261
Darmkrebsgefährdete 231
Darmresektion, ausgedehnte, Ernährungsempfehlungen nach 113–114
Darmspülung (Irrigation) 252, 261
Datenbanken 302
Depression 3, 4, 8, 9, 85, 86, 147, 281, 299
- Reha vor Resignation und Depression 100, 116–118, 178, 202, 233, 257, 281–282
Deutsche Krebshilfe 11, 25
- finanzielle Unterstützungsfonds 284
Diabetes 170, 196
Diarrhö (s. Durchfall) 113, 174–175, 230, 249
Diät/Krebsdiäten (s. auch Ernährung) 68, 198, 280

Diätetika 206
„disability" 37
DPD-Enzymaktivität 225
duktales Carcinoma 67
Dumping 52
Dumpingsyndrom 171–172, 196, 197
- Frühdumping 171–172, 196
- Spätdumping 172, 196
Durchfall
- Kolonkarzinom 230
- Magenkarzinom 174–175
- Ovarialkarzinom 113
- Pankreaskarzinom 197–198
- Rektumkarzinom 249
- Stomaträger 254

E

ECOG-STatus 38
Effektivitätsparameter
- berufliche Hilfen 57
- Bronchialkarzinom 130
- Kolonkarzinom 223
- Magenkarzinom 164
- Mammakarzinom 63
- Ovarialkarzinom 106
- Pankreaskarzinom 188
- Prostatatkarzinom 270
- Rektumkarzinompatienten 242
Ehepartner 10
Elektrotherapie 78
Endometriumkarzinom 81
Endoprothese 153
endoskopische Therapie, Bronchialkarzinom 153
Entlassungsbrief/-bericht, ärztlicher 41
- Rehabilitationsentlassungsbericht 30
Entspannung 86
- Techniken 5
Enzugserscheinungen, hormonelle 81
Enzymaktivität, DPD- 225
Enzymmangel 194, 197
epileptischer Anfall 155
Erbrechen und Übelkeit 122, 192, 213, 216
„erecaid system" von Osborn 276
erektile Dysfunktion, Stomaträger 254
Ergebnisqualität 42, 159, 183, 217, 238, 265
Ergotherapie 6, 87
Ernährung 8, 113–115, 169, 215, 249
- enterale 115
- Kolonkarzinompatienten 231
- Kosten 206
- Krebsdiäten 68
- parenterale künstliche 114, 200–201
- Prostatakarzinom 273, 278, 280
- Sondenernährung 200, 206

- Trinknahrung (Astronautenkost) 143, 200
Ernährungsberatung/Ernährungsberater 177, 189
Ernährungsempfehlungen 68, 143, 199–200, 250, 280
- nach ausgedehnter Darmresektion 113–114
- nach Gastrektomie 169, 177
- - Lehrplan 177
- nach Whipple-Operation 200
Erschöpfung 86
Erwerbsfähigkeit, Ovarialkarzinom 119
Erwerbsminderung 55
Erwerbsunfähigkeitsrente 51, 150, 207
Erysipel 75
Essen auf Rädern 148
Evaluation 12, 56–57, 100, 125, 217, 290

F

Fähigkeitsstörungen bei Tumorpatienten 28–29
Familienkur 10
Familienplanung, Mammakarzinom 83
FAP (familiäre adomatöse Polyposis) 227
- Syndrom 228
Fatique 8
- Bronchialkarzinom 148
- Magenkarzinom 178
- Mammakarzinom 87–88
- Ovarialkarzinom 117
- Prostatakarzinom 282
Feinnadelkatheterjejunostomie (FKJ) 182
Fertilität/Schwangerschaft, Ovarialkarzinom 115
Festigungskur 33
Fettzufuhr 170, 197
Fieber 192
FIM-Items 38
finanzielle
- Belastung 25
- Ressourcen 19
- Unterstützungsfonds (Härtefonds) 25
- - Deutsche Krebshilfe 284
Finanzierung (s. auch Kosten) 35
Fragebögen 12
Frakturgefährdung 93
Freunde 10
Früherkennung und genetische Beratung, Mammakarzinom 82–83

G

Gallendrainage 198
Gastrektomie, totale 169
- Ernährungsempfehlungen 169
Gastroenterostomie 208
Gastrostomie, perkutane endoskopische (PEG) 182

genetische Beratung und Früherkennung
- Kolonkarzinom 227–228
- Mammakarzinom 82–83
- Ovarialkarzinom 115–116
geriatrisches Assessment 131–133, 225
Gerinnungsstörungen 288
Gesetz
- Bundessozialhilfegesetz 18
- Sozialgesetzbuch IX 18, 21, 34
gesetzliche Krankenkasse 18–19
Gespräch, ärztliches 12
Gestagene 199
Gesundheitserziehung 11
Gesundheitsförderung 11
Gesundheitstraining/Information/Schulung 11–12
- Bronchialkarzinom 146
- Information 12, 201, 229
- Kolonkarzinom 229
- Magenkarzinom 176–177
- Mammakarzinom 84–85
- Ovarialkarzinom 116
- Pankreaskarzinom 201
- Prostatakarzinom 280
Gewichtsverlust 114, 143, 169, 192, 199
Gewichtszunahme 192
Glivec (Tyrosinkinaseinhbitoren) 167, 182
Grad der Behinderung (GdB) 21–22
Gruppengespräch 12
Gruppentherapie 5

H

Hamburger Modell 54
Harn- und Stuhlinkontinenz, Rektumresektion 248
Harnröhrenfibrose/-stenose, Prostatakarzinom 280
Harnschließmuskel, künstlicher 279
Harnverhalt 216
Harnwegsinfektion, Rektumresektion 248
Härtefallbestimmungen 25–26
Härtefonds (finanzielle Unterstützungsfonds) 25
Hausarzt 29, 36
häusliche Versorgung
- Bronchialkarzinom 148–149
- Kolonkarzinom 234
- Rektumkarzinom 258
Haut- und Weichteilmetastasen 93
Heimernährung, parenterale 01
Hemipneumonektomie 144
Herceptin 98
Hernien 230
Herpes zoster 78
Hilfen
- berufliche 47–58
- - Reintegrationshilfen, berufliche 53–54
- Bundessozialhilfegesetz 18

- Deutsche Krebshilfe 11
- Rehabilitationshilfen, soziale 18
- Selbsthilfe 11
- soziale 17–46
- Sterbehilfe 11
Hirndruck 155
Hirnmetastasen 94, 154–155, 286
Hitzewallungen, Prostatakarzinom 277
HNPCC („hereditary non polyposis colon cancer") 227
- Syndrom 228
„home care team" („palliative care team") 37
hormonelle
- Ausfallstörungen und klimakterische Beschwerden 113
- Enzugserscheinungen 81
- Maßnahmen 95
- Störungen, Mammakarzinom 81
Hormonrezeptoren 65
Hormonsubstitution 81
Hormontherapie, adjuvante 64–65, 79, 81
- Mammakarzinom 90, 92, 95–96
- Ovarialkarzinom 124
- Prostatakarzinom 271–272, 286–288
- - Nebenwirkungen 288
Hospiz 36–37, 89, 119, 205, 284
- ambulanter Hospizdienst 36
- Palliativstation 37, 89, 119, 205, 284
- Tageshospiz 36
Husten 136, 155, 158
Hyperkalziämie/Hyperkalzämiesyndrom 9, 86, 158
Hyperthermie, Rektumkarzinom 263

I

ILCO 257
Ileostomaträger (s. Stoma) 249, 254
Ileum-Pouch, Kolonkarzinom 227
Ileus/Obstruktion 122
Immuntherapeutika 134
Immuntherapie/alternative Therapien 67–68
- Bronchialkarzinom 133–134
- Kolonkarzinom 224, 226
- Mammakarzinom 98
- Ovarialkarzinom 124
- Pankreaskarzinom 189–190, 209–210
- Prostatakarzinom 271
- Rektumkarzinom 243–244, 264
Impotenz, Prostatakarzinom (s. auch Sexualität) 272, 276
Infektionsanfälligkeit, Bronchialkarzinom 144
Information/Schulung/Gesundheitstraining
- für Ärzte 298–299
- Bronchialkarzinom 146
- Internetadressen 299

- Kolonkarzinom 229
- Magenkarzinom 176–177
- Mammakarzinom 84–85
- Ovarialkarzinom 116
- Pankreaskarzinom 201
- Prostatakarzinom 280
- Rektumkarzinom 255
Inkontinenz
- Prostatakarzinom 272, 278–279, 284
- Rektumresektion 248
- Stressinkontinenz 284
Interkostalneuralgie 144
Internetadressen und Informationsquellen 8, 297–298
- Datenbanken 302
- Informationen
- – für Ärzte 298–299
- – für Patienten 299–300
- Krebsregister 301
- Lexika, medizinische 299
- Organisationen/Adressen 301–302
- Patientenforen 300
- Studien 301
- Suchmaschinen und Linklisten 297–298
intraperitoneale Therapie, Ovarialkarzinom 108
Invalidität, Reha vor Invalidität 100, 111, 139, 168–178, 194, 247–257, 275
IRES-Instrumentarium 43
irinotecanebedingte Komplikationen, Kolonkarzinom 236
Irrigation (Darmspülung) 252, 261
Isolation 4, 12

J

Jejunostomie, perkutane endoskopische 115
Juckreiz 216

K

kardiale Komplikationen/Störungen
- Mammakarzinom 83–84
- Ovarialkarzinom 112
Kardiotoxizität 83
Karnofsky-Index 38, 91, 182
karzinogene Substanzen am Arbeitsplatz 47–50
Kastrtion 287
Kennbuchstaben 23
Kinder 10
Kirche 9
klimakterische Beschwerden
- Mammakarzinom 81
- Ovarialkarzinom 113
Kolonkarzinom 223–240

- Adenom 227
- Alter 225
- Arbeitsunfähigkeit 234–235
- Aufklärung 228
- Chemotherapie 224, 226
- Durchfall 230
- Ernährung 231
- FAP (familiäre adomatöse Polyposis) 227
- genetische Untersuchungen 227–228
- häusliche Versorgung 234
- Hernien 230
- HNPCC („hereditary non polyposis colon cancer") 227
- Ileum-Pouch 227
- Immuntherapie 224
- irinotecanebedingte Komplikationen 236
- Metastasen 229, 235
- Nachsorge 224–229
- Obstipation 230
- palliative Maßnahmen 235
- rehabilitative Maßnahmen 229–235
- Rezidivfrüherkennung 226
- Rezidivprophylaxe 224–226
- Rezidivtherapie 229
- Schmerzen 228
- Schwerbehindertenvergünstigungen 234
- Sexualität 232
- Strahlentherapie 224
- Therapieentscheidung 228
- Verwachsungen 230
Kolonstomaträger (s. Stoma) 260
Komorbidität 181
Kompressionsstrümpfe 73
Kondomurinal 279
Kortisontherapie 96
Kosten
- Ernährung 206
- Magenkarzinom 179–180
- Prostatakarzinom 276, 283
- Stomaversorgungsartikel 259
- Urinvorlagen 280
- Zuzahlungen 24–25
Kostenträger 26–27
Kranke, chronische 25
Krankengeld 54
- Bezugsdauer 54
krankengymnastische Betreuung, Mammakarzinom 75–76
Krankenkasse 18–19, 21, 25, 28, 43, 228, 259
- gesetzliche 18–19
- medizinischer Dienst der Krankenkassen (MDK) 38
Krankheitsbewältigungskonzept nach *Simonton* 7
Krankheitsverarbeitung 7
- Bronchialkarzinom 147–148
- Ovarialkarzinom 117

Sachregister

Krankheitsverleugnung 202
Krebsberatungsstellen 21
Krebsdiäten/Ernährung 68
Krebserkrankung, beruflich bedingte 47
Krebshilfe, Deutsche 25
Krebskuren 148
Krebsmedikamente, alternative 24
Krebsregister 300
Krisenbewältigung 10
Kurativmedizin 42
Kuren 30, 118–119, 179, 205, 282–283
- Anschlussheilbehandlung 179
- Familienkur 10
- Festigungskur 33
- Krebskuren 148
- stationäre 205
Kurzdarmsyndrom 114, 201
Kurzzeitradioisotope 272

L

Laienpresse 8
Landesversicherungsanstalt (LVA) 28
Lasertherapie, Gastrointestinaltrakt 208
Lebenserwartung, Bronchialkarzinom 138
Lebensversicherung 26
Leberkapselschmerz 158, 182, 213
Lebermetastasen 93–94, 154, 182, 208, 229, 235, 247, 263
- Resektion 229
Leistung, berufsfördernde 53
Leistungsbeurteilung 50
Leistungsbild 51, 53
Leistungsfähigkeit 51
Leistungszuständigkeit 35
Lexika, medizinische 299
Lobektomie 139, 151
- Bilobektomie 139, 151
Lungenfunktion 139
Lungenmetastasen 94–95, 229, 247, 263
LVA (Landesversicherungsanstalt) 28
Lymphdrainage 73–74, 275
Lymphknoten, parasternale 93
Lymphknotenrezidiv, regionäres 72
Lymphödem 52, 73, 90, 275
Lymphödemrisiko 72, 74
Lymphozele 276

M

Magenatonie 196
Magenausgangsstenose 208
Magenentleerungsstörungen 170–171, 196
Magenkarzinom 52, 163–185

- Anastomoserezidiv 167
- Anschlussheilbehandlung/Kuren 179
- Arbeitsfähigkeit 180
- Aufklärung 167
- Chemotherapie 165
- Dumpingsyndrom (s. dort) 171–172
- Durchfall 174–175
- Effektivitätsparameter 164
- Ernährung und Ernährungsberatung 168–169, 177
- Fatique 178
- häusliche Versorgung 179
- Kosten 179–180
- Metastasierung 182
- Nachsorge 165–167
- palliative Maßnahmen 181–183
- Physiotherapie 176
- Refluxgastritis 173–174
- Refluxösophagitis 172
- Rehabilitationsziele 164
- rehabilitative Maßnahmen 167–181
- Rezidivfrüherkennung 166
- Rezidivtherapien 167
- Schmerz/Schmerztherapie 172, 182
- Syndrom der zuführenden Schlinge 172
Malabsorption 174
Maldigestion 174
Mammakarzinom 52, 61–102
- Alternativtherapien 67–68, 85
- Angst 85–86
- Brustneuaufbau 78
- brustprothetische Versorgung 78
- Familienplanung 83
- genetische Beratung und Früherkennung 82–83
- hormonelle Störungen 81
- Information/Schulung/Gesundheitstraining 84–85
- kardiale Störungen 93–84
- Mastektomie (s. dort) 66–67, 71, 78
- physikalische Therapie 75
- rehabilitative Maßnahmen 72–90
- Rezidivtherapie 71–72
- Risikogruppen 64
- Schmerzen 77
- Schulter-/Armbeweglichkeit 75
- Schwangerschaft 82
- Selbstuntersuchung 70
- sexuelle Störungen 79–81
- Therapieentscheidung 72
Mastektomie 66–67, 71, 78
- radikale 67
MDK (medizinischer Dienst der Krankenkassen) 38
Meningitis carcinomatosa 94
Menopause 64
- Postmenopause 64, 65, 96

Sachregister

- Prämenopause 95
Merkzeichen 23
Metastasen
- Haut- und Weichteilmetastasen 93
- Hirnmetastasen 94, 154–155, 286
- Lebermetastasen 93–94, 154, 182, 208, 229, 235, 247, 263
- Lungenmetastasen 94–95, 229, 247, 263
- Skelettmetastasen 68, 91–93, 123, 155, 158, 209, 213, 286
Miktionsprotokoll, Rektumresektion 248
Milchunverträglichkeit 197
Mistelpräparate 134, 210
Mobilität 75, 77, 92
- Rektumresektion 248
monoklonale Antikörper 210
Morphin 125, 158, 214–215
Müdigkeit 8
Muskelrelaxation 9
Myokardfibrose 142

N

Nachbetreuung, onkologische, Nutznießer der 42
Narbenfibrose, retroperitoneale, Stomaträger 255
Naturheilkunde 68
Nausea (s. Erbrechen und Übelkeit) 122, 192, 213, 216
Nervenplexus 213
Neuropathie 112
- Polyneuropathie (s. dort) 77–78, 111–113, 144
neurotoxisch wirkende Zytostatika 111
Nikotinentwöhnung 145
nuklearmedizinische Therapie 92
Nutznießer onkologischer Nachbetreuung 42

O

Obstipation 216, 230, 249–250
Obstruktion/Ileus 122
opioidbedingte Übelkeit 158
Opioide 213, 215, 216
Orchidektomie, Prostatakarzinom 278
Organisationen/Adressen 301–302
Orthesen 92
Ösophagitis 143, 173
- Refluxösophagitis 52, 172
Osteopathie 176
Osteoporose
- Mammakarzinom 83
- Ovarialkarzinom 113
Osteosynthese 286
Östrogene 287
Ovarialkarzinom 105–127

- alternative Behandlungsformen 108
- Aufklärung 110
- biologische Therapie 108
- CA-125 110
- Durchfall 113
- Effektivitätsparameter 106
- Ernährungsempfehlungen nach ausgedehnter Darmresektion 113–114
- Erwerbsfähigkeit 119
- Fatique 117
- Fertilität/Schwangerschaft 115
- genetische Beratung 115
- hormonelle Ausfallstörungen und klimakterische Beschwerden 113
- inoperables Ovarialkarzinom 119
- intraperitoneale Therapie 108
- kardiale Komplikationen 112
- Krankheitsverarbeitung 117
- Kuren 118
- Osteoporose 113
- palliative Maßnahmen 120
- physikalische Therapie 112
- Polyneuropathie 111–113
- Risikovorsorge 115
- Schmerztherapie 124
- Therapieziele 106
- Verwachsungen 113–114
„overprotection" 215
Oxaliplatin 112

P

Palliativdienste 36–37
- ambulante 37
„palliative care team" („home care team") 37
palliative Maßnahmen
- Bronialkarzinom 152–158
- Kolonkarzinom 235–237
- Magenkarzinom 181–183
- Mammakarzinom 90–99
- Ovarialkarzinom 120
- Pankreaskarzinom 205, 207–217
- Prostatakarzinom 285–289
- Rektumkarzinom 261–265
Palliativstation 37, 89, 119, 284
Pankreasfermente 174
Pankreasinsuffizienz 197
Pankreaskarzinom 187–221
- Alternativtherapien 190
- Angst 202–203
- Appetitlosigkeit 198–199
- Aufklärung 192–193
- Chemotherapie 189, 209
- Cholangitis 198
- Diabetes 196

- diätische Maßnahmen 198
- Dumpingeffekt 196
- Durchfall 197-198
- Effektivitätsparameter 188
- Ernährung 199-200, 215
- Gastroenterostomie 208
- Gewichtsverlust 199
- Heparinisierung 209
- Immuntherapie/alternative Therapie 189, 209-210
- Kurzdarmsyndrom 201
- Magenausgangsstenose 208
- Metastasierung 208-209, 213
- Nachsorge 189-193
- palliative Maßnahmen 207-217
- Pankreasschwanzentfernung 197
- Pankreatektomie, totale 194
- Peritonealkarzinosis 208
- Radiotherapie 189
- Rehabilitationsziele 188
- rehabilitative Maßnahmen 193-207
- Rezidivfrüherkennung 190
- Rezidivprophylaxe 189
- Rezidivtherapien 193
- Routinenachsorgeuntersuchungen 190
- Schmerzen 192, 195, 208-211, 217
- Schwerbehindertenvergünstigungen 204
- *Whipple*-Operation (*s. dort*) 194, 195, 200

Pankreasschwanzentfernung 197
Pankreatektomie, totale 194
pankreozibale Asynchronie 170, 174
Pankreozymin 195
paraneoplastische Symptome 135-136
Parasternalregion 67
parenterale künstliche 114, 200-201
Partnerbeziehung 3
Patientenforum 300
Patientenverfügung 11
Patientenverfügung/Vorsorgevollmacht 203-204
„peer review"-Verfahren 57
PEG (perkutane endoskopische Gastrostomie) 182
Perikardfibrose 84
Perikarditis 142
Peritonealkarzinose/Peritonealbefall 108, 121, 154, 171, 182, 198, 208
Pflege 88-89
- Reha vor Pflege 32, 87-89, 100, 148, 179, 204, 233, 258, 282-284
Pflegebedürftigkeit 20, 87-89
Pflegegeld 19
Pflegestufen 20
Pflegeversicherung 19-20
Pharmakokinetik 170
physikalische Therapie 33
- Bronchialkarzinom 140
- Mammakarzinom 75
- Ovarialkarzinom 112

Physiotherapie
- Magenkarzinom 176
- Mammakarzinom 77
Phytotherapeutikum 272
Pleuradrainage 94
Pleuraerguss 94
Pleuritis carcinomatosa 123, 154
Pleurodese 94
Plexopathie 72
Pneumokokkenimpfung 197
Pneumonektomie 52, 151
- Hemipneumonektomie 144
Pneumonitis 84, 141
- Zytostatikapneumonitis 141
Pollakisurie 284
Polyneuropathie
- Bronchialkarzinom 144
- Mammakarzinom 77-78
- Ovarialkarzinom 111-113
Postmenopause 64, 65, 96
Postprotektomieprobleme 254
Prämenopause 95
Prognosefaktoren 95
Prostatakarzinom 269-292
- Alternativtherapie 272
- Arbeitsfähigkeit 284
- Aufklärung 274
- Beckenbodengymnastik 279
- Depressionen 281
- Effektivitätsparameter 270
- Ernährung 273, 278, 280
- Fatique 282
- Harnröhrenfibrose/-stenose 280
- Hitzewallungen 277
- Hormontherapie, adjuvante 271-272, 277
- Hospiz/Palliativstationen 284
- Inkontinenz 272, 278-279, 284
- Kosten 276, 283
- Kur-/Rehabilitationsklinik 282
- Lymphödem/Lymphdrainage 275
- Lymphozele 276
- Metastasen 286
- Orchidektomie 278
- palliative Maßnahmen 285-289
- proktitische Beschwerden 272
- PSA-Bestimmung/-Wert 274, 285, 288
- psychische Alterationen 277
- rehabilitative Maßnahmen 275-285
- Rehabilitationsziele 270
- Rezidivfrüherkennung 273
- Rezidivtherapie 274
- Schmerzen 273, 286, 288-289
- Schwerbehindertenvergünstigung 283
- Selbsthilfe 281, 283
- Selbstwertgefühl 276
- Sexualität 272, 276-277

Sachregister

- Nachsorge 271–274
- Testosteron 276
- Tumormarker 274
- Wiedereingliederung, stufenweise 285

Prozessqualität 41, 99–100, 125–126, 159, 183, 217, 238, 265, 290

PSA-Bestimmung/-Wert, Prostatakarzinom 274, 285, 288

Psyche 54

psychische
- Alterationen, Prostatakarzinom 277
- Einflussfaktoren der Schmerzschwelle 117
- Unterstützung 3–15

Psychologen 12
Psychoonkologen 3
Psychoonkologie 85
Psychopharmaka 4

psychosoziale
- Belastungen 202
- Betreuung 4–6
- Krebsnachsorge, ambulante 205
- Rehabilitation 6, 12

Psychotherapie, Beeinflussung des Tumorleidens 7–8

pulmonale Schäden, chemotherapiebedingte 140

Q

Qualitätsanforderungen 34
Qualitätssicherung 41–43, 125–126, 158–160, 183, 217, 237–238, 265, 290
Querschnittslähmung 286

R

Rasselatmung 158
Ratgeber 12
Raucherberatung 145–146
Raucherentwöhnungsprogramm 145
Reaktionsphasen 5
Refluxgastritis 173–174
Refluxösophagitis 52, 172

Rehabilitation (Reha)
- ambulante/teilstationäre 99
- Arbeit und Rehabilitation 47
- Bronchialkarzinom, rehabilitative Maßnahmen 139–151
- berufliche 51
- vor Invalidität 100, 111, 139, 168–178, 194, 247–257, 275
- Kolonkarzinom, rehabilitative Maßnahmen 229–235
- Magenkarzinom, rehabilitative Maßnahmen 167–181
- Mammakarzinom, rehabilitative Maßnahmen 72–90
- Pankreaskarzinom, rehabilitative Maßnahmen 193–206
- vor Pflege 32, 87–89, 100, 148, 179, 204, 233, 258, 282–284
- Prostatakarzinom, rehabilitative Maßnahmen 275–285
- psychosoziale 6, 12
- Rektumkarzinom, rehabilitative Maßnahmen 247–261
- vor Rente 32, 89–90, 119–120, 149–151, 234–235, 259–261, 284
- vor Resignation und Depression 100, 116–118, 178, 233, 257
- wohnortnahe 34
- Zugangswege 35

Rehabilitationsangebote 28
Rehabilitationsbedürftigkeit 28
Rehabilitationsdiagnostik 31
Rehabilitationsentlassungsbericht 30
Rehabilitationsfähigkeit 28
Rehabilitationshilfen, soziale 18
Rehabilitationsklinik 9, 10, 29–30, 47, 86, 151, 282
Rehabilitationsleistungen/-maßnahmen 18, 26, 29–30, 34
- teilstationäre/ambulante 24, 33

Rehabilitationsziele
- berufliche Hilfen 57
- Bronchialkarzinom 130
- Kolonkarzinom 223
- Magenkarzinom 164
- Mammakarzinom 63
- Ovarialkarzinom 106
- Pankreaskarzinom 188
- Prostatatkarzinom 270
- Rektumkarzinompatienten 242

Reha-Status 43

Rehateam
- berufliche Hilfen 52
- Bronchialkarzinom 131
- Kolonkarzinom 224
- Magenkarzinom 164
- Ovarialkarzinom 107
- Pankreaskarzinom 189
- psychische Unterstützung 9
- Rektumkarzinom 243

Reintegrationshilfen, berufliche 47, 53–54, 90

Rektumkarzinom 241–268
- Angehörige 256
- Arbeitsfähigkeit nach anteriorer Resektion 259–260
- Chemotherapie 243
- Aufklärung 246
- Beckenbodengymnastik 248
- Blasenentleerungsstörungen 249

- Irrigation (Darmspülung) 252, 261
- Diarrhö 249
- Ernährung 249-250
- häusliche Versorgung 258
- Immuntherapie 243
- Nachsorge 243-247
- Harnwegsinfektion 248
- Harn- und Stuhlinkontinenz 248
- Hypethermie 263
- Ileostomapatienten 249
- Immuntherapie 243-244, 264
- Metastasen 247, 262-263
- Miktionsprotokoll 248
- Mobilität 248
- Obstipation 249-250
- palliative Maßnahmen 261-265
- Radiotherapie 243
- rehabilitative Maßnahmen 247-261
- Rezidivfrüherkennung 244
- Rezidivtherapie 246, 263
- - Beckenbodenrezidiv 263
- Sandwichtherapie 244
- Schmerzen 264
- Schwerbehindertenausweis 258
- Selbsthilfegruppen 258
- Strahlennebenwirkung 249, 255
- Stuhldrang, imperativer 249
- Therapieentscheidung 262
- Thermotherapie 263
- Verwachsungen 250
- - Wiedereingliederung, stufenweise 261

Rektumresektion 241
- abdominoperineale/künstlicher Darmausgang (s. auch Stoma) 53, 241, 250-259
- anteriore 241, 248
- - Arbeitsfähigkeit nach anteriorer Resektion 259-260
- transanale 244

Remissionsdauer 42
Remissionsraten 42
Rente 54-55
- Erwerbsunfähigkeitsrente 51, 150, 207
- Rehabilitation vor Rente 32, 89-90, 119-120, 149-151, 207, 234-235, 259-261, 284
- auf Zeit 56

Rentenberatung 56
Rentenversicherung 43, 53
Resignation 85
- Reha vor Resignation und Depression 100, 116-118, 178, 202, 281-282

Ressourcen, finanzielle 19
Rezidive
- Brustwandrezidiv 72
- häufigste Lokalisation 71
- Lymphknotenrezidiv, regionäres 72
- supraklavikuläre 93

Rezidivfrüherkennung
- Bronchialkarzinom 134
- Kolonkarzinom 226
- Magenkarzinom 166
- Pankreaskarzinom 190
- Prostatakarzinom 273
- Rektumkarzinom 244

Rezidivprophylaxe 64
- Bronchialkarzinom 131
- Pankreaskarzinom 189

Rezidivtherapie
- Bronchialkarzinom 138-139
- Kolonkarzinom 229
- Magenkarzinom 167
- Mammakarzinom 71-72
- Ovarialtumoren 190
- Pankreaskarzinom 193
- Prostatakarzinom 274
- Rektumkarzinom 246, 263

Risikogruppen beim Mammakarzinom 64

S

Sanatorium 30
Sandwichtherapie, Rektumkarzinom 244
Sauerstofftherapie 250
Säureblocker 174
Schlaflosigkeit 147, 156
Schluckbeschwerden 172
Schmerz/Schmerztherapie 5, 124
- Bronchialkarzinom 136, 156-157
- kolikartik 122
- Kolonkarzinom 228
- Leberkapselschmerz 158, 182, 213
- Magenkarzinom 172, 182
- Mammakarzinom 77-78
- Morphin 125, 158, 214-215
- Ovarialkarzinom 117
- Pankreaskarzinom 192, 195, 208-211, 217
- Prostatakarzinom 273, 286, 288-289
- psychische Einflussfaktoren der Schmerzschwelle 117
- Rektumkarzinom 264
- Stomaträger 255
- WHO-Stufenschema 212

Schmerzintensitätsmessung 211
Schmerzlinderung 91
Schmerzschwelle 217
Schonhaltung 158
Schulter-/Armbeweglichkeit, Mammakarzinom 75
Schulung/Information/Gesundheitstraining
- Bronchialkarzinom 146
- Kolonkarzinom 229
- Prostatakarzinom 280
- Rektumkarzinom 255

Gesundheitserziehung 11
Schwangerschaft
- Mammakarzinom 82
- Ovarialkarzinom 115
- Stoma 253
Schwellkörperautoinjektionstherapie (SKAT) 276
Schwerbehinderte 21
- Ausweis 22, 88, 258
- Vergünstigungen 179, 204, 234, 283
Schwitzen 216
„second-look"-Operation 108
Seelsorge 9, 11, 87
Sekretin 195
Selbsthilfe/Selbsthilfegruppen 3, 11, 13–15, 88, 119, 205, 258–259, 281, 283
- Adressen 13–15
Selbstuntersuchung, Mammakarzinom 70
Selbstwertgefühl 86, 276
Sexualberatung 6–7
Sexualität
- erektile Dysfunktion 254
- Erlebnisfähigkeit, sexuelle 80
- Kolonkarzinom 232
- Mammakarzinom 79–81
- Prostatakarzinom 272, 276–277
- SKAT (Schwellkörperautoinjektionstherapie) 276
- Stomaträger 253–354
- Viagra 254, 277
Silikonbrustimplantate 79
Simonton, Krankheitsbewältigungskonzept 7
SKAT (Schwellkörperautoinjektionstherapie) 276
Skelettmetastasen 68, 91–93, 123, 155, 158, 209, 213, 286
Sodbrennen 172
Sondenernährung 200, 206
Sonderfallregelungen 25
Sozialarbeiter 99
soziale
- Hilfen 17–46
- Rehabilitationshilfen 18
Sozialgesetzbuch IX (SGB IX) 18, 21, 34, 54
sozialmedizinische
- Begutachtung 50
- Beratung, Rektumkarzinom 260
- Stellungnahme 50
sozialrechtliches Wissen 12
Sport 77
- nach Krebs 88–89
Stellungnahme, sozialmedizinische 50
Stent 198
Sterbehilfe 11, 204
Stoma 53, 241, 250–261
- Beckenbodengymnastik 255
- Beratung, sozialmedizinische 260
- Beutelversorgung 251

- chronische Entzündungen im Stomabereich 251
- Darmprolaps 250
- Durchfall 254
- Ernährung 254
- Fisteln 253
- Gesundheitstraining 255
- Heilungsstörungen der Sakralhöhe 254
- Hernien, parastomale 251
- hintere Wunde 253
- Ileostomaträger 254
- Infektionen 251
- Irrigation (Darmspülung) 252, 261
- Kolostoma 260
- Kosten für Stomaversorgungsartikel 259
- Narbenfibrose, retroperitoneale 255
- Postprotektomieprobleme 254
- Prolapsbildung 250
- Pseudopolypen 251
- Retraktion des Darmausgangs 250
- Rückverlagerung des Stomas 255
- Schmerz 255
- Schwangerschaft 253
- Selbsthilfegruppen 258–259
- Sexualität 253–254
- Sitzbeschwerden 253
- Wiedereingliederung, stufenweise 261
Stomaberatung 257
Stomatherapeuten 252
Strahlennebenwirkungen, chronische 249, 255, 272
Strahlentherapie, adjuvante 66–67
- Pankreaskarzinom 189
- Prostatakarzinom 271–272
- Rektumkarzinom 243–244
Stress 52, 194
Stressinkontinenz 284
Strontium 286
Strukturempfehlungen 12
Strukturqualität 41, 99, 125–126, 158–159, 183, 217, 237–238, 265, 290
Studien 300
Stuhl- und Harninkontinenz, Rektumresektion 248
Stuhldrang, imperativer, Rektumresektion 249
Suchmaschinen und Linklisten 297–298
„supportive care", Bronchialkarzinom 156
supraklavikuläre Rezidive 93
Supraklavikularregion 67
Syndrom der zuführenden Schlinge 172

T

Tageshospiz (*s. auch* Hospiz) 36
Tamoxifentherapie 64, 81, 83, 96
Tanztherapie 9
Testosteron, Prostatakarzinom 276

Therapieziele (s. Rehabilittionsziele)   57, 63, 130, 106, 164, 188, 223, 242, 270
Thermotherapie   263
Tod   9
Training, aerobes   8
Trauer   7
Trinknahrung (Astronautenkost)   143, 200
Tuberkulose   144
Tumorleiden, Beeinflussung durch Psychotherapie   7–8
Tumormarker   70, 108–109, 135, 191, 274
– CA125   121
Tumortherapie, Indikation   261
Tyrosinkinaseinhbitoren (Glivec)   167, 182

U

Übelkeit und Erbrechen   122, 192, 213, 216
– opioidbedingte Übelkeit   158
Übergewicht   68, 231
Ulkusprophylaxe   215
Umschulung   53, 89
Unterstützung, psychische   3–15
Unterstützungsfonds, finanzielle (Härtefonds)   25
– Deutsche Krebshilfe   284
Urinvorlagen   280

V

Verhaltenstherapie   24
Versicherung
– Krankenkasse (s. dort)   18–19, 21, 25, 28, 43
– Pflegeversicherung   19–20
– Rentenversicherung   43, 53
Versorgung
– brustprothetische   78
– selbständige   87
Versorgungshilfen   179
Verstopfung   216, 230, 249
Verwachsungen
– Kolonkarzinom   230

– Ovarialkarzinom   113–114
– Rektumresektion   250
Verwirrtheit   203, 216
Viagra (s. auch Sexualität)   254, 277
Vitamine/Vitaminmangel   134, 143, 190, 194–195
– B_{12} 175
– D-Mangel   194, 278
Vorlagen, Urin   280
– Kosten   280
Vorsorgevollmacht/Patientenverfügung   11, 203–204

W

Wahrheit   8
Weichteilmetastasen   93
Whipple-Operation   194, 195
– Ernährungsempfehlung nach   200
WHO-Status   38
WHO-Stufenschema, Schmerz   212
Wiedereingliederung, stufenweise   54, 119, 261, 284
wohnortnahe Rehabilitation   34

X

Xerostomie   216

Z

Zeitrenten   56
Zugangswege   35
– zur Rehabilitation   35
Zuzahlungen   24–25
Zytostatika   111–112
– altersbedingte Verträglichkeit   225
– neurotoxisch wirkende   111
– regionale Applikation   235
– renae Toxizität   112
Zytostatikapneumonitis   141

GPSR Compliance

The European Union's (EU) General Product Safety Regulation (GPSR) is a set of rules that requires consumer products to be safe and our obligations to ensure this.

If you have any concerns about our products, you can contact us on

ProductSafety@springernature.com

In case Publisher is established outside the EU, the EU authorized representative is:

Springer Nature Customer Service Center GmbH
Europaplatz 3
69115 Heidelberg, Germany

www.ingramcontent.com/pod-product-compliance
Ingram Content Group UK Ltd.
Pitfield, Milton Keynes, MK11 3LW, UK
UKHW050624050526

12271UKWH00005B/20